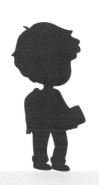

儿童
视神经疾病

主 编 ◎ 韦企平 施 维

人民卫生出版社
·北京·

图书在版编目（CIP）数据

儿童视神经疾病 / 韦企平，施维主编 . —北京：
人民卫生出版社，2023.2
ISBN 978-7-117-34449-4

Ⅰ.①儿⋯ Ⅱ.①韦⋯②施⋯ Ⅲ.①小儿疾病 —视
神经疾病 —诊疗 Ⅳ.①R779.7

中国国家版本馆 CIP 数据核字（2023）第 025495 号

人卫智网	www.ipmph.com	医学教育、学术、考试、健康，购书智慧智能综合服务平台
人卫官网	www.pmph.com	人卫官方资讯发布平台

儿童视神经疾病
Ertong Shishenjing Jibing

主　　编：韦企平　施　维
出版发行：人民卫生出版社（中继线 010-59780011）
地　　址：北京市朝阳区潘家园南里 19 号
邮　　编：100021
E - mail：pmph @ pmph.com
购书热线：010-59787592　010-59787584　010-65264830
印　　刷：北京顶佳世纪印刷有限公司
经　　销：新华书店
开　　本：889×1194　1/16　　印张：18
字　　数：532 千字
版　　次：2023 年 2 月第 1 版
印　　次：2023 年 3 月第 1 次印刷
标准书号：ISBN 978-7-117-34449-4
定　　价：179.00 元

打击盗版举报电话：**010-59787491**　E-mail：WQ @ pmph.com
质量问题联系电话：**010-59787234**　E-mail：zhiliang @ pmph.com
数字融合服务电话：**4001118166**　　E-mail：zengzhi @ pmph.com

主　编 韦企平　施　维

副主编 孙艳红　周　剑　彭春霞

编　者（以姓氏笔画为序）

王慧博　北京市宣武中医医院眼科

韦企平　北京中医药大学东方医院眼科

毛华伟　国家儿童医学中心-首都医科大学附属北京儿童医院免疫内科

左华欣　国家儿童医学中心-首都医科大学附属北京儿童医院眼科

白大勇　国家儿童医学中心-首都医科大学附属北京儿童医院眼科

朱明娟　青海省中医院眼科

刘爱伟　Department of Ophthalmology，University Medical Center of Johannes Gutenberg University Mainz，Germany

闫晓玲　北京中医药大学东方医院眼科

孙艳红　北京中医药大学东方医院眼科

李　莉　国家儿童医学中心-首都医科大学附属北京儿童医院眼科

李甜甜　首都医科大学附属北京中医医院眼科

杨　伟　国家儿童医学中心-首都医科大学附属北京儿童医院神经外科

杨　锦　College of Optometry，NOVA Southeastern University，USA

吴　琼　首都医科大学附属北京同仁医院眼科

张军燕　国家儿童医学中心-首都医科大学附属北京儿童医院眼科

张炜华　国家儿童医学中心-首都医科大学附属北京儿童医院神经内科

周　剑　北京中医药大学东方医院眼科

施　维　国家儿童医学中心-首都医科大学附属北京儿童医院眼科

夏燕婷　北京中医药大学东方医院眼科

高　颖　北京中医药大学东方医院眼科

彭春霞　国家儿童医学中心-首都医科大学附属北京儿童医院眼科

葛　明　国家儿童医学中心-首都医科大学附属北京儿童医院神经外科

郝美玲　北京中医药大学东方医院眼科

廖　良　北京中医药大学东方医院眼科

肇　龙　北京大学第一医院小儿眼科

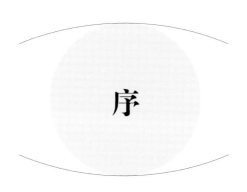

序

　　视神经疾病是神经眼科学领域内最常见的一组疾病,也是导致视觉传入障碍,甚至失明的主要原因。视神经疾病从组织病理学定位是指前视路系统(视网膜膝状体通路)中从视网膜神经节细胞起源的神经纤维到视交叉的一段视觉通路的疾病;但从病因上,造成视神经疾病的原因可包括视觉传入系统及传出系统多种疾病,以及其他系统性疾病所伴随的视觉损伤。因此,可能导致视神经损伤的疾病涉猎范围广泛,病因复杂多样,病因的终极探究则可能涉及眼科、神经内科、神经外科、耳鼻咽喉科、心血管内科、内分泌及风湿免疫科、神经影像、实验室生化免疫及分子遗传学等多个交叉学科。尤其是儿童罹患视神经疾病,其生命早期(包括出生前胚胎发育期及出生前后短期内)发现的视觉障碍的确切病因还要考虑是否有先天发育异常、神经退行性疾病、先天性代谢紊乱病变及诸多神经综合征等,而这些可能累及或伴随视神经损伤的临床少见或极罕见的疾病,无论诊断和治疗,即使在医学科学技术高速发展的今天,对临床医生均极具挑战性。

　　知识是不断更新的,正如许多疾病的专家指南随临床和基础研究的不断完善常需要重新修订一样,包括眼科在内的医学领域的许多知识在 10 年后可能都要重新认识。因此,我们在阅读任何医学专业书时也要用动态和发展的观点看待日新月异的医学现状,使知识体系与时俱进,诊疗过程更趋合理精准,从而造福于儿童的光明事业。

　　以韦企平和施维教授为主编的团队在繁忙的日常门诊中长期专注并从事各种视神经疾病及视神经相关疾病,特别是儿童视神经疾病的诊疗实践;编委们在工作之余积极参与围绕视神经疾病的临床和基础研究,踊跃参加每年举办的全国神经眼科学术年会的学术交流和讨论。在编写过程中既参考了当前国内外涉及儿童视神经疾病的大量文献和相关著作,更难能可贵的是将许多亲身经历的临床案例和处治经验体会分享给眼科同道,使全书内容真实且可读性强。正是在各位编委的共同努力下,才使广大读者能尽早阅读到当前国内外第一部有关儿童视神经疾病的专著。在此,我向本书各位编委的敬业精神和踏实学风表示感谢,并希望本书的出版对推动我国神经眼科,特别是儿童神经眼科的发展起到积极的促进作用。

魏世辉

2023 年 2 月

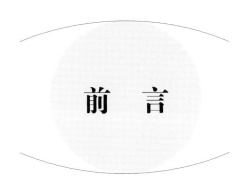

前　言

有关视神经疾病的专著在国际上少见，而针对儿童的视神经疾病著作则迄今未见。国内 1996 年曾出版过首部杨景存等编写的视神经疾病专著《视神经病学》。直至 11 年后(2007 年)由魏世辉和韦企平团队共同主编出版了《视神经疾病中西医结合诊治》专著，并于 2020 年推出第 2 版，但主要面向儿童的视神经疾病专著仍属空缺。许多医生对儿童易患的部分视神经疾病的诊断和治疗也较生疏或常难以定夺诊疗方案。国内现实是，作为约 14 亿人口的国家，我国仅 0~14 岁的儿童就有 2.53 亿人，占总人口 17.95%（注：该数据来自 2021 年全国人口普查结果，医学界常以该年龄段儿童为儿科的研究对象），这还不包括联合国《儿童权利公约》中规定的小于 18 岁的未成年人。这一庞大的儿童群体即使是罹患少见或罕见的疾病，其患儿群的基数也不容忽视。基于以上现状，我们组织编写了围绕儿童视神经疾病这一类专病群的著作，并希望对关注和热爱神经眼科专业的医生有所启发和帮助。

本书上篇大体介绍视神经视网膜的组织胚胎、视路的解剖及视觉纤维的分布特点和视野定位；并强调为了争取短时间内获取有价值的病因线索，应重视详细全面的病史采集，再根据儿童不同年龄段和病情选择适宜的眼科检查。中篇各论分章节介绍临床常见的视神经疾病，对在生命早期或婴幼儿期就可能发病的先天性视神经异常、视乳头水肿、遗传性视神经疾病，以及同样可能在童年期发病，但临床表现与成人不完全相同的视神经炎、外伤性视神经病变、累及视神经的视路系统或颅内肿瘤等均有较详细的论述。中篇特别强调了随分子遗传学基因检测技术的开展和普及，新的血清生物标志物的陆续发现，以及神经影像和光学相干断层扫描技术的进步，启迪从事眼科临床的医师对生命早期视觉系统神经发育障碍的理解扩展，认识进一步细化；促使我们不仅要不断完善部分视神经疾病(如视神经炎等)的整合机制的分类，更应在结合具体病例的生动务实的解读基础上，融会贯通地对不同视神经疾病的病因定位、病情转归及预后等作出合理、精准的评估。下篇主要论述瞳孔功能异常和眼运动神经麻痹等传出系统疾病，并围绕儿童也可能出现的视觉障碍相关内容进行介绍。

本书的编委主要来自北京中医药大学东方医院、国家儿童医学中心 - 首都医科大学附属北京儿童医院等临床一线的医生。其中既有从事多年眼科临床和教学，并热衷于神经眼科专业的教授、副教授，也有对新知识、新技术敏感的眼科专业博士、硕士研究生(包括在德国和美国研读的博士生)，特别是编委中有长期从事小儿神经外科、神经内科及免疫科的专家亲自参与撰写部分章节并提供珍贵的病例资源(如著名的小儿神经外科葛明教授团队)，使该书得以确保质量。在此，对为本书出版付出辛勤劳动的所有编委深表感谢！

本书适合各级眼科医生及研究生阅读，并可供神经内科、神经外科等相关交叉学科医生参考。该书编写过程虽然编委们都鞠躬尽力，各负其责地力争做好编写工作，但由于水平所限，加上迄今仍未见出版过可供参考的有关"儿童视神经疾病"的专题著作，故该书无论在编排形式和病种选择安排上，均可能有不够完善和严谨之处；书中内容或学术观点也难免有错误或有牵强偏颇之处，诚挚地希望广大读者提出批评指正。

　　最后,我们衷心感谢中华医学会眼科学分会神经眼科学组组长魏世辉教授,副组长钟勇教授和姜利斌教授对本书立项和顺利出版的积极支持,感谢魏世辉教授百忙中阅览全书并为本书作序,感谢中央美术学院王鑫焱硕士为本书绘制的部分精美图片,感谢人民卫生出版社为保证本书质量给予的技术指导和帮助。

韦企平　施　维

2023 年 2 月

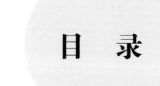

目 录

上篇 总 论

中篇　视神经疾病各论

下篇　其他相关疾病

上篇
总　论

第一章

视神经视网膜的组织胚胎学

第一节 视神经视网膜的胚胎发育

人眼作为机体的一部分，其发育也是整个机体发育和调控的一部分，大脑神经组织的一部分向前延续形成了视网膜，故眼的发育尤其与中枢神经系统的发育关系密切。人眼的发育分别来源于表皮外胚层(surface ectoderm)、神经外胚层(neuroectoderm)和中胚层(mesoderm)等三个原始胚胎层，其中主要由神经外胚层发育出视网膜、视神经纤维及神经胶质。

一、胚眼的发育和视茎的形成

神经外胚层最初增厚形成的神经板是胚胎期眼部结构开始分化、发育的最早期阶段，细长的神经板逐渐内陷，在正中线两侧折成神经嵴(neural crest)，中间形成神经沟。

人胚胎2周，增厚的神经沟边缘形成神经褶(neural fold)。胚胎3周，神经沟逐渐闭合后成为神经管。从胚胎22天开始，神经管前段逐渐膨大发育成为前脑(forebrain)，后段发育成为脊髓。胚胎4周初，前脑两侧的神经褶(neural fold)继续内陷，逐渐形成视沟(optic sulci)，开始胚眼(embryonic eye)的发育。视沟进一步深陷并向表皮外胚叶接近，而后形成称为视泡(optic vesicle)的腔室。此时神经褶再相互融合形成前脑泡。在胚胎第4周末期，视泡远端继续膨胀，向表皮外胚层生长和靠近，后者很快增厚形成晶状体板(lens placode)，晶状体板继续内陷形成晶状体泡，并逐渐与表皮外胚层分离。视泡远端和下方继续发生内陷，进一步形成的双层杯状结构被称为视杯(optic cup)。视泡近端与

前脑泡的连接处缩窄变细，形成中空的视茎(optic stalk，又称视柄)，成为视神经始基。视杯和视茎腹侧表面同时向内折叠形成胚裂(embryonic fissure)，视杯进一步凹陷将晶状体包绕在内，在晶状体前缘形成瞳孔结构。

胚胎第5周，胚胎的血管和神经纤维从胚裂处进入视杯内，胚裂(12mm)于中间部开始向前后延展并闭合。从视泡形成到胚裂完全闭合，标志着胚眼发育形成，此时眼的各部已具雏形，即形成胚眼。当胚裂闭合不全时，可形成相应位置的虹膜、睫状体、脉络膜或视盘的缺损。胚胎第6周，除视茎前端通过玻璃体动脉处，胚裂完全闭合，胚胎4个月视网膜动静脉经此未闭合处通过。自视泡形成至胚裂完全闭合，胚眼发育形成，眼的各部结构已具雏形(图1-1)。

二、视网膜和黄斑的发育

视网膜由神经外胚层发育而来，视网膜色素上皮(retinal pigment epithelium，RPE)由视杯外层发育而来，视网膜神经上皮(retinal neuroepithelial layer)由视杯内层发育而来。视泡内陷后，内部无色素层面向外部色素层向外顶出，这两个细胞层的顶端直接接触。原始的视网膜色素上皮细胞是柱状的，但到胚胎5周时，它们改变形状形成单层立方细胞并出现色素颗粒；视网膜色素上皮的基膜Bruch's膜也在这段时间首次出现并在胚胎6周时发育成形，此时脉络膜毛细血管也开始形成。胚胎第6周起，视杯的神经外胚叶内层高度分化增厚，

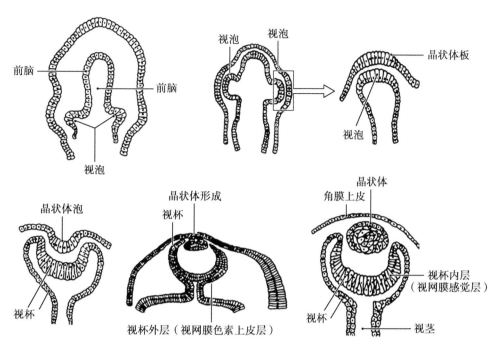

前脑　前脑　视泡

视泡　视泡　晶状体板

视泡

晶状体泡　晶状体形成　晶状体

视杯　视杯　角膜上皮

视杯　视杯内层（视网膜感觉层）

视杯外层（视网膜色素上皮层）　视杯　视茎

图 1-1　胚眼的发育过程

先后分化出视网膜内的神经节细胞、视锥细胞、无长突细胞、水平细胞、视杆细胞和双极细胞，从而形成视网膜神经感觉层（神经上皮层）和视网膜色素上皮。但神经上皮层和视网膜色素上皮间有潜在间隙而黏合不紧密，是该两层易发生视网膜脱离的组织学基础。

胚胎 6 周，视杯内层无色素部分分化为外核区和内边缘区，外核区的细胞发生增殖，之后向内边缘区迁移，最后形成内侧和外侧的神经母细胞层，它们被细胞突起分开，形成了短暂的 Chievitz 纤维层。随着细胞的进一步重新排列，这一层大部分在胚胎 8~10 周时被清除。胚胎 7 周时内侧神经母细胞内层的神经节细胞首先分化，形成原始神经纤维层。

胚胎第 2 个月末，视网膜神经感觉层发育到赤道部附近。到第 16 周时，有丝分裂逐渐停止，视网膜分化开始，视网膜神经元之间的突触接触也开始了。细胞分化的顺序为从内层到外层，从视网膜中央到视网膜周边。首先，神经节细胞产生的神经纤维层逐渐发育并汇集成为视神经，之后在外侧神经母细胞层靠内部分化出 Müller 细胞和无长突细胞的胞体，然后在中间部分分化出双极细胞的胞体，最后在视网膜最外层分化出水平细胞和感光细胞。胚胎 4 个月时，RPE 细胞横截面呈六角形，并形成微绒毛，微绒毛与非色素层的感光细胞呈犬牙交错结构。发育早期的视网膜细胞在体外试验中显示

神经轴突有一定再生能力，但这种再生能力随时间减弱。研究发现，大鼠首次睁眼、视网膜发育成熟后，轴突的再生能力彻底丧失，这一时间点相当于人类胚胎的第 8 个月。视网膜表层与神经节细胞密切相关的 Thy-1 蛋白是调控突触生长的主要糖蛋白。当胚胎 8 个月时，视网膜各层已基本发育形成。

黄斑区分化较为特殊，胚胎 3 个月时黄斑开始出现，从胚胎 6 个月开始，先是多排神经节细胞聚集在黄斑中央区域，此时，未成熟的视锥细胞位于黄斑区中央，而视杆细胞位于周边。胚胎 7 个月时，视网膜内层细胞（包括神经节细胞）展开形成中央黄斑凹陷或原始中心凹，中心凹区域的视锥细胞拉长，允许更密集的视锥细胞汇聚，使中心凹的分辨率增强。中心的这些视锥细胞的变化一直持续到出生后。出生时视锥细胞尚未发育完全，出生时中央凹由成排的神经节细胞、双极细胞和一层水平的外丛状层（Henle 纤维）组成。直到出生后的几个月，视网膜各层沿着中心凹斜坡周围重新定位，神经节细胞和双极细胞才完全脱离中心凹，中心小凹处仅留下视锥细胞核。黄斑区的各组成部分继续重新塑型，直到近 4 岁时黄斑的发育才基本完成。

三、视盘和血管的发育

视茎最初是空心结构，连接视泡与前脑。人类

视盘的分化从胎长 17mm 时原始上皮乳头开始，在相当于视盘的位置，由围绕视裂上端的视杯内层壁细胞形成。在大约胚胎 6 周时，发育中的神经节细胞的轴突穿过视茎内壁的空泡细胞，从原始神经的中心开始发出透明的动脉，在玻璃体动脉周围形成一种胶质鞘。视神经纤维由视网膜神经节细胞发出后，由视裂处进入视茎，当神经纤维逐渐增多形成视神经时，大部分的原始上皮乳头细胞消失，少量位于视盘中心的细胞则被视神经纤维向前推移，并与视盘周围的视网膜细胞隔开。随着玻璃体动脉退化，玻璃体动脉和神经胶质鞘之间的空间增大，透明质酸和神经胶质细胞残留并迁移到视神经，形成了 Bergmeister 原始视盘。透明质酸和胶质细胞退化程度决定了 Bergmeister 原始视盘的范围。

视神经周围的神经胶质细胞和筛板的部分胶质细胞起源于视神经外胚层的视茎内层。筛板的间质部分后来形成了神经冠细胞。胚胎 3 个月开始，后极增大，视神经向鼻部转移。源自视盘和间质区域附近的神经胶质组织（Kuhnt 组织）围绕着视神经眼内部分，逐渐发育出视网膜血管系统，并成为视神经和视网膜之间的屏障。以后其胶质细胞增生，在出生前，玻璃体动脉进入视盘中心，玻璃体动脉及 Bergmeister 原始视盘萎缩吸收。

四、视神经的发育

视神经由胚胎的视茎发育而来。随着胚眼和视泡的发育，胚胎第 4 周时，视泡逐渐与覆盖其上的表皮外胚层接近，形成具有双层壁细胞结构的视杯，视泡近端与前脑泡的连接处缩窄变细，形成中空的视茎（见前述）。

胚胎第 6 周时，视网膜神经节细胞轴突形成的

神经纤维逐渐汇聚于视茎内，形成视神经。视网膜色素上皮开始产生黑色素。此时视杯内层壁细胞则经历高度复杂的分化增厚过程，先后形成视网膜神经上皮层内各分层（见前述）。

在胚胎 7 个月，内神经生发层衍化出神经节细胞、支持细胞和神经纤维，视网膜神经节细胞再发出轴突纤维，并随着视网膜分化发育，逐渐增多的节细胞轴突聚集在视茎内层，并逐渐增厚，与外层融合。视茎内外层细胞演变为星形胶质细胞和少突胶质细胞，并与神经节细胞轴突混杂在一起。于是视泡不再与前脑相通，视茎演变为视神经，此时视茎中央尚有少量神经胶质细胞残留，但出生时发生萎缩形成正常的生理凹陷。视茎继续向脑部生长，在脑垂体前达到前脑下面，并部分交叉，形成视交叉（optic chiasma）结构，离开视交叉后向后生长形成视束（optic tract），主要经过外侧膝状体到达中脑顶盖。

视神经和视网膜进一步发育，视网膜神经节细胞再发出的轴突纤维不断增多，在胚胎第 10~12 周时，轴突有 190 万根纤维，第 16 周时达到 370 万。此后逐渐减少到第 33 周时的约 120 万，即成人的状态。

胚胎 7 个月左右，从视交叉处开始形成视神经髓鞘，并向眼球方向发展。视神经后的髓鞘层出生时较薄，在儿童期继续增厚，但正常情况下，筛板处髓鞘在出生后 1 个月左右发育停止，此后如果髓鞘继续通过筛板，则发生有髓神经纤维（myelinated nerve fibers）。髓鞘继续通过筛板可能与视网膜神经纤维层存在异位少突胶质细胞或其他胶质细胞有关，也可能与筛板有先天性缺陷有关，不过对有髓神经纤维患者的尸检并没有发现筛板有缺陷，因此，有髓神经纤维最可能源于异位髓鞘化。

第二节　视神经的组织学

人的视神经由从视网膜神经节细胞（retinal ganglion cells）发出的轴突纤维组成，数量大约 100 万~120 万条。视锥、视杆细胞（cone cell and rod cell）接受光刺激后，将光信号转化为神经冲动，经双极细胞传到视网膜神经节细胞，视网膜神经节细胞的轴突纤维汇聚于视盘，经过巩膜穿筛板向眼球后延伸，由视神经孔进入颅内。黄斑中心凹的感光细胞以视锥细胞为主，视锥细胞、神经节细胞、轴突

纤维为接近 1:1 的对应关系，而周边部视网膜以视杆细胞为主，通常许多视杆细胞共用同一条神经节细胞及其轴突纤维。

视神经从视盘发出至视交叉前角止，全长约42~47mm。分为四部分：球内段，长 1mm；眶内段，长 25~30mm；管内段，长 4~10mm；颅内段，长 10mm。球内段又分为视网膜部、脉络膜部和巩膜部，后二者穿过巩膜筛板，巩膜筛板（cribriform plate of sclera)是由数层筛状薄膜互相重叠而成,视神经纤维从筛板的大约200~300个小孔中通过。

除神经纤维外,人眼的视乳头中的结缔组织成分包括胶原蛋白、网状纤维和弹性纤维,以及神经胶质细胞。视神经内的神经胶质丰富,均匀分布在神经纤维束间隔之外,构成神经纤维的支架,在筛板之前的神经胶质细胞主要是星形胶质细胞,筛板之后主要是少突胶质细胞。在光学显微镜下,视乳头可根据结缔组织框架的不同排列方式分为四个部分:表面神经纤维层以及筛板前、筛板和筛板后区域。视盘表面神经纤维层血管周围仅有结缔组织围绕。在筛板前区域,胶原纤维与细腻的弹性纤维一起形成了细小的不连续鞘,小的神经束在其间穿行。胶质纤维酸性蛋白(glial fibrillary acidic protein,GFAP)的免疫组织化学显示,GFAP阳性细胞形成柱状结构(如胶质柱状结构),圆形的细胞体堆积成层。这些神经柱状胶质位于胶原纤维和弹性纤维的纤维鞘中。在筛板区域,胶原纤维和弹性纤维在视神经轴横向延伸,形成一个厚的膜层——筛板,它有许多圆形的孔状结构以容纳视神经纤维束。GFAP阳性细胞结构也与胶原蛋白和弹性蛋白成分相关。筛板后区域具有结缔组织将筛状板与神经纤维髓鞘相连,视神经中的纤维束在其中穿行,其中GFAP阳性细胞具有纤维星形胶质细胞的典型特征。这些发现表明,胶原蛋白原纤维合在一起,形成连续的网络并充当视盘的骨骼框架,以维持视神经纤维的机械稳定性并保护视神经中的血管。包含弹性纤维的筛板形成缓冲结构,可抵抗眼压升高造成的机械损伤。

筛板以后的视神经纤维为有髓鞘结构,使视神经直径明显增粗,从视盘处的1.5mm增加到球后的3~3.5mm,但有髓和无髓纤维组织学上交界处是在筛板前。视神经纤维的结构与中枢神经系统的白质相似,其髓鞘表面没有Schwann神经膜,损伤后不可再生。巩膜部筛板后的球后视神经的3层鞘膜分别与硬脑膜、蛛网膜和软脑膜这3层脑膜相连续,也形成与颅内相同的硬膜下间隙和蛛网膜下间隙(图1-2)。在筛板水平处,两间隙均变为盲管,一旦颅内压增高,可导致盲管扩张压迫视神经,影响视神经的轴浆运输及视网膜中央静脉回流。

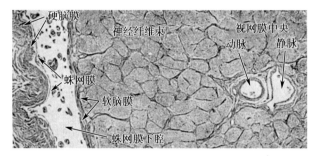

图1-2 视神经横断面组织结构

(廖 良)

第二章

视路的解剖及视野定位

第一节　视路的解剖

视觉通路即视路,负责接收、传递和最终处理视觉信息。全面了解视路的解剖,对神经眼科疾病的发生发展、定位诊断及治疗预后等有重要临床意义。

外界信息通过屈光系统到达视网膜,产生的视觉信息经过四级神经元,即光感受器细胞(视锥和视杆细胞)、双极细胞、视网膜神经节细胞和外侧膝状体,再经视放射到达枕叶视觉中枢(图 2-1)。

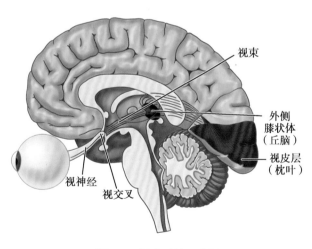

图 2-1　视路系统示意图

一、视网膜和视神经

(一)视网膜

视觉通路的第一、二级神经元和第三级神经元的胞体均位于视网膜内,第三级神经元轴突在视网膜内穿行一段后,汇合成视神经离开眼球,向更高

级神经元传递视觉信息。

1. **第一级神经元(光感受器)**　光线到达视网膜,通过光感受器转换为电化学信号,而后由神经元转发。人类拥有四种光感受器:三种视锥细胞和一种视杆细胞。整个视网膜外层包含约 1.2 亿个视杆细胞和 600 多万个视锥细胞,近 1.3 亿的光感受器细胞又汇聚成 100 万 ~120 万根(轴突数在正常个体间存在很大差异)视网膜神经节细胞轴突,向视盘集中组成视神经。因此与视网膜光感受器细胞丧失相比,少数的神经节细胞轴突的丧失所造成的功能损害会更明显。视锥细胞在黄斑中心凹处最密集,密度高达 20 万个 /mm² (比周边视网膜高出近 15 倍),距中心凹 10° 开始迅速减少。中心凹几乎没有视杆细胞,距中心凹 130μm 处才出现视杆细胞,并向周边迅速增多,距中心凹 5~6mm 处密度最高,约为 16 万个 /mm²,而极周边部又缓慢减少,约 3 万个 /mm²。视锥细胞和视杆细胞的功能特点源于视蛋白结构不同,每种视锥细胞都有独特的最佳反应波长——短(蓝色)、中(绿色)或长(红色),视锥细胞司明视觉和色觉,参与清晰影像的形成;视杆细胞司暗视觉,故仅能形成朦胧的黑白影像。因此,黄斑中心凹是整个视网膜中视觉最敏锐的部位。从黄斑中心凹到周边视网膜,感光细胞的密度大幅下降。所以视野检查一般在中心区设置更紧密的刺激间隔,刺激密度在周边迅速降低。

2. **第二级神经元(双极细胞)**　视网膜中,光感受器细胞、双极细胞和神经节细胞数量逐级递减。平均约 100 个光感受器细胞对应一个视网膜神经

图中标注:视束、外侧膝状体(丘脑)、视皮层(枕叶)、视神经、视交叉

节细胞（retinal ganglion cell, RGC），只能激活视神经内的一根轴突。在黄斑中心凹，为了保证最高视敏度，三级神经元呈 1 : 1 : 1 对应，RGC 的感受野范围最小，且无重叠；而周边视网膜的视觉信号传递呈高度汇聚模式，且三级神经元之间存在交叉，随着偏心度增加，感受野范围增大，重叠增多，视敏度下降。

在双极细胞所在的内核层还有水平细胞和无长突细胞形成神经元细胞间的横向连接。水平细胞对感光细胞输出的信号进行亮度调节，实现视觉的亮度适应，并通过中心 - 周边拮抗反应，提高对比敏感度和立体视敏度。例如，光感受器细胞接受光刺激释放神经递质后，会使水平细胞释放 γ- 氨基丁酸抑制一定距离外的双极细胞活动。无长突细胞则会影响视网膜对视觉刺激的信号处理，特别是调节视像明暗和感知运动。

3. 第三级神经元（视网膜神经节细胞） RGC 位于视网膜内层，在大部分视网膜呈单层排列，自周边部至黄斑区，层数逐渐增加，黄斑区可达 10 层，而后逐渐减少，中心凹则完全消失。不同种类的 RGC 在结构和功能上均有显著差异，80% 为侏儒型细胞，其树突较小，通过一个小型双极细胞接受来自单个光感受器细胞的信号，因此其感受野极小，专用于高空间分辨率、色觉和精细立体视觉；10% 为伞状节细胞，多存在于周边视网膜，通过多个双极细胞接受更多光感受器细胞的信号，其感受野更大，专用于低空间分辨率、运动视觉和粗立体视觉；10% 为小双层节细胞，是 "K"（koniocellular）通路的最可能来源，可能与色觉相关。此外，还发现一种独特的节细胞含有视网膜色素，会直接反射光线，可能参与瞳孔对光反射，其主要功能是调解昼夜节律。

视网膜内层主要由视网膜中央动脉供血，视网膜动脉在解剖学上属于终末动脉，没有动静脉吻合支；视网膜外层则由脉络膜血管系统的睫状后短动脉供应营养，脉络膜毛细血管并不进入视网膜外层，而是将营养成分渗透入其细胞间的组织液中。黄斑中央约 0.5mm 直径的范围为无血管区，此区营养主要由脉络膜血管供应，部分源自其外围视网膜毛细血管的渗透，因此黄斑对脉络膜血管的病变较敏感。睫状后短动脉和视网膜中央动脉间通过 Zinn-Haller 动脉环（详见视神经供血部分）有许多细小的吻合支，部分个体自睫状后短动脉或动脉环发出一条睫状视网膜动脉走向黄斑，当视网膜中央动脉阻塞时，可为黄斑及附近视网膜提供营养。

（二）视神经

视神经是自视盘至视交叉的一段视觉通路，总长约 40~50mm，通常分为四部分：球内段（1mm）、眶内段（25mm）、管内段（5mm）和颅内段（10mm）（图 2-2）。

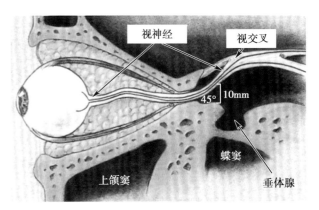

图 2-2 视神经矢状位模拟图

1. 球内段 视神经的起始部是视盘，自视盘起至巩膜后孔出口处止称视神经的球内段。视盘位于黄斑鼻侧 3mm 处眼球后极稍偏上，表面无内界膜，直接暴露于玻璃体内，易受玻璃体疾病所累。此处无感光细胞，因此成为视野的生理盲区（即生理盲点）。视神经球内段除与玻璃体膜直接接触外，其与脉络膜和巩膜之间，被一层神经胶质和结缔组织形成的边界组织隔开，这对视神经有一定的保护作用。

筛板是视盘中的一个关键结构，作为视盘的支架组织，主要由纤维结缔组织和胶质细胞组成，有 10 余层具有大小不等孔洞的网状结构和薄板构成 200 余个孔道。视网膜神经节细胞的轴突在视盘处突然向后转，穿过筛板孔后成为球后视神经，并开始有髓鞘包绕，视神经直径增至 3~3.5mm。此前的无髓鞘神经纤维则由星形细胞支撑。

视网膜中央动脉穿行于视神经内，但仅为视盘表面神经纤维层供血；如有睫状视网膜动脉，则该血管可有小分支供应颞侧视盘。视神经球内段主要由 Zinn-Haller 环供血，该环是由 2~4 支或更多支睫状后短动脉在视神经的鼻、颞侧穿进巩膜，于视神经周围的巩膜内吻合成一个完整或不完整的血管环。动脉环发出许多分支，向内至视神经，向前至脉络膜，向后至软脑膜血管网且有毛细血管吻合。睫状后短动脉还发出细小的小动脉直接为筛板前组织供血。可见，睫状后短动脉是视盘及筛板附近的前段视神经血供的唯一来源，故其病变与视神经前部缺血或炎症的关系非常密切（图 2-3）。

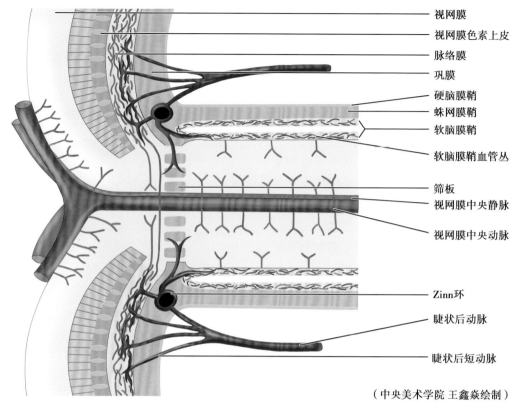

视网膜
视网膜色素上皮
脉络膜
巩膜
硬脑膜鞘
蛛网膜鞘
软脑膜鞘
软脑膜鞘血管丛
筛板
视网膜中央静脉
视网膜中央动脉
Zinn环
睫状后动脉
睫状后短动脉

（中央美术学院　王鑫焱绘制）

图 2-3　视盘血液供应结构示意图

2. 眶内段　自巩膜孔起至视神经骨管眶口止，长约 25~30mm，较眼球后极至视神经管间的直线距离长 6mm，故该段视神经呈 S 状弯曲，保证眼球有一定的活动度，且在因某些原因出现眼球突出时，不会很快造成视神经损伤。这段视神经埋藏于眶脂肪中，既能受其保护，也会因其病变所累。筛板后的视神经纤维被髓鞘包裹，作为中枢神经系统的延伸，其髓鞘由少突胶质细胞构成。视神经外由硬脑膜、蛛网膜及软脑膜包绕，这三层鞘膜分别与颅内的脑膜相连续，其构成的硬脑膜下腔与蛛网膜下腔，也分别与颅内相应的腔隙相通。硬脑膜与巩膜无明显分界，其纤维交错混合，蛛网膜在筛板后部与巩膜相连续而终止，软脑膜大部分连续于巩膜，少数纤维进入脉络膜和视神经周围的边界组织。眶尖附近，视神经被眼外肌的总腱环包绕，上直肌和内直肌部分肌腱直接起自视神经鞘膜，故球后视神经炎会有眼球转动痛的症状。

视神经纤维被源于软脑膜的隔膜分隔成约 1 000 束，隔膜也为视网膜中央血管提供支撑保护，并延续到视盘。球后约 12mm 处，视网膜中央动脉和静脉穿入视神经内下面的硬脑膜，中央动脉穿过

蛛网膜下腔，斜行进入视神经，中央静脉则在蛛网膜下腔内走行更长一段路径，有人认为其在视神经轴心处直接进入视盘。这段视神经周围还有眼动脉及其分支、睫状神经节、鼻睫神经、第 Ⅲ~Ⅵ 对脑神经等，眶内或肌锥内的任何病变，都可能影响该段视神经。

眶内段视神经血供主要来自眼动脉，也接受泪腺动脉和脑膜中动脉的分支。在视神经周围，邻近的眼动脉分支构成软脑膜血管丛，其分支随软脑膜隔进入视神经为其供血。视网膜中央动脉在进入视神经前发出约 6~12 个小分支（中央伴随动脉），穿过硬脑膜供应视神经；而视神经内部分仅发出很少的小分支供应视神经的轴心纤维。

3. 管内段　自视神经骨管眶口起至颅腔入口止。视神经管由蝶骨小翼的两根部构成，其内壁以一层薄骨与蝶窦和筛窦相隔。因此该段视神经与鼻窦关系密切，可能受其病变或手术创伤所累。特别是有的老年人筛骨纸板因萎缩性改变而缺损，使视神经鞘膜直接与筛窦黏膜接触。视神经的硬脑膜在视神经管内上方与骨膜融合，将视神经固定，使视神经不会轻易被拉入颅腔或眶内；但同时该处蛛网膜下腔消失，眶顶壁骨折时，视神经常因无处

退让而受损。眼动脉在视神经下外侧进入视神经管后,即被包在硬脑膜内,眼动脉外壁有节后交感神经伴行。眼动脉和视神经间常有一层纤维组织膜隔开,该膜有时可骨化。

视神经管内段也由软脑膜血管丛的分支供血,此处的血管丛由眼动脉发出返回支供应。

4. **颅内段** 自颅腔入口起至视交叉止。此前视神经呈圆索,此段变为扁索状,且仅有软脑膜和蛛网膜覆盖。上方为大脑额叶底面,主要有前穿质、嗅束和大脑前动脉,大脑前动脉与前交通动脉是血管瘤好发部位,常累及该段视神经;外侧的颈内动脉埋藏于视神经鞘膜内,其病变常可压迫此处的视神经;下外方为眼动脉起点,下方为蝶窦与鞍膈,鞍膈和颅底脑膜瘤亦可影响该段视神经。

颅内段视神经供血也源自软脑膜血管丛的分支,这部分血管丛的血供来自颈内动脉的垂体上动脉分支和眼动脉、大脑前动脉及前交通动脉的分支。

二、视交叉

1. **视交叉及其周围解剖关系** 两侧视神经在蝶鞍上方相交形成视交叉,视交叉自前下斜向后上方(约向上倾斜45°),其左右横径约13mm,前后径约8mm,上下径约3~5mm。前方连于两侧视神经,后方与两侧视束相连,中央为体部。从上或下看,视交叉呈字母 X 形状。

视交叉两侧为颈内动脉(距视交叉的外侧缘约4mm)和后交通动脉,前上方为大脑前动脉和前交通动脉,这些血管的血管瘤或硬化等病变可能影响视交叉,导致相应的视野改变。视交叉后上方为第三脑室,第三脑室底在视交叉前后分别形成视隐窝和漏斗隐窝,故视交叉在三个面与第三脑室相关。由于第三脑室前、后壁都很薄,任何原因导致的颅内压增高都易于造成其膨出,压迫视交叉,出现典型的双颞侧偏盲,可能误诊为垂体肿瘤。视交叉外上方为嗅束内根,外下方是海绵窦,海绵窦外侧壁有第Ⅲ~Ⅵ对脑神经,故此处病变可在引起视野改变的同时出现眼球运动障碍。视交叉后方有乳头体、灰结节和由灰结节发出的漏斗,漏斗伸向前下方成为垂体柄,穿过鞍膈后部附着在垂体的后叶。视交叉与其下方的垂体和鞍膈之间距离约5~10mm,其间有蛛网膜下腔的一部分——基底脑池(视交叉池和脚间池)相隔,故垂体肿瘤早期多不

会压迫视交叉造成视野损害。

鞍膈是硬脑膜的水平皱褶,仅有垂体柄穿过,它将垂体与鞍上池分开。鞍膈厚度和坚固度也严重影响垂体肿瘤的发展方向和速度,即鞍膈薄弱,肿瘤易向上发展;鞍膈厚实,肿瘤则向前或向两侧生长。临床所见的视野损害会因视交叉受压部位差异而不同。此外,视神经颅内段的长度决定了视交叉与蝶鞍的位置关系,该段视神经越长,视交叉位置越偏后。若视交叉近全部或全部位于蝶鞍上方(前置位),肿瘤会从下向上压迫视交叉中央部,则能出现典型的双颞侧偏盲。视交叉和其下蝶鞍的位置有一定的解剖变异(图2-4),约75%~87%的个体为正常位,即视交叉位于鞍膈上方;位于鞍结节上方者为前置位,视交叉前缘达到鞍结节甚或至其前方,约占3%~10%;视交叉位置稍偏后,其后缘在鞍背上方或其后方则称后置位,占7.5%~17.5%。但国内的研究报道均显示视交叉和蝶鞍的关系以前置位或后置位的较多。若视交叉为后置位,整个垂体位于视交叉前下方,则垂体肿瘤仅影响视交叉前缘甚或仅一侧视神经,不会造成交叉型视野改变。故临床怀疑鞍内或鞍上肿瘤,但出现非典型双眼颞侧视野缺损时,应排除视交叉的解剖变异。鞍膈薄弱还与空蝶鞍的发生有关,若鞍膈薄弱或垂体萎缩,脑脊液进入垂体窝,则患者视野改变多样,但常见双鼻侧偏盲。其视野损害可能相关的因素有:视交叉被压迫向下推入蝶鞍内;第三脑室前部疝入蝶鞍内,致视神经扭曲;视交叉嵌塞在鞍背嵴上。

2. **视交叉的血液供应** 视交叉的神经组织由软脑膜血管丛的小分支供血,其中上部和外侧由大脑前动脉在交通支前发出的小动脉分支供应,下部血管非常丰富,由垂体上动脉群供应,该动脉群是由颈内动脉、后交通动脉、大脑中动脉的分支吻合而成的。

大脑前动脉的前交通段和前交通动脉位于视交叉的前面和上(背)面。由于视交叉自前向后向上倾斜,Willis 环的后部位于视交叉的后面和下面(腹侧),漏斗紧邻视交叉体后面(图2-5)。视交叉的血液供应来自上、下两组吻合的血管。下组血管非常丰富,由垂体上动脉组成,其供血来自颈内动脉、后交通动脉和大脑后动脉。上组血管由大脑前动脉的前交通分支组成。有证据表明,视交叉的体部只接受下组的血液供应,而视交叉的外侧部分则由下组和上组的分支供应。

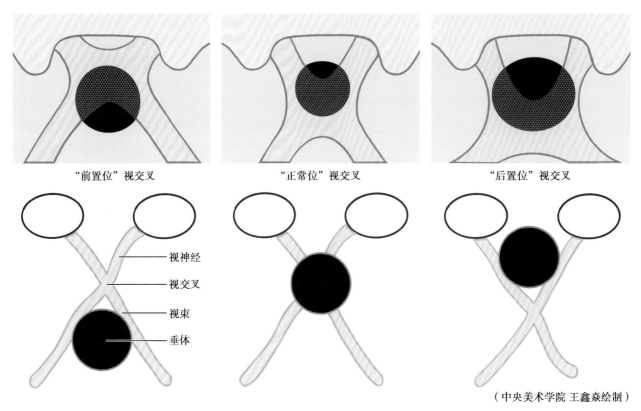

"前置位"视交叉　　　　"正常位"视交叉　　　　"后置位"视交叉

视神经

视交叉

视束

垂体

（中央美术学院 王鑫焱绘制）

图 2-4　视交叉和其下方蝶鞍的位置关系决定了蝶鞍内垂体瘤向上扩展触及视交叉后视野缺损的特点

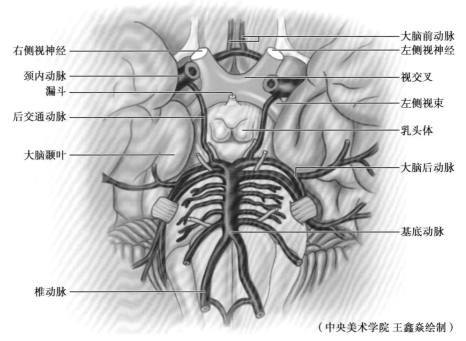

右侧视神经

颈内动脉

漏斗

后交通动脉

大脑颞叶

椎动脉

大脑前动脉

左侧视神经

视交叉

左侧视束

乳头体

大脑后动脉

基底动脉

（中央美术学院 王鑫焱绘制）

图 2-5　大脑底部 Willis 动脉环和视交叉的解剖关系示意图

　　临床可见部分完全局限于垂体窝内的垂体微腺瘤患者出现双颞侧偏盲，这主要与视交叉和脑垂体的供血有关。视交叉本身并没有一条"专门的"动脉供血，而是由颈内动脉的垂体前动脉在进入垂体柄前发出的分支供应。研究发现，视交叉实质内的毛细血管在视交叉侧部吻合多，网眼小，密度高，呈纵向排列，并有穿行的小动脉分支；而视交叉中部的毛细血管网吻合少，网眼大，密度低，呈横向排列,几乎无小动脉穿行。且中部毛细血管由小血管末梢汇成,大部分为侧部毛细血管急骤转为横向排列而来。可见,视交叉中部是一个供血的薄弱环节。而垂体微腺瘤代谢活跃,所需血流量超过正常需求,会导致"盗血综合征",即瘤体从同时供应视交叉的血管中"窃取"部分血液,干扰了视交叉正常血供,而视交叉和其他中枢神经组织一样,对缺血十分敏感,故微循环相对薄弱的视交叉中部易发生供血障碍,出现相应的视野缺损,但这类视野损伤可能会因分支血管的代偿机制或侧支循环的建立而好转。

三、视束

视束起于视交叉,止于外侧膝状体(lateral geniculate body,LGB),长约4~5cm,呈扁束状。其前段在鞍膈上,越过动眼神经,在灰结节和前穿质间向后、外走行。视束仅在内侧有一条很窄的纤维束与第三脑室外侧壁相连,其余各面均游离。其中段位于海马旁回和大脑脚之间,沿颞叶边缘向后走,并被颞叶覆盖,旁边有锥体束和感觉纤维,此处病变时,同时出现视功能损害和肢体运动、感觉障碍。视束后段位于海马沟深部,其上为苍白球,内侧为内囊,下为海马,下外方为侧脑室下角。进入LGB之前,视束分为内、外两根,外侧根包含几乎全部视觉神经纤维,止于LGB。视束受损后,通常7~8周内眼底见视神经萎缩。内侧根纤维止于内侧膝状体,主要是两侧视束的联合纤维,即Gudden联合。其与视觉无关,可能与听觉有关,也有学者认为其可能与视觉反射及整合眼球运动机制有关。瞳孔对光反射的传入纤维在视束后1/3处离开视束,经上丘臂进入上丘和顶盖前区。故视束前2/3受损造成同向偏盲时,可见Wernicke偏盲性瞳孔强直,即光照无功能的半侧视网膜,瞳孔反应消失或降低;而光照有功能的半侧视网膜,瞳孔反应正常。此法可以鉴别视束受损部位。

视束由软脑膜动脉供血,其前部血管主要源自脉络膜前动脉,也有部分来源于后交通动脉的小分支,后部血管源于大脑后动脉的丘脑前穿支群,大脑中动脉有分支与其吻合。视束受压时易导致这些血管的阻塞,出现神经纤维的营养不良。在视路中,视束血供相对良好,极少因外伤或占位性病变受损。这一区域疾病导致的视野损伤较少见——同向偏盲仅有4%是由视束疾病所致。

四、外侧膝状体

外侧膝状体属于间脑的一部分,位于大脑脚外侧,丘脑枕外下方,豆状核后内囊纤维的内侧。其内侧为内侧膝状体,后方是海马回,后外侧为侧脑室下角。LGB通过上丘臂与上丘相连,但上丘臂的神经纤维并不止于它。LGB呈卵圆形,似马鞍状,是由白质与灰质相间构成的低级视中枢。白质由视束的有髓神经纤维组成,灰质分为腹核与背核,腹核位于内侧,与视觉无关;背核为LGB主要部分,由LGB节细胞(或称膝细胞)组成,LGB是前、后视路的分界点,来自RGC的前视路神经纤维经过视神经、视交叉和视束到达此处交换神经元,第四级神经元发出神经纤维组成视放射。LGB冠状面呈马蹄形,凹陷的门部朝内下方,自门部至背峰为1~6层同心排列的细胞层,第1、2层内为大细胞层,连接来自伞状节细胞的神经纤维,传递与形状、运动、深度及亮度微小差异有关的信息;3~6层为小细胞层,连接侏儒节细胞的纤维,传递与色觉(红、绿)和细节有关的信息;K细胞(尘细胞)则分散在每层腹侧的尘细胞亚层中,接受来自短波(蓝)视锥的信息。近年研究发现LGB可以初步检测视觉图形的方位、运动方向和速度信息,甚至可能为初级视皮质的特征检测功能提供了"最初的种子"。且其大、小细胞双通道并行传输,使视皮质更易于检测多种视觉特征信息。

LGB是一个视觉信号的中继站,可动态控制传输到视觉皮层的信息数量和性质。视网膜传入的部分在LGB突触中可能仅占5%~10%,它还与背侧中缝核和蓝斑(警觉态相关)、杏仁核(情绪相关)和上丘(眼动相关)相联系,并接受来自视皮质第Ⅵ层的反馈,参与调节机体整体的认知状态。

LGB的血供来自软脑膜血管网,由大脑后动脉的丘脑膝状体分支和大脑中动脉发出的脉络膜前动脉分支供应。脉络膜前动脉供应LGB的前部和外侧,此处缺血所致的同向偏盲主要在上下象限远离水平合缝的部分;大脑后动脉和脉络膜后外动脉为LGB内侧、后部及中央部供血,其缺血所致的同向偏盲主要在水平合缝附近,这可作为定位诊断的依据。

五、视放射

视放射又称膝距束,其纤维起自LGB,向外穿过Wernicke区,在侧脑室下角前方形成密集的纤维束,称为视角。经内囊和豆状核后下方,在内囊后肢,与内囊的其他感觉纤维并行,而后沿侧脑室的外侧壁呈扇形散开,垂直排列,至枕叶后极时,向外旋转 90°。视放射中除传入纤维外,还有从枕叶皮质到 LGB、丘脑等的传出纤维。视放射纤维分为背侧、外侧、腹侧三束,背侧和外侧两束经颞叶、顶叶髓质,止于枕叶皮质;腹侧束向前外方行于颞叶内,绕过侧脑室下角前端上方,形成凸面向外的 Meyer 环,最终止于枕叶距状裂下唇。

颞叶视放射的血供源于脉络膜前动脉和大脑中动脉的近端分支豆纹动脉和下颞枕动脉。顶叶视放射由大脑中动脉更远端的分支供血,即角动脉和颞后动脉。近视皮质的后部视放射,由大脑中动脉的分支上颞枕动脉和大脑后动脉的分支距状前动脉和距状沟动脉供血。

六、大脑皮质视中枢

大脑皮质不同区域行使不同功能,视皮质又分为初级视皮质(Brodmann17 区,V1)和高级视皮质(Brodmann18 和 19 区,V2~5)。

1. **枕叶纹状区** 即初级视皮质,又称纹状质或距状皮质,位于大脑枕叶后部内表面,被距状裂分为上下唇。来自视放射的有髓纤维在皮质第Ⅳ层的灰质内形成肉眼可见的白线或纹(Gennari 纹),故该区称为纹状区。视皮质向前延伸至顶枕裂,靠近胼胝体压部;向后延伸至枕极,并有一小部分延伸至枕叶侧后方,其外界为半月沟,半月沟的位置的变异与大脑顶叶和颞叶联络区的发育程度有关。若顶、颞叶联络区很发达,则纹状区狭小,反之亦然。由于此解剖结构的变异,颅脑后外侧外伤时,视功能受损程度的个体差异较大。

视皮质水平径长约 5cm,表面积约 30cm²,是大脑表面专用于单一感觉功能的最大连续部分,其神经元密度很高,视皮质面积只占整个大脑皮质总面积的 3%,但其神经元数却占大脑皮质神经元数的 10%。视皮质除面积远大于视网膜(约 12cm²)外,与视网膜或 LGB 相比,神经元总数也增加了 300~400 倍。

初级视皮质分 6 层,来自 LGB 的轴突主要终止于ⅣC 层,其中小细胞层的神经元(P 通路)投射至ⅣCβ,而大细胞层的神经元(M 通路)投射至ⅣCα。M 和 P 通路神经元还向Ⅵ层发送一条并行的神经通路,再从Ⅵ层逆向投射回丘脑。ⅣC 层的星形细胞主要向ⅣB 和Ⅲ层输送轴突。K 通路的

神经元直接投射至视皮质Ⅰ层和Ⅲ层的色柱细胞区,而非Ⅳ层或Ⅵ层。此外,轴突投射保持了 LGB 和视网膜的视觉拓扑图,Ⅳ层内的相邻细胞接受视网膜相邻细胞的输入。为保证极高的中心视敏度,在视网膜拓扑投射图中,黄斑对应区的放大倍数很高,一半以上的视皮质区域对应中心 10° 视野,最中心 1° 视野与周围 50° 视野对应的视皮质相当。在视神经内,超过 2/3 的神经节细胞轴突是来自视盘黄斑束;同样,视盘黄斑束走向颅内也占据距状裂 17 区皮质的大部分。换言之,以注视点为中心 30° 范围的视野占据了超过 80% 的纹状区皮质。因此,大多数累及视路的中枢神经系统疾病和视神经视网膜疾病都可以出现不同程度的中心或旁中心视野缺损,而更大范围的周边视野缺损仅在少数病况下才可能发生,并需要检查证实。

视皮质血供源于大脑后动脉的分支后颞动脉、距状沟动脉和顶枕动脉,以距状沟动脉为主,距状裂前部由大脑中动脉分支供血,枕极附近有大脑中、后动脉的吻合支。

2. **更高级的视觉中枢** 高级视皮质位于初级视皮质的周围,组织学上为常规的六层结构,不呈纹状。它接受来自初级视皮质和其他皮质区的传入纤维,也接受来自丘脑的纤维。初级视皮质中神经元的感受野相对较小,局限于对侧半视野,但高级视皮质中神经元的感受野可扩大到跨越整个视野,这里不再是严格的点对点视网膜拓扑投射。18 区通过位于胼胝体压部的越过中线的交通纤维将双眼视野结合起来。

传统意义的视皮质指枕叶视皮质,但近年,视皮质的范围已扩大到顶叶、颞叶和部分额叶,共达 25 个区,还有 7 个视觉联合区兼有视觉和其他感觉或运动功能。初级视皮质简单识别物体的形状和明亮,V1 区受损,人体完全丧失视觉。18 区包括 V2、V3 和 V3a,V1 和 V2 是面积最大的视区;19 区包括 V4 和 V5,V5 也称中颞区,已进入颞叶。V2~4 参与视觉信息的感知和整合,V5 含大量对运动光刺激敏感的神经元,它接受 V1~4 的传入,主要参与视觉运动信息相关的感受和分辨。18 和 19 区受损后,患者能看到物体,但不能对其进行辨别和联想,19 区全部受损则致全色盲。18 区可能还参与眼的感觉 - 运动协调,并发出下行通路连接脑神经核,参与眼的追踪调节,控制眼外肌,锁定所视物体。

初级视皮质的输出通路有两条,即腹侧流和背

侧流。腹侧流参与物体的识别（内容通路）；背侧流专门处理物体的空间关系（空间通路），还涉及抓取和操纵物体。研究发现颞下回受损的恒河猴发生行为"双分离"，即只有识别物体、颜色、图案或形状等视觉辨别的严重缺陷，但不影响视觉指导到达或判断物体间距离的空间性能；而后顶叶皮质的病变则恰恰与之相反。

腹侧流从 V1 区ⅣCβ 层发出，投射到 V2 的窄带和间带区。窄带主要对应颜色信息，间带区对应形状。而后再投射到 V4 区，最终至颞叶皮层，进行面貌、物体类别和方位的高级识别。背侧流从 V1 区ⅣCα 层的运动感应神经元发出，投射到 V2 和 V3 地区的宽带区，而后到 V5 区，最终至顶叶皮层。背侧流轴突中的髓磷脂较腹侧流多，其神经反应的潜时较腹侧流短，故有学者称背侧流中的视觉区域为"快脑"。

枕颞腹侧皮质的枕外侧区包括专门处理面部识别的梭状回面孔区和专门处理场景的海马旁回。尽管视觉对象的视网膜输入会因位置、距离、照明度和方向等特征而异，但腹侧流会提取对象的不变特征，在多变的环境中实现知觉恒常性。视觉信息经背侧流和腹侧流输送到远端的皮质区域，进行最高级别的处理。输入内嗅皮层形成对视觉对象的长期记忆，输入前额叶皮层也对视觉记忆非常重要，直接输入杏仁核有助于将情感价值与视觉刺激相连接。注意力机制则与各个阶段的视觉信息处理相互作用。

七、与视觉相关的其他解剖结构

1. **上丘** 上丘位于中脑背侧，松果体下方，为一对扁平丘状突起，左右上丘间有一纵行沟，其下由横沟与下丘分隔。上丘由外向内，分为 4 层：①最外为很薄的白色纤维层，主要来自视束；②其内为主要由灰质构成的浅灰层，中央较厚而边缘较薄，内含许多极小神经细胞，发出的神经突起与邻近层次联系，其树突多伸向表面，轴突则多进入深部；③再内为视层，主要为纤维层，内含少数多极性大神经细胞；④最内为蹄系层，其中有许多层，有灰质、白质，主要由神经纤维构成，也有一些多极大神经细胞。

对于上丘的传入纤维及传出纤维尚无统一的说法，来自视网膜、LGB 及枕叶视皮质等处的神经纤维，在上丘交换神经元，发出的神经纤维经顶盖脊髓束、内侧纵束等与眼球、颈部、面部肌肉发生联系，可能与小脑也有联系。视觉纤维一般不止于上丘，故上丘与视觉无直接关系，但可能与眼球运动（特别是双眼垂直同向运动）和瞳孔对光反射有关，还可能参与视觉刺激的定位，以及对头颈部运动传递视觉反射。

瞳孔对光反射的传入纤维经视神经、视交叉、视束、上丘臂止于上丘，有认为视觉纤维至上丘臂后直接止于中脑顶盖前区和顶盖前核。与眼球运动有关的神经纤维自 Brodmann18、19 区发出，经视放射内侧在内囊处豆状核后部汇集成束，绕过下丘脑到达上丘，在此交换神经元后，发出神经纤维至动眼神经核、滑车神经核和展神经核，再发出神经纤维，分布于相应的眼外肌。

2. **顶盖前区** 顶盖前区位于上丘上方，在中脑和视丘交界处。其内有一些大小不等的细胞群，接受来自视束、LGB 和顶叶后部皮质的传入纤维，由此发出纤维至中脑被盖部和黑质。认为顶盖前区是瞳孔反射的一个中枢。视束中与瞳孔对光反射有关的一部分神经纤维到达顶盖前区的神经核，交换神经元，发出纤维至两侧动眼神经的 Edinger-Westphal 核，E-W 核发出与动眼神经伴行的副交感神经纤维，通过瞳孔括约肌调节瞳孔大小。Argyll-Robertson 瞳孔就是由于顶盖前区受累所引起。

3. **丘脑枕** 丘脑位于第三脑室的两侧和大脑脚上端，是两个卵圆形神经节性组织。其前肢窄小，接近于正中面，构成室间孔的后界；后肢较大，盖在内侧膝状体和上丘上，为丘脑枕。丘脑枕是另一个比 LGB 大得多的丘脑核，与角回、枕叶、顶叶、红核及小脑间均有神经纤维联系，它接收来自视皮质第Ⅴ层和第Ⅵ层的广泛下行性皮质投射，是经丘脑的皮质间偶联通路的关键。第Ⅴ层的信号传入对驱动丘脑枕应答至关重要，第Ⅵ层的信号传入有更精细的调节作用。认为丘脑枕可能与立体视觉和眼球运动有关。

4. **视交叉上核**(suprachiasmatic nucleus, SCN) 一种新认识的 RGC 含有视网膜色素，无须光感受器介导即可对光发生反应。其发出一种独特的无髓鞘的神经纤维，经过视交叉、视束，将光信号直接传达下丘脑前基底部的 SCN。与大多数神经反应呈瞬态的视觉反应脑区不同，SCN 中的反应持续长达 20 秒，此性能与大感受野使 SCN 能够可靠地监测环境光照水平，调控松果体内褪黑激素的分泌，以调节昼夜节律。

第二节 视路的神经纤维分布和视野定位

视路从视网膜光感受器至大脑视皮质中枢,每一级神经元及其神经纤维都有其各自的排列规律,了解其分布情况对临床疾病的定位诊断十分重要。

一、视网膜的神经纤维分布和视野定位

RGC的轴突长约75mm,在视网膜最内层中穿行,进入视神经,经过视交叉和视束,最后到达丘脑的LGB。这些轴突(即神经纤维)在视网膜内的排列有一定规律:来自黄斑区的神经纤维直接进入视盘,占据视盘颞侧的2/3,形成视盘黄斑束,即乳斑束,其面积占全视网膜的1/20,纤维数量却可达视网膜总数的1/3,这部分纤维受损时出现中心暗点;鼻侧视网膜的纤维相对稀疏,呈直线进入视盘鼻侧,受损时出现与生理盲点相连的楔形、扇形或半侧视野缺损;起自颞侧视网膜的神经纤维最少,其在乳斑束上下弓形进入视盘的上方、颞上和下方、颞下,主要对应视野的Bjerrum区(旁中心区,视野5°~25°),受损时见弓形视野缺损。来自周边视网膜的纤维在神经纤维层深层行进,进入视盘的周边;而来自后极部的纤维则在神经纤维层浅层进入视盘的中央。此外,由于中心区和周边的RGC感受野的重叠程度不同,其病变时视野受损程度也有差异,中心区很小的缺损即可能为明显的视野损害,而周边的多个位点大于10dB的缺损可能只是一个相对暗点,甚或仅属于波动,没有实际临床意义。

二、视神经的神经纤维分布和视野定位

眼球附近的视神经内神经纤维的分布与视网膜内一致,黄斑纤维占据视神经的1/3,位于最外侧的楔形区。视网膜中央动脉在视盘至球后12mm一段占据了视神经中央的位置,在球后12mm左右,黄斑纤维逐渐移至视神经中央,视网膜颞侧纤维移至外侧,鼻侧及上下方纤维位置不变。因此,前部视神经病变的视野损害可见中心暗点、旁中心暗点、盲中心暗点,甚至楔形、弓形等神经束样缺损多种表现,而后部视神经病变则多见中心暗点。进入颅内后,整个视神经内旋约45°,颞上象限纤维改居正上方,鼻下居正下,鼻上居内侧,颞下居外侧。

在接近视交叉的视神经末端,视神经表面的软脑膜延伸出一个薄片将来自视网膜鼻侧半和颞侧半的纤维分隔开,这一间隔被看作视神经和视交叉的分界点。此分界点前,一半视神经损伤引起半侧盲时,视野缺损的边缘不整齐。

居中的黄斑纤维极易因脱髓鞘或中毒受损,而致中心视野缺损,且其对挤压十分敏感,无论直接机械挤压还是缺血缺氧的水肿损害,都会使其轴浆运输受损。因此,一般30°视野检查足以检测大多数前视路损害引起的神经眼科疾病。

三、视交叉的神经纤维分布和视野定位

视觉神经纤维在视交叉中部分交叉保证了双眼单视的形成,鼻侧交叉纤维约占全部视觉纤维的75%。来自视网膜鼻下象限(以黄斑中心凹垂直中线为鼻颞分界线)的纤维沿视交叉前缘走向对侧,并向前弓形弯曲后汇入对侧视神经,再后转进入视束,此弓形弯曲称为视交叉前膝(Wilbrand前膝)。这部分纤维行于视交叉前缘腹面,距离垂体最近,因此视交叉下方病变,如垂体肿瘤,首先造成颞上象限视野缺损。鼻上纤维则先向后,在同侧视束起始部形成一个凸向后的弯曲,即视交叉后膝(Wilbrand后膝),再沿视交叉后缘上方进入对侧视束的背内侧,故视交叉上方病变,如颅咽管瘤、第三脑室扩大、前交通动脉瘤等,首先出现颞下象限视野缺损。Wilbrand后膝不及前膝明显,甚至有学者认为不存在前后膝,只是一些分散的、行程更远的鼻侧纤维突入对侧视神经后端或同侧视束前端。颞下、颞上象限的纤维分别行于同侧视交叉的腹外侧和背外侧,均进入同侧视束。黄斑纤维进入视交叉后,鼻侧半向后向上行,在视交叉后部进入对侧视束,交叉处位于第三脑室底部,此处病变会造成相应的视野损害;黄斑颞侧半纤维不交叉,行于视交叉外侧部。黄斑及黄斑旁的纤维占据视交叉中心很大的区域。

视交叉受损时,视野缺损因病变部位不同而表现多样:

1. 视交叉中央病变 双颞侧偏盲(图2-6 I)。

2. 视交叉中侧位病变 早期:同侧鼻侧加颞

下的 3/4 盲,对侧颞上 1/4 盲;晚期:同侧全盲,对侧颞侧偏盲。(图 2-6 Ⅱ:a 示早期,b 示晚期)

3. **视交叉前外侧病变**　早期:同侧鼻侧偏盲,对侧颞上 1/4 盲;晚期:同侧全盲,对侧颞侧偏盲。(图 2-6 Ⅲ:a 示早期,b 示晚期)

4. **视交叉前内侧病变**　早期:同侧颞侧偏盲,对侧颞上 1/4 盲;晚期:同侧全盲,对侧颞侧偏盲。(图 2-6 Ⅳ:a 示早期,b 示晚期)

5. **视交叉后外侧病变**　早期:同侧鼻侧偏盲,有时可见同侧颞下的 3/4 盲;晚期:对侧暂时性颞侧偏盲,即双眼对侧同向偏盲。(图 2-6 Ⅴ)

6. **视交叉后内侧病变**　早期:对侧颞侧偏盲,有时同侧可见颞下 1/4 盲;晚期:同侧暂时性鼻侧偏盲,即双眼对侧同向偏盲。(图 2-6 Ⅵ)

视交叉受损与视野改变示意图见图 2-6。

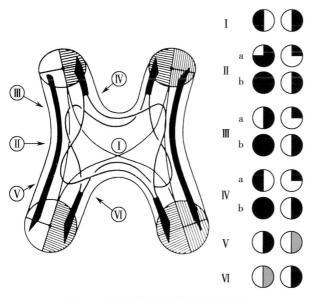

图 2-6　视交叉受损视野改变示意图

应强调的是,上述视野缺损类型多指共性特点的视觉神经纤维的规范分布,当这些纤维受损后出现典型的视野缺损表现。实际在不同个体,视交叉和其下蝶鞍的解剖关系会有变异(见前述),加上不同年龄段和知识水平的理解程度和心理差异(尤其是低幼儿童对视野检查的理解及配合能力)。临床所见上述典型或不典型视野缺损时要密切关注病史、眼科全面检查及全身症状,结合影像学所见综合分析评价。

四、视束的神经纤维分布和视野定位

视束中的纤维来自同侧视网膜颞侧半和对侧

视网膜鼻侧半,神经纤维比较有规则地集成束,并在视束近端向内旋转 90°,源于视网膜下部的纤维转至腹外侧,而来自视网膜上部的转至腹内侧。黄斑部纤维起初在中央,而后移向视束背侧,来自黄斑上象限的纤维位于背内侧,来自黄斑下象限的纤维位于背外侧。源自对侧眼鼻侧周边视网膜的视觉纤维(对应双眼视野重叠区以外的颞侧半月形视野)没有同侧相应纤维与之合并,位于视束腹侧狭窄区。

视交叉后的视路受损时,都出现双眼"对侧同向性"视野损害,即病变同侧眼的鼻侧和对侧眼的颞侧视野缺损。但由于交叉与不交叉的纤维在视束中并未完全混合,临床所见同向偏盲未必完全一致。通常病灶越靠后,偏盲越趋于一致。此外,当视束中视网膜周边纤维与黄斑纤维同时受损时,会出现黄斑分裂(即黄斑中心注视区被垂直分界线一分为二,出现中心性偏盲暗点),这与后视路损伤有显著区别。

五、外侧膝状体的神经纤维分布和视野定位

视网膜上半部的纤维投射到 LGB 内侧,视网膜下半部的纤维投射到 LGB 外侧;黄斑部的纤维投射至背侧中央,自上而下经各层直至腹部,黄斑投射区横断面成楔形,约占整个 LGB 的 3/4;源自对侧视网膜鼻侧周边的纤维止于 LGB 腹侧面狭窄区,以上各部分均循"上部在内,下部在外"的分布规律。交叉纤维止于 1、4、6 层,不交叉纤维止于 2、3、5 层,在此交换神经元,发出神经纤维形成视放射。交叉和不交叉纤维不在同一层,但双眼视网膜功能相对应的纤维止于相邻层的邻近神经元。

每侧 LGB 约有 100 万个神经细胞,与视束内的纤维数相同。每一根视觉传入纤维进入 LGB 时分为 5~6 个分支,每一分支只与一个膝细胞突触连接,但每个膝细胞接受不止一根神经纤维的突触连接,因此有多个连接神经元将同层或不同层的膝细胞结合在一起。同一膝细胞不会接受来自双眼视网膜的传入纤维,而可能是由连接神经元完成双侧视网膜传入纤维间的联系。可见,视网膜上一个极小的病变,可引起 LGB 三层的萎缩,说明视神经的传导单位是三合一的纤维单位;而视皮质上一个极小的病变,可能导致 LGB 六层都萎缩,说明视放射的传导单位可能是六合一的纤维单位。

LGB 本身的原发病很少见,常为邻近组织病

变所累,如大脑中动脉出血。其视野损害和眼部表现与视束病变相似,即同向偏盲、瞳孔反应异常和视神经萎缩;也可与视放射前部病变相似,即同向偏盲不伴瞳孔反应异常和视神经萎缩,或可见视野的 1/4 象限缺损。当病变位于 LGB 或其后 16mm 之内的区域时,会伴有对侧 RAPD;当后视路病变距 LGB 超过 16mm,则一般无 RAPD。

六、视放射的神经纤维分布和视野定位

来自视网膜上、下象限的纤维分别居于视放射背侧束和腹侧束,黄斑纤维居于外侧束。因此,颞叶病变累及视放射下部出现双眼同向性上象限偏盲,而顶叶病变累及视放射上部则出现双眼同向性下象限偏盲。

视放射行程中经过大脑顶叶、颞叶、枕叶内囊,与邻近组织关系复杂,且视放射各段纤维的集中程度不同,故不同部位病变,临床表现各异。如内囊后肢处的前部纤维,即使很小的病变,也会引起对侧完全性同向性偏盲,伴半身感觉或运动障碍;而后部视放射病变常仅损害部分纤维,表现为象限性同向偏盲。因视放射位于 LGB 后,病变时一般不引起视神经萎缩和瞳孔反射异常,且多有黄斑回避。

七、视皮质的神经纤维分布和视野定位

视皮质被距状裂和纵裂分为四个象限,与视网膜象限分别对应。每侧大脑半球的视皮质接受同侧眼颞侧和对侧眼鼻侧的视觉纤维投射,双眼同侧视网膜上、下象限的纤维,分别终止于距状裂上、下唇。黄斑部纤维终止于最后部的枕极,视网膜周边部纤维投射到视皮质最前部。故前段视皮质区域病变时,可能出现对侧单眼的"颞侧新月缺损",而枕叶中后部损伤引起的双眼同向偏盲,则可能因未累及前部视皮质而见对侧眼的"颞侧新月回避"。因此,胼胝体压部附近病变时,应检查周边视野。

LGB 后视路损伤一般会造成双眼同向、对侧、绝对性视野缺损,但缺损部分的分界线并非直线,而见整个黄斑部视觉保留,即"黄斑回避"。关于其机制,尚未获得确切证据,一种较为公认的解释是,初级视皮质的血供主要源于大脑后动脉及其分支距状沟动脉,而大脑中动脉的上颞枕分支末梢与距状沟动脉末梢在软脑膜中,未进入脑实质前有吻合支。枕极的这种双重供血使得该区域病变时,黄斑区视

功能可通过侧支循环的建立得以保存。如能保留在固视中心左右两边各 2°,上下至少 1° 的一个完整的横椭圆形视觉功能区,则可保持正常的阅读能力。此外,黄斑纤维在终止前很分散,广泛投射至整个视皮质;也有研究认为,黄斑纤维在胼胝体压部交叉,胼胝体由联络左右大脑半球的纤维构成,其压部连接两侧枕叶,故源于一侧的黄斑纤维可投射到两侧的视皮质,这些因素都可能与黄斑回避有关。

枕叶病变一般不发生其他神经功能障碍,且不伴视神经萎缩、RAPD 等前视路损伤表现,OCT 测量 RNFL 和 VEP 皆提示正常,加之因黄斑回避,中心视力尚好,而鼻侧视野缺损又不易发现,患者主诉可能仅为对侧眼视野缩窄或视物模糊,此时视野检查十分重要。若双侧枕叶皮质广泛损害,则表现为皮质盲,即双眼完全盲,但瞳孔对光反射和眼前后节均正常。

八、视路与视觉反射

1. 瞳孔对光反射 光线射入眼内,除激发视觉冲动外,还会引起瞳孔收缩,同侧瞳孔收缩为直接对光反射,对侧瞳孔收缩为间接对光反射。其接收器也是视锥细胞和视杆细胞,其中锥细胞光阈较高,不及杆细胞敏感,但能引起更强的瞳孔收缩对光反射。对光反射的传导纤维较视觉纤维粗,且无髓鞘。

其传入纤维最初与视觉纤维伴行,在视交叉也部分交叉,而后在视束后 1/3 离开视束,经上丘臂至顶盖前区,在顶盖前核内换元,发出的神经纤维一部分绕过中脑导水管至同侧的 E-W 核,另一部分经后联合交叉到对侧,与对侧 E-W 核相连。每侧的 E-W 核均接受来自两侧顶盖前核的神经纤维。

传出通路是由两侧 E-W 核发出的节前纤维,随动眼神经入眶,在睫状神经节换元后,发出节后纤维形成睫状短神经,止于瞳孔括约肌。

2. 调节反射 起自视网膜的神经纤维伴随视神经、视交叉、视束、LGB 和视放射到初级视皮质,再到纹状周围区(Brodmann19~22 区)形成立体视觉。

视皮质与额叶皮质的眼区相连,在此皮质顶盖束经内囊下行至中脑的动眼核和 E-W 核,换元后再发出神经纤维经过睫状节和巩膜管内的神经副节(球后和巩膜表面上散布于睫状神经途中一些神经节细胞),最终到达内直肌、睫状肌和瞳孔括约肌。

(王慧博 韦企平)

第三章

神经眼科检查

患有视神经疾病或神经眼科病变的儿童，眼部检查应与神经系统的表现综合评估。对有视觉障碍的儿童，在寻找相关神经系统异常时，应关注有无癫痫、共济失调、痉挛和听力下降等症状。同时，了解不同发育阶段中的表现（如微笑、坐、站、走、第一句话、自行进食和小便的控制等）与同龄孩子的差异，有助于发现细微的神经损伤，具有诊断价值。对于首诊的视力异常的儿童，在明确排除眼科疾病后，即使仅发现单一的神经系统异常，也应对可能累及视路损伤的神经系统进行全面的检查。这需要眼科医生进行相关专业技能的学习和训练。只有在整个神经系统的背景下评估眼部症状和体征，才能明确视觉异常的性质。

检查儿童患者应注意一些技巧，比如检查前先与孩子通过短时间的交流融洽关系，建立彼此间的信任感，避免孩子的抵触情绪；通过细节的观察获得有价值的信息；根据孩子的配合程度确定检查顺序和项目，并优选最有临床价值的项目，争取在有限的时间及患儿合作状态下获取较可靠的检查结果，并将检查结果结合病史和临床体征综合分析。

第一节　病　史　采　集

儿童病史采集常需要家长协助，为避免长时间与家长交谈使患儿产生不耐烦的情绪，可以一边做患儿可以接受的检查，一边通过耐心倾听和适度提问，有目的有次序地采集病史，尽快捕捉到重点信息。

一、主诉

主诉即患者的主要症状和该症状持续的时间，不能用诊断和病因代替症状。小儿神经眼科常见的主诉如下。

（一）视功能障碍

1. 视力下降　视力下降是突发的还是渐进的，是单眼还是双眼，有无伴随症状等。急性视力下降可能由炎症、浸润或脱髓鞘疾病造成，渐进性视力丧失提示压迫性视神经病变或者与营养或中毒相关的视神经病变。单眼视力下降多属眼部病变或视神经疾病，而双眼视功能障碍提示病变可能在视交叉和视交叉后的视路系统。视力下降同时伴随眼球转动

痛是视神经炎的典型症状，伴随头痛、恶心甚至喷射状呕吐则是颅内压增高的典型表现。通过患儿父母了解孩子是否注意力集中、善于交际、微笑，能否识别环境中的各种物体并准确定位，以及与父母互动时的视觉状态。低龄的患儿需要通过家长对孩子视觉活动的观察，以询问"孩子对灯光或室外阳光有反应吗？""会盯着玩具随其转动眼球吗？""孩子能主动拿糖果或捡起地上的小东西吗？"等类似的问题，了解视功能损伤的程度。孩子对激光笔或室内闪烁的灯光反应如何，当室内灯光熄灭时，患儿眼睛睁大表明其至少尚存光感的视力。

2. 复视　单眼复视多因屈光不正、角膜疾病、虹膜异常、晶状体脱位或晶状体不均混浊等所致。双眼复视可由眼肌麻痹、屈光参差、眼球位置异常（眼内肿瘤、外伤引起的睑球粘连、眼球突出等）、斜视或某些全身疾病等引起。而多视可见于角膜不规则散光、多瞳症或晶状体半脱位等。

3. **视物变形**　常见于高度散光、黄斑病变、视网膜脉络膜炎、视网膜脱离等。

4. **视野缺损**　中心或旁中心暗点见于视神经炎、遗传性视神经病变、黄斑病变等，早期青光眼可见旁中心暗点；神经纤维束样视野缺损、鼻侧阶梯或扇形缺损应排除缺血性疾病或青光眼；渐进性的向心性视野缩小常见于晚期青光眼、病情失控的重度视神经萎缩、视网膜色素变性、梅毒性脉络膜视网膜炎等；偏盲性视野缺损常见于视交叉及其后的病变。

5. **色觉障碍**　色觉异常可能是先天的，也可以是后天获得的。后天获得性色觉障碍常见于视神经疾病，以红绿色觉异常最为多见。全色盲多为先天性，也可见于视神经萎缩严重病例。

6. **闪光感**　见于视网膜脱离、脉络膜视网膜炎、后部玻璃体视网膜牵引综合征、颅脑外伤等，无定位意义，但要注意排除闪辉样暗点。

7. **立体视觉异常**　常见于斜视、弱视、单眼抑制、异常视网膜对应等。

8. **对比敏感度异常**　常见于屈光间质异常、弱视以及视神经疾病等。

9. **幻视**　为精神症状，可能由大脑颞叶肿瘤引起，无定位意义。

（二）眼部疼痛

要询问疼痛的部位、性质、持续时间和伴随症状。不同的疼痛性质可以提示不同的眼科疾病，如角膜损伤、青光眼、三叉神经痛、视疲劳、视神经炎等。眼痛同时伴有头痛和视力障碍的，应注意视野和影像学检查除外颅内占位。

（三）斜视

要注意斜视的类型，是间歇性还是恒定的，有没有规律，是否伴有视力障碍、复视或视物头位倾斜等，以判断斜视是共同性的还是麻痹性的。

（四）眼睑位置异常

眼睑闭合不全可能是神经源性、肌源性、眼睑外伤或者医源性的。眼睑痉挛可能由核上性睑痉挛、面神经病变、脑干相关疾病、破伤风以及甲状腺功能减退等导致。上睑下垂可以是先天的或者后天获得的，从病因上可以是肌源性、腱膜源性、神经源性、神经肌肉接头处功能异常、机械性或者外伤引起的。

（五）眼球震颤

眼球震颤是一种节律性、非自主性来回往复的眼球振荡，可以是生理性的，如终末眼震、视动性眼震或前庭性眼震；也可以是病理性的，如先天性眼球震颤、隐性眼球震颤、显性隐性眼球震颤、跷跷板样眼球震颤等，可能与遗传、多发性硬化、颅脑外伤、视力丧失、颅底畸形、脑积水、胶质瘤、松果体肿瘤、延髓或小脑局灶病变有关。

二、现病史

包括发病诱因（病毒感染、外伤、情绪激动、精神创伤、饮食不节）、发病时间、初发或复发、有无时间性或季节性、起病急骤或缓慢、伴随症状、病情发展经过、具体用药及疗效。幼龄患儿病史常需家长代述，通常根据病情发展过程按时间顺序加以询问并记录，对所患疾病一般常有的症状，而在本病发展过程中未出现的，也应加以记录。

三、既往史

既往有无类似病情或其他眼病，与全身病的关系，外伤或手术史、输血史、预防接种史及传染病史。必要时也要询问戴眼镜史和其他病史，配镜度数应做记录。由于儿童的神经眼科问题可能继发于出生时的中枢神经系统损伤，应特别注意母亲围产期感染、患儿早产、出生创伤以及疑似脑损伤情况、视觉和神经发育是否正常等细节。

四、过敏史

询问有无药物、食物以及化学物品过敏史，发作时的症状以及程度等。

五、个人史

主要包括生活环境，有无毒物、特殊动物接触史。青春期女性要询问月经史。

六、家族史

家族中有无类似眼病患者或者其他家族遗传性疾病，特别是青光眼、白内障、近视、弱视、遗传性视网膜疾病以及有无近亲结婚等都应记载。

第二节　视功能检查

视功能检查包括视力、视野、色觉、立体视觉、对比敏感度等心理物理学检查和视觉电生理检查两大类,其中视力检测是最常用且相对简单易行的。在神经眼科领域,视力需要和色觉、视野、对比敏感度等检查结合进行综合分析。

需要注意的是,对患有严重视力缺陷的儿童,远距离视力检测很难完成,由医生进行初步的主观评估,获得整体视功能检测比单纯尝试远距离视力检测更重要。由于缺乏固视,视功能的评估需要采用专门技术检查。父母对孩子视觉行为的描述也很值得关注。

一、视力

视力分为中心视力和周边视力,周边视力又称视野,中心视力分为远视力和近视力。习惯上所指的视力是主观的远距离中心视力。

视力通常采用视力表来测定。不同年龄段的儿童有相应的正常视力范围,应酌情选择相应检测手段进行初步的视力评估,能够客观进行视力检查的最小年龄通常为两岁半(表3-1)。需要注意的是,查视力也是一个学习过程,对低龄儿童初次查的视力不一定可靠,可以尝试多种方法检查评估。对婴幼儿视觉功能可能需要借助特殊技术,如扫描VEP(sweep VEP)技术进行客观评估。

常规远视力及近视力检查法在此不赘述。主要介绍婴幼儿视力检测方法。

表 3-1　儿童视力发育及检测评估

年龄	视力	检查方法
新生儿	光觉	观察法:强光下会皱眉头
3 个月	0.02	观察法:见光眨眼,注视追随,瞬目反射;OKN鼓;VEP
4~6 个月	0.1	观察法:注视追随,伸手抓物;优先注视;OKN鼓;VEP
1 岁	0.2	观察法:注视追随,能拿到1cm的珠子;优先注视;OKN鼓;VEP
2~3 岁	0.4~0.5	伸手拿1mm的小珠子;优先注视;OKN鼓;VEP;尝试视力表检查
4~5 岁	0.6~0.8	视力表检查
6~7 岁	0.8~1.0	视力表检查

1. **观察法**　观察婴幼儿"固视和追物"行为,通常在婴儿出生2个月后就可以进行检查,这是父母或医生能最早发现的重要的体征。检查时,最佳的目标是让孩子注视医生的脸或孩子父母的脸,也可以用色彩鲜亮的玩具或图案引起患儿注视。一般视力优于20/200的患儿主要用眼睛追物,视力在20/200左右的患儿则用眼睛和头追物,视力严重丧失的患儿大多用转头方式来追物。如一眼已失明,在遮盖患眼时,患儿安静如常,一旦遮盖健眼则患儿躁动不安,力图避开遮盖物。如果婴儿没有正常的视觉反应,则应注意是否存在眼球震颤。眼球震颤是严重视力障碍的常见体征之一,通常暗示有前视路病变。若无眼球震颤,应进一步确定患儿是否能产生扫视运动。如果没有眼球震颤的婴儿表现出扫视能力,并存在中枢神经系统损害的病史,则应考虑皮质性视力障碍。可通过影像学检查枕叶皮层损伤明确诊断。

2. **视动性眼球震颤**(optokinetic nystagmus,OKN)**测试**　OKN是一种生理性诱发眼球震颤的视力检查方法,最早由赫姆霍尔兹描述。

检测方法:婴儿取坐位或仰卧位,测试鼓或磁带上的黑白条栅缓慢而平稳地在婴儿眼前30cm处移动,先朝一个方向,再朝相反方向。正常反应是,患儿双眼先是跟随测试鼓移动方向缓慢转动,随后骤然在相反方向上有一个快速的返回矫正,然后再重新跟随注视。逐渐将测试条纹变窄进行测试,能够产生这一反应的最小条带即为所查到的视力。水平性OKN出现在3个月之前,垂直性OKN出现在6个月左右,OKN视力在新生儿至少为20/400。

OKN慢相是由视觉引起的,因此可作为视功能的一个参数,通过改变条栅大小来评估视敏度。条纹越细说明视力越好。需要注意的是,缺乏OKN并不一定意味着患儿视功能丧失,而皮质盲的患者有时会出现正常的OKN。

3. **选择性注视(优先注视)**　如Teller视力卡片(teller acuity cards,TAC)。测试卡上分别为均匀灰色图像和不同宽度的黑白相间的条栅图形,不同宽度的条栅对应不同的视力,条栅越细代表视力越好。检查时把测试卡放在患儿眼前,相对于简单灰色图像,条栅图形更吸引眼球,若患儿能看清条栅,就会更多地注视条栅图像而非灰色图像,根据孩子是否有优先注视条栅图像的反应就可以判断婴幼儿的视力。条栅从宽向窄逐步进行,直至患儿能够识别的最细条栅,这张卡片对应的视力即为患儿视力。该项检查主要适用于6个月至2周岁幼儿以及患有各种神经系统疾病(例如脑瘫、智力低下)的婴幼儿。

4. 幼儿视力检测卡 在自然光下分别检测双眼,距离为5m。检查者手持视力检测卡,嘱患儿用手指或语言回答检测卡上条纹的走向。检查者可随机转换检测卡上条纹的方向。从1号、2号依次检查,查到不能辨认为止。检查结束时,可将其换算为Snellen视力表视力。主要适用于2~3岁儿童。

5. 儿童图形视力卡 在室内自然光下进行,检查距离为5m。双眼分别检查,测试前要向儿童解释图形。以看清楚最小图形的视力卡记录视力。相似的检测法有E表,HOTV表和卡等,适用于4~5岁儿童。

6. 点状视力表 这是一种近视力检测法,双眼分别检查,测试距离为25cm。从最大视标开始辨认。令患儿指出墨点的位置,逐一更换小视标,直到不能辨认为止。适合于1~5岁儿童。

二、色觉

色觉检查在神经眼科十分必要。后天获得性色觉障碍常见于视神经疾病、视网膜疾病、颅脑病变以及一些全身性疾病和中毒,有时色觉异常可能先于视力下降或视野缺损出现。视神经疾病与其他眼病的色觉异常比较如图3-1所示。

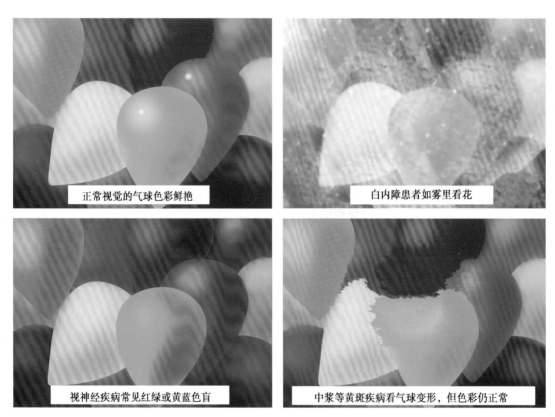

正常视觉的气球色彩鲜艳

白内障患者如雾里看花

视神经疾病常见红绿或黄蓝色盲

中浆等黄斑疾病看气球变形,但色彩仍正常

图 3-1 视神经疾病与其他眼病的色觉异常

色觉检查工具有假性同色图(色盲本)、色相排列法(FM-100色彩试验及D-15色盘试验)及色觉镜。色盲本检查时若低龄患儿不能读出图示的字母或数字,可以让受检儿童自行用手指描摹图形。对于轻度的黄斑病变和视神经病变,也可以用红色色觉饱和度试验进行鉴别:给患者看一个红色的物体,询问其双眼各自看到的红色有无差别。黄斑病变所见红色饱和度不下降,而视神经疾病所见红色饱和度下降,且变暗淡。

三、对比敏感度

对比敏感度,即高对比度下的空间分辨率。部分视神经疾病患者视力1.2,但看外界物体仍有轻度模糊感,可能是轻度视神经损伤造成的不同频率对比敏感度阈值的下降。因此与视力比较,对比敏感度更为敏感,为视神经功能的评价提供又一条途径。但对比敏感度检查缺乏特异性，眼部屈光间质的改变和黄斑病变也会对检查结果有影响，因此限制了该项检查在视神经疾病中的应用。目前临床使用的对比敏感度测定检查法有：Arden 图测试法、光栅检查法、氦 - 氖激光视网膜对比度干涉视标等方法。

四、光应力恢复试验

光应力恢复试验可用于鉴别视力丧失是由黄斑疾病还是视神经病变引起，尤其是患者的基线视力在 0.25 以上时检查结果十分可靠。视神经病变患者视力恢复时间低于 60 秒，黄斑病变者视力恢复时间显著延长，经常大于 90 秒。

五、视野

视野检测是视觉感受系统检测的基础，特别是距注视点 30° 以内的中心视野，大多数典型的神经眼科病变损伤乳斑束时所引起的视野缺损都位于该区域。许多眼病及神经系统疾病可引起视野的特征性改变，因此视野具有疾病定位意义。

视野检查属于心理物理学检查，受试者的精神因素（注意力集中程度、合作程度、固视情况、平均反应时间、视疲劳等）、生理因素（如瞳孔直径、屈光介质混浊、屈光不正、缩瞳药等）、操作者的检查技术和经验、不同仪器设置等均会影响检查结果的准确性。电脑控制的自动视野计，因其全自动、标准化、重复性好、电脑程序控制检测过程减少检查者所致的误差，使检查快捷、规范，近年有趋势将自动静态视野检查作为金标准，但要注意自动视野初次检查的可靠性较差，受试者有一个学习、掌握的过程。特别是幼童多缺乏耐性且活泼好动，易于疲劳，固视不稳定及理解程度有限等均影响视野检查结果的可靠性。

（一）儿童常用视野检查种类

1. 对比法　又称面对面视野检查法。检查者与受试者距离约 1 米面对面而坐，检查右眼时，受试者遮左眼，右眼注视医生的左眼；而医生遮盖右眼，左眼注视受试者的右眼。医生将手指置于自己与受试者之间等距离处，分别从各个方位向中央移动，告诉受试者发现手指出现时即告之。检查左眼时检查者及患者改变左右手，以同样方法进行测试即可。此法以检查者的正常视野与受试者的视野做比较，以粗略确定受试者的视野是否正常，还可以筛查单眼视野是否存在象限性缺损或者明显的中央视野缺损。

面对面视野检查法并不精确，且无法进行前后对比，但不需仪器、简单可行，在不能配合自动视野检查的儿童仍有其临床价值，可粗略判断是否存在视野缺损，特别是筛查偏盲或垂直视野缺损。例如在婴幼儿，医生可以在吸引孩子的注意力后，把一个醒目的或有趣的目标从周围安静地移动进来。如果孩子做了一个转头注视目标的动作，那么这一侧的周边视野大概是正常的。对于大于 3 岁但还不能做自动视野的孩子，以"手指模仿游戏或者数手指"为由，要求孩子模仿医生的动作，伸出一个、五个或没有手指，可以相当可靠地粗略评估视野。注意数字 2、3 和 4 应该避免使用，因为容易让孩子感到困惑。同时手指应该快速变换，使孩子盯住医生的手以形成固视，避免错误的结果。

2. Amsler 方格表　为 10cm 见方的黑底白线方格表，其纵横边有 20 × 20 个方格，其中央的白色小圆点为注视点，相当于 10° 范围的中心视野。应验光矫正视力后双眼分别进行检查。将 Amsler 表置于眼前约 33cm 处，患者遮盖一眼，注视中央注视点，描述线条或方格是否变形或暗点所在的区域。该检查适用于黄斑功能评价或测定中心、旁中心暗点。黄斑病变者会感到中央暗影遮盖、直线扭曲、方格大小不等。

3. Goldmann 视野计　为半球形视屏投射式视野计，视标的大小及亮度都以对数呈梯度变化。该检查是人工操作，可以鼓励患者配合检查，也可反复引导患者正确检查，且可中断检查休息，对于儿童患者有一定的实用性。但对医生的经验要求较高，且耗时较长。

4. 自动视野计　电脑控制的静态定量视野计，针对青光眼、黄斑疾病、视神经疾病、视路疾病等均设定了相应的检查程序，减少人为操作及主观诱导的误差，同时可以自动监控受试者的固视情况，实现对多次随诊的视野进行量化和统计学分析，目前广泛应用于临床。通常 4 岁以上儿童在良好的沟通后可以配合自动视野检查，但应注意回避容易引起患儿视觉疲劳的程序，同时自动视野的学习曲线和对合作程度的要求，增加了儿童患者检查难度和结果的不可靠性。对于每一份视野报告，首先要通过假阴性率、假阳性率、固视丢失率、短期波动等参数评估其可信度，再进行结果判定。

（二）正常视野

正常人动态视野的平均值为：上方 56°，下方 74°，鼻侧 65°，颞侧 90°。生理盲点的中心在注视点颞侧 15.5°，水平中线下 1.5°，其垂直直径为 7.5°，横径为 5.5°（图 3-2）。生理盲点的大小及位置，可能稍有个体差异。在生理盲点的上、下缘均可见到有狭窄的弱视区，此为视盘附近大血管的投影。

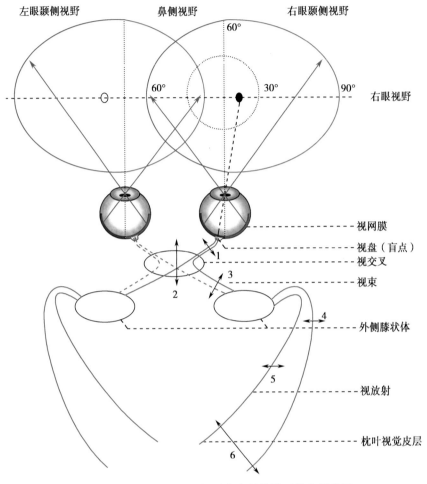

图 3-2 视野——双眼平视正前方所能看到的空间范围

（三）病理性视野

视野范围内除生理盲点外，其他任何区域出现暗点或缺损均为病理性视野。视野缺损的类型对于疾病定位有重要意义。如单眼视野缺损多见于同侧的视网膜疾病或视神经病变，但是当一侧枕叶前部距状皮质病变时，可能出现对侧眼颞侧新月形视野缺损。神经纤维损伤者视野缺损沿水平子午线分布，而沿垂直子午线分布的视野缺损首先考虑颅内累及视路的神经系统病变；中心或连生理盲点的视野缺损来自累及乳斑束的病变，包括视神经病变和黄斑病变；结合处暗点归因于视神经和视交叉接合处病灶，引起同侧的中心暗点和对侧的颞上象限缺损；双眼颞侧偏盲通常见于视交叉病变；同向偏盲性视野缺损来源于视交叉后视路病变，缺损越一致，病变定位越是靠近枕叶皮层。

儿童患者还要注意单纯的半盲性视野缺损，对侧视力正常或有双侧不对称的视力损害。如果该缺陷是先天性的，视力损害程度往往较轻（由于发育中的神经系统具有神经可塑性，能够在产前损伤后恢复，或是偏盲患者在后天发育过程中适应的结果），偏盲常不易被察觉。先天畸形、外伤和肿瘤是儿童同侧偏盲最常见的原因。先天性偏盲可能是孤立的或与其他神经系统异常有关，一项研究发现 75% 的先天性偏瘫患儿在偏瘫的一侧有同侧偏盲。

六、视觉电生理

人眼的视网膜受光或图形刺激后，在视感受器内引起光化学和光电反应，产生电位改变，形成神经冲动，传给双极细胞，神经节细胞，经视路传递到枕叶皮层的视觉中枢，把这个过程用电生理学方法记录下来就是视觉电生理。视觉电生理检查是通过检测视觉电信号发生的时间及生物电强度,对视网膜至视中枢的功能进行系统评价的一种检查方法,具有无创、客观、定量的特点,对临床的诊断、鉴别诊断、指导治疗和评估预后均有帮助,特别是对于主观视功能检查配合差的儿童尤为重要。作为视功能测定的一种手段,视觉电生理检查影响因素较多,有其局限性,医生必须紧密结合临床所见和视野、FFA、OCT、CT、MRI 等特殊检查才能作出临床诊断。对于小于 5 岁的儿童,必须在镇静睡眠下进行眼电生理检查。睡眠下患儿的注视性差,所以

儿童眼电生理检查结果的可靠性要比成人差。

视觉电生理检查常用的检查包括眼电图(electrooculogram,EOG)、视网膜电图(electroretinogram,ERG)和视觉诱发电位(visual evoked potential,VEP)。各种检测方法及其波形与视网膜各层的关系概述见图 3-3。目前在儿童神经眼科疾病的诊疗过程中,VEP 检查起着非常重要的作用。ERG 中的图形 ERG(pattern-ERG,PERG),对评价严重的视神经损伤所导致的神经节细胞的丢失有一定的价值。

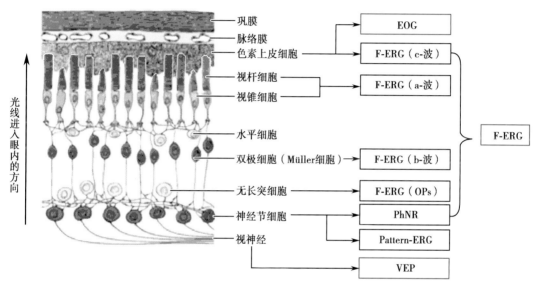

图 3-3　视觉电生理与视网膜各层的关系

(一) 眼电图(EOG)

EOG 记录的是眼跨视网膜的连续静息电位,主要分析暗适应阶段和明适应阶段所测得的点位比值(Arden 比),正常值为>1.8。EOG 异常可反映视网膜色素上皮、光感受器细胞疾病以及中毒性视网膜疾病。一般情况下,EOG 与 ERG 反映一致,EOG 的临床应用价值远低于 ERG。但在特殊病例如卵黄样黄斑变性(Best 病),ERG 是正常的,EOG 异常就极具临床诊断意义。另外 EOG 可用于某些不接受 ERG 角膜接触镜电极的儿童患者。

(二) 视网膜电图(ERG)

视网膜电图通过记录闪光或图形刺激视网膜后的动作电位,客观评价视网膜功能,有助于区分视力低下、眼球震颤和眼科检查看似正常的婴儿的各种疾病。视网膜电图主要包括闪光(或全视野)ERG(FERG)、图形 ERG(PERG)、多焦 ERG(mfERG)、局部 ERG。除图形 ERG 外,均采用闪光刺激进行检查。

1. 闪光 ERG　代表了从光感受器到神经节细胞电活动的总和效应。波形主要是负相的 a 波、正相的 b 波和叠加在 b 波上的一组小波(振荡电位,OPs),通过波形幅值的分析判断视网膜功能。按照国际电生理协会规定,FERG 检查包含五个步骤(图 3-4):①暗适应 0.01 视杆细胞反应;②暗适应 3.0 视杆细胞 - 视锥细胞混合反应;③振荡电位(OPs 波);④明适应 3.0 视锥细胞反应;⑤明适应 3.0Hz 闪烁光反应。

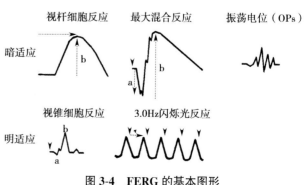

图 3-4　FERG 的基本图形

2. **图形 ERG** 图形 ERG（pattern ERG，PERG）是视网膜交替图形刺激产生的电反应。PERG 标准波形为向上的 P50 波和向下的 N95 波（图 3-5）。N95 主要起源于神经节细胞，视神经病变主要影响 N95 振幅，P50 可能起源于更远端的视网膜。PERG 不仅可以评价黄斑功能，也可以反映视网膜内层神经节细胞的功能，配合 PVEP 可区分病变发生在视神经还是视网膜。在神经眼科疾病中，视神经损伤形态学研究表明，神经节细胞层损伤往往比视神经萎缩出现的更早，损伤也更明显。因此 PERG 和 VEP 检查同样，对视神经疾病的诊断及功能损伤的评价有价值。

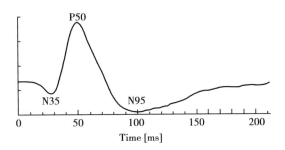

图 3-5 PERG 的基本波形

3. **多焦 ERG** 利用伪随机二元 m- 序列环控制，对刺激野各小分区交替重叠进行闪光或图形翻转刺激，同时记录不同视网膜小区域的视网膜电反应，达到客观评估后极部局部视网膜功能的目的。标准的多焦 ERG 能够检测出神经节细胞或视神经功能正常情况下的视网膜内层和外层异常，用于鉴别视野缺损是视网膜源性还是视神经或视路源性的，比较敏感。

对于儿童患者进行视网膜电图检查时，应注意其正常值与成人正常值的差异。从婴儿到幼儿都能记录 ERG。年龄越小越不适宜用成年人的正常值。出生 6 个月内的婴儿在暗适应 3.0 视杆细胞 - 视锥细胞混合反应检测中由于波幅低，潜伏期长，可能记录不到良好的波形，改为暗适应 10.0 或 30.0 ERG 会对临床有帮助。大多数婴幼儿可以不用镇静剂或麻醉记录 ERG。如果儿童（2~6 岁）不配合，可以口服水合氯醛镇静后进行检测，但必须要遵循适应证，注意禁忌证，必要时要有医疗监护。一般情况下镇静剂和浅麻醉对 ERG 的波幅影响不大，全麻可能会改变 ERG 波幅，不同类型的接触电极和皮肤电极也会对结果有所影响。

（三）视觉诱发电位（VEP）

VEP 是视觉信号刺激在大脑皮质产生的生物电，反映视觉信息从视网膜到大脑皮质视觉中枢信号的传递过程。按照刺激形式的不同，可以将 VEP 分为闪光 VEP（flash-VEP，FVEP）和图形 VEP（pattern-VEP，PVEP）。PVEP 按照刺激方式不同又可分为图形翻转 VEP 和图形给撤 VEP。图形给撤 VEP 在检测伪盲、眼球震颤以及婴幼儿患者具有一定的意义。在临床上，VEP 的主要功能是客观评价视神经、视路及视中枢的损伤，但容易受多种因素影响，结果可能不稳定。对可合作儿童，PVEP 波形和潜伏期上变异性要小，相对来说稳定，所以受检者的视力大于 0.1 时，首选 PVEP。FVEP 波幅较大，容易记录，但潜伏期、波幅的个体本身变异及个体间的变异都比较大，当视力低下（一般小于 0.1）或无法配合需在睡眠状态下检查的儿童，选择 FVEP。FVEP 对视力要求不高，检查时可以不矫正屈光不正。但是对于 PVEP 检查，需要患儿较好地注视视标，如果有屈光不正检查时应予以矫正，以免影响检查结果。

PVEP 由三个主波组成，依据每个波的潜伏期分别命名为 N75、P100、N135。FVEP 是由一系列正波和负波组成的复合波，按照波形出现的顺序分别称为 N1、P1、N2、P2、N3、P3、N4，最常见的成分为大约出现在 90ms 和 120ms 的 N2 和 P2 成分（图 3-6，图 3-7）。

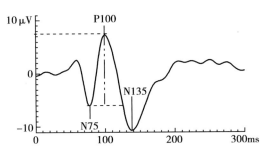

图 3-6 PVEP 的基本波形及测量方法

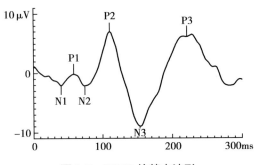

图 3-7 FVEP 的基本波形

临床应用：①判断视神经和视路疾患，常表现 P100 波潜伏期延迟、幅值下降。②与脱髓鞘疾病相关的视神经炎,P100幅值多为正常而潜伏期延迟。③鉴别伪盲,主观视力下降而VEP正常,提示非器质性损害。④检测弱视。⑤判断婴儿和无语言能力者的视力。⑥对屈光介质混浊患者预测视功能等。

从视网膜到视皮层任何部位神经纤维病变都可产生异常的VEP,单通道的VEP异常在解剖上是难以定位的,需要结合其他的检查,如ERG、视野、影像学检查等才能明确定位。如ERG、VEP均异常的病变定位在视网膜;ERG正常而VEP异常的病变定位在视神经或视路;ERG轻度异常而VEP重度异常的病变定位在视网膜、视神经或视路;屈光间质混浊明显的要联合ERG和VEP检测综合判断。通常检查顺序为PVEP、PERG、FVEP、FERG、mfERG、EOG。

七、光学相干断层成像

光学相干断层成像技术(optical coherence tomography,OCT)是一种新的高分辨率光学检查方法,对活体眼组织检查可以达到病理组织切片的效果,是非接触式、非侵入性断层成像技术。其工作原理是根据光波投射到组织后发生吸收、反射和散射,光在不同组织层次反射光的运行时间不同,由此可以获得不同层次的截面图,获得的信息经计算机处理,再以图形或数字形式显示,提供量化诊断指标。OCT轴向分辨率可达5~10μm,穿透深度受屈光介质影响较小,是一种理想的、客观的非损伤性检查。

OCT的发展,从时域、频域、扫频到Angio-OCTA,从形态到血流,从定量到定性,具有操作简单,检查时间短、非接触、无创、客观、准确、可量化分析、可重复性强的优点。OCT临床用于检查角膜、巩膜、视网膜、脉络膜(尤其是黄斑区)的结构变化及病理损害,发现各种微小病变或异常,确定病变部位及与重要组织的关系,病变厚度或范围测量,在各种视神经疾病的发病机制、诊断、鉴别诊断、病变程度评估及疗效判断等方面也有很大潜力。

OCT在神经眼科的主要应用包括:①黄斑区神经节细胞+内丛状层厚度分析;②视盘区及视网膜神经纤维层厚度及杯盘比的测量;③视乳头立体结构的分析;④OCTA可以观察黄斑及视盘区血流变化。OCT和OCTA相结合可以更好地观察结构改变与血流对应关系,有助于揭示疾病本质,因此临床广泛用于视乳头水肿、视神经炎、缺血性视神经病变、视盘玻璃膜疣、视盘小凹等视神经疾病的诊疗中,对早期发现和评估青光眼性视神经病变也很有价值。

第三节 瞳 孔 检 查

瞳孔的大小和活动是由自主神经系统支配的,患者无法主观控制。观察瞳孔大小和瞳孔对光反射可以客观评估视网膜、视神经和动眼神经的功能,对于无法配合其他检查的婴幼儿及重症患者更为必要。瞳孔对光反射的检测有助于确定视力丧失程度和大致损伤部位,如双眼视力失明,瞳孔对光反射正常,眼底正常,在排除功能性视力障碍后,应怀疑是脑枕叶皮质损伤(皮质盲)。所以无论视神经疾病还是累及视路的病变均强调瞳孔检查的重要性。本节主要介绍瞳孔对光反射的常规检查及瞳孔正常反射,各种瞳孔异常请参阅第十七章。

瞳孔检查一般包括观察形状、大小、位置、双侧对称性、边缘整齐程度及反射等情况。检查时要注意明亮光线和暗光线下瞳孔大小;瞳孔对光反射是否正常,双侧是否一致;瞳孔近反射情况;必要时选择相应的药物试验判断瞳孔异常。在瞳孔检查前应注意虹膜的结构和颜色,排除虹膜病变对瞳孔括约肌和瞳孔开大肌功能的影响,应注意观察强光刺激是否引发较大的收缩反应,括约肌的某些节段是否比其他节段运动更强烈,是否存在自发的、病理性的蠕动,还要特别注意追问检查前有无使用散瞳或缩瞳药物,排除药物性影响。

检查瞳孔常用手电筒、裂隙灯、间接检眼镜或专用的照明设备,借助直尺、半圆板或对照图表可以粗略估计明暗光线下瞳孔的大小。新的瞳孔测量技术主要包括红外瞳孔检查仪、红外视频视觉分析瞳孔检查仪等,更客观地评估瞳孔。

一、瞳孔大小

正常成人瞳孔在自然光线下直径为2~4mm,新生儿及老人稍小,女性比男性瞳孔稍大,近视眼瞳孔比远视眼的略大。影响自主神经活性的药物可以改变瞳孔直径,全身用药对瞳孔大小的影响是双侧的。阿片类药物可引起瞳孔显著缩小。

1. 瞳孔大小的控制 瞳孔直径在黑暗环境及

静息状态下,主要由交感神经中枢控制,强烈的情绪会使瞳孔显著扩大。交感神经对瞳孔大小的调节主要通过刺激瞳孔开大肌的平滑肌细胞来完成,与此同时,控制瞳孔括约肌的副交感神经中枢受到抑制。这种抑制一方面通过下丘脑中枢控制的去甲肾上腺素能神经元来实现,另一方面通过蓝斑核及动眼神经复合核中的 Edinger-Westphal 核来实现。所以瞳孔大小的控制涉及交感神经对瞳孔开大肌的直接刺激和对瞳孔括约肌的双通路抑制。

2. **瞳孔不等大**　双眼瞳孔应等大同圆。检查时从视轴下方同时照亮双眼,确定瞳孔大小是否对称。瞳孔直径的检查和双侧比较体现了眼部自主神经支配,即传出功能是否完整。若双眼瞳孔不等大,应判断是生理性的还是病理性的。

10%~20% 的正常人群可能有生理性的瞳孔不等大,但双眼瞳孔直径相差常在 1mm 之内,不会超过 1.5mm;且对光反射灵敏,没有复视、眼球运动障碍及上睑下垂等眼科和神经科异常表现;双侧瞳孔不等的程度在明、暗两种照明条件下基本相同,对光反射和近反射强度一致;双侧瞳孔在黑暗条件下的扩张程度相同;对药物的反应程度相同。另外有的生理性瞳孔不等大,可能存在瞳孔大小波动,眼别也可能发生变化。

如果瞳孔不等大同时存在其他异常,则考虑是病理性的,需要通过进一步的检查,判断存在异常的是大瞳孔一侧还是小瞳孔一侧。在明亮环境下瞳孔大小差异变大通常提示较大一侧的瞳孔收缩功能不良,可能存在副交感神经功能失调如动眼神经麻痹、Adie 瞳孔或药物反应等,也可能是交感神经功能过强所致。在昏暗环境中瞳孔大小差异变大,提示较小一侧瞳孔扩张功能不良,如交感神经功能障碍(Horner 综合征)。

二、瞳孔振荡

在任意光照下瞳孔都存在振荡运动,即连续的扩大,继而缩小,之后再扩大,再缩小,这种振荡运动通常很微弱,肉眼不可见。有时会出现肉眼可见的瞳孔振荡,也被称为瞳孔不宁状态。瞳孔振荡在一些文献中也被称为瞳孔震颤。这是一种生理现象,有两种表现形式,即光诱导性瞳孔振荡和警觉性瞳孔振荡。

1. **光诱导性瞳孔振荡**　即在光照下瞳孔大小出现的振荡变化,在低水平光照条件下最明显。振荡的振幅和频率在同一个人和不同个体之间都可

存在很大差异,很难将其变化范围量化,因此没有可参考的正常值。振幅特别大的光诱导性瞳孔振荡可见于危及生命的情况,如可伴发于潮式呼吸,也可见于焦虑患儿。

2. **警觉性瞳孔振荡("困倦波")**　当一个困倦的人处于黑暗环境中时,瞳孔可出现缓慢的振荡,频率 ≤1Hz,振幅可达数毫米,被称为警觉性瞳孔振荡,也称为困倦波。困倦波源于疲劳导致的交感神经张力下降,交感神经对 Edinger-Westphal 核的抑制变得不稳定,由此出现瞳孔扩大和收缩的往复振荡运动。这种振荡非常明显,常可见于困倦的患儿在暗室内接受眼科检查时。

三、正常瞳孔反射

1. **直接对光反射**　在暗光照明环境中用手电直接照射右眼(或左眼)瞳孔,该瞳孔迅速缩小,该反射是由该瞳孔反射传入和传出通路参与。

2. **间接对光反射**　在暗光照明环境中,用手遮挡一眼使其不受手电筒照射,但能被检查者窥视,用手电筒照射该眼,对侧眼瞳孔迅速缩小,提示对侧瞳孔反射的传出通路正常。

3. **集合反射(近反射、辐辏)**　受试者由注视远处目标改为注视近距离物体时,双侧瞳孔缩小且程度一致,即为瞳孔近反射。在瞳孔缩小的同时还出现晶状体调节以及瞳孔会聚,合称视近联带运动。

四、异常瞳孔反射

异常瞳孔反射包括黑矇性瞳孔、Marcus-Gunn 瞳孔、Argyll-Robertson 瞳孔、Adie 瞳孔(强直性瞳孔)、Horner 综合征(眼交感神经麻痹)、顶盖瞳孔(tectal pupils)、反向瞳孔等,具体可参见第十七章瞳孔异常。本章仅详细介绍 Marcus-Gunn 瞳孔,即相对性传入性瞳孔障碍(relative afferent papillary defect,RAPD)。

相对性传入性瞳孔障碍也称 Marcus-Gunn 瞳孔。该体征是由于患侧视觉传导通路受损,导致了该眼传入大脑的光觉信号减弱,使患侧瞳孔不能随光刺激而缩小或不能持久缩小。可通过交替照射试验(手电摆动实验)比较双眼瞳孔收缩程度,进而比较双侧视觉神经的功能。

检查者于暗室中用明亮的聚光手电筒匀速交替摆动照射双眼,观察两眼的瞳孔大小和对光反射,正常双眼均有灵敏的瞳孔瞬间收缩,随后轻度扩张,且两眼瞳孔的大小和反应都相同。当一侧

视神经功能有损伤时,患侧传入大脑的光觉信号减弱,在光照患侧瞳孔时,在最初微弱的瞳孔收缩后,瞳孔会散大(或称"逃逸"),直接对光反射减弱;光源迅速照射对侧眼时,视神经上传光觉信号功能正常,患侧瞳孔因间接对光反射而出现正常的缩瞳反应。于是在连续交替照射过程中检查者可以看到患侧眼接受照射时瞳孔出现放大的反应,这就是瞳孔传入障碍的标志(图 3-8)。RAPD 是单侧或双眼不对称性视神经、视交叉、视束或中脑病变的可靠而客观的重要检查手段。双眼均有视神经病变时,病情较重的一侧 RAPD 阳性,双侧对称性视神经受累时结果则为阴性。此外,单眼严重的视网膜病变如视网膜广泛脱离、缺血性视网膜中央静脉阻塞、病损极重的湿性年龄相关性黄斑变性等,可以有不同程度的 RAPD 征象,临床应注意鉴别。白内障、角膜瘢痕等疾病 RAPD 均为阴性,如发现 RAPD,需要完善视力、视野等检查来确定原因。

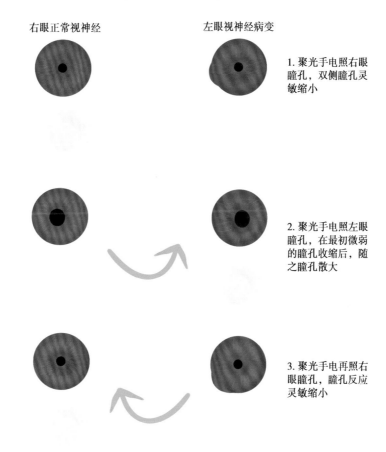

右眼正常视神经　　　　左眼视神经病变

1. 聚光手电照右眼瞳孔,双侧瞳孔灵敏缩小

2. 聚光手电照左眼瞳孔,在最初微弱的瞳孔收缩后,随之瞳孔散大

3. 聚光手电再照右眼瞳孔,瞳孔反应灵敏缩小

图 3-8　手电摆动试验检测 RAPD

五、常用瞳孔检查方法

1. **手电摆动试验**　瞳孔对光反射具有高度变异性,受调节状态、情绪、警觉性、药物作用等多因素影响。光刺激引起瞳孔收缩的幅度和速度,与刺激光强度的对数成正比。因此,瞳孔对光反射可用于检测眼睛对光的敏感性,这是手电摆动试验检查的生理基础。手电摆动试验是确定有无 RAPD 的客观检查,需在暗室中进行。患者固视远处目标以避免近反射引起瞳孔缩小。检查者用明亮的聚光手电作为光源,从视轴下方投射到瞳孔区,在双眼之间匀速交替往复摆动光源,每 2~3 秒交换一次,通过交替照射比较双眼瞳孔收缩程度,进而比较双侧视觉神经的功能。

对婴幼儿进行手电摆动试验时,常不易固定距离,婴幼儿又常追视光源,很难避免近反射导致的瞳孔缩小,影响结果判断。这时候可以选择在正常室内照明下进行交替照射试验,或者比较单眼瞳孔的直接对光反射和间接对光反射的程度,通常间接对光反射程度小于直接对光反射的眼多有异常。

如果一侧瞳孔因外伤、睫状肌损伤、药物散大等原因导致对光反射消失,需要在手电摆动试验中观察有瞳孔对光反射的一眼。如果瞳孔固定一眼有视神经损伤,光照该眼时对侧眼瞳孔散大,光照对侧眼时对侧眼直接对光反射灵敏;如果没有视神经损伤的一眼瞳孔固定,光照该眼时对侧眼有瞳孔缩小,光照对侧眼时对侧眼瞳孔散大。

2. 中和密度滤光镜检查 对于轻度的 RAPD,可以选择中和密度滤光镜(neutral density filters,NDF)以检测其他方法难以发现的微小 RAPD。同时 NDF 可以量化 RAPD 的程度,为视神经损害程度和预后提供评价依据。NDF 测试以滤光片透光率(对数单位)量化 RAPD,可分 1~6 级(0.3~1.8log 单位),数值越大,程度越重。其检查方法如下:

将 NDF 滤镜放在一眼前以减少光照到达视网膜的强度,进行手电摆动试验观察瞳孔,然后将滤镜放在另一眼前重复观察,双眼均无传入系统损害时应看到滤镜遮挡眼有轻度的对称的 RAPD。怀疑传入系统病变时,将 NDF 放在健眼前以减少光照到达视网膜的强度,开始先用最低的 0.3 log 单位的滤镜放在健眼前,进行手电摆动试验,若仍有 RAPD,移动滤镜到 0.6 log 单位,重复数次,直到放在健眼前的滤镜使患眼的 RAPD 消失,即达到平衡点,放置滤镜的健眼的视觉信号传入强度和患眼基本匹配,记录此时的滤镜对应等级标记患眼 RAPD 程度。如果继续增加健眼前滤镜强度将导致健眼出现 RAPD,称作"过度的平衡点"。

3. 瞳孔扩大试验 发现瞳孔不等大时用于初步确定是否存在瞳孔交感神经支配异常。暗室中先用强光刺激双眼,然后熄灭强光,比较双侧瞳孔扩大的速度。推荐使用红外视频系统(或录像机"夜间模式")检测熄灭强光时瞳孔在黑暗中的运动情况,或者使用单独的辅助弱光源从下方以切线角度照亮双眼,使双眼瞳孔可见,并且仅有最小面积的视网膜被照亮。注意不要使用较亮的辅助光源,避免引发瞳孔的调节,干扰检查结果。当瞳孔扩大功能良好,双侧扩大速度没有差异时,瞳孔不等大可能是生理性的。双侧瞳孔差异仍大于 1mm 时建议行可卡因试验。

4. 近反射试验 明亮环境照明下,先嘱受试者注视一远目标,然后嘱其注视眼前 15cm 近距离物体,如患者示指,(不要选择过亮的视标),可见双侧瞳孔缩小且程度一致,即瞳孔近反射。目前暂无孤立性瞳孔近反射丧失的病例报告,因此患者瞳孔对光反射正常时无须检查近反射。瞳孔对光反射异常者必须进行近反射检查,排除光 - 近反射分离,即瞳孔直接对光反射消失但近反射正常。由于

核上性对光反射通路位于中脑背侧,近反射通路位于中脑腹侧,损害光反射通路的病变可以不影响近反射通路。所以光 - 近反射分离常见于 Argyll-Robertson 瞳孔、Adie 瞳孔和 Parinaud 综合征,也见于视神经、视交叉、中脑背侧、睫状神经节或睫状神经损伤,节前或者节后损伤可能在损伤后数周才出现,容易造成漏诊。

六、瞳孔药物试验

1. 可卡因试验 可卡因是一种间接拟交感神经药,可延缓神经突触间隙去甲肾上腺素的失活和再摄取。当交感神经支配功能正常时,去甲肾上腺素被持续地释放到神经突触中,可卡因阻断其失活和再摄取,引起神经递质积聚,并导致瞳孔扩大。如果双侧瞳孔不等大是生理性的,在可卡因的作用下,较小的瞳孔比较大的瞳孔散大更多,最终双侧瞳孔差异减小。

可卡因试验适用于三种情况:①双侧瞳孔不等大,差异大于 1mm,且对光反射正常;②瞳孔小且扩大缓慢;③瞳孔小且同侧上睑下垂。

检查方法:双眼滴入 5% 可卡因滴眼液,婴幼儿建议使用 2.5% 的可卡因。在滴药前和滴药后 1 小时,在相同的照明环境下,分别测量双侧瞳孔的直径。若可卡因滴眼后 1 小时,双侧瞳孔直径差异仍超过 1mm 则考虑 Horner 综合征。若双侧瞳孔差异小于 0.3mm,则可能是生理性的。通常 5% 可卡因可使正常瞳孔平均扩大 2.1mm,而 Horner 综合征时瞳孔平均扩大 0.5mm,只有 3% Horner 综合征患者的瞳孔可扩大 1mm 以上,所以当可卡因使瞳孔扩大 1.5mm 以上时,可基本排除 Horner 综合征。在结果可疑的情况下,应重复试验。

2. 羟基苯丙胺试验 1% 羟基苯丙胺或 2.5% 酪胺均为间接肾上腺素能药物,可通过神经肌肉接头处神经末端释放去甲肾上腺素产生拟交感效果。这些药物需要交感神经元功能正常才有效果,即有完整的三级神经元及正常的轴浆流活动,包括神经肌肉接头处去甲肾上腺素的形成和传递至神经末端。如果在三级神经元中存在病灶,羟基苯丙胺不会引起瞳孔散大。因此可卡因试验用于确认 Horner 综合征存在,羟基苯丙胺试验用于确认三级神经元的损伤。

其试验步骤与可卡因试验相似,需要在眼药滴入后 45 分钟测量双侧瞳孔。如果健侧瞳孔扩大功能良好,而患侧瞳孔扩大 0.5mm 或以下,则可基本

确定患侧交感神经第三级神经元损伤引起了去甲肾上腺素缺失,损伤通常位于颈上神经节远端。如果患侧瞳孔扩大程度与健侧相同或好于健侧,则提示交感神经的损伤位于颈上神经节近端。

3. 阿可乐定试验　0.5%~1% 阿可乐定滴眼液滴眼后,正常的瞳孔不会散大,但可以使存在交感神经损害的瞳孔散大,导致瞳孔直径的差距消失甚至瞳孔直径发生倒转。但是阿可乐定试验应在损伤早期进行,并存在假阴性可能,另外 1 岁以下的儿童禁用,因其可能引发致命性心律失常。

4. 去氧肾上腺素试验　2% 左右的低浓度去氧肾上腺素可作为弱散瞳剂用于瞳孔的药物检测。在婴儿中,常发现瞳孔对光反射正常,无上睑下垂,但滴入可卡因后仍存在双侧瞳孔不等大。如果滴入 2.5% 去氧肾上腺素后瞳孔不等大仍持续存在,则提示瞳孔较小一侧的开大肌发育不良。这是一种良性疾病,与其他眼前节发育异常无关,通常可

随时间推移逐渐恢复正常。

5. 毛果芸香碱试验　Adie 瞳孔常伴随 Adie 综合征或动眼神经麻痹。可疑 Adie 瞳孔但在裂隙灯下无法确定时,可使用 0.125% 或 0.062 5% 的低浓度毛果芸香碱进行检测。Adie 瞳孔对胆碱能药物具有特异性的敏感性,受到药物刺激后可引发瞳孔收缩。低浓度毛果芸香碱试验可能受到角膜通透性的影响,有可能改变角膜通透性的所有检测,如张力测定等,均应在本试验后进行。

当强光照射、最近距离调节和低浓度毛果芸香碱均不能引发瞳孔收缩时,可使用 1% 的高浓度毛果芸香碱进行试验。在动眼神经麻痹病例中,假设既往无虹膜损伤或手术史,1% 毛果芸香碱可以引起瞳孔缩小。如果高浓度毛果芸香碱也不能使瞳孔收缩,则瞳孔本身存在问题。当结果存疑时,可在对侧眼重复试验来帮助明确诊断。

瞳孔检查流程见图 3-9。

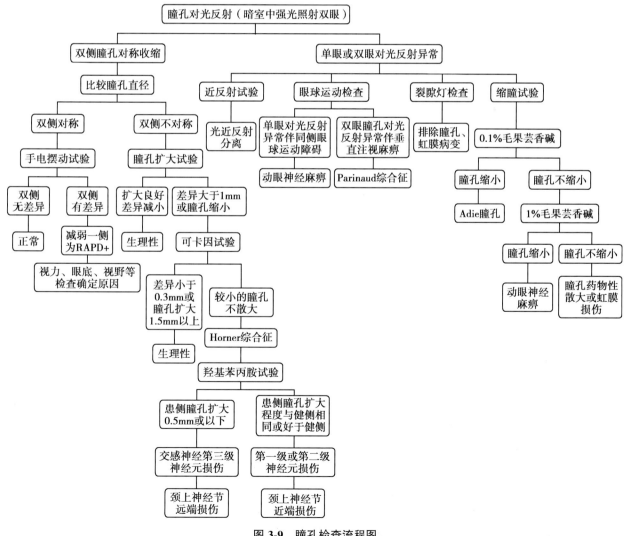

图 3-9　瞳孔检查流程图

第四节　眼前节及眼底检查

外眼及眼前节检查可在裂隙灯显微镜下或者聚光手电筒下进行。观察内容同成人，此处不赘述。对于哭闹的婴幼儿，眼睑紧闭会给检查带来一定的困难，可将患儿采用仰卧位，固定患儿头部后进行眼部检查。检查前必须征得家长或监护人的同意和配合，固定患儿头部及身体时用力要适当，以防意外。怀疑有角膜软化症、角膜溃疡、眼外伤者，可在表面麻醉后酌情选用眼睑拉钩暴露角膜和球结膜。拉开眼睑时不要用力过猛，不能对眼球施加任何压力，以免造成外眦部的撕裂或角膜穿孔。

检眼镜检查在评估儿童的神经眼科疾病中至关重要，因为大多数病例的视力丧失或眼球震颤是由视神经或黄斑病变引起的，所以尽量不要因为小儿不合作而放弃对小儿的眼底检查。眼底检查方法包括直接检眼镜检查、间接检眼镜检查，另外也可借助彩色立体眼底照相或 RetCam 小儿广角视网膜照相系统进行细致、动态的眼底观察。对于新生儿、婴幼儿及不同年龄的儿童，应根据其不同的智力发育特点及自我控制能力，采取不同的措施以达到眼底检查的目的。检查时可以适当降低检眼镜的亮度迅速查看双侧眼底，尽量减少对眼睑的按压和拨弄，减少孩子的躲避，往往会获得孩子更好的配合。

对于各种固定方式均不能使小儿安静，且眼底检查又十分必要时，应在催眠或麻醉状态下进行检查。催眠状态下的检查，是给小儿投用催眠药物，如口服 10% 水合氯醛合剂，每次 10~15mg/kg，在其熟睡后进行。也可施予短暂的全身麻醉后进行眼底检查，选用快速短效麻醉药物较为适宜。麻醉前应进行必要的全身检查，排除相关禁忌证。

新生儿的眼球、睑裂、角膜、瞳孔均较小，检查难度较大，可散瞳查眼底。散瞳时应尽量避免引起全身中毒反应，可采用的措施包括：尽可能用膏剂，不用水剂，避免吸收过快；滴用散瞳药后应压迫泪囊部 3~5 分钟，减少全身吸收；减少散瞳药的用量，如用圆头玻璃棒蘸取少量滴眼液（约为一滴眼药的 1/5~1/4），涂于颞侧下睑结膜表面。

第五节　眼球运动检查

评估儿童眼球运动异常主要是为了确定眼球运动异常是由"单纯斜视"引起还是存在潜在的更严重的获得性障碍，如颅内占位性病变，因此全面的眼科检查和运动功能的评价是十分必要的。另外，仔细对照儿童更早时期的照片对于确定斜视开始的时间非常有用，仔细观察代偿性头位等迹象，可以避免忽略先天性运动障碍的细微临床表现，为疾病确诊提供线索。借助彩色或有声响的玩具或者灯光吸引儿童注意力，可以提高配合度，利于检查的顺利完成。

一、眼球运动的解剖基础

眼球运动由 6 条眼外肌协同作用共同完成。单眼运动除内转、外转、上转、下转、内旋和外旋运动，还包括瞳孔的收缩运动、眼睑的闭合运动。双眼协调运动受神经中枢支配。控制眼球运动的通路主要包括扫视系统、跟随系统、会聚系统和前庭-眼动系统。扫视、跟随和前庭-眼动系统控制眼球共轭运动，双眼转动方向一致，会聚系统控制非共轭眼球运动，眼球在水平面水平运动方向相反；扫视、跟随和会聚系统受意识控制为随意眼球运动，受大脑控制，额叶是随意性运动中枢，前庭-眼动系统为反射性眼球运动，产生于前庭而不受大脑控制。

支配双眼各 6 条眼外肌和提上睑肌、眼轮匝肌的运动神经包括动眼神经、滑车神经、展神经和面神经。动眼神经麻痹时主要出现上睑下垂、眼外肌麻痹、瞳孔调节麻痹等症状，可有代偿头位；滑车神经纤维在颅高压及脑外伤时最易受损，出现严重的垂直复视和视物倾斜，Bielschowsky 征阳性；展神经在颅内经过的路径最长，损伤后出现患眼外展受限，容易与甲状腺功能亢进、重症肌无力、内直肌外伤等混淆；面神经受损则主要表现为一侧面部肌肉麻痹或无力，眼睑闭合不全。

二、眼球运动相关检查

眼球运动的检查包括判断眼外肌运动的范围和功能、眼位以及是否存在眼球震颤。同时应当观察有无眼球突出、上睑迟落、眼睑后退、眼轮匝肌力量是否正常、睑裂闭合情况等。眼球运动的检查可以评价核上及核间性传导通路、脑干核、脑神经、神经肌肉接头以及眼外肌的功能，同时记录双眼复视的情况。

1. **注视及眼位** 患儿注视 33cm 远处光源时为第一眼位，应该是稳定的，可通过角膜映光法判断眼位及斜视度。第一眼位不稳定考虑存在眼球震颤。

2. **眼球运动** 包括追随和扫视。

(1)追随：要求患者跟随一个注视目标充分上下左右转动眼球评估眼球运动和共轭情况。如果眼球转动幅度减小，应注意分别遮盖一只眼，检查另外一眼的跟随运动情况。因为眼位不正时，只有主视眼被遮盖时非主视眼才可以充分运动。观察患者眼球运动的同时，观察追随运动是否平稳，向下追随时是否有上睑迟落。

(2)扫视：医生可以用指尖、两支笔或其他物品，先后水平及垂直分开在患者 30° 视野范围内，让患者分别在两个注视目标间迅速转换注视，观察其速度、潜伏期、准确性、轨迹和共轭性，进行水平扫视和垂直扫视评估。正常情况下扫视运动速度应该是平稳的，并能快速准确地盯紧目标，异常者表现为扫视过度或扫视缓慢。扫视过度表现为双眼扫视幅度过度但能迅速退回并注视在视标上，常见于小脑蚓部或小脑脚病变，一侧小脑下脚病变可以引起同侧的扫视过度，一侧小脑上脚病变可引起对侧扫视过度。扫视缓慢表现为眼球在两个注视目标的扫动速度缓慢，常有扫视范围不足，如在核间性眼肌麻痹患者，眼球运动可正常而水平扫视时内转扫视速度减慢。水平扫视缓慢常见于同侧脑桥旁中央网状结构病变，垂直扫视缓慢常见于内侧纵束头端间质核受累，扫视缓慢还可见于眼肌病变或使用苯二氮䓬类和抗惊厥类药物。扫视动作的启动缓慢常见于大脑皮层功能障碍。

3. **斜视相关检查** 如果发现眼位不正或者眼球运动异常，可进行斜视相关检查。

如果眼球运动正常，各个眼位偏斜的程度一致为共同性斜视，病因可能为：婴幼儿内斜视或外斜视、调节性内斜视、知觉性内斜视或外斜视、颅内病变导致的内斜视或外斜视、会聚功能不全、近反射痉挛等。

眼球运动不同程度受限，眼位偏斜随注视方向改变而变化则为非共同性斜视，为麻痹或限制性因素所致，病变可能在眼肌、神经肌肉接头处、支配眼球运动的神经或者其脑干传导通路。需要仔细筛查病因。儿童麻痹性眼球运动障碍，炎症和肿瘤是常见病因，而缺血所致者极为罕见。

(1)遮盖试验：包括遮盖 - 去遮盖试验和交替遮盖试验，用于判断是否存在显斜视，鉴别隐斜和显斜视。也可通过马氏杆试验或同视机进行斜视的判定。

(2)眼球运动牵拉试验：在眼部表面麻醉下进行，对于儿童可能只有在全麻下进行。全麻下被动牵拉试验可靠，但无法完成主动牵拉试验。牵拉试验是鉴别麻痹性斜视与限制性斜视的方法。

(3)Parks 三步法：用于鉴别垂直性斜视中麻痹的肌肉是斜肌还是直肌。三个步骤是递进式排除法。

(4)头眼反射检查(娃娃头试验)：是脑干反射的一种，判断麻痹是核上性还是核下性的。患者注视第一眼位的视标，先水平再垂直旋转头部。正常反应是眼睛向着头运动的相反方向移动，以保持注视视标，不管头部如何运动眼球都与空间关系保持相对静止，提示动眼神经核和核下结构完整，并且能被完整的前庭系统刺激兴奋。如果存在非机械性病因的眼球运动受限，头眼反射正常存在，则损伤是核上性的，病变在脑干、小脑或大脑半球。

4. **眼球震颤** 眼球震颤是以慢相始动的节律性眼球振动，主要的自觉症状是视力下降和振动幻觉，通常 5 岁以后开始出现的眼球震颤患者才有振动幻觉。眼球震颤有生理性和病理性之分。在描述眼球震颤时，尽可能多地记录有关眼球运动的信息。眼球震颤应由运动的类型、频率(单位时间内振动的次数)、振幅(运动过程中移动的距离)和方向(可能是水平、垂直、旋转、倾斜或圆形)来描述。完整的描述通常有助于诊断和患者后续病程的随访。长时间地观察眼球震颤有助于确定其特征；这在确定周期性交替眼球震颤时尤为重要。

对于儿童眼球震颤，临床医生要通过系统全面的评估，确定眼球震颤是否因中枢神经系统异常引起，是否需要立即干预。头部的位置以及头部运动的一些改变也对眼球震颤的诊断提供有效信息。

绝大多数儿童眼球震颤有眼科病因,可以通过相应检查技术诊断,并为家长提供有关儿童未来视力发展和预后的有价值的信息。儿童或婴幼儿期起病的眼球震颤主要包括:①潜在性眼球震颤,常合并弱视、斜视,特别是内斜视等异常。②先天性眼球震颤。③前视路病变引起的单眼晃动性眼球震颤,常提示视路前部病变,通常为视神经胶质瘤,对疑似患者要常规进行影像学检查。④点头痉挛:出现在 1 岁以内,三联征为非对称性或单眼性眼球震

颤、头部倾斜和摇头或头性眼震,可在 2 年内自愈。但仍需与前视路病变引起的单眼晃动性眼球震颤鉴别,必要时行影像学检查以免误诊。⑤严重视力损害后的眼球震颤。

眼球震颤需要与扫视侵入相鉴别。后者是使双眼离开注视目标的快速共轭性眼球运动,其初始眼球运动为快速眼动(扫视)而不是慢性眼动,可有方波急跳、眼球扑动、视性眼阵挛、随意性扑动、会聚退缩性眼震以及眼球点动等类型。

第六节　分子生物学检查

分子生物学在眼科,特别是神经眼科有着广泛的应用,其中分子遗传学在遗传性眼病基因诊断和基因治疗、分子细胞学在脱髓鞘疾病的诊断和治疗探索中起着重要作用。

一、遗传性眼病的基因诊断

随着人类基因组参考序列的完成、基因芯片和高通量测序等技术的问世以及生物信息技术的发展,近年来单基因遗传病的分子诊断效率迅速提高。提高诊断和鉴别诊断水平的同时,也为今后的基因治疗奠定良好基础。眼病的基因诊断主要用于视网膜变性、先天性青光眼、先天性白内障、遗传性视神经病变和先天性眼外肌异常,还有一些累及眼部的综合征等。主要的遗传方式有常染色体显性遗传、常染色体隐性遗传、X 性连锁遗传、双基因遗传和线粒体遗传等。

1. **Leber 遗传性视神经病变**　病因是线粒体 DNA(mtDNA)位点突变。目前发现与该病相关的突变位点 60 多个,其中最常见的原发突变是 11778、14484 和 3460。基因突变导致线粒体呼吸功能缺陷,线粒体分布和功能异常,不能满足视神经的能量需求而发病。同时核基因、环境、激素水平、情志等多种因素对发病均有影响。研究已经确认 X 连锁基因 *PRICKLE3* 和 mtDNA11778 突变有协同作用导致发病,可能对本病男性易患的机制研究有重大突破。而本病的基因治疗,无论是动物实验还是人体应用,近年均有飞速发展,临床有很好的应用前景。

2. **常染色体显性视神经萎缩**　是由神经节细胞原发变性导致的疾病。大多数病例为染色体 3q28qter 上的 *OPA1* 突变所致,目前已发现 117 个

相关位点。*OPA1* 基因编码的蛋白质是一种与线粒体形态功能密切相关的动力蛋白,可能与维持线粒体内膜结构,维持线粒体形态和嵴结构,保持细胞色素 C 存在于线粒体内有关。疾病的表型表达也受其他一些未知的遗传或后天/环境因素的影响。

3. **先天性青光眼**　普遍认为是常染色体隐性遗传,但临床表现不能完全用单一的遗传方式解释,仍存在诸多争议。目前确认的与先天性青光眼相关的基因有 *CYP1B1*、*LTBP2*、*MYOC*、*GLIS3*、*POMGNT1*、*TDRD7*、*FOXE3* 等,其中 *CYP1B1* 是迄今唯一发现的致病基因。已经发现与原发性开角型青光眼相关联的基因位点 22 个,其中 *myocilin*(*MYOC/GLCIA*)、*optineurin*(*OPTN/GLCIE*)和 WD repeat domain(*WRD36/GLCIG*)s 三个基因确认为致病基因,其他相关基因包含载脂蛋白 E、视神经萎缩 1(*OPA1*)、肿瘤蛋白 P53、肿瘤坏死因子和细胞色素 P450 等。

4. **遗传性视网膜疾病**　遗传性视网膜疾病常常需要与视神经疾病进行鉴别,有时遗传性视网膜疾病可能同时存在视神经损害,而遗传性视网膜疾病遗传方式复杂,每一种视网膜疾病可能有多种遗传方式,给诊断增加难度,需要在临床上仔细鉴别。近年在遗传性视网膜疾病方面的进展主要包括:①视网膜色素变性,具有高度的遗传异质性,目前发现至少 87 个基因可以导致不同遗传方式的视网膜色素变性,其中 60% 以上的突变集中在 *CYP4V2*、*RHO*、*USH2A*、*RPGR*、*CRB1* 和 *RP2* 这 6 个基因。②视锥细胞和视杆细胞营养不良相关的致病基因有 30 多个,其中 *ABCA4* 是常染色体隐性遗传的主要致病基因,*GUCY2D* 是常染色体显性遗传的主要致病基因。③黄斑营养不良,包括

青少年黄斑营养不良/眼底黄色斑点症（Stargardt病）、卵黄样黄斑营养不良以及常染色体隐性卵斑样变，*ABCA4* 是 Stargardt 病的唯一致病基因，*BEST1* 是卵黄样黄斑营养不良的致病基因。④家族性渗出性玻璃体视网膜病变（familial exudative vitreoretinopathy，FEVR）相关的致病基因有 *LRP5*、*FZD4*、*TSPAN12*、*NDP*、*ZNF408* 和 *KIF11* 等，前四种基因在视网膜血管生成过程中发挥重要作用。⑤Leber 先天性黑蒙多为常染色体隐性遗传，少数为常染色体显性遗传，发病相关的基因 25 个，能解释 70% 的病例。

二、脱髓鞘疾病的分子细胞学诊断

1. **多发性硬化相关视神经炎**　神经免疫因子可以介导脱髓鞘病理改变，通过免疫介导的细胞毒性作用影响视神经功能。前期研究显示，76% 的视神经炎（optic neuritis，ON）患者髓鞘碱性蛋白（myelin basic protein，MBP）、脑苷脂、神经节苷脂抗体阳性。患有多发性硬化相关 ON 或是孤立性 ON 患者脑脊液寡克隆区带脑炎抗体可表现为阳性。T 细胞介导的抗脑炎多肽滴度升高是多发性硬化患者脱髓鞘病变高度特异性标记，是 ON 患者发展为多发性硬化的高危险因素。ON 患者中，脑脊液 MBP 及 MBP 活性 B 细胞的增加，可提示早期髓鞘的崩解及再生的病理生理过程。此外，ON 患者体内 IFN-γ、白介素 -4 和肿瘤生长因子 -P 的表达程度与多发性硬化患者相同，这些细胞因子在脑脊液中浓度要高于全身水平，在早期多发性硬化或急性 ON 患者脑脊液中可检测出这些细胞因子的上调。

2. **视神经脊髓炎相关视神经炎**　2004 年，Lennon 在视神经脊髓炎（neuromyelitis optical，NMO）患者的血清中发现一种 NMO-IgG 的自身抗体，靶抗原为水通道蛋白 4（aquaporin 4，AQP4）。AQP4 是位于星形胶质细胞膜上的一种蛋白质复合物，集中分布于星形胶质细胞足突部位，不但在视神经、脊髓中含量丰富，也是中枢神经系统含量最丰富的水通道蛋白。它参与胶质细胞、脑脊液及血液之间水的调节与运输，对维持脑内水平衡和血脑屏障起重要作用。AQP4 抗体是视神经脊髓炎中水平高的一项特异性指标，可以用来区分视神经脊髓炎和多发性硬化，视神经脊髓炎患者中 50%~60% 的血清学检查可发现 AQP4 阳性。血清 AQP4 抗体（aquaporin 4-immunoglobulin G，AQP4-IgG/AQP4-Ab）阳性在 NMO 及视神经脊髓炎谱系疾病的诊断中起到了决定性的作用。但是临床中仍然发现有 10%~20% 的患者在血清中检测不到 AQP4 抗体。

3. **MOG 抗体阳性相关疾病（MOG-IgG associated disorders，MOGAD）**　髓鞘少突胶质细胞糖蛋白（myelin oligodendrocyte glycoprotein，MOG）是少突胶质细胞成熟的重要表面标志，是髓鞘中的跨膜蛋白。MOG 抗体主要存在于急性播散性脑脊髓炎（ADEM）（最常见）、临床孤立综合征（CIS）、多发性硬化、单向或复发性视神经炎和横贯性脊髓炎的患者。MOGAD 人群发病年龄更年轻，儿童患者多见，双侧视神经炎和单次发作多见，邻近眼球后的视神经或下段胸髓更易受累，临床过程相对较轻，复发不频繁，预后较好。MOGAD 是一种免疫介导的中枢神经系统 CNS 炎性脱髓鞘疾病，是不同于 MS 和 NMOSD 的独立疾病谱。

第七节　神经影像学检查

计算机断层扫描（CT）和磁共振成像（MRI）等影像学技术，可以提供中枢神经系统详细的疾病信息。神经眼科医生需要将患者的病史和体征与神经影像学的阳性发现综合分析以获得正确的诊断。必要时还可以借助超声检查、彩色超声多普勒成像等其他技术对临床资料进行补充。因为放射性损伤的存在，儿童通常选择磁共振成像检查，X 线和 CT 检查应谨慎，如不可避免则应选择低剂量检查。

一、计算机体层成像

计算机体层成像（computed tomography，CT）扫描包括平扫、增强扫描和动态增强扫描等，后两者需要静脉推注水溶性有机碘对比剂进行组织对比。CT 对于眼眶外伤、眼眶异物、急性出血、眶内占位、钙化、骨质异常等，特别是眶壁骨折及肿瘤造成的骨质改变以及视网膜母细胞瘤和视神经鞘脑膜瘤有无钙化的检查极具优越性。视神经管 CT

可重建视神经管骨窗图像，明确判断有无视神经管骨折；头颅 CT 可详细观察颅底骨质破坏、颅底血管神经孔道的变化，能明确诊断并精确定位急性脑出血。但对软组织病变的成像不如核磁。

二、磁共振成像

磁共振成像（magnetic resonance imaging，MRI）具有良好的组织分辨力、高分辨率的三维图像、多方位、多参数成像以及脂肪抑制序列，可以很好地评价视网膜炎性渗出性病变、占位病变、视乳头水肿、视神经各段的炎性及占位病变，确定视神经病变的来源和性质；对于颅眶沟通病变可以判断来源、累及部位和范围；良好显示视神经、视交叉及后视路解剖结构，对鞍区病变能准确定位；MRI 的血管流空效应结合 MRA、MRV 检查，显示颈内动脉及较大分支的狭窄、闭塞、动脉瘤、颈内动脉海绵窦瘘及静脉窦血栓等病变。但 MRI 对骨质、钙化的显示以及急性期出血判断不如 CT。

MRI 检查的禁忌证主要包括：①球内、眶内及体内存留磁性金属异物及治疗性磁性物体者（包括动脉夹、耳蜗植入物）；②佩戴心脏起搏器者；③有严重幽闭综合征的检查前要权衡利弊；④溶血性疾病和镰状细胞贫血是增强扫描的相对禁忌证。另外过于肥胖的患者因检查线圈或检查床的限制也可能无法检查。

MRI 常用的检查序列包括自旋回波（spin echo，SE）脉冲序列，短反转时间反转恢复序列（short TI inversion recovery，STIR），液体衰减反转恢复序列（fluid attenuated inversion recovery，FLAIR），扩散加权成像（diffusion weighted imaging，DWI）等。STIR 主要用于 T_2WI 的脂肪抑制，使脂肪的高信号减弱，增加组织对比度，用于眼眶肿瘤、视神经炎及颅底海绵窦区病变检出。FLAIR 序列主要用于 T_2WI 的脑脊液抑制，抑制游离的脑脊液信号，但结合水增高的病变不被抑制反而有增强，用于脱髓鞘病变，皮层下占位及多发转移瘤可提高检出率。DWI 可用于早期脱髓鞘病变、弥漫性轴索损伤、多发性硬化、变性性脑病可随访疾病进程，还可结合其他序列鉴别不典型的脑梗死和脑肿瘤、淋巴瘤。使用顺磁性造影剂二乙烯五胺乙酸钆（Gd-DTPA）静脉推注做对比剂强化扫描，可获得更多的信息。

三、磁共振血管成像

磁共振血管成像（magnetic resonance angiography，

MRA）不仅是对血管腔内结构的简单描述，更可反映血流方式和速度等血管功能方面的信息，在图像显示上也更加灵活，血管成像能够通过旋转进行任意角度的观察。

MRA 成像应用三种技术：时间飞越法（time-of-flight，TOF）MRA、相位对比法（phasecontrast，PC）MRA 以及对比剂动态增强磁共振血管成像（contrast-enhanced magnetic resonance angiography，CEMRA）。前两项为直接 MRA，不需要含钆造影剂，简便无创，成本低，无辐射性损害，造影剂反应和并发症显著减少。但是成像依赖血流方向。CEMRA 不依赖血流方向，对血管腔的显示比直接 MRA 更为可靠，出现血管狭窄的假象明显减少，血管狭窄程度的反映比较真实，其可靠性与传统 DSA 血管造影非常接近。在同一患者中往往三种技术同时应用。这三种技术都能够提供三维图像，技术名称仅仅体现数据获得方式。

四、数字减影血管造影

数字减影血管造影（digital substraction angiography，DSA）是经股动脉穿刺，在 X 线透视引导下将带有导丝的导管送至需要显影的血管内，拔出导丝后注射造影剂，在造影剂到达目的区前后分别摄影成像，由计算机处理后只显示含有造影剂的血管的一种检测方式。选择性颈内动脉造影同时显示眼动脉和大脑前、中动脉，适用于检查颈动脉狭窄、外伤性颈动脉海绵窦瘘、眼眶颅腔沟通及多发性动静脉血管瘤等疾病。DSA 还可以发现各种与眼动脉有关的血管畸形和血管之间的异常交通。

虽然在临床中以 DSA 的检查为金标准，因其并发症的存在，许多 DSA 检查已经被不需要血管内导管的检查所替代，如 CTA 以及 MRA。

CTA、MRA 与 DSA 的优劣势比较：

CTA 与 MRA 有较好的一致性并且能够良好地显示颅内解剖，在安全性以及速度方面都优于 DSA。CTA 与 MRA 相比优势在于扫描时程较短，图像分辨率较高；可以对带有动脉夹、起搏器的患者进行检查；CT 扫描仪不像 MR 扫描仪那么狭窄，对患有幽闭恐惧症的患者进行 CTA 检查要好于 MRA。CTA 在显示手术解剖图、检测动脉瘤方面也要优于 MRA。文献报道 CTA 动脉瘤检出的敏感性为 85%~90%，对于直径小于 5mm 的动脉瘤检出率下降到 79%。在动脉瘤的检查中 CTA 有替代 DSA 的趋势。

MRA 与 CTA、DSA 比较更为无创、安全,无须注射造影剂,对患者无创伤无痛苦,亦无辐射性损害,造影剂反应和并发症显著减少、成本较低。MRA 检查中能够一次得到所有血管的信息,并实现各个角度的血管成像观察。配合 CE-MRA 检查,其可靠性与传统 DSA 血管造影非常接近,与 DSA 相比,CE-MRA 具有无创、对比剂更为安全、对比剂用量少、价格便宜等优点。

DSA 的优势在于能够良好体现实时动态血流,优于 MRA 和 CTA。

五、功能性磁共振成像

功能性磁共振成像(functional magnetic resonance imaging,fMRI)技术是在血氧浓度相依对比(blood oxygen-level dependent,BOLD)信号基础上发展起来的。此种检查方法使用氧化血红蛋白和脱氧血红蛋白作为内源性的造影剂,没有电离辐射、动脉穿刺或是任何损伤性操作,是一种安全、非损伤性检查。fMRI 的另一特性是具有良好的时间、空间分辨力,可以检测到很短的时间内(几秒时间)很小范围(几毫米)脑组织信号的改变。fMRI 相较于视觉电生理检查,如 VEP、ERG 或是 MEG(脑磁波描记术)等,具有更好的空间分辨力。并且,fMRI 很容易与临床应用的 MRI 互相配合应用。fMRI 的禁忌证本质上与传统的 MRI 相同。

fMRI 具有无创、直观,较高空间、时间分辨率等特点,能够无可比拟地对人脑活动成像,大大提升了我们对于人脑功能以及各部分之间相互联系的认识水平,已经在弱视、位于视皮质区内或周围脑组织病变定位、视神经创伤后脑功能重塑等神经眼科领域得到应用。

六、视路病变如何选择合理的影像学检查

1. **眼眶** CT 是多数眼眶异常的首选检查,特别是外伤、异物、急性出血、钙化和骨质异常。如果检查要排除炎症和肿瘤则 MRI 更适合,如海绵状血管瘤、血管畸形及海绵窦附近肿瘤等。也可联合超声检查评估血管性肿瘤和畸形。儿童常见的球内恶性肿瘤视网膜母细胞瘤,应首选 CT 检查,检出钙化。

2. **视神经** 通常 MRI 是首选。脂肪抑制 MRI 检查尤为适合视神经眶内段。视神经炎在脂肪抑制的 T_2 像上信号增强,注射对比剂强化后可见视神经增粗。MRI 结合对比剂增强扫描,对于视神经肿瘤的评估是首选。但可疑视神经鞘起源的脑膜瘤因其神经周围有钙化,要进行 CT 检查,同时也能明确邻近骨质是否有增生。

3. **视交叉** 视交叉检查通常首选 MRI,在轴位、矢状位和冠状位有清晰显示,发现炎症、脱髓鞘以及鞍区占位性病变。鞍旁的动脉瘤需要联合 MRA 或者 DSA 检查。但儿童常见的颅咽管瘤应进行 CT 检查明确有无钙化病灶,怀疑动脉瘤破裂出现急性出血时也应进行 CT 检查。

4. **视交叉后视路病变** 首选 MRI 的 T_1 轴位扫描、FLAIR 像,T_2 冠状位和轴位扫描做补充,必要时做增强扫描。怀疑急性出血性脑梗死时行 CT 检查。

5. **海绵窦** 无论是炎症、肿瘤和血管病,都应进行 MRI 增强扫描。血管性疾病还需酌情进行 MRA、MRV、CTA 或 DSA 检查。外伤所致颈内动脉海绵窦瘘还应 CT 检查明确眼眶骨壁损伤,CTA 可观察瘘口情况。

6. **颅后窝** 首选 MRI 检查。动眼神经麻痹但瞳孔不受累的应行 MRA、CTA 或 DSA 检查排除动脉瘤。通常 DSA 是金标准。

7. **颈内动脉** MRA、CTA 和 DSA 检查结合超声检查是常规手段。

8. **大脑静脉窦** 血栓形成通常需要 MRI、MRV 和 DSA 检查。

(孙艳红 施维 朱明娟)

中篇
视神经疾病各论

第四章

先天性视神经异常

先天性视神经及视盘发育异常是导致儿童视力损伤、斜视和眼球震颤的主要原因。眼与全身系统是密切相关的,将不同的先天性眼部缺陷进行分类,可以通过视盘外观来预判其相关中枢神经系统异常。现代神经影像学技术和基因检测技术发展,可以发现神经系统影像学的改变,使我们对于神经发育与内分泌系统异常相关疾病以及先天视神经异常疾病的认识更加深入。

先天性视神经异常疾病需要进行全面评估:通过检眼镜下眼底特征、眼部相关神经学检查以及有关的辅助检查进行评估。以下四项临床原则可以指导儿童先天性视盘异常的一般评估与疾病管理:

1. 双侧视盘异常患者一般在婴幼儿期表现为视力不良和眼球震颤,而单侧视盘异常表现为内斜视。

2. 先天性视盘畸形患者常伴有中枢神经系统异常,小视盘患者可伴有大脑半球、垂体漏斗部、颅内中线结构的畸形(例如:透明隔、胼胝体);牵牛花样视盘与经蝶骨的脑底部膨出有关;如果发现视乳头周围有离散 V 形或舌形区域的色素脱失并伴有视盘畸形,应进一步检查是否伴有经蝶骨脑底部膨出。

3. 与大多数获得性视神经病变为特征的严重色觉障碍不同,先天性视盘异常患者的色觉相对保留。

4. 任何可引起婴幼儿视力降低的眼部结构异常都可以导致弱视,单侧视盘异常和视力下降的患者进行遮盖疗法是有必要的。

第一节　视神经发育不全

先天性视神经发育不全(optic nerve hypoplasia)在早期临床中常被忽视,直到 20 世纪 60 年代末,人们才逐渐认识这种疾病,随着对该病认识的加深,被确诊的患者数目也越来越多,目前视神经发育不全已成为临床中最常见的一种视盘异常疾病。许多在先前没有被发现或者误诊为先天性视神经萎缩的病例,实际上为视神经发育不全。

【发病机制】

视神经发育不全的发病机制仍不明确。早期研究者认为视神经发育不全的主要原因是胚胎(妊娠 4~6 周)发育至 13~15mm 时视网膜神经节细胞层分化障碍所致。如果在视神经节细胞发育障碍之前,胚裂已经闭合,轴旁中胚叶组织不能进入胚裂,则导致视神经不发育,即无视神经,临床极为少见。

近年来,一些研究者认为母亲受药物(苯妥英钠、奎宁)影响、酗酒,或感染梅毒、风疹、巨细胞病毒均可能引发视神经发育不全。尽管也有许多其他致畸因素引发视神经发育不全的报道,但都是较为罕见的发病原因。生育年龄较小的产妇和初产妇是视神经发育不全发生的重要独立危险因素。早产、妊娠期阴道出血、孕期体重增加少、妊娠期体重减轻、糖尿病病史等也普遍存在于视神经发育不全儿童中。

视盘轴突引导分子的缺失可能会导致视神经

发育不全。Netrin-1 是一种轴突诱导分子,参与脊髓与轴突接合部的发育,可以在发育的视乳头神经上皮细胞中表达。在体外,轴突诱导分子 Netrin-1 对视网膜神经节细胞有影响。靶向敲除 Netrin-1 基因的小鼠视盘显示寻径错误,视网膜神经节细胞未能进入视神经反而生长在视网膜的其他位置,最终导致小鼠视神经发育不全。除视神经形成障碍外,在发育过程中,Netrin-1 功能的缺失也会导致中枢神经系统其他部分的异常,如胼胝体发育不全、细胞迁移、下丘脑轴突引导缺陷等。因此,在小鼠神经系统发育过程中,特异性轴突引导分子的缺乏与视 - 隔发育不良的表型极为相似。

通过中枢神经系统的受损时间可以推测出某些视神经发育不全的病例可能是视神经发育在宫内被破坏所致(如脑损伤),而另一些则是轴突发育障碍所致。在妊娠 16 或 17 周时,胎儿的视神经轴突达到峰值 370 万,随后在第 31 周时下降到 110 万。这种大量多余轴突的退化,称为凋亡,是视觉通路正常发育的一部分,可有助于建立正确的视觉通路。毒素或相关的中枢神经系统损伤可能会影响此过程,阻碍多余的轴突从正在发育的视觉通路中消失。脑室周围白质软化症相关的视神经发育不全与视盘轴突引导分子缺乏的视神经发育不全有较大的差别,这说明逆行跨轴突变性一定程度上也会导致视神经发育不全。

一些视神经发育不全的病例可能是由线粒体疾病引起。研究人员在非综合征线粒体细胞病变患者中发现部分病例伴有视神经发育不全。人们推测胚胎神经节细胞和 / 或轴突发育过程中的细胞过度凋亡可能是由线粒体功能和细胞能量代谢异常引起的。另外,超氧化物歧化酶(SOD)以及 SOD2(SOD 的线粒体形式)失活的小鼠会有多种眼部和全身异常,包含视神经发育不全。

视神经发育不全可以是节段性的。上节段性视神经发育不全的发生率约为 8%。尽管妊娠早期糖尿病孕妇可能会引起多种胎儿的致畸疾病,但上节段性视神经发育不全的患儿通常没有其他系统性疾病。Kim 等人注意到上节段视神经发育不全的下方视野缺损不同于典型的神经纤维束缺损,因此推断其发病机制为视网膜有一部分区域发育障碍。在母亲没有糖尿病的日本患儿中也发现了上节段性视神经发育不全,这表明患儿母亲有糖尿病并不是一个特定的因素。在妊娠早期阶段,胰岛素依赖型糖尿病选择性干扰视网膜上节段神经细

胞或轴突发育的致畸机制尚未明确。研究表明,缺乏 EphB 受体指导蛋白的小鼠,其源于背部或上部视网膜的轴突表现出特定导向缺陷,这说明沿着视网膜背腹轴的轴突导向分子表达被控制,最终引发节段性视神经发育不全。

遗传和基因突变致病的患者较为罕见。目前报道的视神经发育不全的病例均为双侧,且无血缘关系。近年来,人们越来越认识到体细胞嵌合突变(配子结合后产生的突变)在一些神经发育疾病(如癫痫、自闭症谱系障碍和智力障碍)和皮质异位(如巨脑症)中的作用,体细胞嵌合突变也可能导致部分"孤立"的视神经发育不全病例。虽然尚没有关于人类 Netrin-1 和 DCC 基因突变的报道,但在两例视神经发育不全、胼胝体缺失、脑垂体发育不全的同胞中发现了 HESX1 基因的纯合突变。人们在散发性垂体疾病及视 - 隔发育不良的儿童中也发现了大量 HESX1 基因的异常突变。突变集中在染色体的 DNA 结合区域,这与推测的相对应蛋白质的功能丧失一致。在父母 PAX6 基因突变的患儿中,不仅存在视神经发育不全还伴随其他眼部畸形疾病,ALDH1A3 基因发生突变时,视神经发育不全可能伴无眼球或小眼球。

【组织病理】

视神经发育不全的组织病理学特征是视神经轴突数量减少,伴有大量增生的胶质组织,筛板缺少正常的胶原板层厚度,并被富含网硬蛋白构成的网状结构所取代。"双环征"的外环组织学上对应巩膜与筛板的交界处,内环则是增厚的视网膜色素上皮层与发育不全视神经的连接处。患者视网膜神经节细胞数量减少,视网膜神经纤维层变薄。另外,OCT 显示一些患者还出现视网膜外层的变薄,这表明可能存在跨突触变性,即视网膜纤维层变薄跨突触引起相邻视网膜外层发生萎缩。

【临床表现】

1. 视功能

(1)视神经发育不全所致的小视盘可见于单眼或双眼,根据严重程度不同,患者的视力范围可以从正常至无光感。

(2)患眼约半数以上发生内斜视,大多数视力较差的双眼患者有钟摆型或旋转型眼球震颤。少部分病例可见视网膜脉络膜缺损、小眼球、上睑下垂等眼伴发症。另外,视神经发育不全与弱视之间

也存在相关性。

2. 眼底表现

(1)检眼镜下,视神经发育不全表现为异常的小视盘,约为正常视盘的 1/3~1/2 大小,圆形或椭圆形,色泽正常或变淡,生理凹陷不见或甚小。严重者整个小乳头向球后凹陷,视盘颜色可呈灰白或苍白。

(2)视盘周围常被黄色斑驳状的晕轮围绕,晕的周围有色素沉着或色素脱失环,即视网膜色素上皮层在筛板处的延伸,形成双环征(图 4-1)。黑色的内环起自增厚的视网膜色素上皮,与发育不全的视神经连接,外环则起自巩膜筛板与巩膜交界处。

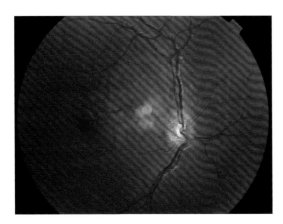

图 4-1 视神经发育不全

表现为小视盘,生理凹陷不见,视盘周围常被黄色斑驳状的晕轮围绕,有色素沉着,视网膜色素上皮层在筛板处延伸,形成"双环征"。

(3)本病常可见视网膜大静脉迂曲扩张。当眼球震颤影响到对视盘大小的准确评估时,这种特征性的静脉曲张为诊断提供了重要线索。有研究显示视神经发育不全也常伴有异常直行视网膜静脉分支的减少。荧光血管造影可显示出视网膜周围无灌注区。

3. 视野表现 患眼的视野呈局部性缺损,常伴有整体视野范围向心性缩小,也可见乳头黄斑束暗点、双颞侧或双鼻侧偏盲。

4. 节段性视神经发育不全 视神经发育不全可以是节段性的。上节段性视神经发育不全可表现为下方视野缺损,常发生在母亲为胰岛素依赖型糖尿病的儿童中。先天性病变涉及视网膜、视神经、视交叉、视束以及外侧膝状体通路,这些与各视神经相应部位的节段性发育不全有关,例如先天性大脑半球病变或脑室周围白质软化症的患者可见视神经发育不全。

5. 中枢系统、内分泌系统相关异常

(1)大脑半球的异常:大约45%的视神经发育不全患者存在明显的大脑半球异常。它们可能包括大脑半球迁移异常(如脑裂畸形、皮质异位),宫内或围产期大脑半球损伤(如脑室周围白质软化、孔洞脑),以及其他罕见情况,如颅内蛛网膜囊肿。一项前瞻性研究发现,78%的双侧视神经发育不全儿童和39%的单侧视神经发育不全儿童在5岁时出现发育迟缓,其中胼胝体发育不全和甲状腺功能减退是独立的发病因素。

(2)神经垂体的异常:在视神经发育不全的儿童中,围产期垂体漏斗部损伤(在 MRI 中为垂体后叶异位)是垂体功能减退的一种敏感而特异的特征。正常情况下,垂体后叶在 T_1 加权图像上显示为亮斑,这可能是由于垂体后叶中所含囊泡的化学成分所致。垂体后叶异位的 MRI 显示正常垂体后叶亮斑缺失,而异位于正常状态下的上漏斗部。另外,垂体漏斗部缺如,在 MRI 中没有与垂体后叶对应的正位或异位亮斑,这表明抗利尿激素分泌不足,会引起尿崩症。当出现这种情况时,脑垂体前叶激素的分泌也会消失。

(3)视-隔发育不良:视-隔发育不良综合征是一种罕见的前脑中线结构发育异常,属于前脑无裂畸形脑叶型的轻型,其主要临床特征为视神经发育不全,脑中线结构缺陷(包括透明隔发育不良或缺如、胼胝体发育不良等),伴或不伴有垂体内分泌激素异常。临床研究表明仅30%的患者完全表现出上述3种临床症状,62%的患者表现为垂体相关激素异常,60%的患者表现为脑中线缺陷,透明隔缺如,而70%~85%的患者表现为视神经发育不全,可以为单眼(57%),也可以为双眼(32%)。MRI 可以显示出相关的结构异常,包括大脑半球和垂体漏斗部。

(4)垂体功能减退症:视神经发育不全常与多种中枢神经系统异常有关。有约60%视-隔发育不良综合征患儿中线异常可累及下丘脑,导致垂体功能异常而不能分泌足够激素。生长激素缺乏是与视神经发育不全相关的最常见的内分泌疾病,其次是促甲状腺激素、促肾上腺皮质激素和抗利尿激素。甲状腺功能减退、全垂体功能减退、糖尿病、尿崩症和高催乳素血症也可能发生生长激素缺乏。研究表明,62%的视神经发育不全病例中会出现高催乳素血症,而且不会引起溢乳症,这也是视神经发育不全的儿童患肥胖症的高发原因。患有垂体功能减退症的儿童,青春期可能会提前或延迟。由于亚临床垂体功能减退可在全麻后表现为急性肾上腺功能不全,因此对视神经发育不全的儿童在手术时应静脉注射皮质类激素。尽管临床上垂体功能低下的发生率被估计为15%,但在对视神经发育不全儿童的多种激素水平的分析中发现有72%的患者有内分泌疾病,这说明亚临床垂体受累是常见的。在视神经发育不全的婴儿中,新生儿黄疸病史提示先天性甲状腺功能减退,而新生儿低血糖或癫痫则提示先天性垂体功能减退。血清TSH的缺乏可能预示着视神经发育不全的儿童视力较差。这种联系被认为与胆红素二磷酸葡萄糖醛酸转移酶的活性有关,这种酶是胆红素结合所必需的,是甲状腺素利用中的辅助因子。

眼睛和神经垂体功能是内外刺激的交联复合体。脑垂体是内环境稳态和外环境之间的一个神经化学接口,控制着生物体的重要的生命活动。含有黑视蛋白的视网膜神经节细胞的电化学反应与垂体激素的作用是连续的,也表现出由下丘脑控制的昼夜节律调节。一些视神经发育不全的患者白天小睡时间增加,睡眠受到干扰,并对行为、心理、家庭和社会交往产生更深远的影响。这些睡眠障碍是由缺乏含褪黑素的视网膜神经节细胞直接引起的,还是由于下丘脑损伤直接引起的,仍有待确定。

(5)猝死风险:视神经发育不全和促肾上腺皮质激素缺乏的儿童在发热性疾病中有猝死的风险。因为人体对感染产生应激反应时,促肾上腺皮质激素的分泌会增加以维持血压和血糖的稳定,因此促肾上腺皮质激素缺乏可引起临床不良结局。这些视神经发育不全伴促肾上腺皮质激素缺乏的儿童可能同时患有尿崩症,在患病期间会导致脱水,加速休克的发展。一些人还会出现下丘脑体温调节障碍,表现为在他们健康时出现体温过低,在生病时高热,这可能会使他们更容易发生危及生命的高热。那些具有猝死危险的视神经发育不全儿童通常因病毒性疾病多次入院。这些病毒感染可引起低血糖、脱水、低血压或不明原因的发热。因为促肾上腺皮质激素的缺乏对视神经发育不全的儿童来说是对生命的最大威胁,所以应该对视神经发育不全的儿童进行完整的垂体前叶激素评估,包括激发性血清皮质醇检查以及糖尿病和尿崩症的评估,尤其对于那些有临床症状(低血糖、脱水、低体温史)以及有垂体激素缺乏的神经影像学表现(伴或不伴有垂体后叶移位的垂体漏斗部缺如)的儿童。

6. 其他全身系统相关疾病　许多患有先天性视神经发育不全或者其他形式的先天性失明会表现出自闭症行为,这些行为可能会随着时间的推移而改善。在极少数情况下,痴笑性癫痫可能是下丘脑损伤的唯一临床体征。当视神经发育不全伴有血管瘤或心血管异常时,应考虑为PHACE综合征(颅后窝发育异常、婴幼儿血管瘤、动脉病变、心脏缺陷、主动脉狭窄、眼部异常)。

【辅助检查】

1. 眼底彩照　虽然在眼科检查中可以发现中度或重度视神经发育不全,但婴幼儿的轻度视神经发育不全仍然难以诊断,其视力无法准确定量。为了将定量标准应用于视神经发育不全的诊断,人们设计了几种在眼底彩照基础上直接测量视盘的方法。有研究者将面积小于平均值减去2个标准差的视盘定义为统计学上的小视盘。有研究发现,95%正常人群视盘到黄斑的距离/视盘的直径为2.94,然而视神经发育不全的个体平均比值为3.57。计算这个比值可以消除高度屈光不正带来的放大效应的干扰(近视眼屈光不正可使发育不全的视盘大小正常,而远视屈光不正可使正常的视盘异常减小)。虽然这些方法简便易行,但都有各自的缺陷,并不适用于所有视神经发育不全的患者。眼科医生已经习惯根据视盘的大小来推断轴突的数目,然而,大视盘也会有轴突的损伤,小视盘也不排除有正常的视功能。尽管根据小视盘推断轴突的减少是合理的,但这一推论在轻度或边缘性病例中的应用受到其他变量的限制,包括视杯的大小、轴突组织占视神经的百分比(相对于神经胶质组织和血管)、轴突的横截面积和密度。另外,视神经节段性发育不全可能影响到视盘的一个节段,但不会造成视盘弥漫性的缩小。因此,对于视力下降或视力丧失同时伴有神经纤维束缺损的小视盘患者,要多方面考虑,不要轻易诊断为视神经发育不全。

2. 视野　患眼的视野呈局部性缺损,常伴有整体视野范围向心性缩小,视野缺损形态多与损害部位有关,主要的视野改变有下方视野缺损、广泛性缩窄、黄斑回避或乳头黄斑束暗点等,还可发生双颞侧或双鼻侧偏盲,通常不对称。

3. OCT　OCT检查可以定量检测神经纤维层厚度,可以识别视神经发育不全的节段形态。OCT显示患眼黄斑区呈现轻度中央凹发育不全并伴有视网膜神经节细胞和神经纤维层变薄。OCT 显示,有些检眼镜下看到视盘的边界并不总是与 Bruch 膜边缘的位置相对应。此外,OCT 还可以帮助精确测定视盘边缘和视网膜神经边缘厚度。

4. 视网膜电图 大约三分之二的病例,视网膜电图是正常的,三分之一的病例视网膜电图的 b 波波幅轻度降低,并有暗视和 / 或明视反应。

5. 视觉诱发电位 视觉诱发电位时,波形可消失或有明显异常。

6. B 超 使用 B 型超声扫描进行测量时,正常视神经宽度为 4.0~4.5mm,发育不全的视神经为 2.5~3.5mm。

7. MRI MRI 为伴有相关中枢神经系统畸形的视神经发育不全患者提供了一种极好的非侵入性影像检查方式。MRI 可以用来为患有单侧或双侧视神经发育不全的婴幼儿提供预后判断,如预估神经发育缺陷以及垂体激素缺乏。MRI 还提供了高对比度分辨率和多平面成像,使前段视觉通路结构明确、清晰地被观察到。在视神经发育不全的患者中,冠状位和矢状位 T_1 加权的 MRI 显示患者相对应的颅内视交叉前视神经变薄或衰减;冠状位 T_1 加权 MRI 显示双侧视神经发育不全患者视交叉弥漫性、局灶性变薄或单侧视神经发育不全患者视交叉一侧缺失。MRI 也可以帮助鉴别先天性单侧视通路发育不全。另外,MRI 若显示颅内段视神经体积减小,并伴有其他视 - 隔发育不良的特征,也可以由此推断出视神经发育不全。

【诊断及鉴别诊断】

典型的视神经发育不全,有明显的小视盘,视盘边缘双环征以及自出生时视力明显不佳等表现可作出诊断。但对于轻度发育不全者或双眼患者容易误诊成视神经萎缩。因此,如果发现两眼视盘大小不等并伴有明显屈光参差的患者,应仔细观察视盘边缘有无双环征,必要时可采取各种辅助检查帮助诊断。

【治疗】

无特殊有效治疗方法。对于视神经发育不全者要进行 MRI 检查及内分泌检查,有助于早期诊断和治疗。伴有生长激素缺乏者应用生长激素治疗。单眼视神经发育不全儿童伴有斜视和弱视时,可选择健眼遮盖法进行弱视治疗,以促进黄斑中心凹视细胞的功能,但需定期检查健眼,避免导致健眼的剥夺性弱视。

第二节 视神经不发育

视神经不发育(optic nerve aplasia)是一种罕见的非遗传性疾病,多为单眼受累。视神经不发育包括视神经(包括视盘),神经节细胞,神经纤维层和视网膜中央血管的完全缺失。视神经不发育是一种畸形复合体,它与视神经发育不全有根本区别,视神经不发育有单侧发生的倾向,经常伴有受累眼其他畸形(小眼球、前房角畸形、虹膜发育不全或节段性发育不全、白内障、永存原始玻璃体增生症和视网膜发育不良),以及相对应的大脑疾病。

组织病理学检查通常显示退化的硬脑膜结构与巩膜相连,可见视网膜玫瑰花团样细胞群,但无视神经组织。一些早期报道描述了严重发育不良的患者实际上是视神经不发育,但并没有被清楚地识别出来。

检眼镜下,视神经不发育可表现为以下任何一种:①眼底无正常视盘,无视网膜中央血管或黄斑;②与视盘相对应的白色区域无视网膜中央血管或黄斑;③与视盘相对应的部位有一个深的无血管腔,周围有一个白色的环带。

视神经不发育的发病机制尚不清楚。在包括视神经不发育在内的多种严重眼部畸形患者中,已经发现了由于 OTX2 突变导致的功能丧失,这种同源蛋白也在腹侧大脑、眼睛和脑垂体的发育中发挥作用。当出现双侧视神经不发育时,常伴有其他中枢神经系统畸形,但也有例外。有报道 1 名双眼视神经不发育的婴儿,同时被发现患有先天性垂体功能低下和垂体后叶异位;另 1 例与线粒体呼吸链复合体 I 缺乏引起的乳酸性酸中毒和新生儿惊厥有关,这提示在极少数情况下可能与子宫内线粒体功能障碍有关。

单侧视神经不发育的患者,颅内视神经的走行可能不同,这种现象可能解释了视神经不发育与对侧巨大视乳头同时存在的原因。1 例单侧眼球缺失患者患有视神经不发育合并先天性鞍区巨大动脉瘤。开颅手术时发现残余的视神经作为单根神经束向后穿过,形成一个没有交叉的视神经束,推测缺失的视神经和视交叉可能最初存在,然后又退化了。患有 Hallermann-Streiff 综合征和左视神经不发育患者的尸检结果显示了患者有正常的膝状体和视神经束,但只有一条神经从向右倾斜的交叉前部出现。在另 1 例单侧视神经不发育伴小眼畸形的患者中,磁共振成像显示患侧视神经不发育和视交叉发育不全。视觉诱发电位显示,枕叶对侧到完整视神经的信号增强,表明正常眼颞侧视网膜的轴突交叉性错向,类似于白化病特征。作者推测这种异常的交叉可能代表了一种返祖形式的神经元重组。视神经不发育及其相关的脉络膜视网膜腔隙可能部分与常染色体显性遗传的小头症 - 淋巴水肿 - 脉络膜视网膜发育不良综合征(microcephaly-lymphedema-chorioretinal dysplasia syndrome)相同。

第三节　视盘发育不良

视盘发育不良(optic disc dysplasia)显示视盘明显畸形,却又不符合任何可诊断的视盘疾病。无法分类的异常视盘和视盘发育不良之间有时很难鉴别,主要基于病变的严重程度。过去许多发育不良的视盘被诊断为视盘缺损,随着研究的进展对于视盘发育不良会有更加深入的认识。

有报道在 5 例患有伴蝶窦脑膨出的视盘发育不良患者中,其中一例视盘周围有离散 V 形或舌形区域的色素脱失的病例。这些视盘旁缺损不同于典型的视网膜脉络膜缺损,后者下方变宽,与基底部脑膨出无关。对于视盘发育不良的患者,视盘周围有离散 V 形或舌形区域的色素脱失可认为是经蝶窦脑膨出的临床体征,应进行神经影像学检查是否存在蝶窦脑膨出。

第四节　先天性视盘异常凹陷

先天性视盘异常凹陷包括视盘缺损、牵牛花视盘发育异常、视盘周围葡萄肿、巨大视盘和视盘小凹。在牵牛花视盘发育异常和视盘周围葡萄肿中,眼球后极部的凹陷包围或包含视盘,而在视盘缺损中,凹陷破坏了视盘的边缘。视盘缺损、牵牛花视盘发育异常、视盘周围葡萄肿是完全不同的疾病,但三者间的诊断标准、关联疾病及发病机制极易引起混淆。这三种疾病都有其特定的胚胎学起源,然而这些疾病都可能与周围视网膜无灌注有关。这些疾病有一个共同的发展趋势,即因眼外与眼内间的异常交流而形成动态压力梯度,这会导致黄斑区浆液性脱离的发生。产生凹陷性视盘的遗传机制与 Papillorenal 综合征相关,另外也与一些特定的染色体位点有关。例如,常染色体显性遗传的凹陷性视盘伴有视盘发育异常,高度近视和眼球形态异常,这与 MYC 结合蛋白基因(MYCBP2)的移码突变有关,该多功能蛋白基因在视觉通路发育过程中参与轴突生长和引导。而对于小头畸形的儿童,其母亲在孕期感染寨卡病毒是其患有先天性视盘凹陷伴脉络膜视网膜萎缩的感染性原因。

一、牵牛花视盘发育异常(烟雾样视盘)

牵牛花综合征又称牵牛花视盘发育异常(morning glory disc anomaly or the moyamoya optic disc),是一种罕见的视盘先天异常,其特殊表现是视盘在内的眼底后极部漏斗状凹陷,因其与牵牛花相似,故 Kindler 在 1970 年将其命名为"牵牛花"样视盘。牵牛花视盘发育异常在女性中更常见,在非裔美国人中更少见。除了极少数的病例报道,大部分牵牛花视盘发育异常患者未见多系统遗传疾病。

【发病机制】

牵牛花视盘发育异常的胚胎学发生机制尚不清楚。以前的报道将牵牛花视盘发育异常归因于胚裂闭合不良,并认为这是一种缺损的(即胚裂相关)表型。研究显示牵牛花视盘发育异常病例具有中枢神经胶质束、血管异常和巩膜缺陷的临床表现,以及在视盘周围巩膜内有异常脂肪和平滑肌组织,表明这是原发性间质异常。根据这种解释,由于大多数颅骨结构来自间质,一些患者的相关面部异常进一步支持了原发性间质缺损这一假说。有研究者提出牵牛花视盘发育异常主要与中胚层有关,该缺陷的一些临床特征可能是由于中胚层和外胚层生长间的相互影响所致。神经引导分子如netrins也可调节血管生成,这一发现可能为这种神经血管异常的分子病理机制提供了线索。有研究者提出患者眼底视盘的对称性凹陷表明了远端视茎与原发视泡交界处的异常漏斗状扩大是主要的胚胎学缺陷。根据这一假说,以神经胶质和血管组织异常为特征的牵牛花视盘发育异常可解释为原发性神经外胚层发育不全,继而对胚胎发育后期的中胚层成分形成产生影响。

【组织病理】

以往一些牵牛花综合征患者的病理报告显示,视神经轴向后移位和视盘周围漏斗状巩膜后葡萄肿是该病最主要的病理特征。患眼的视盘周围巩膜缺损,无巩膜筛板,视盘和筛板轴向后移位,进入异常扩张的巩膜管道内,凹陷处被增生的神经胶质组织填充于表面。视神经萎缩与神经胶质的增生可继发渗出性视网膜脱离。视盘周围有视网膜色素上皮增生。视盘周围巩膜组织内可存在异常脂肪和平滑肌。

【临床表现】

1. **视功能** 患者可见单眼或双眼异常,视力一般在0.1至指数不等,但也有视力正常或者无光感的病例。婴儿期视力低下所致的斜视和不能固视常为首发症状,牵牛花视盘发育异常患者有发生近视和屈光不正的趋势。

2. **眼底表现** 检眼镜下可见以下特征:①视盘明显变大,呈橙色或粉红色,中央呈现一个漏斗状的凹陷,相当于4~6个正常视盘大小,视盘的中央部分被白色绒毛样组织覆盖,此为成簇的白色神经胶质组织(图4-2)。②视盘周围有一灰白色或灰黑色环状隆起的脉络膜视网膜色素变性环,环内常有色素沉着,其外周有与之呈同心圆的视网膜脉络膜萎缩区,有时黄斑可被累及,黄斑及其色素部分或全部包括在巩膜缺陷中的现象称为黄斑俘获(macular capture)。③视盘及周边出现异常血管,从视盘发出时通常会陡然弯曲,走行至周围视网膜时变直。异常血管较细,通常很难区分动脉和静脉,仔细检查有时会发现视盘周围的动静脉交

通。④可合并视网膜脱离、永存玻璃体动脉、永存性原始玻璃体增生症、视网膜色素变性、脉络膜缺损、Coat's病、视网膜动静脉交通吻合等其他眼底异常。

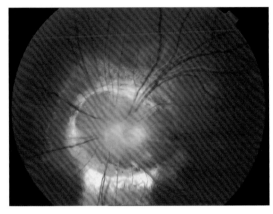

图4-2 牵牛花综合征
视盘明显变大,中央呈现一个漏斗状的凹陷,中央部分被白色绒毛样神经胶质组织覆盖,周围灰白色或灰黑色环状隆起的脉络膜视网膜色素变性环。

3. **视网膜脱离** 牵牛花视盘发育异常患者可发生后天性视力丧失,据文献报道牵牛花发育异常视盘,患眼26%~38%会出现浆液性视网膜脱离,通常起源于视盘,并向眼底后极部延伸,有的甚至发展成全视网膜脱离。虽然视网膜裂孔很少出现,但有报道指出牵牛花视盘相关视网膜脱离患者视神经附近有小的视网膜裂孔。牵牛花视盘附近的色素紊乱环形区域内偶尔会出现视网膜下新生血管。有相当比例的病例,在仔细进行眼底检查后发现在凹陷区内存在视网膜脱离和放射状褶皱。

4. **视盘收缩变化** 可观察到部分患者牵牛花视盘的收缩变化,视盘的收缩运动与视网膜下液体体积的波动有关,从而改变了凹陷性范围内视网膜分离的程度。研究报道患有单侧牵牛花视盘发育异常的1名儿童和1名成人出现患眼同侧发作性黑矇时,会有视网膜静脉短暂性扩张。

5. **全身系统相关异常**

(1)经蝶骨脑膜脑膨出:已有研究证实牵牛花视盘发育异常与经蝶骨脑膜脑膨出有关。经蝶骨脑膜脑膨出是一种罕见的先天性中线区域畸形:包含视交叉和邻近下丘脑的脑膜囊通过蝶骨上的骨缺损向下方突出。患有这种隐匿性基底部脑膜脑膨出的儿童头部宽,鼻子扁平,双眼距离过宽,上唇切迹,有时会出现软腭裂。婴儿期经蝶骨脑膜脑膨出的症状可能包括鼻漏、鼻塞、口呼吸或打鼾。相

关的脑畸形包括胼胝体发育不全和侧脑室向后扩张。约有三分之一的患者在手术或尸检中发现无视交叉。许多权威人士认为经蝶骨脑膜脑膨出为手术禁忌证，因为疝出的脑组织可能包括重要的结构，如下丘脑-垂体系统、视神经与视交叉，以及大脑前动脉，报道显示患病婴儿术后死亡率高。与其他发育异常的视盘一样，视盘周围有离散 V 形或舌形区域的色素脱失被认为是经蝶骨脑膜脑膨出的临床体征。

（2）烟雾病：烟雾病因颅底异常血管网形似烟雾而得名，是一类表现为颈内动脉远端、大脑中动脉和大脑前动脉起始部狭窄或闭塞，并伴有颅底异常新生血管网形成的脑血管闭塞性疾病，临床常以缺血性或出血性卒中、头痛、癫痫或短暂性脑缺血发作起病。随着 MR 血管造影技术的出现，许多报道发现牵牛花视盘发育异常患者存在同侧颅内血管发育不全（伴或不伴烟雾综合征的颈动脉和主要脑动脉发育异常）。Lenhart 等人的一项回顾性多中心研究发现，20 例牵牛花视盘发育异常患者中有 9 例（45%）出现脑血管异常，颅内血管异常的共同存在提示患者有伴有中胚层发育不全的原发性血管发育不良。远端视神经的彩色多普勒成像显示视网膜中央循环完全消失。在这种情况下，代偿性的脉络膜视网膜血管吻合导致视网膜血管形成烟雾病样的血管旁路。

（3）PHACE 综合征：PHACE 综合征称为面部节段性婴幼儿血管瘤相关的多器官多系统异常的神经皮肤综合征，是颅后窝发育异常、节段性婴幼儿血管瘤、大动脉异常、主动脉缩窄和心脏缺陷、眼部异常的神经皮肤综合征。Holmström 和 Taylor 记录了牵牛花视盘发育异常与同侧颌面血管瘤的相关性。Metry 等人认为这种关联属于 PHACE 综合征的范畴，患此综合征的人群男女比例为 9∶1。Knestedt 等人已证实患有婴儿期血管瘤和同侧牵牛花视盘发育异常（或视盘周围葡萄肿）的儿童同时患有同侧颈动脉血管发育不良的 PHACE 综合征。

（4）其他相关疾病：在 II 型神经纤维瘤病患者和 Okihiro 综合征患者中均有关于牵牛花视盘发育异常的报道。

【辅助检查】

1. FFA　①早期视盘中心呈弱荧光，视盘周围萎缩区呈窗样缺损，透见强荧光，可存在周边部

视网膜无血管及无灌注区，脉络膜毛细血管无灌注（图 4-3）；晚期视盘表面组织着染，呈持续强荧光（图 4-4）；②眼底血管异常更显著，放射状直线直达周边部，能看到动、静脉吻合；③视盘外周环形视网膜脉络膜色素环在脉络膜显影时即显影，而眼底异常血管在脉络膜显影时未见荧光，当视网膜中央动脉显影时方显影，由此证明异常血管来自视网膜中央动脉。

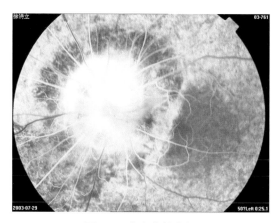

图 4-3　牵牛花综合征
FFA 早期视盘中心呈弱荧光，视盘周围视网膜可见弱荧光区。

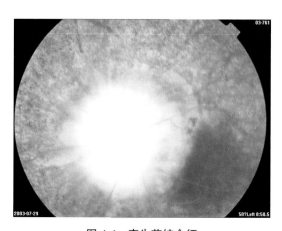

图 4-4　牵牛花综合征
FFA 晚期视盘表面组织着染，呈强荧光。

2. **视野检查**　最常见的视野改变为中央暗点，视交叉受基底脑膨出压迫牵引者可表现为双颞侧偏盲及其他类型视野缺损。

3. **视觉电生理检查**　可表现为 EOG 基础电压偏低，Arden 比值下降，ERG 显示 b 波偏低，VEP 显示 P100 潜时延长，振幅降低。

4. **OCT**　能够清晰显示视盘凹陷的形态结构异常，还可以发现形态异常的球后蛛网膜下腔隙，以及这些腔隙与玻璃体腔是否有沟通，扫频 OCT

（SS-OCT）具备更深扫描深度,对于了解病变的形态结构更有优势。有研究报道 OCT 显示牵牛花视盘发育异常患者视盘周围神经厚度增加。在一些扩大或增厚的牵牛花视盘中,OCT 检查结果提示这种畸形可能是一种视神经增生的表现形式。此外,王光璐等报道一例 16 岁女性右眼牵牛花视盘合并视网膜脱离患者,OCT 检查发现患眼黄斑区有一较大的劈裂腔,腔内液体呈弱光反射,从黄斑延续至视盘颞侧缘内,黄斑中心有一脱离区与劈裂腔相交通,视盘上缘扫描,见视网膜劈裂腔与盘缘相连,劈裂腔间丝状物清晰可见。国内外文献类似牵牛花视盘发育异常合并后极部和黄斑区视网膜脱离的病例报道并不少见。

5. B 超检查　可见眼球后极部相当于视盘后方漏斗状暗区,与玻璃体相连续,内回声少或无,伴视网膜脱离者有明显的后运动光带,视神经前段增粗,可伴有眼轴缩短。由于视盘前胶质组织的存在,有时在暗区可见弱回声光团,而视神经缺损无此表现。

6. CT 和 MRI 检查　CT 扫描显示视神经与眼球连接处呈现漏斗状扩大。MRI 成像显示视乳头呈漏斗状,伴有视网膜隆起、异位脂肪组织和葡萄膜巩膜不连续。在某些病例中,MRI 成像显示眼眶内的视神经鞘增厚或扩张,这提示有视神经胶质瘤的可能。在其中一个病例中,视神经鞘增厚延伸至同侧视交叉,这表明确实存在神经胶质瘤。MRI 可发现颅底骨缺损、基底脑膨出等颅脑异常,对发现胼胝体、垂体、下丘脑、视交叉等异常改变也有其优势。

【诊断及鉴别诊断】

根据眼底特征性牵牛花样改变可作出诊断。FFA、OCT、眼部 B 超及眼眶 CT 和 MRI 的特征性改变可辅助诊断。

牵牛花综合征需要与高度近视视盘改变相鉴别,高度近视的视盘周围常有脉络膜萎缩环,但是视盘周围血管不从盘沿散发而是从中心血管分出,数目不增多。此外病理性近视一般表现为包括视盘与黄斑在内的巨大萎缩区,萎缩区常见残留的脉络膜大血管及漆裂纹样损害。

【治疗】

本病无特殊治疗方法,主要针对继发的视网膜脱离进行治疗。未发生视网膜脱离者要定期随访。

对伴发局限性视网膜脱离者应早期进行激光光凝治疗,尽可能在黄斑区出现脱离之前进行激光围栏式封闭。对于继发视网膜脱离患者的手术治疗,术中需要仔细寻找裂孔,切除视盘周围胶样组织,尽量去除视网膜前的牵引,是手术成功的关键。玻璃体切除联合气体填充为首选。

二、视盘缺损

先天性视盘缺损（optic disc coloboma）是由于胚裂闭合异常而导致的视盘完全或部分缺损,常伴有虹膜和脉络膜缺损及其他先天性眼部异常。

【发病机制】

先天性视盘缺损是在胚胎发育 6 周左右,胚胎生长 15mm,由于近侧胚裂闭合不全所致。视盘入口处缺损（缺损完全位于视神经鞘内）多是由于原始视盘发育不良及胚裂近端不能融合,或视杯内层过度增生所致。合并有脉络膜和视网膜缺损的先天性视盘缺损系胚裂近端闭合不全所致。形成该病的具体机制尚不明确,该病发生无性别差异,但常有家族聚集性,目前学术界认为与常染色体显性遗传和胚胎发育期的环境因素（营养、感染、中毒等）有关。

该病目前在以下基因中检测出突变: *PAX6*,*CHX10*、*MAF*、*SHH*、*CHD7*、*GDF6* 和 *SOX2*。然而这些基因仅占视盘缺损病例的一小部分,缺乏大样本的基因检测。有 CHARGE 关联的患者中有 60% 的患者 *CHD7* 基因有突变。

【组织病理】

有研究报道,视盘缺损的组织病理学检查显示巩膜内平滑肌束呈同心圆排列环绕于视神经远端。这种病理学发现可能解释了在少数视盘缺损患者中见到的视盘收缩。

【临床表现】

1. 视功能　视盘缺损单侧或双侧发生率大致相等。多数患眼视力较差,主要取决于乳头黄斑束的完整性,也有患者视力较好甚至接近正常,但很难根据视盘的外观进行预测。

2. 视野表现　视野检查生理盲点扩大或向心性视野缩小。或与视盘缺损相对应的视野缺损,通常为上方缺损,有时这种视野缺损容易与正常眼压性青光眼相混淆。

3. **眼底表现**　在视盘缺损中,视盘扩大,可为正常视盘的数倍,边界清晰,表面有白色反光,呈碗状凹陷。凹陷最深处常位于下方或稍偏向鼻侧,血管仅在缺损边缘处穿出,呈钩状弯曲。视盘缺损可能进一步向下延伸,累及相邻的脉络膜和视网膜,在这种情况下,缺损区呈圆形或竖椭圆或钝三角形或不规则形,会出现小眼球(图4-5,图4-6)。

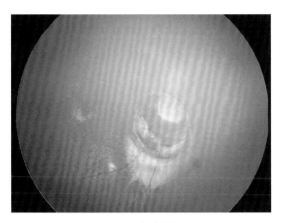

图4-5　视盘缺损

视盘扩大,本例患者凹陷最深处位于鼻上方,血管从缺损边缘处穿出。(施维提供)

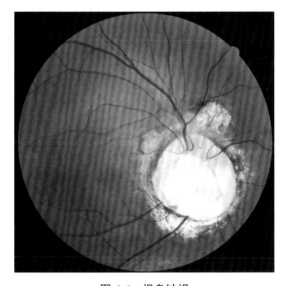

图4-6　视盘缺损

视盘扩大,视盘下方缺损,血管从缺损边缘处穿出。(张红提供)

4. **视网膜脱离**　单纯性视盘缺损的眼睛容易发生浆液性视网膜脱离,而脉络膜缺损容易发展成复杂的孔源性视网膜脱离。OCT示,沿脉络膜缺损的边缘以及视盘缺损附近的视网膜裂孔,可以观察到临床症状不明显的视网膜脱离。

5. **其他眼部表现**　患有视神经缺损的眼球,眼的其余部分可以正常,也可以伴有其他异常。常见发生在小眼球,可伴有虹膜、睫状体、视网膜及脉络膜缺损,或永久玻璃体动脉,不透明视神经纤维,晶状体混浊、晶状体后圆锥。少数病例中,大的球后囊肿可能与视盘非典型凹陷相结合发生,这可能本质上就是一种缺损。

6. **全身系统相关疾病**　眼部缺损在某些情况下还可能伴有全身多系统异常,包括CHARGE病(虹膜缺损,心脏缺陷,鼻孔闭锁,生长发育迟缓,生殖器异常和耳郭畸形),肾缺损综合征,Walker-Warburg综合征,Goltz局灶性皮肤发育不全,艾卡尔迪综合征,Goldenhar综合征,线形皮脂腺痣综合征,Wolf-Hirschhorn综合征和大脑半球畸形等。其他疾病例如羊膜索带综合征,可能会导致视神经的假性鼻侧缺损凹陷,并伴有相应的虹膜缺损。

【诊断及鉴别诊断】

根据典型的视盘改变,可以作出诊断。眼底检查示视盘区域扩大,边界清楚,视盘部分或全部呈陷凹状,碗状,下方明显,表面有白色反光,视网膜血管自缺损边缘进出。荧光素眼底血管造影可辅助诊断,有时轴向MRI显示在视神经与眼球交界处有一个大的火山口状凹陷。

临床上有时误将无法分类的视盘发育不良归属于视盘缺损,因此有必要将视盘缺损与其他类型的先天性视盘异常相鉴别。例如,文献中明确认为视盘缺损与基底部脑膨出之间有联系,然而经过回顾文献发现只有2个相关影像案例,与牵牛花视盘伴基底部脑膨出的大量报道形成鲜明对比,视盘缺损伴脑膨出的病例较罕见。尽管检眼镜检查可以将视盘缺损与牵牛花视盘异常相鉴别(表4-1),但许多人仍将这两个异常视为同一胚胎学缺陷的不同表型,即胚裂上方闭合不全。视盘缺损和牵牛花视盘异常的表型特征可能存在相似之处,但是视盘缺损的检眼镜下特征涉及胚裂近端的原发性结构发育不全,这与牵牛花视盘的视茎远端的异常扩张相反。这两种异常的相关的眼部和全身表现也有明显差异(表4-2)。尽管偶尔可以看到牵牛花视盘异常和视盘缺损相似的异常视盘表现,但这些混合异常反映早期胚胎损伤,涉及胚裂近端和视茎远端。在大多数情况下视盘缺损和牵牛花视盘异常在临床上仍有明显不同。

表 4-1　牵牛花视盘异常与视盘缺损眼底特征鉴别

牵牛花视盘异常	视盘缺损
视盘位于凹陷范围内	凹陷位于视盘内
凹陷对称(视盘位于凹陷中心)	凹陷不对称(凹陷位于视盘下方)
有中央胶质组织	无中央胶质簇
严重视乳头周围色素紊乱	视乳头周围轻度色素紊乱
视网膜血管异常	视网膜血管正常

表 4-2　牵牛花视盘异常与孤立视盘缺损的眼部及全身系统相关表现

牵牛花视盘异常	视盘缺损
女性更常见,非裔美国人少见	没有性别或种族差异
遗传少见	遗传多见
双侧少见	双侧多见
无虹膜、睫状体或视网膜缺损	常有虹膜、睫状体或视网膜缺损
很少伴多系统的遗传病	经常伴多系统遗传病
基底部脑膨出多见	基底部脑膨出少见

三、视盘周围葡萄肿

视盘周围葡萄肿(peripapillary staphyloma)是一种罕见的先天异常疾病,通常是单眼发病,患眼的视盘周围有凹陷样缺损。在凹陷的最底部可以看到视盘,颜色正常或颞侧苍白。凹陷的壁和边缘可能存在视网膜色素上皮(RPE)和脉络膜萎缩性色素沉着。与牵牛花视盘异常不同,它没有胶质束覆盖在视盘中央,并且视网膜血管大致正常。在视盘周围葡萄肿中,葡萄肿样凹陷比牵牛花视盘异常的凹陷更深,可达 8D 以上。

【发病机制】

研究显示视盘周围葡萄肿的临床特征与视盘周围结构减少相一致,这可能是由于妊娠第五个月后神经嵴细胞不完全分化为巩膜所致。视盘周围葡萄肿的形成大概是由于正常眼压下无支撑结构的眼组织形成疝,后突入凹陷中。因此,就该病发生发展的时间(妊娠 5 个月及胚胎 4 周)以及结构性发育不全的胚胎部位(后巩膜和视柄远端)而言,视盘周围葡萄肿和牵牛花视盘异常在病因学上是不同的。

【临床表现】

1. 患者视力通常会明显降低,但也有正常视力的病例报道,视野常见中心暗点。患眼通常是正视眼或近视眼。

2. 视盘周围环绕凹陷样缺损,在凹陷的外周可见视网膜及脉络膜萎缩样改变。在凹陷的最底部可以看到视盘,颜色正常或颞侧苍白(图 4-7,图 4-8)。视盘和视网膜血管的外观相对正常,这些特点表明视盘与视网膜血管的发育在葡萄肿发生之前就已经完成了。

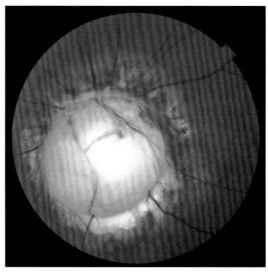

图 4-7　视盘周围葡萄肿
视盘周围环绕凹陷样缺损,在凹陷的外周可见视网膜及脉络膜萎缩样改变。

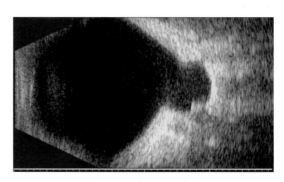

图 4-8　视盘周围葡萄肿
B 超显示后极部深大凹陷,视神经包含其中。

3. 尽管视盘周围葡萄肿通常与全身或颅内疾病无关,但也有报道其与经蝶骨脑膨出、PHACE 综合征、线性神经皮脂腺综合征和 18 号染色体长臂部分缺失综合征(de grouchy syndrome)有关。

四、先天性大视盘

先天性大视盘或大视乳头(megalopapilla)是指视盘面积异常增大而无其他形态异常,最初由 Franceschetti 和 Bock 在 1950 年描述。表示异常增大的视盘不伴有视盘下方凹陷缺损或牵牛花视盘异常的特征。本病较为罕见,可单眼发病,或双眼发病。

【发病机制】

部分大视乳头可能是由于胚胎发生初期视神经轴突迁移的改变而引起的,正如有基底脑膨出的儿童伴有大视乳头的报道所证明的那样。但是这种报道很少见,如果不存在面部中线异常(例如肥大,腭裂,鼻梁凹陷),大视乳头患者不需要进行神经影像检查。

【组织病理】

从病理上讲,过大的视盘可能是由于侵入视茎的中胚层组织增多或神经支持组织增多引起的。

【临床表现】

1. 先天性大视盘患者的视力通常是正常的,但在某些病例中可能视力会轻度降低。

2. 大视乳头包含两个不同的表型。第一种是相对常见的表型,为异常增大的视盘(直径大于2.1mm),其他正常结构,大视乳头视网膜血管相对纤细,黄斑距离视盘颞侧缘较近,还可能有视盘周围的视网膜色素上皮改变(图4-9)。视野检查可见生理盲点增大,少数有颞上象限缺损。CT 扫描及 B 超检查可见视神经管和巩膜管大小为正常范围高限。这种形式的大视乳头通常是双侧的,并且经常有较大的杯盘比,易被诊断为正常眼压性青光眼。但是视杯通常为圆形或水平椭圆形,没有垂直的切迹,因此,水平与垂直方向的杯盘比值仍保持正常,这与青光眼性视神经萎缩的特征比值降低是相反的。有研究强调,区分先天性大视盘和青光眼的最重要参数可能是正常生理形态的盘沿的 ISNT 法则。较少见的另一表型为单眼大视乳头,其中正常的视杯被严重异常的凹陷所取代,从而占据了邻近的盘沿。将这种罕见表型归类在大视乳头之下,是为了将其与伴随全身系统性缺陷的视盘缺损区分开来。大视乳头和视盘缺损之间的区别有时可能很难区分。睫状视网膜动脉在大视乳头中更为常见。

【诊断及治疗】

先天性大视盘可根据典型的临床表现作出诊断。需要与青光眼视盘扩大、视盘大凹陷等相鉴别。本病目前无有效治疗手段,合并屈光不正时可配戴眼镜。

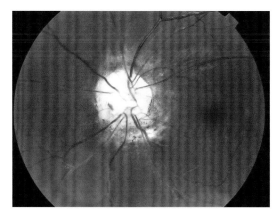

图 4-9　先天性大视盘,视盘周围可见视网膜及脉络膜萎缩样改变

五、视盘小凹

先天性视盘小凹(optic pit)由 Wiethe 于 1882 年首次描述,是视盘内的先天性缺损,病灶处的神经组织有局部先天性缺损,是一种很少见的视盘发育异常,发病率小于 0.01%,10%~15% 患者为双眼发病。

【发病机制】

视盘小凹是由于神经外胚叶的发育缺陷所致。其具体发病机制尚不清楚,目前认为与妊娠第 5 周左右胚裂闭合缺陷有关,也有人认为是原始视盘内的多能细胞的异常分化所致。目前有一些家族性视盘小凹的病例报道,提示该病可能为常染色体显性遗传疾病。

视盘小凹的发病机制尚不清楚,回顾既往研究,有人认为视盘小凹是视盘缺损中最轻的变异形式,但是与临床证据不一致:①视盘小凹通常是单侧的,散发的,不伴有全身异常;而视盘缺损双侧与单侧一样常见,常为常染色体显性遗传,可能伴有多种全身多系统疾病。②视盘小凹很少与虹膜缺损或脉络膜缺损并存。③视盘小凹通常发生在与胚裂无关的部位。视盘缺损可能包含类似于视盘小凹的局灶性火山口样变形的特征,有时很难区分下方视盘小凹和较小的视盘缺损,大多数视盘小凹在发病机制上与视盘缺损不同。研究表明,有些视盘小凹出现一条或多条视网膜睫状动脉,这一发现可能与发病机制相关。超过 50% 的病例中,从凹陷底部或边缘会出现一或两支视网膜睫状动脉。

【组织病理】

在组织学上,视盘小凹是因为发育不良的神经外胚叶组织嵌入含视网膜色素上皮细胞和神经胶质组织的胶原衬里的囊袋所致,囊袋向后延伸,常通过筛板的缺损进入蛛网膜下腔。在组织病理学研究中发现,视盘小凹发生神经上皮层黄斑脱离是病变的最终阶段,OCT检查已经证实了这种假设。

【临床表现】

1. 部分患者早期视力正常,如合并黄斑部浆液性视网膜脱离,则出现视力下降、视物变形。

2. 单眼发病的病例中,受累的视盘比对侧视盘稍大,视盘内的小凹陷呈圆形或椭圆形,检眼镜下颜色为灰色或白色或淡黄色,宽约0.1~0.4PD,深约5PD;视盘小凹通常位于视盘颞侧,颞侧视盘小凹通常伴有邻近视乳头周围色素上皮改变(图4-10,图4-11)。也有病例出现多个小凹占据全部视盘,但是这种情况非常少见。

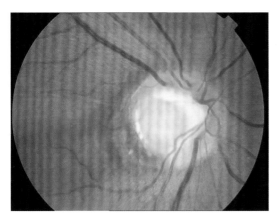

图4-10 视盘小凹
视盘颞侧约1/2PD凹陷,视盘扩大。

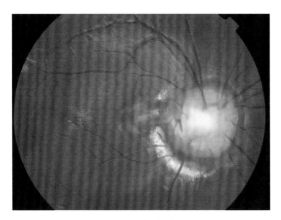

图4-11 视盘小凹
视盘颞侧凹陷,伴有睫状视网膜动脉,视盘颞侧胶质增生。

3. 视盘小凹的B超表现为视神经与球壁相连处的颞下部出现一凹陷,呈方形,边缘较整齐,底部较平坦,小凹底部回声向后衰减,似彗星征。

4. 荧光素眼底血管造影显示,动脉前期及动脉期,视盘小凹部位呈现边缘清楚的无荧光区。静脉期以后小凹部位荧光增强,晚期整个小凹显示强荧光区(图4-12~图4-14)。

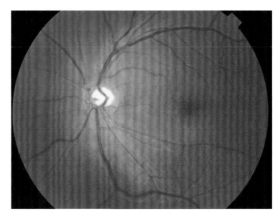

图4-12 视盘中央小凹陷呈圆形,约1/2PD

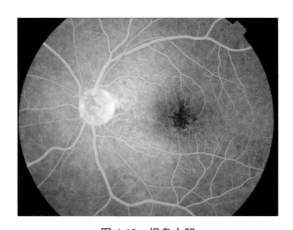

图4-13 视盘小凹
FFA早期显示视盘小凹部位呈现边缘清楚的无荧光区。

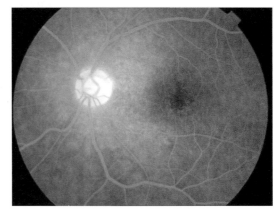

图4-14 视盘小凹
FFA晚期视盘凹陷部位荧光染色。

5. 视野缺损程度不同,通常与视盘小凹的位置关联性不大,最常见的缺损是与生理盲点相连的旁中央弓形暗点。视盘小凹的患者常伴有其他先天性异常，如视盘部分缺损、视盘下弧形斑、视盘前膜、永存玻璃体动脉等。除极少数情况外，视盘小凹不会伴有其他中枢神经系统畸形。

6. 视盘小凹患者 25%~75% 发生黄斑部浆液性视网膜脱离，视盘小凹相关的黄斑病变通常在 30~40 岁出现症状。研究认为玻璃体在凹陷边缘和凹陷顶部的牵引力变化可能诱发迟发性黄斑脱离，所有与视盘小凹相关的黄斑脱离都是浆液性脱离（图 4-15）。对于视盘小凹相关的黄斑病变，Lincoff 等结合动态视野和眼底检查观察黄斑脱离的进展变化提出：①最初是内层视网膜劈裂样分离，与视盘小凹直接连通，会产生轻度相对性盲中心暗点。②外层黄斑裂孔在内层劈裂处边界之下发展，并产生绝对性中心暗点。③在黄斑裂孔周围形成视网膜外层脱离（液体可

能是由内层劈裂区域经裂孔进入）。该外层脱离在检眼镜下类似于 RPE 脱离，荧光素眼底血管造影检查不呈现强荧光。④神经上皮分离最终可能扩大并使内层视网膜劈裂消除。在这个阶段，检眼镜下或组织病理学上已很难与原发性浆液性黄斑脱离相鉴别。

视盘小凹的视网膜内液体的来源是有争议的。可能的来源包括：玻璃体腔经过视盘小凹、蛛网膜下腔、视盘小凹底部的血管以及围绕硬脑膜的眶腔。荧光素眼底血管造影显示视盘小凹早期弱荧光，晚期强荧光染色，然而视盘小凹通常不会发生荧光素渗漏，并且荧光素没有通过视网膜下间隙延伸至黄斑；晚期强荧光染色的出现与从视盘小凹发出的视网膜睫状动脉的存在密切关系。裂隙灯和 OCT 检查常显示出覆盖在小凹上的薄膜或永存的 Cloquet 管终止于小凹边缘。

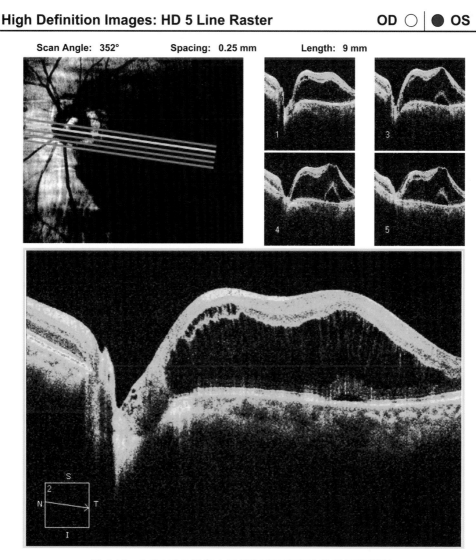

图 4-15　OCT 显示视盘小凹伴有黄斑部浆液性视网膜脱离

尽管在牧羊犬中已经证明了液体从玻璃体腔通过小凹主动流到视网膜下间隙,但这种机制在人类中尚未得到最终结论。Friberg 和 McClellan 证明了玻璃体腔和球后囊肿之间通过视乳头的液体流动沟通。Theodossiadis 等人描述了类似的视神经鞘囊肿,使神经压缩并移位,导致视神经苍白。另一方面,Dithmar 等报道,有视盘小凹的患眼进行视网膜脱离联合硅油填充手术后,硅油会逐渐向视网膜下间隙迁移,这表明玻璃体腔与视网膜下间隙通过小凹连通。黄斑裂孔会在视盘小凹或视盘缺损的眼中形成,并导致孔源性视网膜脱离。最近 Gowdar 等人用 OCT 成像证明视网膜裂隙腔连接到筛板中的间隙,从而支持脑脊液作为视网膜下液体的起源,这个发现与之前所提到的浆液来源于玻璃体,或者玻璃体切除术可以成功解决浆液性视网膜脱离并不相符。

【诊断及鉴别诊断】

根据典型的眼底改变及 FFA、OCT、视野检查等可作出诊断。正常眼压青光眼的获得性视盘凹陷与视盘小凹较难区分,青光眼的视盘凹陷不会导致浆液性黄斑病变,青光眼的视盘凹陷底部可见筛板,盘沿变窄,且有眼压、视野的变化。视盘小凹与轻度视盘扩大的关联性有助于区分成年人的视盘小凹与正常眼压性青光眼。伴有视网膜脱离的视盘小凹应与中心性浆液性视网膜脉络膜病变相鉴别,要仔细检查是否有视盘小凹,中心性浆液性视网膜脉络膜病变荧光素眼底血管造影检查可发现不同形态的荧光素渗漏点,而视盘荧光素充盈正常。

【治疗】

主要针对视盘小凹伴黄斑区浆液性视网膜脱离的治疗:颞侧有较大视盘小凹者发生相关性黄斑区视网膜脱离的风险更大。由于玻璃体牵引力的年龄相关差异性,儿童视盘小凹相关性浆液性黄斑病变可能自发消退。大约 25% 的成人病例中可自行复位。早期有大量文献报道视盘小凹相关性黄斑脱离可自发性恢复视功能,与随后的研究结论有所不同,后者指出患者未经治疗,即使自发重新复位,视功能也会永久丧失。

激光光凝术无法阻止液体从劈裂处间隙流向黄斑,可能是由于激光光凝术无法密封视网膜裂孔的腔隙所致。玻璃体切除术联合气体填塞,加激光光凝术可改善远期视力,气体挤压视盘边缘的视网膜,可以增强激光治疗的效果。Lincoff 等人(2006 年)认为气体内部填塞的作用是将视网膜下液体从黄斑部推移,使浅层、内层分离得以复位,视敏度获得改善。根据治疗后的临床和视野观察,Lincoff 等人认为激光光凝可能不会促进该过程的成功。

也有单纯进行玻璃体切除术,没有激光治疗或气体填塞,治疗视盘小凹相关性黄斑脱离的成功案例报道,玻璃体切除术可以解除视盘小凹周围的牵拉,视网膜下液吸收,使感光器外段得以重塑,改善视力。原发性玻璃体牵引是裂隙样分离的诱发因素,玻璃体切除术可松解玻璃体牵引,从而使视乳头黄斑病变得以解除。

第五节　Papillorenal 综合征

Papillorenal 综合征(Papillorenal syndrome or the PARSA optic disc, PRS),以前称为肾 - 视神经盘缺损综合征,最早由 Rieger 于 1977 年提出。该综合征最初认为是一种双侧视盘异常伴随肾脏先天发育不全的罕见常染色体显性遗传病,视网膜脱离为肾衰竭导致的并发症。1995 年,Sanyanusin 等人在该病的两个家系中发现了人类与小鼠发育过程中的同源 PAX2 基因(配对盒基因 2)的突变体。Schimmenti 等人确定了另外三个 PAX2 突变家族,他们具有相似的眼科特征和广泛的肾脏异常,包括肾脏发育不全,不同程度的蛋白尿,膀胱输尿管反流,复发性肾盂肾炎,镜下血尿,超声或多普勒超声下可见肾血管血流阻力升高。

研究发现 Papillorenal 综合征最常见的临床表现是肾脏疾病,发生率为 87.5%,常见临床表现有不可逆的水肿,实验室检查见血尿、蛋白尿等肾脏损害表现。肾脏影像学检查最常见表现为双侧或单侧肾脏发育不良,也表现为膀胱输尿管反流和肾脏囊肿畸形,少数患者表现为肾盂输尿管连接部梗阻、多囊肾、髓质海绵肾等,Papillorenal 综合征肾脏发育不全常导致终末期肾脏病(ESRD),可发生在婴儿期,也可发生在老年期。

Parsa 等人发现 Papillorenal 综合征的眼部特征，即与肾脏缺损无关的特定视盘畸形，其特征为视盘凹陷，大小正常，可被紊乱的色素环所包绕。与视盘缺损不同的是，此凹陷位于视盘中心位置。根据 Parsa 等人的研究，其特征是从视盘边缘发出的多条视网膜睫状血管，以及视网膜中央血管，血管明显呈收缩状或变细。这种视盘畸形可能源于原发性血管生成及发育障碍，玻璃体血管系统无法转化为正常的视网膜中央血管。其他也可表现为视盘发育不良、牵牛花综合征和视神经发育不全，视神经发育不全常伴有小眼畸形、眼球震颤、虹膜脉络膜缺损等，部分病例还出现视交叉病变、视束

病变、晶状体混浊和球后肿瘤等表现。一些病例表现为迟发性浆液性视网膜脱离而导致视力严重下降。同时也会出现与视网膜发育不全区域相对应的周边视野缺损。视盘凹陷和周边视野缺损的表现与正常眼压性青光眼相类似。一些最初被报告为散发的家族性常染色体显性视神经缺损的患者，在后续检查中也确诊有肾脏疾病。婴儿时期双侧视盘凹陷与先天性青光眼相似，临床上可以通过视盘特征形态鉴别诊断。对于视盘凹陷的患者，应该常规检查血压、血清尿素氮、血肌酐、尿常规，以及多普勒超声检查，发现是否有结构缺陷，如肾发育不全。

第六节 双 视 盘

双视盘（doubling of the optic disc）是一种临床较罕见的疾病。真性双视盘的眼底可清晰看到两个独立的视乳头，并且有各自的视网膜血管系统，双视盘一大一小，大的位于视盘正常位置，为主视盘，小的位于主视盘下方或其他部位，为副视盘，两视盘之间有动脉交通。这种特征被认为是由于远端视神经复制或分离成两个视神经纤维束所造成的。双视盘通常是单眼发病，并伴有患眼的视力下降。

眼部 CT 可见球后有两条视神经和视神经骨管，荧光素眼底血管造影显示动脉期主视盘先于副视盘充盈，两视盘间有动脉交通，副视盘似由主视盘动脉系统供血，静脉交通支的血流则从副视盘流向主视盘，且均可见放射状毛细血管的存在。视野检查可见双生理盲点。在大多数情况下，双视盘是

由一个局灶性的、近视盘的视网膜脉络膜缺损引起的，表现为异常血管与视盘的吻合。然而有文献记载了真性双视盘有两个不同的视网膜血管起源的罕见病例。

视神经分成两段或多段在人类中很少见，但在低等脊椎动物中很常见。在少数尸检病例中有关于颅内或眼眶视神经各部分分离的报道。高分辨率眼眶 MR 成像可以确认视神经的分离。在 1 个病例报道中，视网膜的相关检查显示了双视盘具有不同的血管系统，OCT 检查和超声检查证实了两个不同的视乳头的存在。目前已有外伤和动脉瘤侵入后的获得性视神经分离病例的报道。值得注意的是，有时冠状 MR 成像也会出现视神经分离的假象。

第七节 先天性视盘倾斜综合征

视盘倾斜综合征（congenital tilted disc syndrome）是一种非遗传性双侧疾病，表现为沿长轴倾斜的椭圆形视盘。局部眼底血管扩张，其眼轴与血管扩张方向一致。角膜地形图的研究表明，不规则的角膜曲率造成了相关的散光。视盘的非特异性倾斜在近视人群中较常见，文献报道，北京市眼病研究所调查 40 岁以上近视 8.0D 以内人群患病率为 0.4%。本病的发生机制尚不清楚，视盘下方或鼻下的凹陷提示与视网膜脉络膜缺损有一定关系。

【发病机制】

先天性视盘倾斜综合征的发病机制尚不明确，认为与眼球发育时胚裂闭合不全有关，不同情况的胚裂闭合不全可导致不同形态的视盘倾斜。

【组织病理】

组织学发现，视神经斜行进入视盘，导致上部视盘被抬高，而下方和视盘底端扩张膨胀。视盘上

方被视网膜和色素上皮推挤向前,而下方弧形斑区、外层视网膜组织和色素上皮以及脉络膜被推挤而远离视盘,视盘下方的巩膜较上方薄。

【临床表现】

大部分患者有屈光不正及散光,可伴有斜视,视力矫正不佳。眼底常见特征为视盘颞上方隆起及鼻下方后移,导致出现沿长轴倾斜的椭圆形视盘,多伴有视网膜血管反向,先天性视盘鼻下弧形斑,视盘鼻下视网膜色素上皮、脉络膜变薄。

视野表现为双颞侧偏盲,颞上方视野象限缺损,弓形暗点,生理盲点扩大以及视野鼻侧向心性缩窄等。患者可能会出现双颞侧偏盲或类似于视乳头水肿的视盘隆起。但是与视交叉损伤引起的视野缺损不同,视盘倾斜综合征中所见的视野缺损在动态视野检查中跨越了垂直子午线。此外,视野颞上部视敏度受限并不典型,而由于眼底外周血管的明显扩张,视敏度仍保持正常。在添加镜片矫正后重复视野检查通常消除了视野的异常,更加确认其为屈光性缺损。在某些情况下,视网膜血管扩张区的敏感度可能会降低,即使进行了适当的屈光矫正,但缺损仍在一定程度上存在。

值得注意的是,一些伴有先天性蝶鞍部肿瘤的视盘倾斜综合征患者可以出现真性双颞侧偏盲,伴随着视神经发育不全,这两种看似不同的表现可能反映了胚胎发育时期蝶鞍部肿瘤破坏了视神经轴突的迁移,因此任何患有视盘倾斜综合征的患者无论其双颞侧偏盲是否呈垂直分界线,都需要做神经影像学的检查。

先天性视盘倾斜综合征可并发后巩膜葡萄肿颞下方的脉络膜新生血管、黄斑部浆液性视网膜脱离和息肉状脉络膜血管病变。Theodossiadis 等报道 1 例 35 岁双眼视盘倾斜综合征女性患者,进行了裂隙灯、FFA 和 ICGA,以及 OCT 检查,FFA 显示视盘颞侧盘缘巩膜葡萄肿区域荧光染色,视乳头黄斑区间强荧光,并未发现黄斑区浆液性神经上皮脱离及渗漏点,但 OCT 证实该患者黄斑区浆液性神经上皮脱离。作者回顾文献认为视盘倾斜综合征大约 11% 患者伴有黄斑区色素上皮损害,有关黄斑区局部脱离的原因尚不清楚,可能与黄斑区色素上皮的损害或者倾斜视盘边缘巩膜葡萄肿导致液体渗漏聚积到黄斑区有关。

视盘倾斜综合征在 X 染色体连锁的先天性静止性夜盲患者中也有报道。倾斜视盘颞上方的拥挤和隆起可能会使患者更容易形成视盘玻璃膜疣和视网膜中央静脉阻塞。

【诊断及鉴别诊断】

根据典型的眼底改变及视野、荧光素眼底血管造影、眼部 B 超、OCT 检查等可作出诊断。本病需与高度近视相鉴别,高度近视屈光度超过 6.0D,后天形成视盘倾斜,近视性弧形斑多见于颞侧,并随着时间发展,视盘周围的脉络膜在巩膜伸张力量牵引下,从视盘颞侧脱开,使其后面的巩膜暴露而形成白色的弧形斑;而先天性视盘倾斜的弧形斑多位于视盘下方或颞下方,为静止性,终生不变;高度近视的萎缩弧是指视网膜色素上皮和脉络膜毛细血管层萎缩,使巩膜光带增强,OCT 检查显示与病灶区大小一致、均匀、范围较宽的光带,而先天性视盘倾斜 OCT 图像显示弧形斑是脉络膜弧,为先天发育异常所致。

第八节　视网膜有髓神经纤维

视网膜有髓神经纤维(myelinated nerve fibers)是一种发育异常疾病。正常情况下,胚胎发育中视神经髓鞘纤维从中枢向周围生长,胎龄 5 个月时,在传入视觉通路的髓鞘形成,始于外侧膝状体,并在出生足月或此后不久终止于视盘筛板后端,从外侧膝状体至巩膜筛板段视神经有髓鞘包绕,球内段神经纤维无髓鞘。中枢神经系统有髓神经纤维的髓鞘由少突胶质细胞构成,在出生前中枢神经系统受神经 - 激素内环境影响,少突胶质细胞显著活化增生并形成髓鞘。正常的视神经髓鞘是由从中枢迁移过来的少突胶质前体细胞形成,这些前体细胞分化为少突胶质细胞并围绕视神经纤维形成视神经髓鞘。若发育异常,则神经纤维髓鞘的少突胶质细胞从视神经异位至视网膜上,导致出生后髓鞘仍持续生长并越过筛板水平,到达视网膜甚至眼底的更周边。

【发病机制】

目前该病发病机制尚未完全明确。髓鞘的分

布是由视神经末梢的非神经元因素而不是视网膜神经节细胞控制的。Williams 假说提供了一个有用的概念框架,众所周知,没有筛板的动物,往往有较深的生理杯和广泛的视网膜神经髓鞘形成;而筛板发达的动物,往往显示相当平坦的神经头,而视网膜神经纤维没有髓鞘形成。Williams 用这个动物模型来推断以下因素是否在有髓神经纤维的发病机制中起关键作用:

1. 筛板的缺损可能使少突胶质细胞进入视网膜并在此产生髓磷脂。

2. 轴突相对于巩膜管较小,从而为髓鞘进入眼睛提供足够的空间。在视网膜周边、孤立存在有髓神经纤维斑块的患眼中,筛板形成或形成时间的异常会导致少突胶质细胞进入视网膜。这些细胞通过神经纤维层异常迁移,直到找到神经纤维层密度相对较低的区域,然后在那里使一些轴突发生髓鞘化。

3. 筛板发育形成的晚期可能使少突胶质细胞迁移到眼球内。巩膜起始于角膜缘,然后向后移行至筛板。正如 Williams 所说,"在某种意义上,我们可以想象一场比赛正在进行,少突胶质细胞向视网膜方向髓鞘化,而中胚层组织则加固制造筛板。如果巩膜加固作用迟缓,则可能发生一些视网膜髓鞘化"。

【临床表现】

在检眼镜下,可见视盘上下边缘出现浓密的白色髓鞘斑块,沿神经纤维方向走行伸展,从视盘边缘向外扩展呈羽毛状,遮盖视盘边缘和视网膜血管(图 4-16,图 4-17)。由于视盘的受累部分被抬高有时与视乳头水肿相似。在髓鞘形成的区域偶尔可见小裂缝或正常眼底颜色的斑块。视网膜有髓神经纤维有 17%~20% 的患者是双眼发病,临床 19% 的病例与视盘不连续。很少在鼻侧视网膜内发现外周视网膜孤立的有髓神经纤维斑块。

单眼广泛的视网膜有髓神经纤维患者可能有高度近视和严重弱视,与其他对遮盖疗法反应良好的单眼高度近视不同,许多视网膜有髓神经纤维儿童的康复治疗效果是非常差的。在这类患者中,髓鞘包裹了大部分或全部的视盘边缘,视盘可能发育不良,此外黄斑区(尽管没有髓鞘)也有可能异常,显示出反射迟钝或色素分散,黄斑区正常与否影响遮盖治疗的疗效。Schmidt 等人提出有髓的视网膜神经纤维可使视网膜图像模糊并引起视觉剥夺。

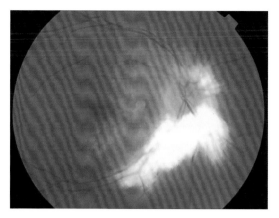

图 4-16 视盘周围有髓神经纤维

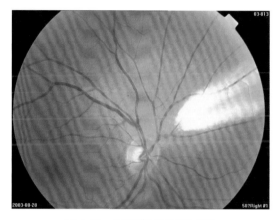

图 4-17 视网膜有髓神经纤维

OCT 显示了与髓鞘区相对应的局灶性巩膜凹陷,这证实有髓神经纤维引起的视觉剥夺是导致轴性近视的假设。目前尚不清楚眼轴长度增加是否易导致视网膜髓鞘形成,或视网膜髓鞘形成是否会导致近视。有髓神经纤维可能是家族性的,该特征通常以常染色体显性遗传方式遗传。散发的视网膜有髓神经纤维病例也被认为与视神经长度异常(尖头畸形)、筛板效应(倾斜的视盘)、前段发育不良及 NF2 有关。尽管有髓神经纤维据称与神经纤维瘤病有关,但是这种关联性没有得到证明。

视网膜有髓神经纤维患者常伴随多发性基底细胞痣综合征(multiple basal cell nevus syndrome),这种常染色体显性遗传病通常可以在手掌和足趾上发现许多皮肤角化不良小窝来识别,这些小窝会呈现红色,加压变白,不规则;多发性痣样基底细胞癌或皮肤多发性良性囊肿和肿瘤常在生命的第二或第三个十年发生,也可能偶尔在生命的头几年发生。当出现在儿童期时,这些病变会一直保持静止直到青春期,然后数量增加并显示出更加快速和侵袭性的生长方式。其他特征还包括颌骨囊肿(在大约70%的患者中发现,通常出现在生命的最初10年)和轻度智力低下。大约50%的患者中可发现肋骨异常(肋骨分叉、张开、骨性连接和部分发育不全)。面部特征包括眼距过长,眶上嵴突出,额顶隆起,鼻根较宽,以及下颌轻度前突。几乎均可发现异位钙化,特别是硬脑膜钙化。有几个患有这种疾病的儿童还患上了髓母细胞瘤。视网膜有髓神经纤维的儿童应关注这种疾病,因为在小病灶阶段可以通过刮除、电凝、冷冻手术和局部化疗来预防侵袭性和侵袭性病变的发展。

Traboulsi等人描述了一种常染色体显性遗传的玻璃体视网膜病变,其特征是先天性视力低下、视网膜神经纤维层双侧广泛髓鞘化、严重玻璃体变性、高度近视、伴有夜盲的视网膜营养不良、视网膜电图反应减弱和肢体畸形。

生长迟缓、脱发、埋伏牙和视神经萎缩的GAPO综合征的2名患者也伴有视网膜有髓神经纤维。

很少有髓神经纤维是后天出现的,但是据报道有2名患视盘玻璃膜疣的儿童出现了视网膜有髓神经纤维。眼部创伤(1例眼部受到重击,另1例行视神经鞘开窗术)可能是这类病例的共同特征。Williams认为"这些病人的筛板可能因为损伤使得少突胶质细胞进入视网膜,然后它们会迁移到神经纤维相对疏松的区域并使之髓鞘化"。有髓神经纤维也会因为视神经萎缩、垂体瘤、青光眼、视网膜中央动脉闭塞、视神经炎、慢性视乳头水肿和Leber遗传性视神经病变而消失。

第九节 先天性视盘色素沉着

先天性视盘色素沉着(congenital optic disc pigmentation)是指在筛板前后或筛板内的黑色素沉着使视盘呈现灰色或黑色(图4-18)。真正的先天性视盘色素沉着是极为罕见的,有研究报道第17号染色体间质缺失及艾卡尔迪综合征的先天性视盘色素沉着的儿童病例。

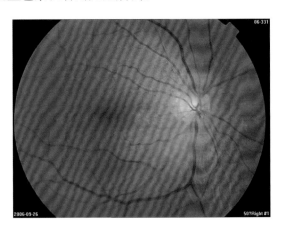

图4-18 视盘下方色素沉着

先天性视盘色素沉着患者可有正常的视力,但可能同时存在其他视盘异常,从而出现视力降低。Silver和Sapiro已经证实,在发育中的小鼠和大鼠中,发育中的视茎远端的一个过渡黑色素区会影响早期的视神经轴突的迁移,色素异常沉积可以解释为对视神经胚胎发育的影响。先天性视盘色素沉着常伴其他异常,特别是视神经发育不全,先天性视盘色素沉着可能很难与视盘黑色素细胞瘤相鉴别,黑色素细胞瘤通常是单侧性疾病,很少与其他视盘异常相关。

绝大多数灰色视盘患者并不是先天性视盘色素沉着,原因尚不明确。视觉上的灰色视盘与先天性视盘色素沉着有本质的区别,容易将它们混淆在一起,可以通过检眼镜区分,真正的先天性视盘色素沉着,黑色素沉积比较离散、不规则,呈颗粒状。视觉发育迟缓以及白化病婴儿的视盘在检眼镜下也呈现为弥漫性灰色,在这些情况下灰色往往在一年内消失而没有可见的色素迁移。Beauvieux观察到拥有灰色视盘的早产儿与白化病婴儿,虽看起来失明,但随着灰色消失,之后能发育出良好的视力。他将这些新生儿视盘灰色的外观归因于视神经髓鞘形成迟缓而保留了胚性色素。然而,值得注意的是灰色的视盘在正常新生儿中也可以看到,是一种几乎没有诊断价值的非特异性的表现,除非伴有视觉发育迟缓或白化病的其他临床症状。

第十节　艾卡尔迪综合征

艾卡尔迪综合征（Aicardi syndrome）是一种病因不明的以白质受累为主的遗传性脑病。

【发病机制】

对于艾卡尔迪综合征发病机制有一些假设，有研究认为艾卡尔迪综合征是由 X 染色体上基因的连锁突变引起的，该基因受到 X 染色体失活的影响，且对男性患者具有致死性，因此应该询问母亲以前的流产史。在报道的病例中，仅有 4 名男性患者，其余患者均为女性，且报告病例基本都为散发病例，仅有一对是姐妹。据报道有至少 6 对患艾卡尔迪综合征的双胞胎病例不和谐现象的报道。其中 5 对被证实为异卵双胞胎，这排除了病因是产前毒性或其他破坏性事件的可能性。除了 1 个病例以外，所有艾卡尔迪综合征的男性患者都有 47，XXY 核型。1986 年，Chevrie 和艾卡尔迪提出，因为没有发现同胞之间关联的证据，因此认为艾卡尔迪综合征是新的基因突变。但一篇同胞姐妹间均患艾卡尔迪综合征的报道，又对艾卡尔迪综合征是新的基因突变说法提出了质疑，并指出引起突变的父母生殖嵌合可能是遗传的另一种机制。两名 3 号染色体基因易位的女孩与另一名在 3 号染色体上有微缺失的女孩都出现了艾卡尔迪综合征，因此研究者提出该病与 3 号染色体有关联。

早期中枢神经系统的感染可导致严重的中枢神经系统异常，但一直未发现感染源。目前还没有致畸药物或其他毒素被证实与艾卡尔迪综合征相关的报道。基于艾卡尔迪综合征中可出现大脑-视网膜畸形，人们推测中枢神经系统的损伤应发生在妊娠第 4 周至第 8 周之间。

基于相关的眼部异常，如小眼球、永存瞳孔膜、永存性原始玻璃体增生症、视盘血管襻和视网膜前胶质组织，Ganesh 等人提出一个假设，即胎儿血管结构的留存可能会对胚胎时期艾卡尔迪综合征的形成产生影响。

艾卡尔迪综合征的神经发育预后极差，大多数儿童即使经过治疗但仍难以治愈其癫痫发作，91%的患者在 1 岁内会出现转折点。有些患者癫痫并不严重，据报道 1 位患病女孩从未有过癫痫发作，她的意识和语言发育是正常的。一项研究发现，大的脉络膜视网膜陷凹与神经发育不良相关。新的药物，如氨己烯酸与拉莫三嗪，在控制婴儿痉挛方面更有效，也可改善神经发育，并避免了促肾上腺皮质激素和泼尼松的使用。

【组织病理】

组织学上，视网膜脉络膜陷凹部位为局部视网膜色素上皮和脉络膜的全层缺损，上层覆盖的视网膜完整，但通常组织结构异常。

【临床表现】

1. **眼部特征**　眼部畸形为严重的脉络膜病，有特异性的脉络膜视网膜空隙或陷凹。脉络膜视网膜空隙呈多发性，靠近视盘处最多，成簇出现，病变为白色、黄色或粉红色，伴色素减退，但边缘可有淡的色素沉着，病变大小和数量在不同的患儿身上，或在同一患儿的眼内不同部位有很大差异，直径可以为 1/10 PD 到数个 PD 大小，一般双眼同时受累；病变部位的色素随着病程可有所增加，而病损的数量和大小基本保持不变。荧光素眼底血管造影提示视网膜正常。

有以下伴随症的视网膜脉络膜陷凹报道较罕见，包括常染色体显性遗传性小头畸形、羊膜带综合征、口-面-指综合征和眼耳综合征。先天性视盘异常包括视盘缺损、视神经发育不全和可伴有视网膜脉络膜陷凹的先天性视盘色素沉着。其他伴随的眼部异常包括小眼球、球后囊肿、假性神经胶质瘤、视网膜脱离、黄斑部瘢痕、白内障、永存瞳孔膜、虹膜粘连和虹膜缺损。OCT 扫描有助于该病的诊断，其中一名患者 OCT 扫描可见陷凹内及邻近陷凹的位置存在视网膜内核层囊肿并伴有脉络膜和巩膜变薄。

2. **全身临床特征**　①严重的智力运动发育滞后或倒退，表现为锥体束及锥体外系症状和体征；②癫痫痉挛发作，也可有其他类型的发作，患儿起病较早，23% 起病年龄在出生后 1 个月内，68% 在出生后 3 个月内发病；发作间期脑电图表现为高峰失律占 18%，发作时两侧半球有各自脑电活动，称为分离脑电图；③精神运动发育落后；④头颅影像学改变：主要为胼胝体发育不全，透明隔穹窿缺如，脑室扩大,轮廓多不规则,脑穿通畸形脉络丛异常,巨脑回等;⑤均为女性发病,可能是显性基因突变的结果,此基因位于X染色体上。

艾卡尔迪综合征患者最常见的全身表现是脊柱畸形,如椎体融合、脊柱侧凸、脊柱裂;以及肋部畸形,如肋骨缺失、肋骨融合或分叉;还可见肌张力减退、小头畸形、面部畸形、耳郭异常和胃肠功能障碍;面部异常还包括下颌前突、鼻尖上翘、塌鼻梁和侧眉稀疏,这些也有助于艾卡尔迪综合征的诊断。报道的案例中还有20%存在各种各样的皮肤损伤,且严重智力低下几乎是无法逆转的。

艾卡尔迪综合征的眼部病变与中枢神经系统异常有一定的对应关系,中枢神经系统畸形包括胼胝体发育不全、皮质移行异常(如巨脑回、多小脑回、皮质异位)以及多种形式的中枢神经系统畸形(如非对称大脑半球、Dandy-Walker综合征、侧脑室枕角扩大畸形、中线部蛛网膜囊肿)。常见的是胼胝体完全发育不全,但也可能发生部分胼胝体发育不全,还有1例报道胼胝体发育正常。艾卡尔迪综合征和视-中隔发育不良综合征之间可有重叠,已有研究证实脉络丛乳头状瘤和艾卡尔迪综合征之间有一定的联系。

第十一节　白化病视盘

白化病是一种较为罕见的遗传代谢性疾病,患者由于黑色素合成相关基因的突变导致黑色素合成、转运受阻,从而导致皮肤、毛发以及眼睛的部分或完全性着色缺失。根据白化病累及的组织、器官、系统的程度,可将其分为综合征型白化病和非综合征型白化病。眼白化病属于非综合征型白化病,白化病症状仅发生在眼部,分为X隐性连锁遗传的眼白化病1型和常染色体隐性遗传的常染色体隐性眼白化病型。

在婴幼儿时期,用检眼镜观察白化病儿童的眼底,可以观察到白化病视盘(albinotic optic disc)通常会呈现弥漫性灰色。这种变色与周围脉络膜视网膜色素沉着所产生的光学效应有关,因为它在年龄较大的儿童和成年人中不再明显。眼白化病1型患者的眼部主要表现有双眼先天性眼球震颤、视力低下、虹膜和眼底色素沉着不足或沉着不均、双眼黄斑中心凹发育不良等;常合并屈光不正、斜视、畏光、视觉传导通路异常等;多数女性携带者有眼部异常表现,如虹膜半透明,眼底呈灰白色斑点状或条纹状的色素缺失等。

Schatz和Pollock已经确认了大多数白化病患者的五种视盘特征:①小视盘;②生理性视杯消失;③长轴倾斜的椭圆形视盘;④视网膜主要血管起源于视盘颞侧;⑤视网膜主要血管走行异常,血管自视盘颞侧部分出入,首先伸向鼻侧,离开鼻侧边缘后再折回眼底颞侧部分,形成颞侧视网膜拱廊(原位反转)(图4-19,图4-20)。白化病和视神经发育不全之间的联系是有争议的,虽然人类缺乏组织病理学的证据,但一些间接证据支持两者相关联。

临床上已经观察到白化病患者的视盘很小,白化病患者双眼黄斑中心凹发育不良,黄斑区神经节细胞数量不足可能会使乳头黄斑束的视神经轴突总数降低。

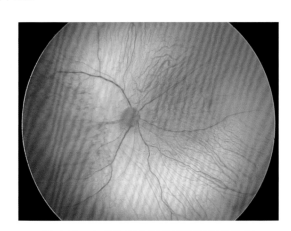

图 4-19　白化病眼底视盘呈现弥漫性灰色
(施维提供)

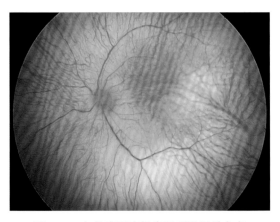

图 4-20　白化病眼底视盘呈现弥漫性灰色
(施维提供)

白化病不可避免地伴随视神经发育不全。多项组织学研究显示,患有白化病动物的视神经纤维比正常色素的同类动物少大约 7%,这些发现佐证了视神经发育不全是白化病的一部分。在一项研究中,高分辨率 MR 成像显示白化病患者的颅内视神经大小在正常范围,而最近的一项定量研究则检测到白化病患者的前视觉通路发育不全。

(周 剑 吴 琼)

第五章

视盘玻璃膜疣

视盘玻璃膜疣（optic disc drusen 简称 ODD），又称视盘透明体（hyaline bodies of the optic disc）、视盘胶质体（colloid bodies of the optic disc）。英文中"drusen"一词源于日耳曼语，最初是"肿瘤""膨胀"或"肿大"的意思。视盘玻璃膜疣与视网膜玻璃膜疣都称为玻璃膜疣，但病理改变及发病机制迥然相异。大部分视盘玻璃膜疣不影响中心视力，临床上容易被忽略。视盘玻璃膜疣是视盘结构异常的结果而并非原因，其病程进展和病理组织学的研究结果表明视盘玻璃膜疣起源于轴突变性，而不是玻璃膜疣形成后侵犯邻近轴突引起的变性。

根据视盘玻璃膜疣位置的深浅，分为埋藏性玻璃膜疣（buried drusen）和浅表性玻璃膜疣（superficial drusen）。根据视盘玻璃膜疣眼底检查的可见或不可见，分为：可见性玻璃膜疣（visible drusen）和隐藏性玻璃膜疣（harboring drusen）。

【流行病学】

Lorentzen 调查显示，本病的发病率为 3.4/1 000。Erkkila 调查 1 076 例 7 岁左右的儿童，结果提示本病儿童发病率为 4/1 000 左右，以上数据均为临床上检眼镜检查的结果。本病尸检眼发病率较高，为 5/1 000 和 24/1 000，大约有 60% 玻璃膜疣病变位于视神经深部，所以临床检查与组织学研究结果差别较大。视盘玻璃膜疣大多为双眼发病，约占 2/3 到 4/5，甚至有报告高达 91.2%。有研究证实本病是一种常染色体显性遗传的疾病。Lorentzen 对视盘玻璃膜疣患者的 909 位亲属进行调查，发现 28 人（3.1%）有视盘玻璃膜疣，发病率约为正常人群的 10 倍。早期资料认为视盘玻璃膜疣无性别差异，但近年研究显示，女性发病率为 61% 和 71%，稍高于男性。视盘玻璃膜疣很少在黑种人中发现，可能与黑种人的巩膜管一般较白种人大有关。早期认为视盘玻璃膜疣与远视有关，Erkkila 发现本病患儿中，行为笨拙、学习障碍和神经系统存在问题的发生率很高，但后续的研究尚未能证实这些观点。

【发病机制】

关于视盘玻璃膜疣的病理机制尚不清楚，有多种理论和假说。Sacks 等认为先天血管异常，血液循环障碍，导致血浆蛋白转输受阻，淤积于视盘，形成视盘玻璃膜疣。

Seitz 等从组织化学角度研究，认为视神经纤维崩解后，轴浆的衍生物是视盘玻璃膜疣的起源。他们认为视盘玻璃膜疣的形成是一个慢性变性过程。支持轴突变性理论的还有 Spencer 和 Tso。Spencer 认为视盘玻璃膜疣的形成是由于轴浆流转输的变化所致。Tso 通过 18 例视盘玻璃膜疣患者临床病理学相关研究，用显微电镜观察到视盘玻璃膜疣病理改变，提出视盘玻璃膜疣的形成机制。他认为轴突代谢紊乱导致细胞内线粒体钙化，轴突崩解，线粒体释放到细胞外，因细胞外的钙浓度较细胞内高，钙质不断地积聚在这些被释放到细胞外的线粒体内，于是产生微小的钙化体，随着钙质不断地积聚在这些病灶上，形成视盘玻璃膜疣。有以下三点支持视盘玻璃膜疣轴突起源学说：①病变位于筛板前，轴突内成分聚集导致视盘水肿；②演变过程：轴突崩解→钙化→轴浆淤积→玻璃膜疣渐渐增大；③视盘玻璃膜疣钙化前期的病理变化，由慢性轴浆流转输障碍所致。视盘玻璃膜疣可能的发病机制如图 5-1。

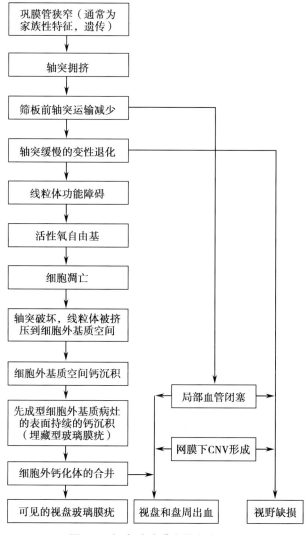

图 5-1　视盘玻璃膜疣的发病机制

学成分含有黏多糖、氨基酸、核糖核酸、脱氧核糖核酸、钙和少量铁元素。

大部分视盘玻璃膜疣位于筛板前,90% 在 Bruch's 膜之后。只有很少位于筛板之后,或者从神经胶质组织生长伸入到玻璃体内。视盘玻璃膜疣位于筛板前的可能原因是:巩膜管狭窄→轴浆流淤滞→被筛板胶原网浓缩→钙化灶发生在筛板前→钙质进一步淤积,玻璃膜疣体积增大。巩膜管的纤维结构,引起轴浆流相对阻滞,这种特殊结构可以解释为什么玻璃膜疣不发生在其他的神经系统。

从解剖方面分析,结合眼底血管造影检查,视盘玻璃膜疣患者与正常人相比有以下异常:①巩膜管和视盘较正常人小,无视杯,可能是中胚层的异常发育。巩膜管狭窄和视盘小造成局部组织拥挤,影响循环和代谢。②血管异常,表现为视盘上明显的血管迂曲、扩张和不正常的血管分支。③视网膜中央血管在视盘上分支异常。④连接视盘表面和深部血液循环的血管较粗大。⑤视盘毛细血管增多。

【临床表现】

儿童很少表现为可见性和浅表性玻璃膜疣,通常为埋藏性玻璃膜疣,由于玻璃膜疣位于视盘深部,眼底表现为视盘隆起,随年龄增长,玻璃膜疣体积增大,可见性增加,很多研究者进行了多年的临床观察发现,埋藏性玻璃膜疣可以变为可见性玻璃膜疣。Hoover 等跟踪了 40 个视盘玻璃膜疣患者,初次检查时的平均年龄为 10.2 岁(3.6~19.5 岁),平均随访 44 个月,开始时表现为视盘隆起,后来 38/40 发展为独立的钙化体或玻璃膜疣,平均年龄为 12.1 岁。最年幼的视盘玻璃膜疣患者为 4 岁,经 B 超诊断为埋藏性视盘玻璃膜疣,2 年后发展为可见性视盘玻璃膜疣。儿童及青少年(15 岁以下)的浅表性视盘玻璃膜疣所占比例为 16%。

1. **视力**　患者一般无自觉症状,大多学者都认为视盘玻璃膜疣引起单独的视力损害极为少见。中心视力损害仅仅为轻度,很少下降到 0.4 以下。严重的视力损伤通常发生在严重的视野损害之后。若发生血管并发症,中心视力将会严重损伤。如果视野正常,仅仅出现视力损害,应该寻找造成视力损害的其他原因。在没有血管并发症的情况下,极少数视盘玻璃膜疣患者也可发生一过性黑矇或严重视力下降,甚至永久性失明。有人认为视盘玻璃膜疣视力下降与视神经节细胞丧失有关,视神经

视盘玻璃膜疣与视盘水肿的早期临床和组织病理变化相同,后者不形成钙化的原因,可能是其轴浆流淤滞的时间较短。视盘玻璃膜疣患者由于巩膜管狭窄,引起慢性轴浆流淤滞。

有些资料将本病称为遗传性视盘玻璃膜疣,认为遗传因素与视盘玻璃膜疣发病相关。Antcliff 等调查显示,7 个不同家系的视盘玻璃膜疣患者,对其 27 人亲属进行检查,其中 1 人经 B 超检查发现为埋藏性视盘玻璃膜疣。53 眼中,有 30 眼视盘血管异常(57%),有 26 眼无视杯(49%),提出先天性视盘和视盘血管的发育异常,影响视盘血液供养,预示日后可能形成视盘玻璃膜疣。

【组织病理】

玻璃膜疣的大小约为直径 5~1 000μm,大的玻璃膜疣周围通常有很多小的玻璃膜疣。玻璃膜疣因为含有钙质,故为嗜碱性。视盘玻璃膜疣的化

节细胞丧失引起光敏度下降,尤其是中心区下降明显。

2. 眼底表现　视盘玻璃膜疣的大小和可见性随年龄变化,随着年龄增长,视盘玻璃膜疣体积可逐渐增大,由埋藏性玻璃膜疣变为可见性玻璃膜疣。儿童视盘玻璃膜疣大多表现为视盘饱满隆起,

视杯消失,视盘周围可有出血(图 5-2~图 5-4),但不出现视神经纤维层水肿,这是与视盘水肿的不同之处。视盘玻璃膜疣导致的视网膜出血可有以下四种表现:①视盘碎片状出血;②视盘出血扩散到玻璃体内;③视盘深层出血;④视盘周围出血,蔓延或不蔓延到黄斑区。

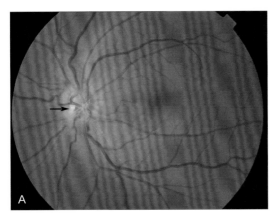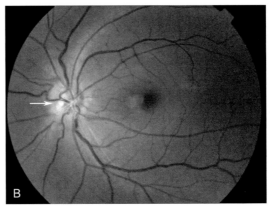

图 5-2　视盘玻璃膜疣

A. 视盘玻璃膜疣,左眼视盘鼻侧箭头所示可见钙化体,视盘血管拥挤;B. 视盘玻璃膜疣显示自发荧光。

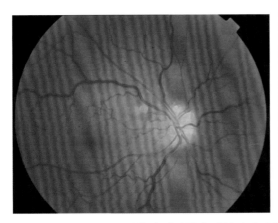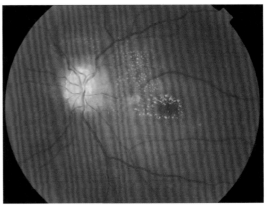

图 5-3　双眼视盘玻璃膜疣,视盘内多个钙化小体,左眼同时可见视网膜硬性渗出

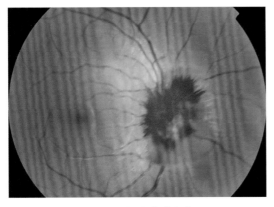

图 5-4　视盘玻璃膜疣出血

临床上多数儿童埋藏性玻璃膜疣病例最初表现为假性视乳头水肿。眼底可见视盘隆起,其边缘模糊或隐蔽,可呈灰色或黄白色改变(图 5-5)。随着年龄的增长,视盘玻璃膜疣在检眼镜检查中会变得更明显。年龄稍大的儿童,视盘边缘轮廓常呈圆齿状。

除了小视盘和视杯缺失外,视盘血管结构也可出现异常。视网膜主要血管大量增多,常迂曲。视网膜静脉轻微的扩张。睫状动脉的出现率也有所增加,大约为 24.1%~43%。Mustonen 发现 29.7%的眼中有视乳头周围萎缩或色素上皮紊乱。偶尔可见视网膜静脉襻或视网膜睫状血管。

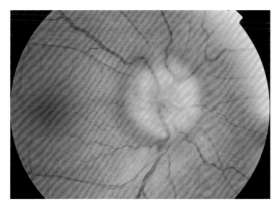
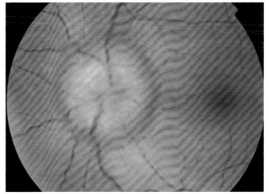

图 5-5 双眼视盘玻璃膜疣,表现为假性视乳头水肿

Rubinstein 等回顾文献,并且临床跟踪 19 例视盘玻璃膜疣患者 1~10 年(平均 5 年),将视盘玻璃膜疣眼底表现、病程变化和并发症归纳为:①视盘玻璃膜疣;②广泛视网膜出血;③浆液性视网膜渗出,伴有或不伴有出血;④引起视网膜隆起,由此产生朝向黄斑及远端放射状皱褶;⑤急性病变后,视力可恢复到正常或接近正常,黄斑区色素紊乱或乳斑束广泛的色素变动。

【辅助检查】

1. **视野** 视盘玻璃膜疣视野损伤进展缓慢,大部分患者没有视野损伤的主观感觉。视野损伤可表现为生理盲点扩大,向心性视野缩小和神经束性视野缺损。视神经纤维束损伤是视野缺损的主要表现,视盘玻璃膜疣神经纤维束的损伤部位主要在鼻下象限。儿童视盘玻璃膜疣患者年幼时即可有视野损伤,随年龄增大,玻璃膜疣体积增大,视野损伤的程度和发生概率增加。Hoover 等报道一组 21 名儿童患者,18 眼 /35 眼(51%)视野损伤,9 眼为生理盲点扩大,6 眼为下方弓形、扇形视野损伤,3 眼显示以上两种视野损伤同时出现,视野损伤发生的平均年龄为 14 岁(年龄 7~21 岁)。有报道认为严重的视野损伤多见于可见性表面视盘玻璃膜疣患者,Wilkins 等回顾性研究 92 眼视盘玻璃膜疣,45 眼(49%)视野损伤,在 45 眼视野损伤病例中,73% 为视神经束状损伤,可见性玻璃膜疣患者 73% 视野异常,而埋藏性玻璃膜疣患者视野异常者只有 36%,两者有明显差异。但是也有人认为视野的损伤区域与可见玻璃膜疣的位置无密切相关性,视野的损伤可能是由于较深部或者筛板上浅层玻璃膜疣压迫神经纤维所致,其病理机制可能为:①巩膜管小,轴浆流转输障碍,逐渐导致视神经损伤;②玻璃膜疣直接压迫筛板前神经纤维;③视乳头缺血性改变。生理盲点扩大可能是视盘血管渗漏和并发视盘水肿所致。

2. **B 超** 中频扫描时,玻璃膜疣表现强回声(图 5-6),其周围呈现声学暗区。由于含有钙质,低频扫描也可表现出这种特征。Kurz-Levin 回顾性研究了疑为视盘玻璃膜疣的 142 例患者(261 眼)的临床资料,用 B 超探查、CT 扫描、荧光素眼底血管造影激发光的自发荧光等检查,将这些影像诊断技术进行比较。261 眼中有 36 眼用了 3 种检查方法,其中 21 眼诊断为玻璃膜疣。21 眼 B 超均为阳性结果,而 CT 扫描和自发荧光的阳性结果分别是 9 眼和 10 眼。怀疑为埋藏性视盘玻璃膜疣的 82 眼中,B 超显示 39 眼为玻璃膜疣,自发荧光为 15 眼。所有病例中,经自发荧光或 CT 扫描诊断的玻璃膜疣,B 超均无漏诊。故作者认为 B 超是诊断视盘玻璃膜疣最可靠方法。自发荧光主要用于可见性视盘玻璃膜疣,CT 扫描适用于排除颅内占位性病变的诊断,同时可以发现埋藏性视盘玻璃膜疣。

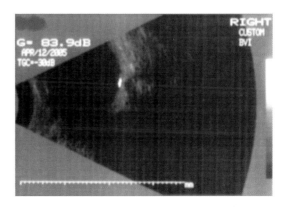

图 5-6 视盘玻璃膜疣 B 超显示强回声

3. **CT** CT 检查可作为视盘玻璃膜疣的诊断手段,因为玻璃膜疣含有钙质,CT 扫描表现为高亮点。CT 对视盘玻璃膜疣的诊断不如 B 超敏感,尤

其是较小的玻璃膜疣,因为 CT 扫描每个断层之间有一些间隙,所以较小的玻璃膜疣有时容易漏诊。

4. OCT 可以提供高分辨率影像,对于视盘玻璃膜疣是一项有意义的检查。视乳头水肿显示视乳头轮廓比较光滑,而视盘玻璃膜疣则较为粗糙。视盘玻璃膜疣表现为表面的高反射,其后方出现视网膜下低反射区,这点有别于视乳头水肿。有观点认为 OCT 不能鉴别视盘玻璃膜疣和视乳头水肿,中度的视乳头水肿表现无特异性的高反射,与视盘玻璃膜疣无法鉴别。OCT 受到扫描深度的局限,对于深部的玻璃膜疣分辨率降低。EDI-OCT 和 SS-OCT 具备更深的扫描能力,可以弥补这方面的局限性,能够分辨深部玻璃膜疣的形态和结构。

视盘玻璃膜疣可引起视神经纤维层的损伤,通常在玻璃膜疣附近的视神经纤维损伤较为严重,组织学检查已经证明了这点。OCT 可以用于 RNFL 损伤的早期诊断,可精确地测量 RNFL 厚度,OCT 可跟踪检查视盘玻璃膜疣患者的 RNFL 厚度。视盘玻璃膜疣与青光眼都可以导致 RNFL 的损伤,如果视盘玻璃膜疣和青光眼同时发生时,RNFL 的损伤是由何者引起,很难鉴别,即使如此,应用 OCT 能够发现 RNFL 损伤,这有利于及早发现病理改变,采用适当的治疗措施,跟踪观察病情变化。

5. FFA 视盘玻璃膜疣可自发荧光(见图 5-2B),有多篇文献描述了这种荧光特性。浅表性视盘玻璃膜疣通常表现为较亮的结节状自发荧光,埋藏性视盘玻璃膜疣也可有自发荧光,表现为弥散的、较弱的自发荧光,埋藏性视盘玻璃膜疣没有自发荧光时,FFA 有助诊断。FFA 表现为视盘不均匀的强荧光,后期尤为明显。与视盘水肿不同的是,视盘玻璃膜疣患者视盘表面没有扩张的毛细血管,视盘水肿早期视盘表面可显示表层毛细血管扩张,后期荧光渗漏,视盘玻璃膜疣后期为荧光渗漏染色,表现为簇状强荧光(图 5-7)。FFA 还可显示视盘玻璃膜疣的异常血管的形态。

6. 视觉电生理 视盘玻璃膜疣患者的视觉电生理改变,VEP 表现为 P100 延长和振幅降低,提示神经节细胞损害,与视盘周围视神经纤维层异常有关。

【并发症】

1. **视网膜中央动脉阻塞(CRAO)和视网膜中央静脉阻塞(CRVO)** 关于视盘玻璃膜疣与该两病有很多相关文献报告。由视盘玻璃膜疣导致的 CRAO 或 CRVO 患者通常都比较年轻。

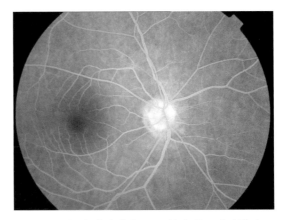

图 5-7 视盘玻璃膜疣 FFA 检查显示玻璃膜疣渗漏染色,视盘呈不均匀强荧光

2. **前部缺血性视神经病变(AION)** 视盘玻璃膜疣所引起的 AION,没有全身的心血管疾病。特发性 AION 的视盘直径较正常人小,视盘玻璃膜疣患者视盘小,组织拥挤,再加上玻璃膜疣的压迫,造成供养视神经的血管供血障碍,这种机械性压迫是导致视盘玻璃膜疣患者发生 AION 的主要原因。视盘玻璃膜疣所引起的 AION,发病年龄小,症状上常常有短暂视力障碍的发病前兆。

3. **视网膜脉络膜新生血管** 视盘玻璃膜疣引起的视网膜脉络膜新生血管,患者年龄小,对视力损害严重。可表现为视网膜表面新生血管和脉络膜新生血管,发生部位可位于视盘上、或视盘周围,有的可延伸到黄斑区,也有位于视盘正中央和黄斑正中心。

4. **视乳头水肿** 玻璃膜疣可能与早期或慢性视乳头水肿非常相似,虽然视乳头水肿和假性视乳头水肿的检眼镜下特征有很大区别,但鉴别诊断也非常复杂。首先,一些儿童在已确诊视盘玻璃膜疣的情况下出现视乳头水肿。其次,慢性视乳头水肿可在肿胀的视神经盘上引起玻璃膜疣样沉积物。最后,一些典型的假性视乳头水肿儿童,回顾病史发现其数年前患有脑脊液高压病史,这类患者视乳头水肿消退后残留轻度视盘隆起,类似假性视乳头水肿。当儿童出现视盘玻璃膜疣伴严重的神经纤维层缺失时,需要进行腰椎穿刺测量颅压,以排除脑脊液压力同时升高的情况。

【治疗】

虽然视盘玻璃膜疣没有有效的治疗办法,但患者需要定期的眼科检查。其目的是跟踪观察视盘玻璃膜疣本身的病理变化,一旦出现病情变化和视功能损害,如眼压增高和血管并发症,可以尽早对症处理。

1. **高眼压的处理** 视盘玻璃膜疣通常有视野的损害,这种损害与青光眼的视野损害相似。视盘玻璃膜疣伴有眼压升高时,很难鉴别视野损害由何者导致。动态评估 RNFL 和视野变化,如果 RNFL 和视野进行性损害,不论是由于青光眼还是视盘玻璃膜疣引起的,都建议降眼压治疗,以保护视神经。

2. **并发症的治疗** 发生缺血性视神经病变,视网膜中央动脉阻塞和视网膜静脉阻塞时,参照这些疾病的治疗方案处理。

视网膜脉络膜新生血管是本病的另一并发症,通常发生在视乳头周围区域,早期可以不影响中心视力,如果新生血管蔓延到黄斑区,一旦引起出血,或者黄斑区水肿,则会导致视力严重受损。其治疗可参照视网膜脉络膜新生血管处理,根据病情不同,采用抗 VEGF、光动力、视网膜光凝术和手术治疗。

（周 剑）

第六章

视乳头（视盘）水肿

第一节 概 述

视乳头水肿（papilledema）主要指颅内压升高引起的视盘肿胀（disc swelling），是视盘非炎性被动性水肿，常为双眼。其他各种类型的获得性视盘肿胀通常称视盘水肿（disc oedema），视盘水肿再根据特定的病因进一步分称为视乳头炎、视盘血管炎及前部非动脉炎性缺血性视神经病变等；也可因眼内炎症（如葡萄膜炎）、局部代谢异常、球后视神经被浸润或受压迫、低眼压，以及高血压、糖尿病或全身炎性疾病等导致视盘水肿。另有所称假性视乳头水肿（pseudopapilledema），主要因视神经发育异常所致。眼科临床所见视盘肿胀在未明确病因前，常将术语视乳头水肿和视盘水肿互为称呼。由于前者可能预示有潜在隐匿的颅内病灶，尤其是双眼视乳头水肿者，即使视力正常或／和没有明显的头痛、恶心等症状的，也应急诊首先排除颅内占位病灶（如肿瘤、脓肿或出血等）。因此，我们认为，有必要强调从病因角度分称视乳头水肿或视盘水肿，并分别加以讨论。

儿童继发于颅内压增高的视乳头水肿的病因和成人的大多相同，但儿童不同年龄段有某些不同于成人的病因和发病特点及预后。如美国费城儿童医院神经眼科中心收治的儿童视乳头水肿中两个最常见的病因是脑肿瘤或假性脑瘤综合征（pseudotumor cerebri syndrome，PDCS）。其他常见病因是脑膜炎、脑积水、静脉血栓形成和过早关闭颅骨缝为特征的颅面发育异常导致的视乳头水肿。

统称的视盘肿胀临床上可分继发于颅内压增高的视乳头水肿，继发于眼内、眶内及全身的视盘水肿，以及假性视乳头水肿。其病因分别列举如下。

（一）继发于颅内压增高的视乳头水肿

1. **占据颅内腔隙的病变** 如肿瘤、炎性肿块、脓肿、出血、梗死、动脉或静脉畸形。其中肿瘤包括各种原发性和继发性（转移性）脑瘤、错构瘤、畸胎瘤、巨大动脉瘤、囊尾蚴囊肿等，甚至脊髓肿瘤也可使颅内压增高，视乳头水肿。炎性肿块包括结核、梅毒、肉样瘤病引起的肉芽肿及非特异性弥漫性增生肿块。

2. **局灶型或弥漫性脑水肿** 脑炎、脑膜炎通常引起弥漫性脑水肿，其中结核性脑膜炎视乳头水肿发生率达25%，病毒性脑炎为19%。

3. **颅骨穹隆容积减小** 如颅缝早闭、颅骨变厚。

4. **脑脊液流动受阻** 非交通性脑积水。

5. **脑脊液吸收减少** 交通性脑积水、静脉压增高。

6. 脑脊液生成增多。

7. 特发性颅内压增高（假性脑瘤）。

8. 严重过敏性脑部病变如蜂蜇伤。

9. 全身疾病如尿毒症、严重慢性阻塞性肺部疾病、伴有凝血病的全身性疾病（白塞病、系统性红斑狼疮、妊娠／产后、弥散性血管内凝血）。

10. 严重的脑外伤及医源性因素（手术创伤、留置分流导管阻塞等）。

（二）继发于全身性疾病的视盘水肿

糖尿病性视神经病变，恶性高血压，甲状腺

或甲状腺相关疾病,浸润性视神经病变(如白血病、淋巴瘤、多发性骨髓瘤等),结节病,胱氨酸病(cystinosis),先天性发绀型心脏病,颅缝早闭综合征,婴儿摇晃综合征(shaken baby syndrome),婴儿恶性骨病,神经型囊尾蚴病,黏多糖(贮积)病,疟疾及副肿瘤等。

（三）继发于眼内或眶内疾病的视盘水肿

各种视神经疾病如视乳头炎、视神经视网膜炎、缺血性视神经病变、外伤性视神经病变、中毒性或放射性视神经病变等,视网膜中央静脉阻塞、视盘血管炎、葡萄膜炎、低眼压等,以及眶内炎症和累及视神经或其鞘膜的各种肿瘤。

（四）假性视乳头水肿

假性视乳头水肿是视盘非水肿性隆起或视盘生理凹陷湮没,或盘缘模糊欠清造成的貌似视乳头水肿的眼底征象。主要因视盘、视神经或视盘周围视网膜先天发育异常所致,如牵牛花样视盘异常、视盘周围葡萄肿、先天性视盘倾斜综合征、先天性视盘隆起、视盘透明质残留、有髓神经纤维以及中高度远视或近视散光等,尤其是伴有玻璃膜疣(埋藏性或浅表性玻璃膜疣)的小而无视杯的视盘是假性视乳头水肿常见的原因。这些视盘异常发育各有组织结构形态特征,已有专章介绍。其他如Leber视神经病变也表现为假性视乳头水肿。真性和假性视乳头水肿的眼底特征鉴别可参考表6-1。图6-1为一例中度远视儿童眼底及OCT神经纤维层检查。

假性视乳头水肿的其他原因包括:①持久的玻璃体(残存)动脉可以对视盘产生向前的牵拉作用。②视盘上含有Bergmeister乳头(发育过程中原始

表 6-1 真性视乳头水肿和假性视乳头水肿的眼底特征鉴别

真性视乳头水肿	假性视乳头水肿
视盘边缘的血管模糊不清	视盘边缘仍可见视盘血管
隆起延伸至视乳头周围的视网膜	隆起仅限于视盘
视乳头周围神经纤维层变灰、混浊	视乳头周围神经纤维反光清晰
明显的静脉充血	轻度静脉充血
渗出	无渗出
仅在中度至重度视盘水肿时出现视杯消失	小而无视杯的视盘
尽管有静脉充血,但视盘血管结构正常	视网膜主干血管增加,伴早期分支和异常的三叉及四叉分支
无视乳头周围反光	新月形视乳头周围反光
无自发性静脉搏动	通常也无自发性静脉搏动

上皮乳头)的神经胶质组织可以向前牵拉视盘使其隆起,而视盘表面扁平不透明的胶质组织可以遮盖其下视盘边缘,使其貌似视乳头水肿。③远视或伴有狭小巩膜管的小眼球可以使视盘隆起类似水肿。小眼球还可能并存有从视盘延伸到黄斑区的孤立的视网膜皱褶。④视盘旁有髓神经纤维偶尔可能误诊为视乳头水肿,特别是双眼均有的环绕视盘的有髓神经纤维更易误诊。笔者曾接诊1例15岁女性儿童,双眼底有对称性环绕视盘周围的大片浅黄色病灶遮盖视网膜血管,其陪同母亲的眼底视盘也

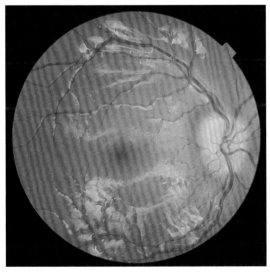
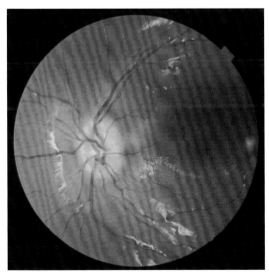

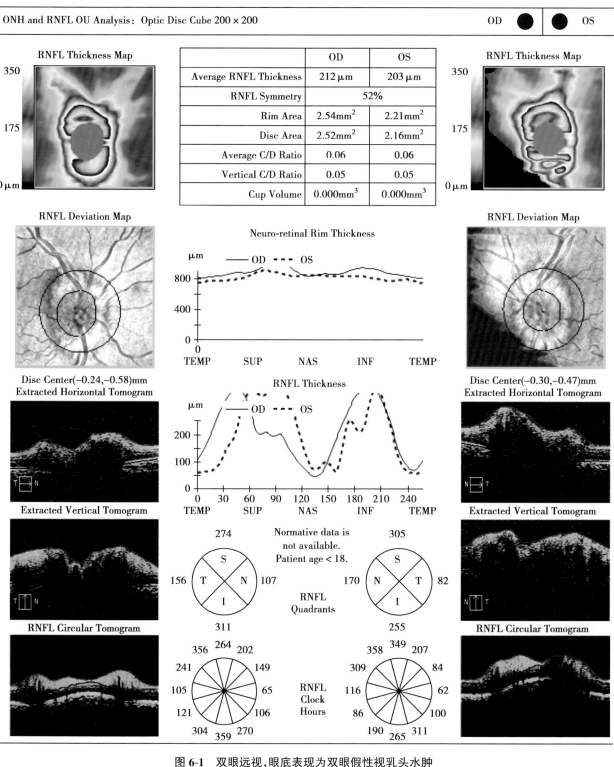

ONH and RNFL OU Analysis：Optic Disc Cube 200×200　OD ● ● OS

	OD	OS
Average RNFL Thickness	212μm	203μm
RNFL Symmetry	52%	
Rim Area	2.54mm²	2.21mm²
Disc Area	2.52mm²	2.16mm²
Average C/D Ratio	0.06	0.06
Vertical C/D Ratio	0.05	0.05
Cup Volume	0.000mm³	0.000mm³

图 6-1　双眼远视,眼底表现为双眼假性视乳头水肿

有同样病灶,经全面检查证实为先天性有髓神经纤维。⑤慢性或仍在恢复中的视乳头水肿可以貌似假性视乳头水肿或显露出易误诊为假性视乳头水肿的视盘玻璃膜疣。临床上怀疑假性视乳头水肿时,常规的检查流程如下。

1. **病史**　自诉无视力模糊(除非有屈光不正

或先天性白内障等)或仅有短暂的视力障碍。多在常规体检或在检查其他眼部病变时发现眼底疑似视盘水肿,但缺乏随脉搏同步发生的 1 耳或双耳搏动性耳鸣,没有头痛、恶心、全身感觉或运动障碍等神经系统异常。

2. **检查**　视力和色觉正常,瞳孔对光反应灵敏。若眼底检查视盘凹陷小或缺如,即"拥挤"的小视盘或视杯湮没,多有一定的家族遗传倾向,应争取检查该儿童的父母和同胞兄妹有否同样眼底视盘形态。并应排除中或高度远视(正常儿童6岁前多有轻度远视)。小视盘在裂隙灯下用90D透镜所见视盘周围神经纤维层无混浊或肿胀,且不遮盖视盘上的血管。视盘正常橘红色或偏红,但不充血,更没有变淡白。若视盘隆起,其隆起区并不超越视盘边缘(而真性视乳头水肿,肿胀的神经纤维层可从视盘跨越盘缘到视盘周围视网膜)。围绕视盘的环形光反射明亮和有规则(真性视乳头水肿由于神经纤维层肿胀而失去该光环)。双眼视野和视觉诱发电位检查均正常。对模棱两可或无法确定是否假性视乳头水肿,应做FFA,眼科B超或OCT检查,必要时行MRI颅内扫描。

本章首先以继发性颅内压升高导致的视乳头水肿为重点全面论述,对常导致儿童颅内压升高后视功能严重损害的三类疾病,即特发性高颅压、脑积水、颅内肿瘤等分节介绍,并分别简介其他病因造成的视盘水肿。

第二节 继发于颅内压增高的视乳头水肿

【视乳头水肿分期】

早年多按Walsh等(临床神经眼科学,第五版,2000)提出的分类法,即早期型、发展完全型、慢性型、萎缩型及单眼或不对称型视乳头水肿。但儿童比成人较难以通过临床检查明确视乳头水肿的分期,笔者参考近年Liu等主编的《Neuro-Ophthalmology:Diagnosis and Management》第三版(2019年)分期法,提出主要分三期,即初发和急性期视乳头水肿、慢性期视乳头水肿、萎缩期视乳头水肿,并分别介绍治疗后视乳头水肿、福-肯(Foster-Kennedy)综合征、单眼或不对称型视乳头水肿及婴幼儿视乳头水肿。

1. 初期或急性期视乳头水肿 伴随高颅压的初期视乳头水肿首先出现在视盘的下方和上方,继则视盘鼻侧,最后扩展到颞侧。视乳头水肿的这一发展顺序和盘周神经纤维层的密度相关,即视盘周围神经纤维层的密度从下到上,依次再到鼻侧和颞侧呈降序排列,密度逐渐变稀变薄。水肿的神经纤维层遮蔽了其下的视盘血管并使盘缘模糊不清。通常视乳头水肿的发展需要颅内压增高至少持续1~5天。但急性蛛网膜下腔或脑实质内出血引起的突发增高的颅内压偶尔可能在数小时内发生视乳头水肿。Selhorst等曾报告1例患者因急性头部外伤导致脑动脉瘤破裂后1小时内发生视乳头水肿,并推测轴浆流阻滞后不会发生如此迅速的视乳头水肿,该例是因头部外伤后突然明显增高的颅内压迫使轴浆流从眶内段视神经逆行流向视乳头而急速发生视乳头水肿。一般初期视乳头水肿有以下眼底征象。

(1)paton线:随视乳头水肿加重,可见环绕视盘周围颞侧出现同心圆样视网膜皱褶,即paton线。视盘颞侧有环形paton线是诊断视乳头水肿的体征之一,但未见paton线不能否定可能存在轻度视乳头水肿。

(2)血管改变:随视盘区神经纤维水肿持续并压迫视盘的毛细血管和小静脉,导致静脉瘀滞和扩张,微动脉瘤形成及视盘和盘周放射状出血。视盘充血是因视盘表面的毛细血管扩张,出现棉绒斑提示神经纤维层内有缺血坏死区。

(3)自发性静脉搏动消失:视网膜中央静脉受压可以造成视网膜静脉充血和迂曲,以及视盘上自发静脉搏动消失。应注意视盘上有自发性静脉搏动虽然通常提示颅内压正常,但并非绝对。大约80%正常人群的视盘上可见视网膜中央静脉及其分支的自发搏动,但仍有20%的正常人可以缺乏静脉搏动。如果视乳头水肿的患者中看到视盘上有自发静脉搏动,至少提示检查时颅内压可能是正常的(通常<200mmH$_2$O)。但应关注两点:①颅内压在同一天不同时间段或不同日期间有波动变化,故在某个时间点偶然看到的视盘静脉搏动不能确认颅内压在其他时间不增高,因而不能仅凭孤立的静脉搏动存在而排除高颅压。②应注意"诱发"的静脉搏动。在视盘未见自发性静脉搏动时,即刻通过眼睑压迫眼球同时观察视盘可能见到诱发的静脉搏动。据称如果用很轻的压迫就能诱发出视盘上静脉搏动,这是颅内压"可能正常"或"几乎正常"的征象。然而,这并非是排查视乳头水肿的可靠证据。

(4)双眼视乳头水肿程度通常一致:这是鉴别

颅内高压，还是眼部获得性疾病导致视盘水肿的依据之一。但也有双眼视乳头水肿不对称甚或仅发生在单眼者。视神经管内的蛛网膜下腔网对脑脊液压力在颅内穹隆和前段视神经之间的传递能够起不完全的屏障作用。蛛网膜下腔网的解剖差异可以解释不对称的视乳头水肿以及在相同的脑脊液压力下个体之间的视乳头水肿程度的差异。Lepore提出，和年龄相关的视盘筛板区组织结构的变化如增加胶原和减少弹性等，可能保护视盘免于高颅压的损害。视盘萎缩区并不发生视乳头水肿，但其他无损伤区仍会有水肿征象（参考下述）。

2. **慢性期视乳头水肿** 当视乳头水肿已持续数周或几个月后，视盘呈现"香槟软木塞"（淡橙黄色）样外观。典型者视盘周围出血明显稀少或消失，渗出逐渐吸收，但挤压轴浆形成的部分较陈旧渗出物常遮盖在视盘表面（即假性视盘玻璃膜疣）。视盘前毛细血管扩张，视盘轻度充血，生理杯湮没。有的视盘表面出现类似玻璃膜疣的可折射的白色小体——淀粉样小体。慢性视乳头水肿也可以伴随静脉侧支循环和视盘周围视网膜下新生血管形成。当通过视网膜中央静脉的血流减少时侧支循环形成，导致本已存在于视网膜和睫状静脉循环系统间的交通支代偿性扩张。该期多数患者视网膜神经纤维层有裂隙状或弥漫状萎缩区，偶尔可见个别患者视乳头水肿持续多年而无明显的视功能障碍，这主要发生在假性脑瘤的病例。

3. **萎缩期视乳头水肿** 随水肿的神经纤维坏死，视盘水肿消退，色泽灰白，筛板不清，视盘仍轻度隆起，边缘毛糙。视网膜动脉分支，尤其是视盘周围的血管变细并伴白鞘，神经纤维层大片萎缩，部分患者黄斑区色素紊乱及脉络膜皱褶。可有不同程度视力减退及视野向心性缩小。

实际上，上述分型并无明确的分界线或严格的时间分段。视乳头水肿发展到视神经萎缩取决于诸多因素，在颅内压急速升高持久不降时，急性视乳头水肿可在数周内导致视神经萎缩，而无须经历慢性水肿阶段。另有部分患者从早期视乳头水肿到视神经萎缩要数月，甚至数年。但视乳头水肿分型对鉴别颅内良性或恶性肿瘤有一定临床价值，颅内恶性肿瘤多呈浸润性弥漫生长，侵犯范围广泛且累及脑室系统，易发生脑脊液循环急剧梗阻，从而导致颅内压骤然增高加速加重视乳头水肿，短期内进入发展完全型，视功能急剧恶化。发展迟缓的良性肿瘤，病变多较局限，且幕上较广阔，脑室较少受

侵，故视乳头水肿进展缓慢，多见于早期型，而位于蝶鞍内的垂体腺瘤则少见视乳头水肿，常在自述视力明显下降时检查眼底已有视神经萎缩。

4. **治疗后视乳头水肿** 若高颅压在神经纤维萎缩前及时治疗（主要是手术治疗）并控制到正常，视乳头水肿常在随后数周到几个月内完全消退。但有部分患者，尤其是视力严重受损的患者可残留不同程度的视盘萎缩变淡白，以及由于视盘上神经胶质增生使残留的仍轻度隆起的视盘区呈"堆积"样形状（继发性视盘灰白）。

5. **福-肯（Foster-Kennedy）综合征** 早在1911年Kennedy首先报告6例F-K综合征。表现为1眼视神经萎缩，对侧眼视乳头水肿的临床综合征。通常是因额叶底面肿瘤（嗅沟脑膜瘤）压迫同侧视神经，使其周围鞘膜腔隙因肿物压迫而闭合，鞘内高压的缺乏加上受压视神经纤维的损害，可发生受压腔隙阻塞侧视神经萎缩，随肿瘤增大到足以引起颅内压增高，则对侧眼发生视乳头水肿。作者提出该颅内额叶病灶压迫造成的眼底"征象"，根据肿瘤首先侵占的颅内脑区和肿瘤进展方向，实际上可分三种类型：①1眼视神经萎缩，另1眼视乳头水肿；②双眼视乳头水肿，继则1眼先发生视神经萎缩；③双眼视乳头水肿，随后双眼均发生视神经萎缩。其病因多见于额叶眶面、蝶骨嵴内侧或蝶鞍区肿瘤，如颅底蝶骨嵴脑膜瘤、嗅区脑膜瘤、额叶胶质母细胞瘤及颅前窝转移瘤等。临床上真正的F-K综合征是较罕见的，Watnick和Trobe报告36例，仅有8例（22%）表现为真正的F-K体征。许多临床所谓F-K体征更多见于视神经疾病，如Willis环的动脉硬化性血管病，尤其是先后不同时期发病的双眼前部缺血性视神经病变，常可见先发病眼视神经萎缩，后发病眼有视盘水肿，可称为假性F-K综合征。

6. **单眼或不对称型视乳头水肿** 临床上许多所称单眼视乳头水肿经仔细检查对侧所谓"正常视盘"，实属双眼不对称性视乳头水肿，只是1眼水肿程度很轻，易于忽视漏诊。颅内压迫性疾病导致的真性单眼视乳头水肿仅占2%左右，而视神经疾病，尤其是前部缺血性视神经病变导致的假性F-K综合征临床更常见。国外文献报告，双眼同时或先后发生NAION的约为10.5%~73.0%，大多数双眼罹患者是先后发病。双眼相继发病的危险率在2年内是12%，5年内为19%。这些双眼先后发病的NAION，均为假性F-K综合征，临床上应慎重鉴

别。因此诊断单眼视乳头水肿要注意三点：①绝大多数单眼视乳头水肿并非真是颅内压增高所致，多由眼内或眶内局部病变并发，如炎症、缺血、眶内视神经受压、低眼压等。②当一眼有先天发育性或后天性局部视神经鞘异常并造成鞘膜腔隙闭塞或粘连，可阻止压力向视盘传递，使该眼不发生视乳头水肿。③当视神经明显萎缩时可不发生视乳头水肿，或水肿仅发生在轴突有功能的区域，即已经萎缩、退变的轴突不发生水肿。

7. 婴幼儿视乳头水肿 婴幼儿视乳头水肿临床罕见，因为婴幼儿仍未完全关闭的颅骨缝使得颅穹隆能在颅内压升高时适应性扩张，通常可避免发生视乳头水肿。但如果颅压太高或急速增高，仍可能发生视乳头水肿。文献报告1例男童颅内压增高，但没有视乳头水肿，该儿童有严重的颅骨干发育不良。故认为在婴儿期较狭小的视神经管直径可能避免颅内压增高后发生视乳头水肿。有报告1例出生仅10个月女婴儿，头颅大伴有内斜视，并有典型的假性视乳头水肿。但其母亲注意到孩子有"颤抖"，行MRI检查诊断囊性小脑星形细胞瘤。肿瘤切除后，术前显而易见的假性视乳头水肿消退，表明婴幼儿轻度的视乳头水肿和假性视乳头水肿有时难以鉴别，因为在该年龄期间颅内占位病变所致的颅压高症状不易被诱发出来，故发现儿童视盘隆起似水肿，应尽早行神经影像学检查。

【发病机制】

正常脑脊液(CSF)开放压力在成人<250mmH₂O，体重正常儿童的CSF压力通常也<250mmH₂O，肥胖儿童则应该<280mmH₂O。咳嗽、用力和憋气时可暂时使CSF压力波动增高。已发现脑肿瘤通过占据颅内有限的空隙，产生局限或弥漫性脑水肿，阻断CSF流动或压迫静脉窦。罕见时如脉络丛乳头状瘤通过产生过多的CSF而升高颅内压。儿童小脑幕下肿瘤比幕上肿瘤更易发生视乳头水肿。小脑幕下肿瘤常因压迫导水管而导致视乳头水肿，但也可能因高颅压压迫Galen静脉(脑静脉干)或后矢状窦闭塞所致。儿童视乳头水肿中最常见的肿瘤是中脑和小脑胶质瘤，成神经管母细胞瘤和室管膜瘤。

视神经鞘的蛛网膜下腔和颅内蛛网膜下腔连续相通，颅内压增高可通过蛛网膜下腔的CSF传导至视神经鞘间隙，造成视神经内的组织压增高，筛板区的轴浆流阻断和轴突肿胀，继则肿胀的轴突

压迫其间的视网膜中央静脉，导致静脉充血及回流受阻，毛细血管渗漏和细胞外液聚集。因此视乳头水肿主要是因缓慢的轴浆流阻滞后造成的机械性压迫，而血管改变，包括静脉瘀滞、毛细血管扩张及阻塞、神经纤维层梗死及视盘上血管扩张，均为继发的。

【组织病理】

视乳头水肿时体积增大，因其后有筛板，周围是坚固的巩膜壁，均对肿胀的视盘形成限制，因而只能向前膨出，把邻接的视网膜推开皱起。随神经纤维间水肿，视盘及其前后附近小血管瘀血扩张，血管外淋巴细胞浸润，循环障碍造成轴浆流阻滞进一步加重，日久神经轴索及神经节细胞变性萎缩，胶质细胞及结缔组织增生，毛细血管闭塞减少，形成继发性视神经萎缩征象。

【临床表现】

头痛、短暂性视力模糊、搏动性耳鸣和侧视时有水平复视是高颅压所致视乳头水肿的四个主要症状。

(一) 视觉症状

1. 视力 早期中心视力正常，可有短暂性视力模糊或发灰暗感，一过性闪光幻觉或闪辉性暗点，持续几秒钟，每天发作从1或2次到数十次，并在弯腰或站起来时，或用力呼气以增加胸腔内压(Valsalva压力)时加重。推测是瞬间缺血造成视力障碍，但也有认为是某种电化学干扰所致。若视盘水肿累及黄斑，有出血、渗出时视力可下降；少数病例肿瘤直接压迫视神经或造成视神经供养动脉缺血，可在早期即有视力严重受损或失明。视乳头水肿长期存在者可导致视功能逐渐丧失。

2. 复视 通常是水平性非共同性，提示有单侧或双侧展神经麻痹。高颅压引起的展神经麻痹典型者是不完全性的，但动眼神经和滑车神经麻痹少见于高颅压，只是在出现反侧偏斜(1眼内下转，另1眼外上转，即Magendie's征)和急性共同性内斜时因怀疑颅内肿瘤直接压迫所致，直至排除为止。罕见时特发性颅内高压能产生弥漫性眼肌麻痹。

3. 远视 视盘周围视网膜下液体积聚，尤其液体蔓延到黄斑区可引起获得性远视。

4. 色觉 由于视乳头水肿的儿童视力一旦下降则预后不良，评估色觉障碍的程度有助于鉴

别其视力受损是否因视神经受损或少见的黄斑病变所致。继发性黄斑病变(如脉络膜皱褶、黄斑星芒状渗出、黄斑水肿和黄斑色素改变)可能损伤视力,但大多无色觉异常,部分患儿有视物变形。有报告1例12岁男童首诊特发性颅内高压,视力下降但色觉正常,全面检查眼底发现视盘周围脉络膜新生血管造成黄斑水肿,经玻璃体注射贝伐单抗(bevacizumab)后视力从0.1提高到0.5。但慢性视乳头水肿多有视神经损伤,均伴随不同程度色觉障碍。

(二)神经系统症状和体征

1. **头痛**　典型者在睡醒后发生(对比偏头痛多发生在起床后某段时间),可以全头痛或局限某个部位,仰卧位加重,服用对乙酰氨基酚不能缓解。随用力呼气时胸腔内压增加、咳嗽、紧张、头部活动或转动时,可使头痛加剧,但并不常见。少数儿童可无头痛,尤其是婴幼儿。

2. **恶心和/或呕吐**　常见突发性恶心和喷射样呕吐,多因颅内压波动而诱发,但儿童临床较少见。

3. **搏动性耳鸣**　当增高的CSF压力通过静脉狭窄段时可出现搏动性耳鸣。

4. **其他症状**　病情严重时可出现意识丧失及全身运动强直等,多因大脑皮质受压及供血减少造成。

(三)眼底检查

常规检眼镜检查不同病期视乳头水肿可见视盘表面毛细血管扩张、视盘充血且生理杯湮没、视盘边缘模糊,伴有视盘周围神经纤维层肿胀混浊和线状出血、硬性渗出及棉絮状白斑。视乳头水肿从轻度隆起到高出视网膜平面达3~4个屈光度(3~4D)以上呈蘑菇样形态。在有晶状体眼,隆起2D等于1mm高度;在无晶状体眼,3D是1mm高度。视盘周是否出血及出血量多少,一般并不说明视盘水肿的原因和病情轻重,亦不提供安全感。但邻近视盘的视网膜内短期内广泛出血应警惕是否有发展快速的颅内静脉窦栓塞导致急速高颅压所致。具体眼底征象可参考前述视乳头水肿分期。

【辅助检查】

1. **视野检查**　用Goldmann视野仪检查,初期视乳头水肿最常见仅有生理盲点同心性扩大,这是由于比邻视盘周围视网膜被肿胀的视盘遮盖,但扩大的生理盲点外加透镜后能相应缩小,证明生理盲点扩大部分和屈光改变有关。自动静态视野检查

更敏感,常能发现鼻下视野缺损及等视线缩小。但对于儿童常难以做准确的视野检查,虽然检查中使孩子注意力集中和适当休息可能有助于检查结果。慢性和/或萎缩性视乳头水肿进展性视野缺损常在数个月中逐渐形成。一旦中心视力受损,提示视功能受损迅速加重,随后几周或几个月可能失明。随视觉敏锐度继续下降,视野缺损常明显扩大。不同占位病灶和病因,视野缺损形态不同。

若视野呈颞侧或同侧偏盲性缺损,多属颅内占位病灶所致。随病情发展,视野缺损加重,晚期多呈向心性缩小。

2. **眼底荧光血管造影**　易于发现早期视盘水肿,在动静脉期可见视盘毛细血管,随后筛板前毛细血管弥漫渗漏,继则染料渗漏蔓延至盘周,晚期视盘及盘周组织染色。有时可见微动脉瘤或视睫状静脉分流。

3. **光学相干断层成像(optical coherence tomography,OCT)**　是非接触性、非损伤性的活体形态学检测技术,很适宜于恐惧检查的儿童。通过检测视盘容积、全层视网膜厚度和视网膜神经纤维层厚度来定量视乳头水肿程度,许多视乳头水肿病人都有视盘周围视网膜下液体和黄斑下液体,但在检眼镜下不明显。和视乳头炎或缺血性视神经病变对比,OCT扫描常显示视盘周围视网膜色素上皮(RPE)和玻璃膜通常向内偏斜,而前部缺血性病变和视神经炎的RPE和玻璃膜仍保持凸面轮廓。由于视乳头水肿的盘周视网膜神经纤维层厚度减少和视乳头自身水肿消退或神经纤维萎缩有关,仅测量视盘周围神经纤维层厚度作为评价视乳头水肿改善的定量工具有限。当神经纤维层萎缩坏死后,黄斑内层将有选择性薄变,OCT有助于发现其组织结构的病理改变。频域OCT通过清楚的显示并对比双眼视盘周围全层视网膜厚度,可以发现早期轻度视乳头水肿。

4. **眼部超声检查**　是非侵入性、快速的诊断方法之一。当眼球横向转动30°("阳性30°试验")有助于确认可疑视乳头水肿;动态观察在主视线视神经直径的增加和离心注视视神经直径的减小可以显示视神经周围蛛网膜下腔内液体的增多,测量视神经鞘的直径和视神经直径是否增粗,直径增大是否由围绕视神经的CSF聚集引起的。并可通过视盘局部强回声发现埋藏于视盘内的玻璃膜疣,明确鉴别是否存在视乳头水肿。

5. **神经影像学检查**　对于诊断或排除颅内占

位病变、静脉窦血栓形成或狭窄,鉴别特发性高颅压等有重要价值,罕见情况下还要排除脊椎内肿瘤。通常做头部和眼眶区 MRI- 钆增强扫描及必要时 MRV 检查。若无条件做 MRI,也应做 CT 和 CTV。当已知有颅压高时,MRI 显示眼球后面变扁平有很高的特异性(100%),但敏感性仅有 43.5%。其他相关特发性高颅压的体征如脑室变狭窄、视神经鞘充盈扩张、视乳头凸起、视神经弯曲、脑垂体变形和空蝶鞍等,但特异性和敏感性偏低。CT 扫描可以识别酷似视乳头水肿的埋藏玻璃膜疣。

6. 腰椎穿刺　可以了解开放的 CSF 压力及分析 CSF 成分(细胞计数、细胞学培养和糖、蛋白质及电解质浓度等)。为避免人为因素对压力读数的影响,患者应在精神放松的情况下侧卧位,请操作熟练的医师完成。尤其是儿童更应在安抚平静并能配合时再完成腰穿。由于高颅压下做诊断性腰穿有一定风险,应在影像学检查提示下由神经外科决定是否穿刺。

【诊断】

根据眼底检查结合病情选择视野、眼科 B 超、FFA、OCT 及 MRI 等辅助检查,诊断视乳头水肿并不难,关键是尽早明确视乳头水肿的病因。故在排除了眼部病变所致视盘水肿后应择优安排神经影像学检查。发现儿童视乳头水肿,尤其是双眼水肿或已有视神经萎缩者,即使没有明显的头痛、恶心、搏动性耳鸣或其他神经系统症状,也首先要警惕是否有潜在的颅内肿物。本病视功能异常的临床证据包括色觉障碍、对比敏感度及视觉诱发电位异常、视野缺损、视盘周围神经纤维层变薄等。通常视力下降是视功能受损的最后参数。笔者临床上已先后发现多例幼小儿童因视力下降甚或失明到眼科就诊,有的辗转省内外多家医院,但仍有个别经验不足或忙于门诊的医师仅凭首诊的检查诊断视神经萎缩后,随意告知孩子父母无治疗价值而不再追查病因,从而延误或漏诊隐匿的颅内病灶,造成儿童自幼就视力残疾的终生不幸。

【鉴别诊断】

1. 假性视乳头水肿　各种视神经发育异常如有髓神经纤维、倾斜视盘、视盘前膜、牵牛花综合征及视盘周围葡萄肿等,其他如先天性小视盘或视盘湮没(有一定家族遗传倾向)、中高度远视和近视散光等,均可有貌似视盘水肿的外观,可根据各自病变特点加以鉴别(见第四章)。

2. 视盘玻璃膜疣　眼底特点是:①视盘不充血,表面无毛细血管扩张。②视盘通常偏小,生理凹陷消失。③视盘自身隆起,浅层玻璃膜疣视盘表现为黄白色高反光小体或较透明的蛙卵样堆积体,但表面动静脉血管结构仍可见,盘周神经纤维层保留正常线状光反射。④视盘表面可见异常血管,即血管明显迂曲,分支增多,有时可见血管环,血管分流支及睫状视网膜动脉。⑤视盘边缘常不规则,伴有色素上皮缺损,呈蛀蚀状外观。⑥自发性静脉搏动可存在或消失。⑦深层埋藏玻璃膜疣可见视盘隆起,裂隙灯通过 90D 非接触前置镜可见深层玻璃膜疣反射出高亮的形态。在无赤光下可见自发荧光,眼底荧光血管造影可见埋藏玻璃膜疣所在的部位的结节状强荧光,晚期荧光减弱或持续荧光,但血管无渗漏。⑧眼部 B 超中频扫描时玻璃膜疣表现为强回声,其周围呈现声学暗区。其他如光学相干断层成像术(OCT)、激光扫描检眼镜、激光扫描偏振仪及 CT 扫描等均有助于诊断本病。儿童早年发生的视盘玻璃膜疣可随年龄而增长,且部分钙化后钙质沉积,偶尔可发生视盘缺血性病变。

3. 视乳头炎　①小儿多见双眼发病。②视力急性下降或突然失明,可伴有眼球疼痛,转动时加重。③眼底视盘充血水肿,但水肿程度常不超过3D。盘周可见渗出、出血,视网膜静脉扩张、弯曲。④对类固醇治疗敏感,但病情易复发。⑤视野有中心或旁中心暗点,晚期明显周边向心性缩小后眼底视盘大多苍白萎缩,OCT 也可以提供视盘周围神经纤维层明显变薄缺失的证据。⑥PVEP 或 FVEP 检查可见 P100 波峰时延迟或振幅下降。

【治疗】

1. 病因治疗　尽早明确病因并根治病因,如及时摘除颅内肿物,不但视乳头水肿很快消退,还有可能恢复正常视力。个别儿童颅内肿瘤,因颅内高压持续时间长,并因视乳头水肿已造成明显视神经损伤,可能需要先行脑脊液引流减低颅内压后,再适时行颅内肿瘤摘除。

对于药物引起的特发性高颅压应尽可能停用该药或改用其他药物。而针对可能并发视盘水肿的眼部或全身不同疾病应采用相应的治疗方案(见相关章节),可以和相关科室配合,积极控制好原发病如内分泌性突眼症、恶性高血压、糖尿病等,以缓解消除视盘水肿,稳定或改善视功能。

2. **对症治疗** 重度持续的视乳头水肿,可用高渗脱水剂、乙酰唑胺(具体用法参照儿童特发性高颅压)、利尿剂及激素治疗,以减少渗出水肿,减轻对视神经轴索的压迫,延缓视功能损害。

3. **手术治疗** 对顽固性颅内压增高性视乳头水肿,或伴有严重头痛及已出现视神经损害症状的患者,可选用视神经鞘开窗减压术或腰椎腹膜分流术,以及硬膜静脉窦支架术。

4. **营养支持疗法** 对中度及重度视乳头水肿,除尽早采用消除视乳头水肿的有效疗法外,可同时给予维生素 B 族及肌苷、艾地苯醌片等神经营养支持治疗。若已有明显的视神经萎缩者,在给以前述支持疗法外,可选用中医辨证论治服中药加针灸治疗。

5. **定期随访** 对病因不明的又无症状的视乳头水肿患者,应定期随访视力、色觉、视野、眼底等。开始 1~2 个月复诊 1 次,病情稳定则每 3~6 个月复查 1 次,应密切关注 OCT 扫描下视盘周围神经纤维层厚度的改变和视野进展变化。还要特别提醒,有部分患儿颅内肿瘤已切除或硬膜静脉窦血栓已最终"治愈",但由于潜在的高颅内压并未完全消除或仍有波动,患儿又已耐受该高颅压而缺乏明显临床症状,故其父母忽视定期带孩子复查,造成原发病因已根治,继发的高颅内压继续损害视功能,最终造成失明的不幸后果。

6. **预防与调护** 对过度超重的肥胖者应采用减肥措施,并合理调整膳食结构,控制饮食,增强体育活动。

【预后】

在排除了其他(炎症、缺血性和浸润性)引起的视盘水肿外,颅内压增高导致的视乳头水肿,即使水肿明显,视力在一段时期内仍可以正常。因为伴随筛板前细胞骨架成分积聚的轴浆阻滞并非必然是急性视力下降的主要原因,只是轴浆运输的阻滞和视乳头水肿作为临床征象显而易见。视力下降作为视乳头水肿的慢性病理进程至少部分是取决于视乳头水肿的严重度和持续时间。例如青光眼患者的眼压 25~30mmHg 可能耐受几年而无明显的视神经损害,但超过 50~60mmHg 眼压将不可避免在短期内造成视神经轴突损伤。高颅压性慢性视乳头水肿和高眼压类似,都可能维持几个月甚至 1 年以上而没有视神经轴突明显损害。这两种病各自有其可耐受的特定的阈值上限,超过其阈值限则轴突受损。通常认为,视乳头水肿后视功能预后差的证据包括:①水肿发展快、程度重或急性突发性颅内压明显增高;②水肿慢性迁延持续时间长;③视乳头水肿进程中已有视盘色泽变苍白;④盘周神经纤维层缺失,视网膜动脉细窄或伴白鞘。至于静脉充盈程度,视网膜出血及盘斑束间渗出,均无肯定的预后价值。因此,可以认为大多数视乳头水肿有类似原发性开角型青光眼的进展性视功能损害,视野缺损早期即可发生,多为生理盲点扩大、弓形暗点和鼻侧阶梯,色觉障碍可发生在任何病期,中心视力常在晚期丧失。但视乳头水肿若因颅内占位病灶所致,可能有压迫视路不同部位造成的偏盲性视野缺损。最后,还要再次强调,一旦发现儿童视乳头水肿,尤其是双眼发生者,尽早发现可能存在的颅内病灶并及时会诊,积极处治,是尽快消除视乳头水肿,改善视功能预后的最好治疗策略。

第三节 特发性颅内高压

特发性颅内高压(idiopathic intracranial hypertension,IIH)又称原发性假性脑瘤综合征(primary pseudotumor cerebri syndrome,PTCS)。Foley(1955)曾引入术语"良性颅内高压",但称其"良性"就不能准确地概括这种已知可能导致视力严重损害的疾病。IIH 是指临床出现病因不明的颅内压增高的症状和体征,但脑脊液成分正常,神经影像学检查没有颅内/脊椎内占位病灶或脑积水的证据。IIH 在西方国家多见于育龄期的肥胖女性,虽然也可能发生在男性及不同年龄段的非超重人群。IIH 在儿童并不罕见,且部分低龄儿童,特别是婴幼儿的 IIH 可能症状轻微或没有症状,易延误病情而导致包括视力失明的神经系统残疾。IIH 的病因不明,但主流文献认为其发病和遗传及环境因素有关。

【流行病学】

我国尚缺乏 IIH 相关流行病学资料。各国发病率差别较大,在肥胖症多见的国家和地区,发病率较高。美国以人口为基础的研究报告,在艾奥瓦州和路易斯安那州成年人每年 IIH 发病率分别是每 10 万人中有 0.9 人和每 10 万人中有 1.07 人。北爱尔兰报告是每 10 万人中 2.36 人。利比亚的班加西市年发病率每 10 万女性人群中有 4.3 人；但 15~44 岁人群中，超过标准体重 20% 的女性中每 10 万人中有 21.4 人发病。而日本每 10 万人中仅 0.03 人。据 WHO 2013 年统计，在过去的 15 年中，西方国家的发病率增长了 3 倍。但相关儿童颅内高压发病率的文献很少。最近美国一项对中西部三级儿童医院多学科颅内高压门诊的研究结果提示儿童 IIH 发病率每年每 10 万人中 0.63 人，占美国成年人中 IIH 的 67%。另有报告 1~16 岁儿童每年 IIH 发病率每 10 万人中 0.71 人。女性明显和肥胖相关，且发病率随年龄增长而增加。在 1~7 岁，发病率女：男是 1:1，而 8~16 岁增加到 2:1。提示 7 岁后女童肥胖增加 IIH 的风险率。既往研究已阐明了年龄、性别和青春期对儿童 IIH 流行病学的影响。IIH 患者多为育龄肥胖女性(平均年龄 27 岁)。和成人相比，患有原发性 IIH 的儿童具有相对平均的性别分布和较低的肥胖发生率，并认为性别及肥胖和低幼儿童 IIH 无相关性。一项多中心合作研究采用儿童特有的体重测量法显示，年龄较大的肥胖儿童 IIH 发生率增高，而小于 7 岁的女童和 8 岁以下的男童的身高和体重均正常。故认为可以根据儿童特有的超重和肥胖阈值来鉴别和定义儿童 IIH 的多个亚组。儿童 IIH 的临床表现也随年龄而有变化。更多的无症状的 IIH 幼童和青少年 IIH 比较，多在常规检查中发现 IIH。因此，临床上强调不仅要关注超重和肥胖儿童可能患有 IIH，也要对已有潜在 IIH，但临床症状不典型或无症状的瘦小儿童保持警惕并全面检查。

【病因及分类】

对于儿童 IIH，Brodsky 根据早年 Johnston 等对 IIH 的分类法从病因角度分类：

1. **原发性 IIH**　特指病因不明的颅内高压，即 IIH(原发性假性脑瘤综合征，PTCS)。

2. **和神经系统有关的继发性颅内高压**　主要病因包括硬膜静脉窦栓塞(和中耳炎、乳突炎或头部外伤相关)、脑脊液成分变化(脑膜炎)、引流脑脊液到静脉窦的动静脉畸形、脑胶质瘤或其他颅内占位病灶。

3. **继发于全身疾病的颅内高压**　营养不良或营养过度、系统性红斑狼疮、重度贫血(缺铁性、发育不良性或 sickle 细胞性贫血)、Addison 病(恶性贫血)、骨髓移植术后、视网膜移植术后、睡眠呼吸暂停、Down 综合征。

4. **继发于感染后颅内高压**　水痘、麻疹及肠病毒、EB 病毒(非洲淋巴细胞瘤病毒)等感染后。

5. **继发于摄入或撤停外源性药物的颅内高压**　药物治疗包括皮质类固醇撤减用量、甲状腺素替代治疗、萘啶酸(治疗尿路感染和细菌性痢疾)、四环素或米诺环素治疗(用于青少年抑制粉刺)、维生素 A(如青春期摄入维生素 A 或合成维生素 A 衍化物的异维 A 酸治疗痤疮)、达那唑、丹那克林(治疗子宫内膜移位或自身免疫性溶血性贫血)、重组生成激素、全反氏维 A 酸、化疗(环孢素、阿糖胞苷)等。

儿童 IIH 从临床角度又大致可分为典型的 IIH、不典型的 IIH 以及隐匿的 IIH。

临床上在诊断儿童 IIH 以前必须首先排除以上所列儿童高颅压的各种继发病因。对某个初诊病因不明并首诊为 IIH 的儿童，应全面排查病因，一旦查明病源，则归于继发性颅内高压。不同病因的继发性颅内高压在临床表现、发病机制及处治预后等方面各有其特点，并已在第二节中专门论述，本节重点论述儿童 IIH。

【发病机制】

IIH 的确切发病机制尚待澄清，其发病可能为潜在的多种因素相互影响而导致的联合作用，包括 CSF 产生增加或吸收减少，脑静脉压增高，静脉窦狭窄和脑容量增加等。这些促成因素能够下调 CSF 流出或阻碍 CSF 吸收，从而导致颅内压增高。推测发生 IIH 的机制大致如下。

1. 大多数 CSF 主要由脉络丛通过离子转运支配水和离子运动产生，这些 CSF 流动通道的调节异常可能导致 IIH。对 IIH 患者采用放射性同位素脑池造影发现，蛛网膜清除 CSF 的阻力增加。不同病因可能导致颅内蛛网膜粒或静脉窦的 CSF 吸收障碍，蛛网膜绒毛 CSF 吸收减少。尽管仍不清楚 CSF 吸收减少是继发于蛛网膜绒毛受压迫，还是自身颅内压增高的结果，但这一假说和围绕侧脑室周围的室管膜细胞缺乏紧密连接，使高压液体经室管膜流入细胞外空隙的推测相符。覆盖在大脑凸面的缺乏紧密连接的软脑膜细胞导致高颅压下的 CSF 从侧脑室流向蛛网膜下腔，反之亦然。液体的这种流动可以导致在 CSF 流出阻力增高和脑组织僵硬度增加(发生于脑血容量增多、轻度的脑组织水肿,或两者兼有)之间建立平衡,这能解释为什么在 IIH 中可能缺乏脑室扩大。CSF 在颅内产生如此稳定的流动状态也有助于解释有些研究无法证实在 MRI 中脑室周围的脑水容量增加。

2. 肥胖和 IIH 的相关性已有共识,但两者之间关联的机制仍未确定。早年理论认为肥胖者的腹部(脂肪)团块引起静脉压增加而导致颅内压升高。但该理论无法解释和 IIH 发病者相比,有更多的肥胖人群并不发生 IIH。近年认为,脂肪组织也是一个内分泌器官,可分泌包括细胞因子、趋化因子和激素在内的多种蛋白质。已经证实,活化的脂肪吸收巨噬细胞,后者募集、分泌各种炎症介质如最普遍的是脂肪因子、血清瘦素(leptin,即肥胖基因编码的蛋白产物)及其他激素,从而在肥胖者发生 IIH 中起重要作用。此外,肥胖者体内游离维生素 A 水平升高可以损害蛛网膜粒,导致部分人群 CSF 吸收减少而颅内压增高。临床上偶尔可见因摄入高浓度维生素 A 导致高颅内压的病例。婴儿给予大量口服维生素 A 可能发生前囟门急性肿胀,伴有呕吐、焦急不安(或摇动)、失眠等高颅内压症状。这些病变发生在服用维生素 A 后仅数小时,24~48小时后症状通常消退。一般认为 98% 的维生素 A 贮存在肝脏,但有证据显示,这种脂溶性维生素 A 也可以比既往理解的有更多的贮存在脂肪内。未结合的维生素 A(视黄酯)是有害的毒性因子,该毒性因子可通过活化溶酶体酶促进细胞死亡。因此,其附着在全身不同的载体蛋白上。在血液中,它受限于视黄醇结合蛋白,在 CSF 中则黏附在前清蛋白(即甲状腺素运载蛋白)上,即在脉络丛合成的一种载体蛋白(该蛋白是血浆中与视黄醇结合蛋白/维生素 A 相结合的复合物,可携带维生素 A 运至眼睛)。

3. CSF 淋巴途径流出受阻　现已证实,CSF 的一部分通过嗅球和筛板孔进入位于鼻黏膜下层的广泛的淋巴血管网。这使我们重新关注对于颅内和内耳周围 CSF 的鼻淋巴引流通道可能起主要作用。同样,脑组织的神经胶质淋巴通道被认为有助于正常的 CSF 引流。阐明在正常和病理生理情况下这些 CSF 流经通道所起的相关作用,可能改变我们对高颅压的治疗理念和提供新的治疗途径。有些 CSF 流动障碍可能和分子流量及 CSF 流动率改变有关,有待进一步研究证实。

【临床表现】

(一)典型的特发性颅内高压

1. **症状**　据 Markey 等近年统计,IIH 可能出现的前 5 位症状依次为头痛(76%~94%)、短暂性视力模糊(68%~72%)、搏动性耳鸣(52%~60%)、背部疼痛(53%)及头晕(52%),其他可有颈部痛、视力下降或模糊、认知障碍、水平复视及放射性疼痛。较大儿童能和成人一样自诉相关症状,幼小儿童则表现为表情淡漠或易怒。也有小部分儿童(约 14%)有颅压高的其他症状和体征,但没有头痛。无头痛症状的 IIH 多发生在婴幼儿或更多肥胖的儿童。IIH 的头痛常为特征性的前额区严重的、搏动性疼痛,躺下后加重。有学者提出这种疼痛类似偏头痛,但 IIH 的头痛多为持续痛,偏头痛常更严重且呈间歇性。

2. **眼科检查**　早期视力正常,但有阵发性视力模糊。视野缺损初期仅有生理盲点扩大,若病情持续或加重,则视力进行性下降,视野缺损可从弓形缺损、鼻侧阶梯发展至周边向心性缩小。眼底视乳头水肿是诊断儿童 IIH 的重要体征,尤其是部分无症状的隐匿性高颅压患儿。但对低幼儿童确认是否有视乳头水肿应慎重。Kovarik 等报告 34例转诊评估疑似视乳头水肿的患儿中,最终有 26例是假性视乳头水肿,仅 2 例确诊为视乳头水肿。Liu 等报告 52 例首诊为 PTCS 和/或视乳头水肿的患儿,其中 26 例实际上是假性视乳头水肿。故提示临床对诊断儿童真性视乳头水肿要慎重,以避免 IIH 的过度诊断导致不适当的治疗。此外,与成人比较,IIH 患儿发生眼球远动功能障碍的频率更高,其中展神经麻痹最常见,其他如动眼神经和滑车神经麻痹亦可发生。

3. **颅内高压**　既往部分学者认为幼童的开放性 CSF 压力的上限是 180mmH$_2$O,而其他学者发现幼童开放 CSF 压力 275mmH$_2$O 被认为有假性视乳头水肿。目前已有诊断高颅压的更精确的标准,近年研究已发现儿童异常开放的 CSF 压力要超过 280mmH$_2$O。

(二)不典型特发性颅内高压

小儿 IIH 有时无明显头痛等症状,常在检查眼底时偶然发现视乳头水肿并全面检查后确诊 IIH。有报道回顾分析 53 例 0~18 岁(平均 12 岁)儿童 IIH,所有患儿接受腰椎穿刺、眼底和影像学检查,均符合 IIH 的诊断标准。结果 41 例(77.4%)有症状，12 例（22.6%）无症状。以女性（58.5%）和白人（54.7%）或非洲裔美国人（32.1%）为主。大部分儿童超体重，平均体重指数 29.4。有症状 IIH 和无症状 IIH 患儿的平均年龄分别是（12.54 ± 3.14）和（10.00 ± 5.27）岁，差异显著（$P<0.05$），说明无症状患儿发病年龄更小。有症状患儿最常见的是头痛（69.8%）、视力下降（22.6%）、复视（20.8%）及搏动性耳鸣（11.3%）；而无症状的患儿均显示和有症状患儿相似的颅内压升高及视乳头水肿和眼球变平（MRI 扫描）等颅内高压征象，仅是病变程度较轻。由于发病年龄更小，常难以正确自诉相关症状。其他如环境因素、营养、电解质和激素失调，以及解剖或生理学差异使得这些患儿对颅内压升高的代偿能力高于其他儿童，从而无明显自觉症状。研究表明无头痛表现的 IIH 患儿表现出更多的神经系统症状和视力丧失，长期预后往往较差。也有认为无症状 IIH 可能是一种单独的、不很严重的 IIH，早于有症状 IIH 的发展，只是无症状或隐匿的症状掩盖了本已潜在的 IIH。

此外，既往曾有报道成人睡眠呼吸暂停症偶尔可能导致 IIH，但只要病因及时解除，预后良好。故对肥胖儿童还应仔细询问病史中是否有睡眠中打鼾及打鼾严重程度，以排除个别肥胖儿或因睡眠呼吸暂停症而导致的 IIH。

（三）隐匿的（无视乳头水肿）特发性颅内高压

婴儿短暂性颅内高压综合征，可见患儿发热，伴前囟门膨出、烦躁不安等。部分婴儿表现出头部异常增大，头围增大超过 90%。这些婴儿没有神经系统或身体发育异常，并且影像学检查正常，除部分病例有轻度的脑室扩张和蛛网膜下腔扩张，很少出现视乳头水肿。并且这些症状可能会在一次穿刺后得到缓解，颅内压通常也会在几天内恢复正常。已知该综合征由一种干扰蛛网膜绒毛对脑脊液吸收的非特异性感染性疾病引起，当短暂性颅内高压的婴儿症状无法得到改善时，必须考虑初患脑膜炎短期内尚未能引起最初 CSF 炎性细胞增多的可能性，需再次进行腰椎穿刺检查 CSF。

【诊断】

参考 Friedman 等（2013）修订的成人和儿童特发性颅内高压或称假性脑瘤综合征的诊断标准。

1. 伴有视乳头水肿的假性脑瘤综合征的诊断
（1）视乳头水肿。
（2）除脑神经异常外，其他神经系统检查正常。

（3）神经影像学：无论是否 MRI- 钆增强扫描，脑实质正常，无脑积水、肿块或结构性病变，在典型病例（女性和肥胖）也未见异常脑膜强化。对需要做 MRV 的其他病例未见颅内异常。若无条件或禁忌做 MRI，可行对比增强的 CT/CTV。

（4）CSF 生化检查未发现细胞，且蛋白量、糖浓度均正常。

（5）腰椎穿刺 CSF 开放压力升高，即成人 250mmH$_2$O，儿童 280mmH$_2$O。若儿童服用了镇静剂且不肥胖，则为 250mmH$_2$O。

2. 缺乏视乳头水肿的假性脑瘤综合征的诊断
（1）在无视乳头水肿情况下，如果符合以上（2）~（5）四项，并有单侧或双侧展神经麻痹，即可诊断假性脑瘤综合征。

（2）在无视乳头水肿或展神经麻痹情况下，又符合（2）~（5）四项条件，可以疑诊假性脑瘤综合征。但只有再满足以下四个影像学所见异常中的至少三个，才可以诊断本病：①空蝶鞍；②眼球后部变扁平；③视神经周围蛛网膜下腔扩张，伴或不伴有视神经弯曲；④横静脉窦狭窄。

3. CSF 压力低于高颅内压诊断标准的假性脑瘤综合征的诊断　临床符合以上（1）~（4）四项，但 CSF 压力未达到高颅内压诊断标准情况下，考虑有假性脑瘤综合征的可能。

【鉴别诊断】

视乳头水肿虽然不是诊断儿童 IIH 的必备条件，但却是重要依据之一。尤其在 CSF 压力低于高颅内压诊断标准，眼底检查又怀疑双眼视乳头水肿时，首先应借助 OCT、FFA 及眼科 B 超等和假性视乳头水肿鉴别。在确认真性视乳头水肿后，无论视力是否正常，均应尽快全面检查，逐一排除神经系统、全身或眼部可能导致视乳头水肿的各种疾病（请参考本章相关内容）。

【治疗】

治疗 IIH 的主要目的是预防或阻止视力进展性下降，并减轻或缓解因颅内高压出现的头痛等症状。儿童和成人相比，尽管颅内高压自行缓解的比成人多见；有个别患儿仅单次腰椎穿刺就可能缓解高颅压症状。但由于儿童有限的语言表述能力和智力发育水平，即使是患儿父母所获得的相关病史也有限，医师很难准确界定患儿的发病时间和连贯有序的病变过程。加上婴幼儿颅骨结构等对高颅压的代偿性比成年人强,故常表现为不典型的 IIH,造成临床所遇不少小儿 IIH 虽然经合理处治,也多残留严重的视功能受损甚或永久性视力丧失。由此,临床上对怀疑小儿高颅压应保持比成年患者更高的警惕。一旦诊断高颅压,首先要尽快排除各种可能导致继发性高颅压的病因。对病因不明的颅内高压患儿,应定期随诊。视力下降和视野缺失加重是视神经病变进展的敏感指标。如果不及时治疗,患儿可能遭受永久性视力丧失。也有部分患儿颅内压升高可引起严重头痛,但无视乳头水肿,可能需要手术干预。

此外,对于 IIH 的治疗,还应告诫三点:①患者虽然视力仍正常,但是一旦视力受损则可以在数周内视力明显下降。最常见的治疗错误是拖延抢救视功能。故一旦药物治疗无效,应尽快行有效的视神经鞘开窗术或椎管 - 腹腔分流术。②继发于静脉窦栓塞的高颅压儿童可以发生类似视神经炎或视神经视网膜炎的急剧视力下降,因此对急性视力下降者应关注颅内静脉窦是否明显狭窄或栓塞。③虽然通常认为视力下降是由于视乳头水肿轴突损伤后随之发生,但已知上方静脉窦血栓和颈动脉海绵窦瘘同样可能引起后部视神经病变,因此,部分高颅压患者的进展性视神经萎缩可能和后部视神经的血液供应受损有关。

1. 药物治疗　乙酰唑胺是常用于治疗 IIH 的主要药物,该碳酸酐酶抑制剂能够下调包括水通道蛋白 I(AQP_1)在内的数种通道蛋白,有效减少 CSF 产生而降低颅内压。一项特发性颅内高压治疗试验结果显示,给予轻度视力下降的患者口服乙酰唑胺 4g/d,配合减轻体重是有效的治疗方法,能促使视乳头水肿减轻,颅内压下降,因症状改善而生活质量提高。对乙酰唑胺不耐受的患儿,则选用药效较弱的碳酸酐酶抑制剂如呋塞米(速尿)和托吡酯。该两种药可以和乙酰唑胺联合应用,或单独用药。

有报告认为呋塞米和大剂量乙酰唑胺联合使用是非手术 IIH 患儿有效的干预治疗。也有认为儿童口服皮质类固醇治疗 IIH 比成年患者更有效,故主张使用该类药物进行治疗。当上述药物治疗无效时,可以使用托吡酯。

2. 手术治疗　由于 IIH 发病后一段时期内视力通常维持正常,最常见的治疗误区是延迟采用保护视力的保守疗法。手术治疗以阻止视力继续下降和争取改善视力为主要目的。通常发现以下三方面情况,应尽快选择适宜的手术干预。

(1)对药物治疗无效并发现视力下降迅速,或正常或稳定的视力在几周内急剧下降;或视野缺损明显扩展加重。

(2)因颅内高压造成难以忍受的头痛。

(3)颅内静脉窦血栓形成和颈动脉海绵窦瘘所继发的持续颅内高压,不仅导致视盘水肿重而直接损伤视神经轴突,同时造成轴浆流阻滞压迫视神经营养动脉而引起球后段视神经缺血性损害。从而可能出现类似视神经炎或视神经视网膜炎的急速性视力丧失。

国际上对 IIH 的治疗迄今没有明确的最佳手术干预。目前的手术选择包括视神经鞘开窗(optic nerve sheath fenestration,ONSF),腰腹膜分流(lumbar-peritoneal,LPS)或脑室腹膜分流(ventriculo-peritoneal,VPS)术,以及静脉窦支架置入术。对于中度或重度视力下降的患儿应行球后段 ONSF 以减轻 CSF 压力,防止视功能进一步恶化。该手术能迅速减轻手术侧视乳头水肿,且对另眼视乳头水肿也有改善作用,但对降低颅内压作用有限,故对缓解头痛无效。同时手术后应密切随访监测视力。大量研究证实,ONSF 是恢复或维持 IIH 患者视力的有效方法,并已成为首选的手术方法。在腰腹膜引流不成功的病例,ONSF 仍可能有效。其中少数病例行 ONSF 后视力仍继续下降,则必需改用其他 CSF 分流术。已有学者建议将静脉窦支架置入术应用于静脉窦塌陷或狭窄,并认为静脉窦支架对分流 CSF 压力,缓解头痛疗效较好,并发症相对少,但对阻止视力下降不如 ONSF,并缺少充分依据证实其完全有效。此外,静脉窦支架置入术是一种不可逆的侵入性手术,个别患者可能会引起严重的并发症,故推荐使用此法仍需要大量纵向随访数据来支持。

应特别指出的是,儿童颅内高压潜在的可逆原因(如硬脑膜静脉窦血栓形成)不应误认为患儿没有失明风险,尤其是对难以正确表述自觉症状或对高颅压耐受能力较强的低幼儿童更应警惕其潜在的失明风险。手术干预指征是:①尽管给予足量药物治疗,患儿仍有进行性或严重的视神经病变(视力下降或 / 和视野缺损加重);②患儿视乳头水肿加重且无法配合相关检查。这些患儿即使基础疾病有望解决,也应尽早进行视神经鞘膜开窗术。

大多文献报告,比较不同手术对缓解头痛、阻止视力继续下降、改善视乳头水肿及手术并发症等方面并无显著差异,且各有利弊。无论 IIH 患者选用哪种引流方式,都可能发生引流失败。若引流过度则可以转变成另外一种性质的头痛,其他并发症包括引流阻塞、腰椎神经根病变、感染,甚至扁桃体疝。因此,有必要开展大样本多中心、随机对照研究,比较静脉窦支架、ONSF 和其他分流术的疗效和并发症。目前许多专家仍按照实际病情,根据个人临床经验和手术条件选择适宜的手术方法。

第四节 脑 积 水

脑积水作为一种独立的疾病,通常认为是先天性的。新生儿发病率约为 1/1 000~1.5/1 000,大多在出生 5 个月前被发现。脑积水是因 CSF 从脑室向体循环流动过程中吸收不良造成的脑室系统的活动性扩张性积液。广义上讲,脑积水是指脑室内 CSF 容量增加,而非硬膜下积水、蛛网膜囊肿或组织缺损(如孔脑性囊肿)中的局部积液。其原因是 CSF 循环障碍、重吸收或(极少数)高分泌。脑积水主要是由于 CSF 循环吸收不良或阻塞所致,只有不到 0.5% 是由于 CSF 产生过多所致,如仅占儿童颅内肿瘤的 2%~4% 的罕见的脉络丛乳头状瘤,近 50% 发生在 10 岁之前,其中许多发生在婴儿期,发生脑积水可能是 CSF 过度生成和 CSF 流动部分受限的复杂作用的结果。

造成 CSF 吸收减少的原因包括营养不良、毒素、感染(细菌、病毒、巨细胞病毒和弓形虫病)以及其他后天条件(例如脑室出血、细菌感染、创伤、肿瘤)。先天性中枢神经系统畸形有时会影响 CSF 循环,导致脑室增大和颅内压升高。

儿童脑积水原因根据发病年龄大致可分:①2 岁前发病常因导水管狭窄、导水管胶质增生(感染或出血)、Chiari 畸形 II 型(多有脊髓脊膜膨出,脊髓空洞和脑积水)、Dandy-Walker 畸形(有第四脑室孔闭塞综合征导致的交通性脑积水)、产期窒息或出血(早产儿)、宫内感染、新生儿脑膜脑炎、先天性中线肿瘤、脉络丛乳头状瘤及先天性特发性所致。②2 岁后发病原因包括颅后窝肿瘤、导水管狭窄、胶质增生、梗阻、颅内出血、颅内感染及特发性等。2 岁前脑积水最显著的临床表现是头颅增大或头围增加过快,额部隆起,颅骨骨缝分离,前穹窿紧张,头皮静脉扩张,毛发稀疏。在严重的情况下(通常是导水管狭窄),颅前窝重塑可以显著缩小眼眶容积并导致双侧眼球突出。婴幼儿易怒、不能正常茁壮成长、进食差、呕吐、嗜睡或发育迟缓等应引起家长或接诊医师注意。2 岁以后,最常见的症状和体征包括原发病灶引起的局灶性缺损或与颅内压升高相关的非局限性缺损。这些通常出现在头部大小没有明显变化的情况下。

先天性脑积水的婴儿大多数缺乏视乳头水肿。文献复习 200 例先天性脑积水患儿在分流手术前所查的眼底,发现仅 12% 有视乳头水肿,并认为大多数病例没有出现视乳头水肿是因为相对开放的颅骨缝在颅内压增高时可使头颅扩展。然而,婴儿高颅压性视乳头水肿发生率低仍令人困惑,因为许多研究已证实患有颅内肿瘤的婴儿仍可以发生视乳头水肿。尽管婴儿的颅骨有扩张能力并对增高的颅内压有"减压阀"的作用,但颅内压快速地明显增高可能会超过这种代偿作用。脑积水患儿一旦行分流手术,颅内高压缓解,CSF 分流使颅骨缝闭合,室管膜下胶质细胞增生,从而极大地降低了脑室的顺应性。随后若分流失效则能够导致明显的视乳头水肿,出现背侧中脑综合征的症状和体征,但没有脑室扩张。引流失败的视乳头水肿可能伴有视盘表面多发性裂片状出血。

当对脑积水的大龄儿童诊断视乳头水肿时,重要的是鉴别是否为巨脑(即大而重的脑,伴有正常或轻度扩张的脑室及正常的颅内压)或视盘玻璃膜疣。另有据称是"充血"性脑积水的患儿,是由于对颅内静脉窦不可逆压迫减少了静脉窦内血液通过蛛网膜粒的推动力,导致经侧支静脉分流的血液返回而造成脑组织充血(类似特发性颅内高压,IIH)。

概括儿童脑积水的神经眼科异常包括:①眼运动功能障碍:日落征(幼儿)、中脑背侧综合征(年龄较大的儿童)、共同性水平斜视(内斜视、外斜视)、展神经麻痹、滑车神经或动眼神经麻痹、眼球反侧偏斜、A 型内斜视、双侧上斜肌功能亢进、固视障碍、V 型假性摆动、泡泡头娃娃综合征及双侧核间眼肌麻痹。②眼眶异常:眼球内陷、眼外肌异位。③前视通路异常:视乳头水肿、视神经萎缩、斜视性弱视、交叉综合征(扩大的第三脑室)、视束综合征(分流时受损或海马突出)及视盘视睫状分流血管。

④枕叶视皮质/大脑异常：皮质盲或大脑盲、同侧偏盲及其他偏盲为主的视野改变，以及更高级的皮质功能障碍（例如结构性失用、计算障碍等）。而先天性脑积水分流术后，即使视乳头水肿消退，仍有部分患儿发生视神经萎缩，视功能严重受损。

脑积水的治疗可参考前述视乳头水肿及特发性高颅压相关内容。眼科怀疑或诊断本病后应及时转诊神经外科治疗。

第五节 颅 内 肿 瘤

尽管颅内肿瘤是神经外科疾病，但因多种脑瘤均可能不同程度累及或侵犯视路系统，尤其是视神经和视交叉区域，有的甚或直接衍生于视神经，从而导致视觉异常或严重受损、眼球运动障碍等。而眼睛作为从外到内可"一目了然"的透明视觉器官，借助多种现代检查仪器，甚至仅凭普通检眼镜，即可从眼底视盘的细微病理征象（如视乳头水肿及视盘变淡萎缩）预示可能有颅内病变；其他如眼球运动障碍，特别是视野的特征性缺损，都从眼科临床警示可能有潜在的颅内病灶，并可及时安排影像学检查或直接转诊神经外科会诊明确诊断，达到早发现和早根治隐匿的颅内原发性肿瘤，从而阻止视力继续损害或改善视功能预后，减少其他并发症，提高生活质量。这对更容易延误诊断的儿童颅内肿瘤尤其重要。

【分类】

原发性脑肿瘤是儿童最常见的实体肿瘤，包括来自脑实质或颅内空隙其他结构的所有颅内肿物。脑瘤的分类从组织胚胎学发育角度可分为五组：①神经上皮层肿瘤：最常见的有成胶质细胞瘤、少突胶质细胞瘤、星形细胞瘤、毛细胞星形细胞瘤、神经鞘瘤等；②中胚层肿瘤：最常见的是脑膜瘤；③外胚层肿瘤：最常见的是垂体腺瘤；④不归属于三胚层的肿瘤：多指发育畸形，如颅咽管瘤和生殖细胞瘤；⑤颅内转移性肿瘤。另有罕见的脉络丛乳头状瘤、松果体瘤和神经节细胞瘤等。所有脑瘤中约15%~20%都发生在视交叉，其中50%为垂体腺瘤、25%是颅咽管瘤、10%为脑膜瘤及5%为胶质瘤。另有统计，儿童或青少年发生在视交叉的肿瘤较常见的是视交叉-下丘脑神经胶质瘤及颅咽管瘤，少见的包括生殖细胞瘤、畸胎瘤、非生殖细胞瘤、垂体腺瘤及鞍上蛛网膜囊肿。

【临床表现】

脑瘤患者中50%有眼科体征和/或症状，但肿瘤在颅内腔隙的发生位置决定了可能出现的不同临床表现。应警惕的是发生在儿童，尤其是低幼儿童的颅内肿瘤，除患儿难以主动表述相关神经系统或内分泌系统症状外，预示颅内肿瘤的相关体征和症状也常被家人，甚至接诊医师忽略，从而未能早期发现隐匿的颅内占位病灶，导致灾难性的视功能丧失。西方研究报道，儿童脑瘤从出现症状到确诊的时间中位数是3.3个月。

1. **病史** 初诊病史应询问是否有清晨呕吐、平衡不良或笨拙、运动功能障碍、警惕不安、眼球运动受限以及生长或体重变化等。对初学走步的孩子了解是否走得还稳，或绊倒，或蹒跚或失去平衡。除了神经学评估外，仔细记录有关视觉症状或教育和行为困难的病史有助于确定是否需要神经影像学检查或其他诊断评估。

2. **症状和体征** 儿童颅内肿瘤可表现为恶心、头痛、呕吐、视觉和运动系统异常、体重减轻、巨头畸形、生长发育迟缓或青春期早熟等，但许多症状通常是非特异性的，不仅取决于肿瘤的性质、定位，还和患儿的年龄及是否早期发现有关。一项对200例脑瘤患儿的连续回顾研究显示，常见症状是头痛（41%），10%的患者有视觉障碍，10%的患者有教育或行为问题。几乎所有病例都有其他神经体征，其中38%有视乳头水肿。大约一半的头痛患者有视觉症状，最常见的是复视（43%）和视物模糊（39%）。

婴儿脑瘤的临床表现包括易怒、无精打采、嗜睡、呕吐、发育不良和脑积水，伴有头围增大和颅囟膨胀。通常没有局灶性神经功能缺损，这是由于大脑尚不成熟和颅骨的可膨胀性。呕吐是婴儿期脑瘤最常见的症状，多因颅内压增高或肿瘤累及呕吐中心所在的第四脑室底所致。颅内压升高的婴儿可因颅骨代偿性扩张而缺乏视乳头水肿，此时仍有呕吐、厌食等，易被误诊为胃肠道疾病。年龄较大的儿童更有可能表现出局灶性的神经功能障碍如脑神经麻痹、偏瘫、笨拙、共济失调等。下丘脑区域的肿瘤常引起内分泌功能障碍（食欲下降、发育不良、青春期早熟）及双眼颞侧偏盲或眼球运动异常（跷跷板眼震、点头痉挛样综合征）。颅后窝肿瘤患儿的癫痫发作通常比幕上肿瘤的患儿少。在一项涉及 3 291 名脑瘤患儿的研究中，14 岁以下儿童中有 22% 的幕上肿瘤与癫痫有关，而 14 岁以上青少年中有 68% 的幕上肿瘤与癫痫有关。在幕下肿瘤的患儿中，所有年龄组中癫痫的患病率约为 6%。癫痫发生率最高的肿瘤部位是大脑浅层，其发生率超过 40%。现把文献概括的的儿童不同部位脑肿瘤的常见体征和症状列表如下（表 6-2）。

【视功能受损的机制】

儿童脑肿瘤的临床体征和症状有很多涉及视觉系统，故临床上因视觉异常、眼球运动障碍或初诊发现眼底视乳头水肿或萎缩而首诊于眼科的脑瘤患儿并不罕见。通常认为，脑瘤主要通过三种机制导致视功能受损：①肿块效应导致的脑积水或继发性压迫、变形或组织转移，如约占脑肿瘤的三分之二的颅后窝肿瘤可造成阻塞性脑积水和持续的视乳头水肿，其中儿童常见的颅后窝室管膜瘤（发病高峰在 0~4 岁）由于肿瘤压迫造成的第四脑室梗阻，导致颅内压增高和步态不稳，并可出现眼球震颤、眼球运动神经麻痹及核间性眼肌麻痹。②鞍上肿瘤包括视路胶质瘤、颅咽管瘤、生殖细胞瘤、垂体腺瘤等。由于这些肿瘤比邻组成前视路的组织结构，更易引起各种神经眼科症状和体征，包括视神经萎缩、视交叉综合征、视乳头水肿、点头状痉挛、跷跷板式眼球震颤和摇头娃娃综合征。如颅咽管瘤可直接压迫视神经或视交叉，引起单侧或双眼颞侧视野缺损。③视神经胶质瘤通过包围和浸润视神经损害视功能。

表 6-2 儿童颅内肿瘤的体征和症状

一般儿童颅内肿瘤	中央区脑肿瘤
• 头痛（33%）	• 头痛（49%）
• 恶心和呕吐（32%）	• 眼球运动异常（21%）
• 协调不良或步态异常（27%）	• 斜视（21%）
• 视乳头水肿（13%）	• 恶心和呕吐（19%）
儿童颅内肿瘤（年龄<4 岁）	**脑干肿瘤**
• 巨头畸形（41%）	• 协调不良和步态异常（78%）
• 恶心和呕吐（30%）	• 脑神经麻痹（52%）
• 易怒（24%）	• 锥体束征（33%）
• 嗜睡（21%）	• 头痛（23%）
颅后窝肿瘤	• 斜视（19%）
• 恶心和呕吐（75%）	**颅内肿瘤伴神经纤维瘤病**
• 头痛（67%）	• 视力下降（41%）
• 协调不良和步态异常（60%）	• 眼球突出（16%）
• 视乳头水肿（34%）	• 视神经萎缩（15%）
幕上肿瘤	
• ICP 升高的非特异性症状/体征（47%）	
• 癫痫发作（38%）	
• 视乳头水肿（21%）	

第六节 椎管内占位

椎管内肿瘤又称脊髓肿瘤,指生长于脊髓及与脊髓相近的神经根、硬脊膜、血管、脊髓及脂肪等组织的原发或继发肿瘤。椎管内肿瘤约占中枢神经系统肿瘤的15%,椎管不同部位的肿瘤各有特点,通过压迫脊髓和神经引起头痛、颈部不适、背痛、腰痛、下肢痛、盆腔痛及步态不稳等症状,但合并视乳头水肿、复视、视力下降等眼部并发症的概率很低。有报道视乳头水肿可见于神经鞘瘤、脊髓浆细胞瘤、胶质母细胞瘤、黏液乳头状室管膜瘤等,其中椎管内神经鞘瘤以胸腰部多见,约占45%,较少发生在颈椎或骶骨。临床发现双眼视乳头水肿,通常首先会排除有无颅内占位,而容易忽视椎管内肿瘤。椎管内肿瘤多见于50岁以下的女性,尽管罕见发生在儿童,但临床所见双眼病因不明的视乳头水肿或视神经萎缩,仍应慎重排除包括椎管内占位病灶的颅内肿瘤。

椎管内肿瘤的临床症状和体征常涉及不同专科,即使出现双眼视乳头水肿,多属迟发性的,早期常无明显的视觉症状,明确诊断时常常已有严重的视功能丧失。Matzkin总结文献中椎管内肿瘤合并视乳头水肿的报道53例,其中室管膜瘤占40%,且大多数合并视乳头水肿的肿瘤位于腰椎和胸椎内。53例中65%~70%以腰痛为首发症状,其他症状包括头痛、背痛、颈部不适、步态不稳、视力下降、复视、恶性呕吐、头晕、耳鸣、下肢痛、盆腔痛、肛周不适及神志障碍等,仅1例首发症状为视力下降伴随视乳头水肿。王伟娟等回顾性分析北京协和医院15年中经过神经外科手术的椎管内肿瘤病例,发现141例中眼部并发症仅有5例(3.5%),其中视乳头水肿仅3例,瞳孔不等大2例(有1例是不全Horner综合征)。文献中这类椎管内肿瘤失治误治的病例报道屡见不鲜。

椎管内肿瘤造成颅内压升高进而引起视乳头水肿的潜在机制主要有以下假说:

1. 脑脊液分泌增加 椎管内肿瘤的刺激可使脑脊液病理性的分泌过多,从而导致颅内压增高。

2. 脑脊液吸收障碍 概括有5种不同因素分别或共同参与所致:①脑脊液蛋白,肿瘤的主动分泌、分解产物以及对脑膜的刺激反应可能引起脑脊液蛋白浓度升高。蛋白水平升高、脑脊液流动的机械阻塞会增加脑脊液黏度,直接影响轴浆流动,导致视乳头水肿或间接通过蛛网膜下腔粘连进而降低蛛网膜绒毛的脑脊液吸收导致颅内压升高。但要注意并不是所有椎管内肿瘤引起的脑积水病例都有高蛋白水平。②蛋白质崩解产物:临床观察到低脊髓肿瘤可能出现颅内压升高但不引起脑脊液蛋白或细胞明显升高,也没有任何脊髓病表现。这可能是蛋白质的崩解产物增加脑脊液黏度,破坏了脑脊液分泌和吸收的平衡,使脑脊液从颅区到脊髓间隙的循环减慢,阻碍了骶部脑脊液吸收。③肿瘤细胞:椎管内肿瘤中恶性肿瘤仅占12%,但63%恶性肿瘤可能并发颅内压升高者,在良性肿瘤中只有8%并发颅内压升高。其机制可能是恶性肿瘤倾向于通过蛛网膜下腔途径扩散,脱落的肿瘤细胞机械性阻塞蛛网膜颗粒,使颅内压增高。肿瘤浸润过程也可能破坏脊髓静脉丛和静脉髓丛,影响静脉压力和脑脊液压力之间的平衡,增加脑脊液流出阻力,从而使颅内压增高。④炎性反应:椎管内肿瘤容易刺激脑组织和蛛网膜出现无菌性炎性反应,导致继发性蛋白质渗漏,引起蛛网膜下腔粘连,脑脊液吸收障碍,颅内压增高。⑤蛛网膜下腔出血:椎管内肿瘤可引发蛛网膜下腔出血,出血量突然增加可引起颅内压增高。随后血液中的蛋白裂解产物可阻塞蛛网膜绒毛孔,纤维蛋白可引起蛛网膜粘连,阻碍脑脊液的回流而导致颅内压升高。脑脊液纤维蛋白原增高可能是慢性炎症反应、血脑屏障破坏或蛛网膜下腔出血的结果。

3. 脑脊液动力学障碍 脊髓中央管有一定的伸缩性,有脑脊液"弹性储备库"之称,与颅内脑室一起发挥着稳定颅内压的作用,尤其是腰骶部中央管,伸缩性较大,是脑脊液"调节"的重要部位。脑脊液流动的"存"或"放"被认为是维持恒定颅内压力的重要因素。脊髓肿瘤的机械性阻塞可以减少该"储备库"的容量,降低脊髓部分的顺应性,从而降低整个脑脊液空间的顺应性,当它超过颅内血管依从性的补偿能力时就会导致颅内压升高,引起视乳头水肿。罕见情况下,脊髓脑膜囊肿可以伴随阵发性颅内压增高,还有些硬膜外囊肿可能合并颅压增高或颅压降低,其机制仍待澄清。其他相关因素的变化,如脑脊液蛋白浓度、蛛网膜炎引起的颅内脑脊液流动阻力也可对脑脊液动力学产生影响。

【病例分享】

本例虽是成年病例,但因椎管内肿瘤,特别是颈椎部位肿瘤所致视乳头水肿临床很罕见,也极易误诊漏诊,分享如下,以引起重视。

陈某,女,26岁,2020年11月中旬无明显诱因出现复视伴四肢乏力,右侧为重,当地医院予补益气血类中成药口服,乏力症状逐渐加重并出现腰部感觉障碍、束带感、双下肢无力感等异常。12月中旬因四肢乏力行走时摔倒,枕部着地,右眼视物模糊,但复视消失,于当地医院神经内科行头颅核磁检查未见明显异常,给予口服维生素 B₁、甲钴胺等营养神经治疗。但患者右眼视力进行性下降至眼前手动,四肢乏力进一步加重。2021年2月就诊于当地医院神经外科,经头颅及脊椎MRI检查(图6-2,图6-3),诊断"颈椎管硬膜下髓外占位"并预约手术治疗。待术过程中患者左眼视力急剧下降至眼前指数,眼底检查显示双眼视乳头水肿(图6-4)。术后病理结果:颈椎椎管内神经鞘瘤,瘤

体部分区域细胞增生活跃。术后患者肢体症状基本恢复,视力无明显改善。经多家医院营养神经、支持治疗后视力稳定在右眼手动/20cm,左眼0.03。

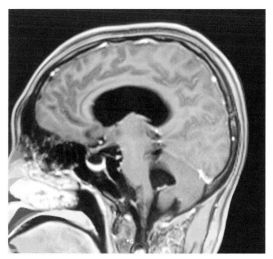

图 6-2　头颅 MRI
颅内双侧脑室系统均明显扩张,沟回变宽,提示脑积水,间质性脑水肿;矢状位:扫及 C₂ 椎体水平及以下硬膜下脊髓外条状异常信号,强化不均匀。

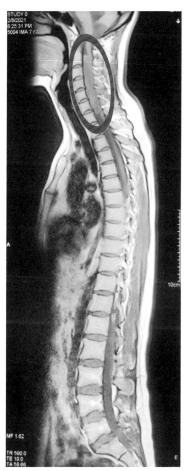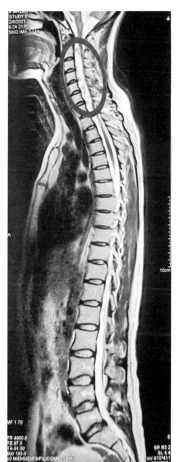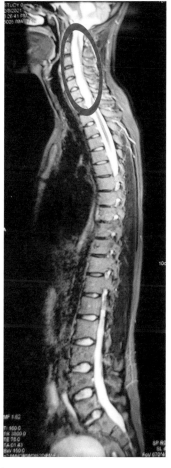

图 6-3　脊椎 MRI 检查(T₁、T₂、抑脂像)
C₂₋₇ 条状短 T₁ 短 T₂ 异常信号,后缘脊髓受压,椎体未见骨质增生与破坏。

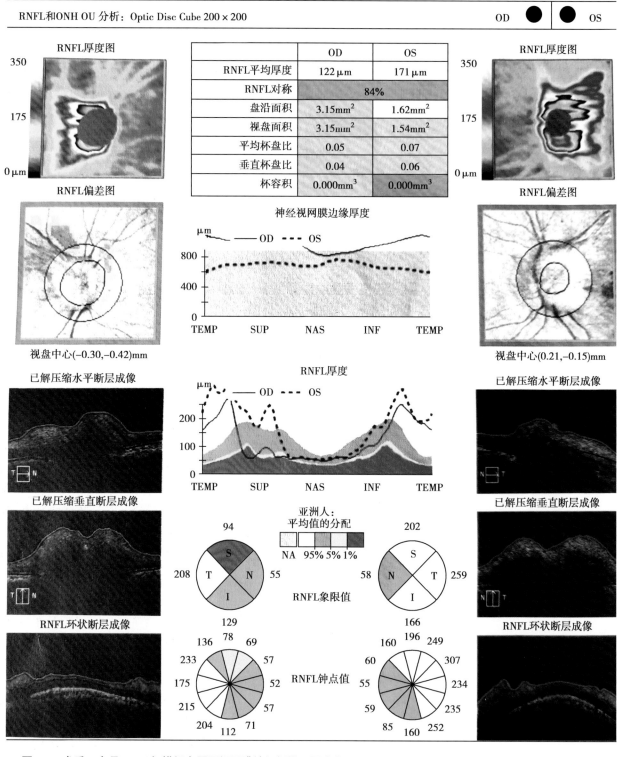

图6-4 术后1个月OCT扫描视盘周围视网膜神经纤维层厚度右眼122μm,左眼171μm,提示双眼视乳头仍轻度水肿

临床上椎管内肿瘤症状隐匿,早期诊断存在困难,即使有复视、视力下降及肢体症状,甚至视乳头水肿时,惯性思维常重点关注是否有颅内病灶,或怀疑是假性脑瘤综合征。该例早期主要在神经内科和神经外科就诊,忽视了眼底检查。直到病情进展,视力严重丧失,才确诊为椎管内肿瘤。虽然术

后肢体症状得以逐渐恢复,但双眼视力已近失明。因此,对临床接诊无明确颅脑病变的视乳头水肿患者,应反复追问相关症状及病史。对于伴随原因不明的脑积水所致高颅内压并视乳头水肿的患者,应该整体考虑脑积水是否因全身其他管腔内病灶引起。如该例椎管内占位病灶所导致,椎管内肿瘤确

诊后大多要尽快手术切除和／或放疗或化疗。少数患者（因肿瘤性质）手术可能会加速肿瘤细胞的播散或引起新的神经系统症状。但多数患者手术后视乳头水肿很快会消退，全身症状改善。此外，Anthony Pane 等近年报道 1 例 37 岁男性，验光师常规检查眼底发现双眼视乳头水肿。进一步检查患者颈部显示颈外静脉压增高，胸部拍片显示纵隔增宽，CT 扫描提示大的纵隔肿瘤压迫上腔静脉，即颅外静脉引流阻塞导致视乳头水肿，经化疗后肿瘤明显减小，视乳头水肿恢复。

第七节　继发于全身性疾病的视盘水肿

一、恶性高血压

儿童急性高血压危象可伴随发生不可逆性脑干水肿，并导致各种神经系统障碍。儿童高血压的急速降压治疗可能发生缺血性视神经病变。MRI 检查显示视皮层的顶 - 枕区水肿和累及丘脑和脑桥的不同程度的皮层下水肿，可称其为后部不可逆脑病综合征（posterior reversible encephalopathy syndrome，PRES）。儿童恶性高血压可见于严重的肾小球肾炎、血管炎（系统性红斑狼疮、多动脉炎）、肾动脉狭窄以及肾移植后严重的排斥反应。在高血压视网膜病变眼底改变中，出现视盘水肿提示高血压视网膜病变进展到严重期，多伴随较重的全身不良反应。恶性高血压的视盘水肿是因脑水肿后颅内压升高所致，特别是出现高血压脑病的患儿。因此有学者认为，这类高血压性视盘水肿实际上等同于高颅压性视乳头水肿。

然而，Hayreh 等研究证实，高血压视网膜病变的视盘水肿是由于视盘局部缺血引起，而非颅内压升高所致，指出这类水肿视盘特征性的表现为充血明显或色泽变苍白；并认为来自脉络膜毛细血管的血管紧张素 Ⅱ 的高度渗漏导致脉络膜内的血管收缩及脉络膜血管闭塞。此外，通过视神经周围血管紧张素弥散并进入视盘内而引起轴突缺血，从而减少了近端缺血区的轴浆运输。这一病理过程引起视盘水肿并导致更严重的缺血和血管阻塞。除了明确高血压视网膜病变和脉络膜病变的眼底征象外，Hayreh 等还发现眼底局部可有视网膜内小动脉周围渗出物这一特殊病征。恶性高血压患者若血压急速下降，可因视神经缺血而导致失明。因此，当临床发现双眼底视神经视网膜病变伴随黄斑星芒状渗出，但缺乏玻璃体炎性浮游细胞，应排除恶性高血压所致眼底征象。

二、糖尿病

糖尿病患者，尤其是青少年患者可能出现眼底有视盘水肿的糖尿病视神经病变（diabetic papillopathy，DP）。Lubow 等（1971）首先报告 3 例青少年发病的糖尿病患者双眼底视盘水肿，视盘表面有复杂精细的毛细血管网，视力均轻度下降。其中两例在常规眼底检查中发现视盘水肿，约 6 个月后视盘水肿消退。此后 Barr 等报告 12 例，均有类似眼底征象，双眼视盘上方水肿，有的可呈节段性水肿，视力轻度下降，视野仅下方弓形缺损及生理盲点扩大，视力恢复良好。并指出该眼底视盘水肿多见于 20~30 岁的糖尿病患者。但和背景糖尿病以及和视盘表面易变化的扩张的浅表放射状毛细血管的相关性仍不清楚。已观察到和许多成人缺血性视神经病变类似，伴有 DP 的青少年倾向于有小的无视杯的视盘。部分学者推测青少年型糖尿病中发生的视盘水肿是缺血性视神经病变的一种表现形式，并提出更年轻的病人有充分多的侧支循环代偿以避免可能损害视功能的轴突的不可逆病理损伤。根据该推测，视盘周围浅表毛细血管网的扩张可能是改善缺血过程的代偿机制。已发现在典型的非动脉炎性缺血性病变成年患者的另 1 眼有无症状的视盘水肿。这也支持前述推测，这种视盘水肿是可自行消退的。因此，DP 是继发于尚不足以导致视功能损害的低度缺血的轴突阻滞。换言之，青少年糖尿病中的视盘水肿可能是因围绕视盘的末梢血管床的供血障碍所导致的微血管病变，视盘血管床的病理损害又受局部组织解剖的影响，尤其是患者自身固有的小视盘小视杯中相对狭小的巩膜管容积所造成的轴突拥挤，更可能促发 DP。也有学者提出，静脉灌注不足和静脉充血可能造成这种特征性慢性低度视盘水肿。

三、重度贫血

儿童重度贫血偶尔可并发视盘水肿,经补充铁剂后视盘水肿消退。但缺铁性贫血并发视盘水肿更常见于再生障碍性贫血。有报告 120 例再生障碍性贫血中 10 例有明确的视盘水肿,34 例视盘边缘模糊。伴有免疫溶血性贫血患者的视盘水肿也可能由于用达那唑(一种衍生于炔孕酮的减毒雄激素,即垂体前叶抑制药)治疗所致。虽然已有推测,这些病人视盘水肿还可能是由于贫血者局部缺氧造成的(即一种"能量 - 缺乏"性视神经病变),但在严重贫血的病况下颅内高压的确切原因仍不清楚。

四、白血病

累及眼部的儿童白血病可分三组:①中枢神经系统(CNS)受损的神经眼科特征;②显示血液学指标改变的血管异常;③直接浸润眼组织。眼部和 CNS 病变是急性白血病的并发症之一。眼前节浸润经常发生在缺乏 CNS 病变的病例,视神经浸润通常和 CNS 受累有关,主要发生在伴有急性骨髓细胞白血病倾向的儿童。推测白血病发生视盘水肿的机制有数种,包括:①白血病直接浸润视盘;②因 CNS 浸润,颅内出血,长期激素治疗中撤减药量后继发视盘水肿;③肿瘤浸润视神经或眼眶导致局部血管损伤,继发缺血性视神经病变;④继发于血液高黏滞性的血流淤积,或继发于血小板增多患者的视神经微循环中小血管血栓形成;⑤继发于 CNS 机会感染的视神经病变;⑥继发于用全反式维 A 酸(ATRA)治疗的颅内压增高。白血病浸润性视神经病变和 CSF 增加后高颅内压性视乳头水肿的鉴别仍然依据各自基本的临床特点。尽早发现白血病浸润性视神经病变并局部辐射治疗有望逆转病情。视神经浸润主要发生在筛板前及筛板后,筛板前视神经浸润表现为视盘隆起、绒毛状发白的水肿,随浸润进展水肿加重遮蔽视盘表面血管,伴有不同程度视网膜出血。较大的浸润可以蔓延到视盘周围视网膜并产生邻近视网膜血管白鞘。浸润的细胞大多数在视神经周围和其周围鞘膜内,并沿视神经隔膜在视神经内的血管周围聚集。视盘的直接浸润常引起缓慢进展的视力下降,但偶尔可以发展迅速,多发生在晚期。当浸润主要发生在筛板后时,由于没有可见的视盘水肿,临床易忽视这一潜在浸润性损害,视力常严重受损。白血病引起的视神经浸润需要急诊治疗,应尽快局部放射治疗(约 2 000rads,每个疗程 1~2 周),常联合应用鞘内注射细胞毒性药。遗憾的是,无论是否联合化疗,靶向视神经浸润的放疗本身常难以避免的后遗症是视神经萎缩。

白血病患者做骨髓移植后也可以发生视盘水肿,通常是因为环孢素毒性所致。随药物减量或停药,视盘水肿可以消退。由于放疗并不改善颅压增高的视乳头水肿,眼眶放疗是直接视神经浸润的选择性治疗,但腰椎穿刺是必要的。对临床诊断困难者,CSF 淋巴细胞的单克隆类型有助于鉴别隐匿的视神经浸润和感染性视神经病变。MRI 能够显示视神经浸润,MRI- 钆增强及眼眶内脂肪抑制像有时能看到蛛网膜下腔内和软脑膜内视神经周围信号增强。

早年已有报告,用全反式维 A 酸(ATRA,即维生素 A 衍生物)治疗急性早幼粒细胞白血病(APML)导致颅内高压,8 岁以下儿童对该药似乎特别敏感。免疫抑制剂也可以引起机会性感染,Bhatt 等报告 1 例 16 岁儿童急性淋巴母细胞白血病,单眼发生巨细胞病毒性视网膜炎伴有视盘水肿。

儿童白血病一旦累及眼部预后不良,一项 15 年研究结果显示,131 例儿童白血病中 28 例(21.4%)有眼部并发症,其中 27 例在发现眼部病变后 28 个月内病故。所有病例或有骨髓复发,或有 CNS 浸润。眼部受累看来是白血病临床复发的先兆,较新的研究提示化疗有助于改善该类患儿的病情预后。

五、营养不良

颅内高压可见于营养不良的儿童,文献报告儿童颅内高压有 26% 是营养不良造成的。Couch 等发现营养缺乏的儿童在恢复营养供应后脑发育会比颅骨生长快。动物实验模型显示营养不良已严重影响颅骨生长,那些再喂养动物的脑组织比颅穹隆发育明显快,这可以解释营养不良儿童颅内高压的原因。该作者报告了对于囊性纤维化(一种遗传病)儿童开始营养治疗数天内发生的短期型"营养性特发性高颅压"的一组病例,迅速发生高颅压后短期内又很快恢复正常颅压,提示除了导致颅压高的不同脑发育起主要作用外,还有某些其他机制尚待澄清。

六、药物相关的颅内高压

儿童皮质类固醇戒断期间或之后发生的颅内

高压现象已被广泛认识。多份研究报道证实了接受甲状腺替代疗法的儿童会出现颅内高压，其相关性毫无疑问。据报道，萘啶酸是一种尿道防腐剂，也可引起颅内高压。许多报道还提到四环素、多西环素和米诺环素等抗生素也可引起高颅压。环丙沙星是一种从萘啶酸衍生而来的广泛应用的喹诺酮类抗生素，已造成一名患有囊性纤维化的 14 岁儿童（同时也接受维生素补充）出现颅内高压。尽管曾有 1 例报道称在患儿接受锂治疗期间出现颅内高压，但这种关联可能不是因果关系，因为在停药后症状仍持续存在。

维生素 A 中毒已被充分证实是某些 IIH 病例的致病因素。在服用维生素 A 治疗青春痘的青少年中应重点留意。异维 A 酸（一种用于治疗痤疮的合成类维生素 A）已证实与青少年发生颅内高压有关。由于这些关联，获取颅内高压青少年的痤疮用药史显得至关重要。除了维生素 A，其他类维生素 A（例如阿维 A，维甲酸）也可能引起颅内高压。

幼儿中的 IIH 还与几种新的病因有关，包括重组生物合成的人生长激素和全反式维 A 酸（一种用于治疗急性早幼粒细胞白血病的维生素 A 衍生物）。在大型数据库分析中，接受生长激素治疗的人群中颅内高压患病率比正常人群高约 100 倍。曾报道 1 例患儿接受去氨加压素（DDAVP）治疗时出现了颅内高压。

与颅内高压相关的几种化学治疗剂，包括环孢素和阿糖胞苷，也会使儿童的颅内压升高。

七、其他疾病

其他多种疾病，如先天性发绀型心脏病、原发性慢性肾上腺皮质功能减退症（Addison 病）、甲状腺功能亢进、骨髓移植、肾移植、系统性红斑狼疮、各种病毒感染（水痘，麻疹，EB 病毒和肠病毒感染）后以及小儿胱氨酸尿症等，均可能在疾病的某个阶段或病程发展中引起颅内压增高后导致视乳头水肿。

第八节 继发于眼科疾病的视盘水肿

部分眼科疾病，尤其是视神经疾病可以伴随或继发视盘水肿，如视神经炎、缺血性视神经病变、视盘血管炎等（可见相关章节）。在此仅介绍葡萄膜炎和低眼压导致的视盘水肿，实际上这两种病变既可以独立存在，又可能互为影响或并存。炎性及感染性葡萄膜炎或低眼压中出现的视盘水肿的归属取决于伴随的眼部和全身症状，以及血清检查的结果。除了已有共识的后部葡萄膜炎，前部葡萄膜炎也可能并发视盘水肿，但通常并不明显影响视功能，随 6 周左右前部葡萄膜炎恢复，视盘水肿随之

消退。手术后低眼压，特别是青光眼术后，也是儿童短期视盘水肿的常见原因。在仅有轻度葡萄膜炎的患儿或低眼压的术眼，通常视力仅轻度下降。葡萄膜炎患儿若视力下降明显及眼底有视盘水肿，提示可能已并发视乳头炎，但应排除黄斑水肿所致中心视力损害。而低眼压者尽管出现轻度视盘水肿，但视力下降通常和黄斑水肿直接有关。有证据显示，低眼压可以损害视盘筛板前部的轴浆运输，其机制类似增加了颅内压。

（韦企平　孙艳红　杨　锦）

第七章

视 神 经 炎

第一节 概 述

视神经炎（optic neuritis，ON）又称炎性视神经病变，是临床上最常见的可导致视力严重受损的视神经疾病。主要表现为视力急性或亚急性下降，伴有或没有眼球疼痛，色觉、亮度觉的改变和对比敏感度受损，瞳孔对光反应异常，与受累神经纤维束相关的视野缺损，以及依据视神经受损节段不同所见的眼底视盘正常或水肿。儿童ON和成人ON比较，其病因、临床表现、预后及转归既有重叠或交叉，也有其特殊性和差异。1959年Hierons等首次将儿童ON描述为具有相对独特症状和体征的疾病，指出儿童ON通常为男性；但近年流行病学研究发现，青春期前儿童ON男女发病率相等，青春期后的儿童ON男女发病接近成人ON，女性易感，男女性别比大约为1:2。儿童ON常在前驱性疾病（多为病毒感染）后发病，表现为双眼视力无痛性明显下降。眼底常见双眼视盘水肿，但很少发展到中枢神经系统炎性脱髓鞘病变，如多发性硬化症（multiple sclerosis，MS）、视神经脊髓炎（neuromyelitis optica，NMO），部分ON与急性播散性脑脊髓炎（acute dissemissation encephalitis myelitis，ADEM）相关。近年研究提出，儿童ON双眼发病（同时或先后罹患）占32%~50%，10岁之前72%为双眼同时发病、10岁之后70%为单眼发病；视盘水肿更常见（50%~74%），特别是小于10岁的儿童；眼眶或眼部疼痛者约占33%~77%。儿童发病后视力下降更严重，60%~85%的儿童ON视力<20/200，但视力恢复较好。发病1年后71%~81%的儿童视力可以恢复到1.0，而成人仅

50%的患者视力恢复到1.0。

由于儿童ON中常见的部分症状和体征在成人ON可能少见，且儿童ON更可能出现貌似"不典型"ON的临床表现，促使接诊医师转变诊断方向而全面排查其他病因如各种感染性视神经炎或视神经视网膜炎、视乳头水肿、结节病、系统性红斑狼疮和病毒或疫苗接种后诱发的ON。本章重点是围绕脱髓鞘性ON的流行病学、病机病理、临床表现及治疗等进行论述；并在其后各节中分别介绍其他病因的ON。

【分类】

儿童ON的分类迄今并不统一或大致参照成人ON的归类。早年通常把ON按炎症累及部位分为球后ON、视乳头炎、视神经视网膜炎及视神经周围炎。该传统分类法虽病因指向不够明确或易混淆，但眼底所见符合病名，故至今在临床诊断中仍有应用。由于ON是涵盖视神经的各种感染性、脱髓鞘性或炎性病因的统称术语，而不同病因ON既具有类似的发病特点和眼底表现，也有不同的临床特征、治疗导向及预后。鉴于各临床亚型之间症状可能交叉重叠，其诱发因素也可能类同，尤其是随现代分子生物学、神经免疫学及神经影像学技术的不断进展，目前对ON潜在发病机制的认识进一步深入和准确，更强调从病因角度对ON进行临床分类。参考中华医学会神经眼科学组2014年发布的《视神经炎诊断和治疗专家共识》，国内2021年最新版《中国脱髓鞘性视神经炎诊断和治疗循证

指南》，以及该指南解读中，强调对于 ON 应优先基于中枢神经系统脱髓鞘抗体结果进行病因分类。将 ON 分类如下。

（一）脱髓鞘性视神经炎

脱髓鞘性视神经炎（demyelinating optic neuritis，DON））是临床最常见的视神经的炎性脱髓鞘病变，多见于青壮年，儿童发病并不少见。根据 DON 发病特点，血清和 / 或脑脊液检测的不同生物标志物，以及伴随的中枢神经系统不同部位脱髓鞘病变或其他系统疾病，又可分以下不同类别。

1. 特发性脱髓鞘性视神经炎（idiopathic demyelinating optic neuritis，IDON） 水通道蛋白 4（aquaporin-4，AQP4）抗体和髓鞘少突胶质细胞糖蛋白（myelin oligodendrocyte glycoprotein antibody，MOG）抗体均阴性，视力持续下降时间小于 2 周，发病 3 周左右视力开始恢复。

2. 视神经脊髓炎谱系疾病相关视神经炎（neuromyelitis optica spectrum disease NMOSD-ON） ON 伴有 AQP4 抗体阳性，或 AQP4 抗体阴性符合 NMOSD 诊断的 ON。

3. MOG-ON ON 伴有 MOG 抗体阳性。

4. MS-ON 依据 2017 年 McDonald 诊断标准诊断的 MS，并且 ON 至少发作 1 次。

5. CRION 慢性复发性炎性视神经病变（chronic relapsing inflammatory optic neuropathy，CRION）。

6. 未归类的视神经炎 AQP4 抗体和 MOG 抗体阴性的非典型视神经炎或其他中枢神经系统脱髓鞘疾病伴发的 ON，如急性播散性脑脊髓炎（acute disseminated encephalomaelitis，ADEM）、同心圆硬化、Schilder 病等。

（二）感染和感染相关性视神经炎

1. 感染性视神经炎 此类 ON 为病原体对视神经的直接侵犯，包括邻近组织（眼内、眶内、鼻窦、耳部和颅内等）炎症的直接蔓延和全身性感染（带状疱疹、结核、梅毒等）所致的局部受累。直接蔓延较为常见的为鼻窦炎和鼻窦黏液囊肿，常见于罹患糖尿病和前床突气化者。

2. 感染相关性视神经炎 是由病原体抗原成分引起的自身免疫反应对视神经的间接损伤。常见于各类病毒感染后，偶见疫苗接种后。与 IDON（常有前驱感染史或疫苗接种史）概念有部分交叉。

（三）自身免疫相关性视神经炎

1. 系统性自身免疫性视神经炎 特指一类合并有系统性自身免疫性疾病的视神经炎，如干燥综合征（SS）、系统性红斑狼疮（SLE）、白塞病（Behcet 病）、韦格纳肉芽肿、风湿或类风湿病和结节病等。此类疾病与 IDON 和 NMO-ON 之间并无确切界限。

2. 自身免疫性视神经炎 迄今仍有小部分病因不明的 ON，又称为自身免疫性视神经病变（autoimmune optic neuropathy，AON）。这些 AON 可以孤立单相发病，或可以是慢性复发性病程，如 CRION，该病 AQP4 抗体和 MOG 抗体阴性，至少复发 1 次，糖皮质激素治疗快速有效，表现出糖皮质激素依赖特点，在糖皮质激素减量或停药后快速复发。随着对这一类慢性复发 - 缓解型视神经炎的深入研究，发现儿童 CRION 中有相当一部分为血清 MOG 抗体阳性的患儿，属于 MOG 抗体阳性相关性疾病（MOG antibody-associated disorders，MOGAD）。一项前瞻性 - 多中心的研究发现，儿童 MOGAD 中 17% 的患儿累及视神经，以复发性视神经炎为主要临床表现。而且实际上这部分患儿的数量，要远比以往报道的多。47% 儿童在 MOGAD 发病的过程中或缓解期有视神经炎的发作，其中有一亚群患儿表现为 CRION，复发频率与血清 MOG 抗体的浓度相关。所以在下面的分述中，我们将 CRION 分为血清 MOG 抗体阳性和 MOG 抗体阴性的两类来论述。

近 10 余年随着对 AQP4 抗体与 MOG 抗体研究的深入，加强了对脱髓鞘疾病谱系疾病临床表型和病程转归及预后的重新认识，也促使我们从患儿不同血清生物标志物结合临床关注儿童 ON 的病程转归和诊疗方向。近年 Lock 等针对儿童 ON 的病因和转归提出儿童 ON 大致可分三类：①孤立性、单相性 ON；②没有其他系统性疾病临床表现的复发性 ON；③或者预示着一种慢性脱髓鞘疾病如 MS、NMOSD 或 MOG 抗体阳性相关疾病的前驱发作或复发的 ON。可供参考。

【病因】

儿童 ON 的多种病因和成人的大致相同，但有其特殊性。①感染：局部感染包括眶内、眼内、鼻腔和鼻窦的炎症，中耳炎和乳突炎，口腔、扁桃体炎症及脑膜炎、脑脊髓膜炎等，均可从毗邻直接蔓延至视神经或其神经鞘膜。全身感染多为病原体或其分泌的毒素侵袭损害视神经,如病毒(流感、风疹、麻疹、腮腺炎、水痘-带状疱疹等病毒、腺病毒、柯萨奇病毒、巨细胞病毒、肝炎病毒及艾滋病病毒等)、细菌(结核、伤寒等)、梅毒、隐球菌病、疏螺旋体引起的Lyme病、巴尔通体引起的猫抓病及寄生虫感染;②自身免疫性疾病:SLE、干燥综合征、韦格纳肉芽肿、风湿或类风湿病、白塞病、结节病及结节性多动脉炎等均可能导致或诱发ON;③中枢神经系统脱髓鞘疾病:如MS、NMO、ADEM等,尤其MS、NMO均可能以ON为首发症状或在病程进展中伴发ON。

综合国内外文献概括儿童ON的病因可分为感染性和非感染性因素(表7-1)。

表7-1　儿童视神经炎的感染和非感染病因分类

感染相关因素	非感染因素
流感病毒	视神经脊髓炎谱系疾病(NMOSD)
腮腺炎病毒	多发性硬化(MS) 急性播散性脑脊髓炎(ADEM)
麻疹	血管炎(如系统性红斑狼疮)
水痘-带状疱疹	结节病
百日咳	蜂毒
莱姆病	
爱泼斯坦-巴尔病毒(传染性单核细胞增多症)	依那西普或英夫利昔单抗
猫抓病	NMDA(N-甲基-D-天冬氨酸)受体脑炎
梅毒	
犬弓形虫	
肺结核	
立克次体	
柯氏杆菌	
布鲁氏菌病	
疫苗接种	

另有报道将儿童ON的病因分三个不同的亚组:第一组是伴有神经系统(免疫介导性病变)疾病,如感染后急性播散性脑脊髓炎(ADEM),有或无影像学脑白质病灶。典型者多在发热后,偶尔在疫苗接种后发病。该组病例表现为单相脱髓鞘病变,少数儿童可以ON为首发症状,视力预后好,

通常没有复发。第二组表现为"特发性"(遗传倾向随环境促发)脱髓鞘病变,可以恢复,但以后可能发展为MS或NMO的CNS复发性脱髓鞘性疾病。这两组疾病的促发因素有一定的相关性,症状和体征亦可能交叉或共存。第三组儿童ON以孤立发病为特征,预后良好,典型者双眼发病,伴有视盘水肿,脑MRI正常。该组ON虽然可以复发,但通常不会转变为MS。抗髓鞘少突胶质细胞糖蛋白(myelin oligodendrocyte glycoprotein,anti-MOG)抗体的存在可能和ON复发有关,而不是和MS或NMO相关。

国内早年文献报告儿童ON的病因以感染为主,不同地区报告儿童因感染所致ON者分别为50.0%、66.6%及45.6%。此后随现代许多感染性和营养不良性单因素疾病逐渐转向机体自身免疫和调控失常为主流谱群的非感染性疾病,以及分子遗传学检查技术的推广,不但拓展了我们对和ON相关的CNS脱髓鞘疾病及系统性自身免疫性疾病的认识,也使既往常困惑于病因的部分儿童遗传性视神经疾病避免再按ON误诊误治。如北京中医药大学东方医院报告经基因检测证实≤16岁的儿童Leber遗传性视神经病变161例,其中32.7%的患儿曾在不同医院按视乳头炎或视神经炎滥用激素等治疗。周欢粉等报告76例年龄均<18岁(平均11.8岁)的儿童ON,其中双眼罹患37例(48.7%),单眼39例(51.3%)。随访时间3~48个月(平均18.5个月),结果诊断孤立性ON58例(76.3%),NMOSD13例(17.1%),MS仅3例(4.0%),ADEM及SLE(系统性红斑狼疮)各1例。其中47例行血清检查的有13例(27.7%)AQP4-Ab阳性。

【发病机制】

人类ON的发病机制可以通过动物模型推论,动物模型类别包括:①实验性变态反应性脑脊髓炎(EAE),是通过动物对CNS髓鞘少突胶质细胞糖蛋白(MOG)、髓鞘碱性蛋白(MBP)或蛋白脂蛋白(PLP)致敏后诱发的一种自身免疫性疾病;②病毒诱发的脱髓鞘性病变;③抗体引起的脱髓鞘性病变。其中EAE是研究炎性脱髓鞘的免疫发病机制的经典动物模型。该动物模型是由神经组织介导的局限在神经系统内反应的迟发型超敏反应型自身免疫病。根据致敏的方式和动物遗传背景,可诱导出不同的急性和慢性临床及病理过

程的 EAE。可以破坏血脑屏障,创造 CNS 炎症环境(髓鞘碱性蛋白特异性 T 细胞可以进入 CNS)。EAE 动物模型优于其他动物模型,在引起脱髓鞘改变的 EAE 的发病过程中,血脑屏障(BBB)渗透性的变化起重要作用,类似这种屏障的破坏也发生在 ON、NMO 及 MS 这类免疫介导性疾病。该类 CNS 炎性脱髓鞘疾病均有血脑屏障的功能失调,使产生脱髓鞘病变的炎症细胞和体液因子进入中枢神经系统。MRI 已证实,EAE 动物模型中显示有类似人类 ON 中相似的视神经对照信号增强及脱髓鞘灶形成。另外,ON 患者经活体组织标本病理检查,发现有和 EAE 动物标本中相同的炎症变化和脱髓鞘病变,且人类 ON 标本中发现的活性氧和 MS 发病过程中的活性氧有关联。总之,EAE 动物模型中显示的和人类 ON 中 MRI、组织病理学改变及活性氧等三方面的类似性,提示该动物模型是探讨今后治疗 ON 新途径的较理想模型。

【临床病理】

ON 急性期有白细胞渗出,中性粒细胞浸润聚集于病灶周围,使视神经纤维肿胀并崩解,随后巨噬细胞出现并清除变性的髓鞘物质;慢性期以淋巴细胞及浆细胞浸润为主。由于炎性细胞的浸润渗出,视神经纤维水肿、缺血,轴浆运输受阻,传导功能障碍,神经纤维逐渐萎缩并被增生的神经胶质细胞取代。Youl 等曾对 18 例单发性 ON 在注射增强剂钆 - 二亚乙基三胺五乙酸(Gd-DTPA)之前和注药之后不同时间分别行眼眶 MRI 扫描,并同时检测 VEP。结果发现,急性期 ON,围绕视神经的小静脉发生局灶性炎症,血液 - 视神经屏障破坏导致渗漏并释放炎症介质,视神经轴索水肿,同时伴随的脱髓鞘病理改变可加重视神经传导阻滞,损害视功能。几周后随炎症缓解,传导阻滞减轻,视功能可有不同程度改善。

目前认为,DON 是一种自身免疫性疾病,属于 CNS 炎性脱髓鞘病变范畴,但确切的免疫介导的病理生理学机制仍待澄清。由于 CNS 存在的血脑屏障使其免疫反应有相对的独立性,不能完全用全身免疫来解释 ON,故 DON 又可归属神经系统自身免疫性疾病范畴,以区别于多种系统性自身免疫病可能累及的包括 ON 在内的神经系统

合并症。DON 的触发机制尚未明确,但病理改变是炎症细胞浸润导致包绕视神经的髓鞘脱失而轴索相对保留,以及神经胶质增生;若炎性脱髓鞘病变持续发展或反复发生,则导致轴索损害、视神经传导功能异常甚至丧失。实际上所谓脱髓鞘的含义差别很大,广义的脱髓鞘是指通过病理学处理后所见的神经纤维的髓鞘不着色(意指脱失)的病理现象。该现象借助 MRI 扫描可以显示视神经、脑或脊髓白质有非占位性病变或轻度占位性病变。但从临床角度,脱髓鞘是指疾病分类,主要包括髓鞘形成障碍类疾病谱和 CNS 脱髓鞘疾病两大类,后者可分原发性和继发性两种类型。继发性获得性脱髓鞘疾病是一组多病因疾病,包括病毒感染、自身免疫和其他炎症疾病、脑水肿、缺血、中毒和营养障碍等。而原发性 DON 中最常见的是 IDON。

若 ON 由 MS 所致,多表现为大脑和脊髓的白质中散在多发的斑块病灶。MS 重要的病理特征是同一标本中可以见到不同时相的新、旧脱髓鞘病灶同时存在,病变常分布在大脑、脑干、小脑、脊髓、视神经和视交叉等区,但特征性分布在脑室系统周围,尤其是侧脑室周围多见。早期病理斑块围绕在小血管周围,尤其是静脉周围,有炎性细胞呈袖套状浸润,以淋巴细胞为主,浆细胞及巨噬细胞亦可见到。早期髓鞘崩解,轴索相对保存,巨噬细胞移走破坏的髓鞘。晚期明显胶质细胞增生和神经胶质形成,构成末期硬化斑或瘢痕。在慢性病程或反复发病所形成的病灶中轴索变性或消失。国内报告 MS 病例的尸解病理发现,典型的 MS 病变主要分布在大脑、脑干、脊髓、小脑和视神经。但和西方病例的病理改变不同之处是,中国患者的病灶以软化、坏死多见,坏死灶和硬化斑可同时存在。病灶区炎症反应明显,血管周围淋巴细胞浸润和大量巨噬细胞突出伴星形细胞增生。

若 ON 和干燥综合征、白塞病等系统性自身免疫性疾病相关或共存,其不同的病机病理可参考相关学科专病内容。其他炎性视神经病变包括来自脑膜、鼻窦及眼眶软组织等比邻组织器官传播的炎症。这些病理过程可以是免疫介导的、肉芽肿性的或各种感染引发的,均有相应的病理改变。

第二节 脱髓鞘性视神经炎

脱髓鞘性视神经炎(DON)包括特发性脱髓鞘性视神经炎(idiopathic demyelinating optic neuritis, IDON)、NMO 和 NMOSD, 以及 MOG 抗体阳性相关 ON; 另有 MS 相关 ON 及其他难以归类的 ON, 本节重点讨论前三类 ON。

一、特发性脱髓鞘性视神经炎

急性 DON 可能是潜在 MS 的首发症状, 或是血清 AQP4 抗体或 MOG 抗体阳性的 NMOSD 的临床征象; 其中部分 DON 可以仅表现为单相发病或复发性孤立发病, 这些罹患 ON 的病例随后不发生神经系统或全身其他系统的病变, 即 DON 是"特发性"的, 其发病机制是脱髓鞘病变。概言之, 特发性脱髓鞘性视神经炎(idiopathic demyelinating optic neuritis, IDON)意指 ON 发病后视力持续下降小于 2 周, AQP4 抗体和 MOG 抗体阴性, 未发现和中枢神经系统(CNS)相关的其他脱髓鞘疾病及系统性自身免疫相关的病变, 视力在发病 3 周左右开始恢复。IDON 是国内眼科临床上较多见的 ON, 也是欧美文献报道最常见的 ON 类型。西方文献普遍认为, 许多 IDON 可能是 MS 的首发症状或在 MS 病程中伴随发生。特别是伴有脑白质脱髓鞘病灶的 IDON 患者转化为 MS 的概率更高, 并且部分孤立性 ON 可能是 MS 的顿挫型。故 IDON 又称多发性硬化相关性 ON(MS-ON)。北美著名的 ON 治疗试验(optic neuritis treatment trial, ONTT)发现, 在首次 ON 发作后 5 年和 10 年患者转变为临床确诊的 MS 的平均概率分别是 30% 和 38%, 其中伴有异常 MRI 信号的 ON 在 5 年和 10 年转化为临床确诊的 MS 的概率分别为 51% 和 56%。但在国内, 与 NMO 相关的 ON 比例远高于欧美。

【流行病学】

DON 的全球发病率为 1.0/10 万 ~5.36/10 万, 男女比约为 1:3。我国至今尚无 DON 的流行病学数据, 相关儿童人群中 DON 的流行病学研究更少。欧美国家不同文献报告儿童 ON 的发病率差别较大, 从每年 0.15~0.57/10 万到每年 1~5/10

万。儿童 ON 和成人 ON 比较, 儿童 ON 发病率明显低, 但青春期儿童 ON 发病率实际上和成人类似。另有报告儿童 ON 发病率也有种族差异, 非白人儿童比非白人成年人发病率更高。据报道, 儿童脱髓鞘综合征在加拿大发病率约为每年 0.9/10 万人次, 在初发的脱髓鞘疾病中儿童 ON 约占 1/4。一项多种族美国儿童调查显示, 在非裔美国人群中获得性 CNS 脱髓鞘综合征的发病率更高, 每年 1.66/10 万人。西方国家儿童 IDON 中约有 1/4 随后诊断为 MS, 随年龄增长发展为 MS 的风险增加。但长期随访显示, 儿童 ON 转变为 MS 的风险率低于成人 ON, 前者 22%~29%, 后者 50%。预测儿童 ON 是否发展到 MS 仍面临挑战。儿童 ON 的某些临床特征应怀疑 MS: 如缺乏视盘水肿, 脑脊液中 OCB(+), 脑 MRI 扫描可见特征性脑室周围脑白质损伤。有报告 357 例孤立性儿童 ON 中, 脑脊液 OCB(+)和 MRI 有脑白质损伤的儿童比缺乏该两项病理标记的儿童发生 MS 的风险率高 27 倍。

亚太地区, 韩国儿童 ON 的平均年发病率为 1.04/10 万人, 且发病率随年龄增加而提高。该国对 740 例(女性 398 例, 男性 342 例)儿童 ON 为期 7 年的研究显示, 平均男女比例为 1:1.27。其中单相发病的女性占 50%, 复发性特发性 ON 占 85.7%。印度回顾性分析平均随访 13 个月的 40 例(62 眼)小于 16 岁的儿童 ON, 发病年龄平均(11.15±3.24)岁(1~15 岁), 女性发病为主(27 例, 67%), 22 例(55%)双眼发病。国内杨超等报告 275 例儿童 ON 患者中男女性别发病比为 1:1.24。发病年龄 2~15 岁, 其中 ≥6 岁的占 94.5%。儿童 ON 发病主要集中在秋、冬季节(64.4%), 夏季较少(11.6%)。216 例(78.5%)患者符合特发性 ON 诊断标准。单眼发病者 136 例(49.5%), 双眼同时或相继发病者 139 例(50.5%)。80 例(29.1%)患者在发病前 3 个月内有前驱病史。施维等报告 62 例 2~18 岁的儿童 ON, 男性 32 例, 女性 30 例, 男女比例是 1.07:1。单眼发病 34 例, 双眼发病 28 例, 单和双眼发病比例 1.21:1。该组 62 例发病前有感冒、发热、疫苗接种病史的约占 85%。

【临床表现】

尽管不同病因 ON 可有其发病的某些独特临床表现、体征及转归，但无论是 IDON 或其他病因所致的儿童 ON，大多患者可能有 ON 发病的基本临床症状和体征，包括：①患眼视力急性或亚急性下降，可在数小时至一周内降至无光感，也可保留一定视力，甚至正常视力；②发病前或病初可有前额部或眼球深部疼痛，随眼球转动时加重；③部分患者在体温增高（如炎热环境、运动、热水浴或发热，甚至过热饮食）时视力模糊加重（Uhthoff 征），有的患者有物体移动感（Pulfrich 现象）或转动患眼时出现闪光感（光幻视），有的患者在颈部屈曲时出现向脊柱和肢体放射的过电感或牵拉刺痛（Lhermitte 征，是 MS 常见的症状之一）；④有获得性色觉异常，尤以红、绿色障碍为主；⑤患眼有相对性传入性瞳孔障碍（relative afferent papillary defect，RAPD），双眼同时发病者或另一眼曾患过 ON 者，可能仅有瞳孔对光反应迟钝；⑥眼底表现为球后 ON 或视乳头炎。

儿童 IDON 有别于成人 IDON 的典型临床表现大致归纳如下。

1. 可双眼同时或先后发病（32%~50%），且多无眼球疼痛。西方文献报告，儿童单眼或双眼发病和年龄相关，≥10 岁的儿童 ON 单眼发病更常见，双眼发病则多见于 <10 岁的儿童。

2. 部分患儿（约 46%）有发热的前驱症状或近期感染史，以病毒感染居多，偶见疫苗接种后发病者。

3. 眼底早期可以表现为视盘正常的球后视神经炎，但儿童多见视盘充血水肿（50%~74%）的视乳头炎，视盘水肿隆起度一般不超过 2~3D（屈光度），视盘浅表或周围有少量出血斑及硬性渗出物，视网膜静脉轻度扩张，动脉无变化（图 7-1）。部分病例表现为视神经视网膜炎，除视盘水肿外，盘周及后极部视网膜有水肿皱褶，并见碎片样出血和黄白色类脂质渗出；黄斑区常形成朝向视盘为主的星芒状渗出，后部玻璃体可有尘埃状混浊，偶见前房浮游细胞及房水闪光。若病程短，病情及时控制，视盘变淡可不明显。若发现视网膜周围静脉有白鞘，又有玻璃体内浮游细胞，应排除 MS。若病程迁延或反复发作，可有不同程度视盘颞侧变淡或全苍白。

4. 视野以中央 30° 内缺损常见，但典型的中心暗点少见，可见旁中心或盲中心暗点，也可有弧形、弥漫性，甚至单眼偏盲性缺损。

5. 对皮质类固醇治疗敏感，但可有依赖性。若激素减量过程中病情有反复，要警惕合并中枢神经系统脱髓鞘病变的可能。

6. 发病眼视力明显下降甚至失明，但发病 2~3 周后 70% 以上的患儿视力恢复良好（通常 ≥0.5），1 年后 71%~81% 的患儿视力可以恢复到 1.0。

7. 和成人比较，儿童 ON 与 CNS 脱髓鞘疾病如 MS 或 NMO 等相关性较小，少数患儿可能和 ADEM、MOGAD 相关或是 ADEM 发病前的首发症状。

临床有少数无症状 ON（亚临床 ON）极易被忽视或漏诊，西方文献报告常和 MS 相关。在 ONTT 中，确诊单眼 ON 的患者中对侧眼中有视野缺损的占 48%。曾有报告尸检 MS 患者中发现 100% 有不同程度前视路脱髓鞘损伤，病灶损害轻而局限者可无明显视觉障碍。但这些无症状眼经临床、电生理、MRI 及心理物理等检查多能获取 ON 亚临床证据。尤其是相对简单客观的 PVEP 或 / 和 FVEP 可能发现早已存在的潜在的视神经或视通路轻度损伤。

【辅助检查】

1. **视功能检查** 除视力外，临床上可应用 FM-100 色棋对 IDON 的色觉障碍进行评估。在急性期，黄蓝色觉损伤可能较为常见，而缓解期常遗留红绿色觉障碍。

2. **视野评估** 采用中心 30° 的静态视野检查可发现视野缺损，多呈中心、旁中心或盲中心暗点，也可呈弧形或弥漫性缺损。

3. **眼电生理检查** 视觉诱发电位（VEP）检查有助于诊断和鉴别诊断，并可发现脱髓鞘性 ON 的亚临床病变。可行图形 VEP（PVEP）检查，视力低于 0.1 时可选择闪光 VEP（FVEP）检查。通常以 P100（或 P2）波峰时延长为主，振幅可下降。重症者 VEP 波形消失，随病情好转振幅逐渐上升，但峰时恢复较晚。即使在 ON 亚临床期或治疗后视力已恢复，PVEP 的波形仍可能有异常，而和 MS 直接有关的 ON，PVEP 峰时明显延迟是其特征。此外，VEP 结合全视野视网膜电图（FERG）可以用于疾病的定位：当 FERG 正常，VEP 异常时，提示视神经病变；当 FERG 异常，VEP 也异常，提示视网膜病变；当 VEP 异常重于 FERG 异常时，提示视神经

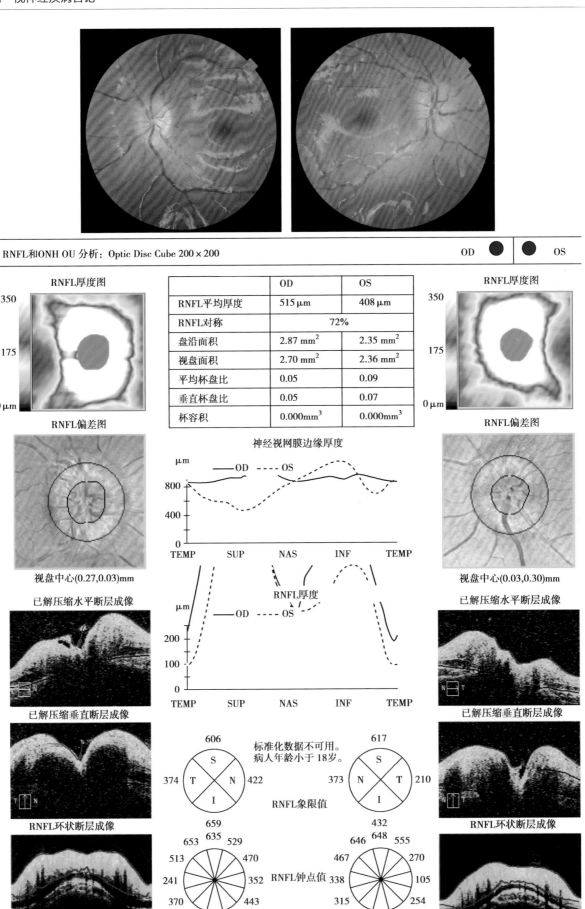

图7-1 双眼特发性脱髓鞘性视神经炎患者,双眼视盘水肿

和视网膜均受累。

4. 光学相干断层成像技术（optical coherence tomography,OCT） 视乳头炎患者视盘及盘周视网膜神经纤维层（RNFL）明显增厚；球后 ON 刚发作时，基线测量发现盘周 RNFL 比对侧眼增厚。发病 2 周后，盘周 RNFL 平均厚度丢失，先后发生在视盘上方、下方及颞侧，且黄斑部视网膜神经节细胞 - 内丛状层复合体变薄。发病 6 个月后 RNFL 厚度约下降 20%，乳斑束部位受累明显。OCT 作为非介入性眼底检查技术能定量评估和监测 ON 发病后 RNFL 及黄斑区视网膜神经节细胞复合体的损伤程度。

血流成像 OCT（OCTA）技术不仅能对视网膜及视神经细微结构清晰成像，而且对视网膜及脉络膜血流改变可以作出量化的评估。由于儿童 ON 同样是主要累及视神经的炎性脱髓鞘性病变，炎性病变在疾病的早期往往会伴有血管及血流灌注的改变。OCTA 技术可以用于观察儿童 ON 早期视盘、黄斑周围及脉络膜血管密度的改变及血流指数的变化，对此类疾病发病机制研究有重要价值。这些早期变化发生在 OCT 技术可以检查到的视神经萎缩之前，弥补了 OCT 技术的不足。目前对视神经炎性脱髓鞘病变的发病机制的研究，还有很多未知的领域。OCT 与 OCTA 的联合应用，可以用来观察 ON 血流灌注与视神经细微结构变化，以及其与中枢神经系统结构变化和预后功能损伤的相关

性。这些研究对了解视神经炎性脱髓鞘疾病发病机制及预后转归有重要意义。

下面以两个儿童 ON 病例为例，分别展现疾病急性期及缓解期视神经及视网膜的 OCTA 的变化特点。

病例 1 女性,9 岁,主因左眼突然视力下降伴眼球转动痛及色觉改变 1 天就诊,1~2 天后左眼视力急速降至无光感。眼部检查：视力右眼 1.0，左眼无光感，左眼瞳孔圆，直接对光反射消失，RAPD(+)，眼底检查：左眼视盘水肿，余双眼眼底未见异常。血清 MOG 抗体阴性。眼眶及颅脑 MRI 扫描：左眼球后视神经增粗，见长 T_2 信号。诊断为左眼视神经炎。激素冲击治疗后左眼视力缓慢恢复，1 个月恢复至 0.08,2 个月时 0.2,3 个月时 0.5,4 个月时 0.6,5 个月时恢复至 1.0。左眼视神经炎发作后 2~4 周视网膜浅层血管密度明显下降，黄斑部神经节细胞及内丛状层丢失明显（图 7-2~ 图 7-4）。

病例 2 女性,12 岁,主因右眼视神经炎反复发作 3 年,共发作 4 次,最后一次发作 4 个月就诊。血清 MOG 抗体阳性。眼部检查：视力右眼 0.5，左眼 1.0，右眼瞳孔圆，RAPD(+)，眼底检查：右眼视神经色白，边界清，余双眼眼底未见异常。OCT 及 OCTA 成像提示：右眼浅层、深层视网膜复合体血管及脉络膜毛细血管面积比对侧健眼（左眼）明显减少，神经纤维层及神经节细胞层也明显薄变（图 7-5，图 7-6）。

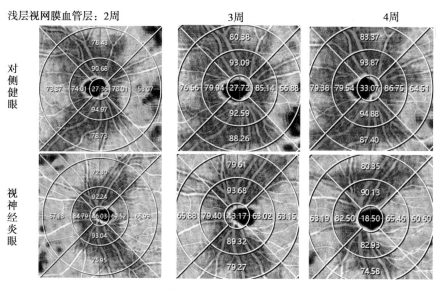

图 7-2 左眼视神经炎发作后 2~4 周,OCTA 成像
显示：视神经炎眼与对侧健眼视盘浅层血管密度指数比较明显降低。

浅层视网膜血管层：2周　　　　　　　3周　　　　　　　4周

对侧健眼

视神经炎眼

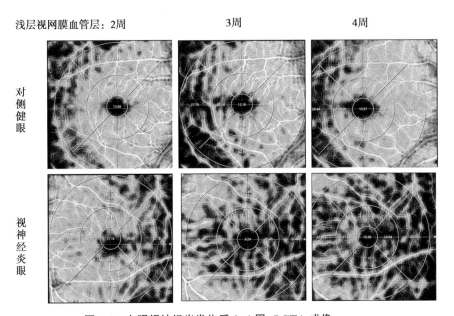

图 7-3　左眼视神经炎发作后 2~4 周，OCTA 成像

显示：视神经炎眼与对侧健眼黄斑部浅层血管密度指数比较明显降低。

神经节细胞+内丛状层：

2周　　　　　　　3周　　　　　　　4周

对侧健眼

视神经炎眼

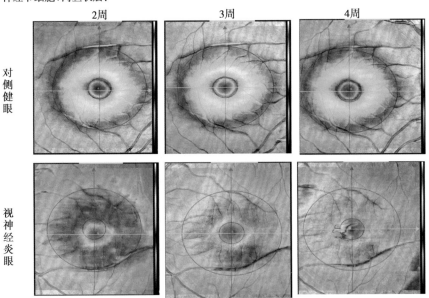

图 7-4　左眼视神经炎发作后 2~4 周，OCT 成像

显示：视神经炎眼与对侧健眼比较，黄斑部视神经节细胞＋内丛状层厚度明显变薄。

内层视网膜　浅层视网膜复合体血管　深层视网膜复合体血管　脉络膜毛细血管面积　脉络膜灌注面积　神经纤维层

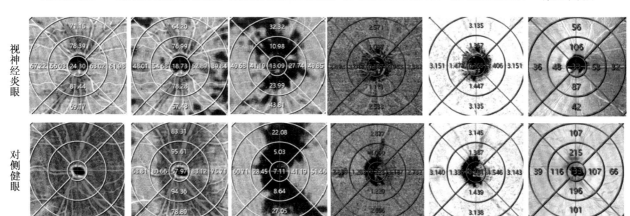

图 7-5　右眼视神经炎 4 次发作后 4 个月，OCTA 及 OCT 成像
显示：与对侧健眼比较，右眼视盘部视网膜、脉络膜血管及视神经纤维层除了脉络膜灌注面积外其余各层均明显降低。

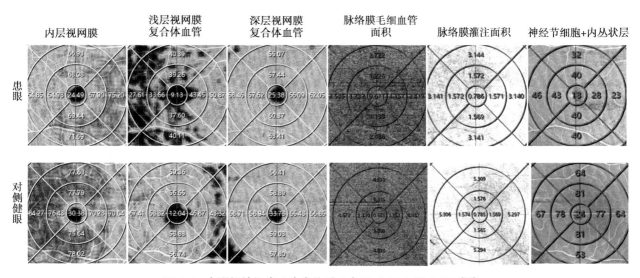

图 7-6　右眼视神经炎 4 次发作后 4 个月，OCTA 及 OCT 成像
显示：与对侧健眼比较，右眼黄斑部视网膜、脉络膜血管及视神经纤维层各层均明显降低。

5. **荧光素眼底血管造影（FFA）**　视乳头炎及视神经视网膜炎早期显示视盘表面荧光渗漏，边缘模糊，盘周血管轻度染色，静脉期呈强荧光，但黄斑血管结构正常。

6. **影像学检查**　对单眼或双眼视力下降，或病情反复者，应做颅内或 / 眶内 MRI 平扫及增强扫描，一方面有助于明确 ON 的病变范围及判断炎症反应的活动度，另一方面可以明确排除颅内或眶内占位性、感染性病变，并有助于早期发现 CNS 潜在的脱髓鞘病灶。ON 在不使用脂肪抑制技术的 MRI 扫描序列显示率很低，故目前主要采用短 T_1 反转恢复序列（STIR）显示视神经病灶和水肿。脑和眼眶 MRI 选择包括 T_2- 加权、眼眶脂肪抑制的特殊序列程序，若发现受累视神经肿胀、增粗，信号增强和扩大，有助于诊断 ON。T_1 加权 - 钆增强序列可显示 94% 的受累视神经信号增强。若病灶累及管内段视神经或长节段视神经，则视力预后差。极少数 ON 患者视野有偏盲性缺损，应注意是否有视交叉或视束受累征象，建议 MRI 扫描范围应从眼球后部至颅内视束，扫描层厚 2~3mm，层间距 0.0~0.5mm。若怀疑 ON 和 MS 相关，可选择液体衰减转向恢复序列（FLAIR）结合 T_1 加权像和 T_2 加权像显示多见于脑室旁的高信号病灶；为排除 NMOSD 相关性 ON，则应做 MRI 全脊柱扫描，如 MOGAD 相关 ON 缺乏与脑室周围长轴垂直的脱髓鞘病灶（即 Dowsons finger），且脑室周围无典型的卵圆形斑片病灶等。

7. **实验室检查**　儿童 ON 除做血尿常规检

测,血清生化全套、血沉、C 反应蛋白(CRP)等外,血清自身抗体,包括抗核抗体(ANA)、抗双链 DNA 抗体、抗 SS-A 抗体、抗 SS-B 抗体、抗中性粒细胞胞浆抗体、类风湿因子、抗甲状腺抗体等,与 ON 有较为密切的关系,应作为 ON 的常规检测。血清与 CSF 的感染性指标(如乙肝、丙肝、梅毒、结核等相关检测)可鉴别感染性视神经炎。必要时应查叶酸、维生素 B_{12} 等营养代谢指标。

IDON 尚缺乏有明确诊断意义的实验室指标,血清 AQP4-IgG 及 MOG-IgG 均为阴性;部分 IDON 患者 CSF 中的寡克隆区带(OCB)为阳性,而 OCB 在 NMO-ON 患者的 CSF 中罕见。但血清 AQP4-IgG 是 NMO-ON 或 NMO 的特异性标志物,采用基于组织切片或细胞转染的间接荧光免疫法测定可提高其阳性检出率,故临床对病因不清,尤其怀疑是 NMO-ON 时,必须尽快检测血清生物标记指标 AQP4-IgG 及 MOG-IgG 等。

8. **分子生物学技术**　对不典型 ON 或疗效差的患儿,尤其是双眼先后或同时发病者,应选择做突变特异性引物聚合酶链式反应(MSP-PCR)及单链构象多态(SSCP)分析法等检测线粒体 DNA (mtDNA)有无突变位点,以排除 Leber 遗传性视神经病变。必要时检测 *OPA1* 基因 30 个编码外显子区,以排除常染色体显性遗传性视神经萎缩 (ADOA)。

9. **其他检查**　空间对比敏感度:看清一个光栅所需要的对比量(对比阈)可以从一系列不同规格的光栅中检出,并得到一个对比敏感函数(CSF),视锐度测量在这条 CSF 曲线上仅为一点。理论上该检查是对视觉状态一个更完整的检测,尤其是检测亚临床 ON 的对比敏感度曲线能发现早期病例。但该检测受许多因素影响,且作为主观检查法在鉴别 ON 和非器质性视力障碍或伪装视力下降方面价值不大。

【诊断和鉴别诊断】

(一)诊断依据

1. 伴或不伴有眼痛的急性视力明显下降;可单眼发病,或双眼同时或先后发病(尤其<10 岁的低龄儿童)。

2. 发病时可伴有亮度和 / 或色觉改变。

3. 受累眼 RAPD 阳性(双眼受累时较严重眼为阳性)。

4. 视野检查可见中心或旁中心暗点,或与神经纤维束损伤相关的其他视野缺损。

5. VEP 检查可见患眼的主波波幅正常或轻中度下降,峰潜时重度延迟。

6. 排除其他可以引起视力下降的眼部疾患或全身疾病。

7. 诊断 IDON 的前提是血清和脑脊液(必要时可选择)AQP4-IgG 和 MOG-IgG 阴性,并排除其他 CNS 脱髓鞘疾病相关性 ON 及感染性 ON 等。

(二)鉴别诊断

1. **视乳头水肿**　双眼发病并有视盘水肿的儿童 ON 首先应和颅内压增高所致视乳头水肿鉴别,后者视盘充血水肿程度重,隆起度可超过 3D,伴随盘周出血、渗出,视网膜静脉迂曲扩张,静脉搏动消失。但中心视力早期正常,视野生理盲点扩大或有偏盲或象限性缺损。部分儿童可有头痛、恶心。腰椎穿刺测量颅内压增高,影像学检查可显示颅内占位病灶或颅内静脉窦血栓形成。若无颅内病变,脑积液成分正常,仅脑积液压力增高,还应排除特发性颅内高压。

2. **假性视乳头水肿**　多为远视或近视散光,视力可验光矫正,眼底视盘色泽红,边界欠清,血管未被遮蔽,视野正常。怀疑有视盘埋藏性玻璃膜疣时可行视盘自发荧光,OCT/OCTA、眼部 B 超等检查明确诊断(可参考视乳头水肿相关内容)。

3. **视盘血管炎 I 型(视盘水肿型)**　低龄儿童很罕见,高龄儿童(14~16 岁)偶尔可见,视力正常或轻度下降,视盘充血水肿程度较轻,伴有盘周出血、渗出及静脉迂曲。视野仅生理盲点扩大。

4. **非动脉炎性前部缺血性视神经病变**　儿童罕见发病,若怀疑缺血性视神经病变,除注意有无全身血管性疾病及眼底是否为小视盘和小视杯外,应了解发病近期有无外科(尤其是脊柱外科)手术史,外伤史及腹膜透析史等。

5. **遗传性视神经病变**　相对多见的主要是两种:①Leber 遗传性视神经病变:常见于青春期男性,但童年期发病并不少见,甚至有 2~5 岁幼童期发病者。多有母系家族发病史。双眼先后亚急性视力下降,不伴眼球疼痛,视力大多降至 0.01~0.1,但完全失明者罕见。病初视盘正常或有充血肿胀,盘周毛细血管扩张迂曲;FFA 无荧光渗漏;视野有较大的中心或旁中心暗点。激素治疗无效。对怀疑本病者,无论是否有阳性家族史,应尽早做线粒体 DNA 基因检测,以确诊本病。②常染色体显性视神经萎缩(autosomal dominant optic atrophy,

ADOA)，又称 Kjer 视神经病变。4~6 岁发病多见，表现为童年期双眼大致对称性、慢性进展性视力下降。因发病隐匿，多在常规视力检查中偶然发现，眼底多见双眼视盘颞侧苍白。视野以中心暗点为主。最终视力 1.0 至 0.025 不等，约 15% 的患者视力可降至 0.1 或 0.1 以下，但手动或光感罕见。色觉损害约见于半数患者，多为黄蓝色盲，部分为全色盲。若怀疑本病，即使无明确家族史，也应行基因检测明确诊断。

6. 遗传性黄斑病变　部分自童年期就可能发病的遗传性黄斑变性，因发病隐匿，无自觉不适症状，加上初发病时眼底检查易忽视黄斑部轻微的征象，从而误诊为视神经炎。常见的有三种：①Stargardt 病：是最常见的青少年黄斑营养不良性眼病，为常染色体隐性遗传病，虽多见于 10~20 岁的青少年，但 12 岁以下儿童发病并不少见。临床表现为双眼中心视力渐进性下降到 0.05~0.3 之间。早期仅有黄斑区轻度不均匀或斑驳状色素改变，极易忽略诊断。继则发展到约 1.5 个视盘直径大、卵圆形黄斑病灶，呈金箔样反光或蜗牛黏滞物样外观。该病灶多单独存在，亦可围绕黄白色斑点或斑片样沉着物。最终残留类似"牛眼"状视网膜色素上皮（RPE）和毛细血管萎缩性病灶。视野有绝对或相对暗点，FFA 早期可见脉络膜背景荧光的损害或阻断，即 85% 患者有"暗脉络膜"现象，但双眼黄斑区对称性牛眼或靶心状透见荧光是其典型特点。②先天性视网膜劈裂症：又称 X 性连锁遗传性青年型视网膜劈裂症（X-linked retinoschisis, XLRS）。本病实际在婴幼儿期已开始发病，但常在进幼儿园或入学后的童年期普查视力才发现视力低下。本病多为男性，双眼中心视力下降，大多在 0.1~0.6 之间，近 22% 的患儿视力严重下降。眼底可见中心凹附近浅黄色放射状或车轮状囊样形态，有的可见中心凹颞侧有较大范围 RPE 萎缩灶。黄斑中心凹劈裂，部分患者合并周边部视网膜劈裂，同时可见周边视网膜呈纱膜状隆起或血管周围白鞘，树枝状血管。FFA 显示黄斑部花瓣状强荧光，未见荧光渗漏，ERG 显示 b 波明显降低，OPs 波显著降低或消失，OCT 可有效鉴别黄斑裂孔和黄斑中心凹劈裂。③视网膜锥细胞营养障碍：是主要累及黄斑区视锥细胞功能的遗传性视网膜变性。可在儿童期（6~7 岁）或中年期发病。表现为进行性视力下降，获得性色觉异常、畏光，或有眼球震颤（尤其发病早的幼童）。眼底早期可正常，晚期黄斑

区视网膜色素上皮萎缩，典型者呈牛眼形或靶心状外观。视盘颞侧色泽可变淡。明视 ERG-b 波波幅明显降低甚至熄灭。

7. 皮质盲　小儿持续高热抽搐或婴幼儿脑积水及累及枕叶区的占位病变等均可能发生皮质盲，其他如中毒、病毒性脑炎、脑外伤、脑梗死、脑部手术等也可造成枕叶皮层缺血缺氧而发生皮质盲，表现为双眼失明，但瞳孔对光反射及集合运动反应均正常，眼底正常。

8. 结合处暗点导致的"假性球后视神经炎"　当肿瘤压迫视交叉的前部连接处并偏向一侧时，可产生所偏向眼的中心暗点和对侧眼的颞上象限部分视野缺损。临床易误诊为球后视神经炎。因此，对一眼视力无痛性下降并有中心或旁中心暗点，发病特点和视神经炎发病不完全相符且治疗无效时，应仔细检查对侧眼视野，特别是颞上周边区域有否缺损，并做 MRI 等影像学检查，以除外可能累及视交叉前区的颅咽管瘤、鞍结节脑膜瘤及嗅沟脑膜瘤等鞍区占位病变。

9. 眼眶内视神经鞘脑膜瘤和视神经胶质瘤　对于不明原因的单眼视力持续进展性下降，应慎重排除眶内视神经鞘脑膜瘤或视神经胶质瘤。视神经鞘脑膜瘤主要起源于视神经鞘脑膜细胞，当患者出现单侧视力缓慢下降，患眼视盘水肿持续并进展（或已有萎缩），尤其发现视盘有视睫状短路血管，伴随轻度眼球突出时，应高度怀疑该病。笔者所遇 1 例 26 岁男性，首诊"单眼视神经炎"，但大量激素辅助其他治疗均无效。视力几个月内进展下降直至无光感，视盘水肿长期维持至视盘苍白仍未完全消退，影像检查并会诊最终确定视神经鞘脑膜瘤。视神经胶质瘤起源于星形细胞，以眶内段发病最多见，发病高峰在儿童和青少年。据国内统计 36 例视神经胶质瘤中，年龄 6~19 岁，平均 10 岁，视力无光感~0.6。该病首先出现的症状是患侧视力减退，但由于无痛性视力缓慢下降容易被患者，尤其是儿童所忽视，接诊医师根据视力、眼底视盘正常，易误诊为球后视神经炎。以至于发展到眼球突出才被发现。眶内 MRI 或 / 和 CT 扫描显示视神经呈结节样增粗，肿瘤多呈纺锤状。

10. 癔症　多有情绪强烈波动史或由精神刺激诱发。视力虽差，甚至"失明"，但患者行动能力与视力障碍不成比例。瞳孔对光反应及眼底均正常。视野可变动不定，成星状、管状或螺旋状缩小，暗示疗法有效。必要时可行 VEP 及颅脑 CT 等协

助诊断。

11. 弱视 多为单眼,眼前节、瞳孔对光反射及眼底均正常,常见有高度屈光不正(可以双眼弱视)或屈光参差(单眼弱视)未及时矫正所致。也有眼肌所致斜视性弱视等。

12. 伪盲或伪弱视 详问病史常有矛盾或不合理之处;在不同距离查视野、视力,结果常无法正常解释。眼部全面检查无可供解释的视力下降或失明病因。经伪盲试验可提供有价值的提示。

【治疗】

迄今国内外仍无针对儿童 ON 的前瞻性治疗试验和最佳治疗方案。临床上对于儿童 IDON 的治疗常参照既往成人 DON 治疗试验(ONTT)的用药方案。急性期首选甲泼尼龙(甲基强的松龙)短期静脉冲击治疗,可减轻视神经的微血管痉挛水肿,消除神经轴索的肿胀,恢复轴浆流,减少神经纤维坏死,能加速急性发病的 IDON 视功能恢复,延缓 IDON 进展为 MS,但该治疗并不能改变发病 6 个月后的视力结局。这已在 ONTT 中证实。该试验还得到一个结论:急性期单独口服激素增加 ON 的复发。尽管接受该试验的部分 ON 患者分别在 5 年、10 年和 15 年后随访结果,和未治疗组比较,最终视功能两组无明显差异。同时,近年也有学者经随机临床试验比较,认为采用等效生物剂量的泼尼松口服治疗 ON 和甲泼尼龙静脉冲击治疗有同样疗效。但目前主流认识是对于急性 DON 首选静脉冲击治疗,而不推荐 ON 发病就单独口服激素治疗。总之,对于儿童 ON,尤其是单眼发病视力严重下降或双眼先后或同时明显下降的急性 IDON,应在明确排除感染或系统性自身免疫性相关疾病后,首选激素冲击治疗。

1. 急性期治疗 以尽快改善视功能和减轻症状(如眼球深部疼痛等)为主。

(1)激素:甲泼尼龙静脉滴注 20mg/(kg·d),连用 3~5 天后,继续口服甲泼尼龙片 1~1.5mg/(kg·d),并逐步减量,1 个月左右停服。若在激素减量的过程中病情再次加重或出现新的体征和 / 或出现新的 MRI 病灶,可再次用甲泼尼龙冲击治疗,同时考虑联合静脉注射免疫球蛋白(intravenous immunoglobulin,IVIG)治疗。使用糖皮质激素期间同时加用预防骨质疏松药物(如碳酸钙 D₃ 和骨化三醇),必要时给予抑制胃酸分泌药物及补钾药物,并注意全身情况和精神状况,尽可能减少激素

相关的副作用。但《中国脱髓鞘性视神经炎诊断和治疗循证指南》中提出:①对于已在恢复期的单眼 IDON 患者(发病 3 周最佳矫正视力已提高 2 行),不再强烈推荐甲泼尼龙静脉注射(IVMP);②IDON 或 MS-ON 患者可以快速停用激素,其他亚型 ON 患者序贯减量,至少维持 4~6 个月,以避免早期复发。

(2)免疫球蛋白(IVIG):对于 IVMP 治疗不敏感的儿童,联合二线治疗药物 IVIG 有助于快速控制症状并降低复发率;IVIG 还可以用于对激素治疗禁忌的患者。用法是:0.4g/(kg·d),连续静脉滴注 5 天(或总量 2g/kg,分 3~5 天静脉滴注)。IVIG 具有免疫替代和免疫调节的双重功效,低剂量使用时可维持抗体水平、预防感染;高剂量对免疫细胞以及炎症级联网络的调节是其发挥抗炎与免疫调节的重要机制,且该药对儿童相对安全。

(3)血浆置换或免疫吸附:两者均是特殊的血液净化方法,主要对体液免疫产生调节作用,可清除病理性抗体、补体和细胞因子。但血浆置换是非特异性的,可以把血液中部分有害物质清除,犹如一个分离器;而免疫吸附比血浆置换具有特异性,又不用外来的血浆成分,且不损失血浆里的有益成分如一些凝血因子及白蛋白等。DON 急性期大剂量激素治疗无效时或双眼发作的重症 ON(视力 ≤0.1)伴 AQP4 抗体阳性者,可选择治疗,但应尽早转诊到有条件开展血浆置换的综合医院再行病情评估后决定治疗方案。

2. 缓解期治疗 免疫抑制剂是 DON 缓解期治疗的重要手段,主要用于降低 DON 患者的复发率。对激素规范治疗后病情难以缓解或反复发作的患者,应尽早选择适宜的免疫抑制剂。

(1)应首选一线免疫抑制剂硫唑嘌呤或吗替麦考酚酯(mycophenolate mofetic,MMF);若一线药物治疗无效(尤其是对 NMOSD-ON 患者)时,可选用二线药物环磷酰胺、甲氨蝶呤等。近年在神经免疫疾病中常用的 MMF 具有较好的耐受性及较少的不良反应,对于传统免疫治疗无效及反复发作的患者可选用。但无论选择何种免疫抑制剂或免疫调节剂,应特别注意该药中、长期应用可能带来的毒副作用,尤其是骨髓抑制、肝肾功能损害及生殖毒性等副作用,用药过程定期监测血常规以及肝肾功能等,发现副作用及时停用并酌情考虑更换其他免疫抑制剂。

(2)对 IDON 复发频繁或诊断 MS 相关 ON

的患者,应选调节免疫功能的重组人 β 干扰素 1b 250μg 皮下注射,隔日 1 次。有队列研究结果表明,作为免疫修饰疗法,β 干扰素可以有效阻止 IDON 的复发,并延缓其进展为 MS。

(3)近年来针对外周血 B 细胞的清除剂利妥昔单抗(rituximab,RTX)为主的 B 淋巴细胞耗竭疗法被广泛应用于中枢神经系统炎性脱髓鞘疾病的预防治疗,且已被列为复发性 NMOSD 治疗的一线药物。临床研究显示对已确诊为 NMO 相关 ON 的患者取得较好疗效。欧美推荐诱导期给予 500mg(或 375mg/m² 体表面积)静滴,1 次 / 周,连用 4 次,或 1 000mg 静滴,1 次 /2 周,共 2 次,部分亚洲国家提倡小剂量治疗。国内治疗经验表明,中等剂量或小剂量应用对预防 NMOSD 仍有效,且副作用小,花费相对较少。用法为:单次 500mg 静脉滴注,6~12 个月后重复用药;或 100mg 静滴,1 次 / 周,连用 4 周,6~12 个月后重复应用。

(4)近 2 年美国食品和药品管理局先后批准了 Eculizumab(补体 C5 抑制剂依库珠单抗)、Inebilizumab(抗 CD19 单克隆抗体)及 Satralizumab(白细胞介素 -6 受体拮抗剂萨特利珠单抗)等单抗类药物用于治疗成人 AQP4 抗体阳性的 NMOSD,但目前仅有 Satralizumab 经国家药品监督管理局批准(2021 年 5 月)在中国治疗 NMOSD 的适应证,且无具体用药经验,对儿童患者是否适宜应用该类药尚待研究。

总之,对于 DON,尤其是 IDON 急性期的治疗,没有统一的指南,在总的治疗原则基础上具体用药常需遵循个体化不同病情,应以病因治疗和尽早控制病情以防视功能继续损害为重。还应强调的两点是:①无论是采用激素治疗或 / 和其他免疫抑制剂治疗,对于正处于发育中的少年儿童均会不同程度影响身心健康,故儿童用药中更要谨慎和严格选择及掌握药物剂量和疗程;②部分 ON 患者,或有 CNS 脱髓鞘疾病,或存在结缔组织疾病,需要与神经内科或风湿免疫科专家共同协调诊疗。

3. 支持疗法 维生素 B₁ 100mg 或维生素 B₁₂ 500ug 肌内注射,每日 1 次。还可给予肌苷、ATP、辅酶 A、胞磷胆碱等营养神经药物辅助治疗,复方樟柳碱患眼侧颞浅动脉皮下注射或相当于该区的太阳穴直刺注射。这些支持疗法更适宜病情反复并已有不同程度视功能损伤的患者。值得期待的是,缓解期的支持治疗也是 IDON 治疗研究的

重点之一。许多被认为对神经营养和髓鞘修复具有功能的药物,如促红细胞生成素、他汀类药物、苯妥英、抗 LINGO 抗体等,正处于 IDON 治疗临床试验的不同阶段。

二、视神经脊髓炎及视神经脊髓炎谱系疾病

视神经脊髓炎(neuromyelitis optica,NMO)又称 Devic 病,是体液免疫介导为主的视神经和脊髓先后或同时受累的急性或亚急性中枢神经系统炎性脱髓鞘疾病。

神经眼科学领域将 NMO 中发生的 ON 及合并血清 AQP4-IgG 阳性的 ON 定义为 NMO 相关性视神经炎(NMO-ON)。NMO-ON 在亚洲人群中高发,并具有临床反复发作及发作后视力残疾叠加的特点,常较其他类型 ON 表现为更重的视力损害及更大的复发倾向。儿童 NMO 临床少见,约占 NMO 的 4%~7%。由于儿童 NMO-ON 易和 MS-ON 及急性播散性脑脊髓炎(acute disseminated encephalomaelitis,ADEM)相关性 ON(ADEM-ON)相混淆,而不同脱髓鞘疾病相关 ON 治疗原则和预后有别,故应加强对儿童 NMO 和 NMO-ON 的早期临床认识。

【历史源流】

1894 年 Devic 归纳了 16 例文献报告病例及 1 例经其诊治的临床死亡病例,该 16 例中除均有单眼或双眼视力下降外,或伴随不同程度四肢软弱无力和 / 或麻木,或膀胱功能失常,从而提出了 ON 和脊髓炎可组成一个独特的临床实体。他的学生在攻读博士学位期间总结了这些病例,并提出急性视神经脊髓炎这个概念后,从此即以 Devic 来命名视神经脊髓炎(NMO)。以后围绕 NMO 是一个独立的疾病还是 MS、ADEM、NMO 等同属一个疾病的不同临床变异型,或由感染引起,多有争论。但大多临床和实验研究、神经影像学及免疫病理学证据表明,NMO 很可能是一个独立的疾病。长期以来对于 NMO 诊断依据的主流认识是仅有 ON(单侧或双侧)和脊髓炎,而临床缺乏大脑白质脱髓鞘的证据。1999 年 Wingerchuk 等提出 NMO 的诊断标准为:①ON;②急性脊髓炎;③除视神经和脊髓外,无其他神经系统病变证据。主要支持标准:头颅 MRI 阴性,脊髓病变 ≥3 个椎体节段;多数患者脑脊液 WBC>10×10⁶/L,部分患者

WBC>5×10^6/L。

2004 年 Lennon 等采用间接免疫荧光法在一组 NMO 患者血清中首次发现特异性的 IgG 类自身抗体，称其为 NMO-IgG，继则证实 NMO-IgG 攻击的靶抗原是水通道蛋白 4（AQP4），故又称 AQP4-IgG，并通过血清生物标志物 AQP4-IgG 的检测更迅速和准确诊断 NMO，AQP4-IgG 阳性对诊断 NMO 有较高的灵敏度（73%）和特异性（91%）。2006 年 Wingerchuk 对 NMO 的诊断标准进行了修改变更（见后述）。随着深入研究，发现 NMO 的临床表现实际上更为广泛，不仅局限于视神经和脊髓的病变，病变还可能累及主要分布于室管膜周围 AQP4 高表达的区域，如延髓最后区、丘脑和下丘脑、脑室旁、第三和第四脑室周围，以及胼胝体和大脑半球白质等。

此外，临床上有部分尚不能满足 NMO 诊断标准的局限形式的脱髓鞘疾病，如单发或复发性 ON、单发或复发性长节段横贯性脊髓炎（LETM），以及伴有风湿免疫疾病或风湿免疫相关自身免疫抗体阳性的 ON 或 LETM 等，这些疾病具有 NMO 相似的发病机制和临床特征，其中少数病例最终演变为 NMO。故 2007 年 Wingerchuk 和 Lennon 等提出 NMO 谱系疾病（NMO spectrum disorders，NMOSD）这一新的疾病术语，将 NMO 和上述疾病一并整合入 NMOSD 这一更广义的疾病谱中。统一命名的 NMOSD 是一组主要由体液免疫参与的抗原 - 抗体介导的 CNS 炎性脱髓鞘疾病谱。即 NMOSD 是指发病机制与 NMO 相似，血清中存在 NMO-IgG，但临床表现和 MRI 病灶并不完全符合 NMO 的一组疾病。长期的临床研究发现：①NMO 和 NMOSD 在生物学特性上如临床表现、血液和脑脊液检测结果及影像特征并无明显差异；②部分 NMO 患者的首发表现并非 ON 或脊髓炎，仅出现 NMO 颅内典型部位病灶及相应的典型临床表现，但后续的复发最终满足了 NMO 的诊断标准；③尽管 AQP4-IgG 阴性的 NMOSD 患者还存在一定异质性，但目前针对 NMO 和 NMOSD 的免疫治疗策略相似或相同。鉴于上述多种原因，2015 年国际 NMO 诊断小组（IPND）制定了新的 NMOSD 诊断标准，取消了 NMO 的单独定义。又进一步将其分为 AQP4-IgG 阳性组和 AQP4-IgG 阴性组，分别制定相应的诊断细则。并于 2015 年 *Neurology* 杂志发文正式更新公布了 NMOSD 诊断标准。

【发病机制】

近年来的临床和基础研究均证实 AQP4-IgG（又称 NMO-IgG）是视神经脊髓炎的血清特异性抗体，在 NMO 及 NMO-ON 的发病过程中起到了极为关键的作用。NMO-IgG 可与星形胶质细胞上的 AQP4 特异性结合，继发一系列异常的免疫反应，导致发病。AQP4 是水通道蛋白家族之一，能特异性通透水分子和某些特定的小分子。AQP4 在中枢神经系统丰富表达，主要分布于大脑皮质、小脑、下丘脑、视神经、脊髓、室管膜细胞以及星形胶质细胞，尤其以邻近血管和软脑膜的星形胶质细胞足突表达最丰富。AQP4 参与脑脊液的重吸收、渗透压的调节及各种脑水肿的病理过程，是血脑屏障功能的重要标志物。在 NMO 的发病过程中，外周血 NMO-IgG 透过血脑屏障进入中枢神经系统后与星形胶质细胞足突表面 AQP4 结合，在激活的补体的共同作用下诱发机体体液免疫和细胞免疫反应，导致星形胶质细胞损伤，随后炎症因子释放，血脑屏障破坏，粒细胞和巨噬细胞浸润，少突胶质细胞损伤导致脱髓鞘、轴突的损伤，最终导致神经元坏死、凋亡。

累及视神经的脱髓鞘疾病的某些神经免疫机制已经被阐明，包括 B 细胞和抗体依赖性介导的机制已被证明与 ON 发病有关。在 NMO 的发病过程中，T 细胞辅助 B 细胞产生 NMO-IgG，参与破坏血脑屏障，还可能为致病抗体提供炎性环境，促使病变发生。近年研究表明，Th17 细胞亚群参与 NMO 发病。

亚太地区的非白种人对 NMO 具有种族易感性，有证据表明，人类白细胞抗原（HLA）DRBI-802 及 DPBI501 与 NMO 易感性有关。感染、外伤、外科手术、接种疫苗、药物反应、过劳或紧张、虫咬伤等均可能是 NMO 的促发因素。鉴于 ON 是 NMO 重要的，甚或是唯一的临床表现，目前又缺乏较理想的动物模型，近年有研究尝试 NMO-IgG 与补体共同注射诱导 NMO-ON，包括眼球后或玻璃体内注射、单次或连续 3 天视神经交叉附近注射，以诱使小鼠视神经出现 NMO 特征性病理变化，即 AQP4 与 GFAP（胶质纤维酸性蛋白）活性细胞丢失、粒细胞与巨噬细胞浸润、补体沉积、脱髓鞘以及轴突损伤。继则 Yoshiko 等对 SD 大鼠进行 NMO-IgG 视神经鞘内注射，可观察到星形胶质细胞变性、明显的炎性细胞浸润及视网膜神经节细胞丢失，这些实验为研究 NMO-ON 的视神经退行性病变与治疗提供了方法。

迄今儿童 ON 的诊断和治疗更依赖于血清分子生物标志物的研究，包括抗水通道蛋白 4（AQP4）和髓磷脂少突胶质细胞糖蛋白（MOG），在小儿复发性 ON 尤其如此。抗 AQP4-IgG 抗体是 NMO 特异性抗体，而抗 MOG-IgG 抗体主要见于复发儿童 ON，ADEM，某些 NMO 表型或 MS（即使在最初的发病过程中可能不累及视神经）。抗 MOG-IgG 抗体阳性的儿童 ON 年龄更小，双眼发病比例高，更容易出现视盘水肿，且视神经病变的 MRI 成像比抗 MOG-IgG 抗体阴性患儿的更长，并对激素治疗更加敏感。

【组织病理】

本病的神经病理变化分四个阶段。第 1 期：病灶血管周围有多形核白细胞和浆细胞浸润；第 2 期：血管周围局灶性组织破坏和脱髓鞘，小病灶可融合成较大病灶，可见轴索损害，CNS 中出现坏死性改变而导致空洞形成，有时在视神经内有局限性坏死灶；第 3 期：出现胶质细胞及含有髓磷脂的载脂巨噬细胞；第 4 期：星形胶质细胞增生并形成胶质细胞瘢痕，但这类胶质细胞瘢痕较局限且少于 MS 的增生斑块。NMO 脊髓病变常累及 3 个以上节段，因组织肿胀、软化、广泛脱髓鞘而导致脊髓空洞、坏死，急性轴突损伤；病灶内有免疫球蛋白沉积和嗜酸性粒细胞、中性粒细胞浸润，脊髓损伤重于大脑。视神经主要病理改变为脱髓鞘和炎性细胞浸润。且在 NMO 的任何阶段，AQP4 均缺乏，部分患者星形胶质细胞标志物胶质纤维酸性蛋白（glial fibrillary acidic protein，GFAP）丢失。尸检也显示 NMO 患者严重受累的灰质和白质的坏死性脊髓病损，伴血管壁增厚，但无淋巴细胞浸润，且不累及其余脑组织。这些发现与 MS 的病理改变形成鲜明对比。脑脊液白介素 -6 及其可溶性受体的升高也是 NMO 与 MS 的鉴别点。

近年研究显示，NMO 早期脱髓鞘病变可伴随血管周围免疫球蛋白，特别是 IgM 的沉积及局灶性补体级联活化和嗜酸细胞浸润。这些病理损害的并存是相对独特的，但也可伴随 CNS 内免疫病理学改变，如巨噬细胞 / 小胶质细胞活化和轴突损害。

【流行病学】

目前国际上尚无准确的 NMOSD 流行病学数据，从已有的小样本流行病学资料显示，NMOSD 的发病率在全球各地区均比较接近，为每年 1/10 万 ~5/10 万，在非白种（亚洲、拉丁美洲、非洲、西班牙裔和美国原住民）人群中更为易感。在亚洲人群中，NMOSD 在 CNS 特发性炎性脱髓鞘疾病中所占比例可高达 20%~48%，而在高加索人种中仅占 1%~2%。NMOSD 平均首发年龄为 40 岁左右，儿童和老年人也可受累，最小发病年龄可低至 2 岁，其男女比例约为 1:9。NMOSD 常合并其他组织特异性或系统性的自身免疫疾病，或合并相关自身免疫抗体的异常。常合并的自身免疫疾病包括干燥综合征（SS）、系统性红斑狼疮（SLE）、抗磷脂抗体综合征、重症肌无力、甲状腺功能障碍（Graves 病或桥本甲状腺炎），另外还可出现乳糜泻、自身免疫性血小板减少性紫癜、恶性贫血、发作性睡病、落叶状天疱疮、斑秃、银屑病、硬皮病、疱疹样皮炎、多发性肌炎、慢性炎性脱髓鞘性周围神经病、副肿瘤综合征和 1 型糖尿病等。85% 以上的患者表现为复发病程，约 60% 的患者在 1 年内复发，90% 的患者在 3 年内复发。女性、年长、合并其他自身免疫疾病者更易复发，妊娠晚期、产后（尤其在 3~6 个月）也可导致其年复发率升高。对于儿童，良好的护理条件及母乳喂养具有保护作用，而剖宫产出生史可能提高其罹患风险。

【临床表现】

1. **发病特点** 约 1/3 患者有发热、头痛、肌肉痛、上呼吸道或胃肠道感染的前驱症状。典型发病表现为急性严重的双侧视力同时或相继下降，伴有高位横断性脊髓炎所致的下肢轻瘫或四肢轻瘫，可在 1~14 天内病情迅速进展至失明或截瘫。ON 多先于脊髓炎发病，也可相反或同时发病。通常无其他脏器受累症状。亚急性起病多在 1~3 个月内达到高峰，少数患者慢性起病，视功能损害在数月中逐渐进展或进行性加重。

2. **NMOSD 的临床表现及影像特征** NMOSD 有 6 组核心临床特征，其中 ON、急性脊髓炎、延髓最后区综合征具有更高的特异性（表 7-2）。临床上这些症候可以以不同形式组合；合并或不合并 AQP4-IgG 阳性；合并或不合并其他自身免疫性疾病或自身免疫性相关抗体。在 NMO-ON 中，约 1/3 的患者发病时可伴有眼痛，1/5 的患者表现为双眼同时或序贯发病，80% 患者在急性期可出现严重视力下降（<0.1），约 2/3 患眼最差视力可为无光感。当合并其他自身免疫性疾病时，如系统性红斑狼疮（SLE）、干燥综合征（SS），患者可出现相关症状，包括口干、眼干、关节肿痛、日光性皮疹等。

表 7-2 NMOSD 的核心临床与影像特征

核心临床特征	临床表现	MRI 特征
1. ON	可为单眼、双眼同时或相继发病。多起病急,进展迅速。视力多显著下降,甚至失明,多伴有眼痛,也可发生严重视野缺损。部分病例治疗效果不佳,残余视力<0.1	更易累及视神经后段及视交叉,病变节段可大于 1/2 视神经长度。急性期可表现为视神经增粗、强化。慢性期可以表现为视神经萎缩,视神经蛛网膜下腔相对增宽,T_2 像呈双轨征
2. 急性脊髓炎	多起病急,症状重,急性期多表现为严重的截瘫或四肢瘫,尿便障碍,脊髓损害平面常伴有根性疼痛或 Lhermitte 征,高颈髓病变严重者可累及呼吸肌导致呼吸衰竭。恢复期较易发生阵发性痛性或非痛性痉挛、长时期瘙痒、顽固性疼痛等	纵向延伸的脊髓长节段横贯性病灶是最具特征性的脊髓影像表现,病灶往往超过 3 个椎体节段,少数可纵贯全脊髓,颈髓病变可与延髓最后区病变相连。轴位像多累及中央灰质和部分白质,呈圆形或 H 形,后索易受累。急性期病变可明显肿胀,呈长 T_1 长 T_2 信号,增强后部分呈亮斑样或线样强化,相应脊膜亦可强化。慢性期可见脊髓萎缩,长节段病变可转变为不连续的长 T_2 信号。部分早期发作可短于 3 个椎体节段
3. 延髓最后区综合征	可为单一首发症候,表现为顽固性呃逆、恶心、呕吐,不能用其他原因解释	延髓背侧为主,主要累及最后区,呈片状或线状长 T_2 信号,可与颈髓病变相连
4. 急性脑干综合征	头晕、复视、共济失调等,部分病变无明显临床表现	脑干背盖部或第四脑室周边弥漫性病变
5. 急性间脑综合征	嗜睡、发作性睡病样表现、低钠血症、体温调节异常等,部分病变无明显临床表现	位于丘脑、下丘脑、第三脑室周边弥漫性病变
6. 大脑综合征	意识水平下降、认知、语言等高级皮层功能减退、头痛等,部分病变无明显临床表现	不符合典型 MS 影像特征。幕上部分病变体积较大,呈弥漫云雾状,无边界,可出现散在点状、泼墨状强化。胼胝体病变多较为弥漫,纵向可大于 1/2 胼胝体长度。部分病变可沿内囊后肢、大脑脚锥体束走行,呈长 T_2 信号。少部分病变可表现为类似急性播散性脑脊髓炎、肿瘤样脱髓鞘或可逆性后部脑病的影像特征

【病程和预后】

鉴于成年患者和儿童患者的病程及预后有所不同,故分别介绍。

1. **成年 NMO 或 NMOSD** 首发为 ON 的患者,双眼发病伴有严重视力下降(低于指数)者更易进展为 NMO。NMO 单相型可在数小时至数天内急速相继发生 ON 和脊髓炎,约 50% 患者全盲,70% 截瘫。复发型更常见(约占 90%),常在累积复发中视觉和肢体功能障碍加重。5 年内 50% 患者视力 ≤ 0.1,33%~50% 发生不同程度下肢功能障碍。部分病例因严重致残的脊髓炎而无法活动,易并发血栓栓塞性疾病、尿路感染、褥疮和肺炎等。当高颈段脊髓病变严重时可累及呼吸肌导致呼吸衰竭。Mealy 等报告的一项美国多中心流行病学调查显示,超过 90% 的 NMO 患者有复发病史,通常表现为 ON 或长节段横贯性脊髓炎,或两者同时发病。复发病例常导致不断累积的视力损害;运动和感觉功能,以及膀胱功能障碍逐渐加重。因此,

复发型 NMO 应早期干预治疗,以减少复发和保护神经功能。研究提示,NMO 患者多因连续发病而病损加重,单相型病损重于复发型,但长期预后如视力、肌力、感觉功能均较复发型好。单相型 5 年生存率为 90%,复发型为 68%,一旦发生呼吸衰竭则 93% 的患者死亡。

很难判定单次发作的 NMOSD 是否为单发型或仅为单时相病程 NMOSD,以后是否再发病。已有随访研究认为单发型 NMOSD 确有存在,但很难完全从单次发作后未复发的时间长度来定义此种亚群。通常建议距离首次发病后至少间隔 5 年未发作,才考虑是否属单发型 NMOSD,并把 AQP4-IgG 阳性作为 NMOSD 复发的高危因素。

2. **儿童 NMO 或 NMOSD** 通常认为儿童 NMO 随访后的视功能等比成人预后好,但儿童期发病的 NMOSD 视力预后变化大,比儿童 MS 预后差。有报告 58 例儿童 NMOSD,平均随访 12 个月(1~120 个月),结果 48 例(83%)有视力损害,其中 25 例(52%)视力永久损伤,13 例(27%)双眼近

失明,其损伤较轻的眼视力≤0.1;9例(19%)单眼失明,4例(8%)轻度视力下降。另一项儿童系列病例对照比较最终视力,诊断或是NMOSD或是ON,单相发病或复发。结果显示,17例NMOSD中5例(29%)视力正常,8例(47%)视力下降但日常活动不受限,4例(24%)视力严重受损者需要助视器辅助注视。13例孤立性ON中仅1例血清AQP4-IgG阳性,该13例中9例(69%)视力正常,3例(23%)视力下降但日常活动不受限,仅1例(8%)AQP4-IgG阳性的患儿视力受损重,需要借助注视器。由此可见,儿童NMOSD和儿童MS比较,有更高的发作频率和更差的视力残疾。

一项48例儿童NMOSD平均随访12个月,54%有视力受损,54%有运动功能障碍,12%出现泌尿困难。血清生物标志物显示对该病复发有影响,英国调查一组来自英国和日本的NMOSD儿童病例,AQP4-IgG抗体阳性和AQP4-IgG抗体阴性的病例复发时间分别为0.76年和2.4年。低龄儿童显示有更高的发生ON的风险率和视力致残率,但年龄较大的儿童运动功能障碍更明显,提示这些儿童脊髓损害更重。反之,AQP4-IgG抗体阴性的单时相病程的儿童有良好的视功能预后。这些调查结果强调了对可能复发的NMOSD早期干预治疗的重要性。法国一项多中心回顾研究,对12例儿童期发病的NMO长期随访(平均随访19年),中位数时间达到进展至残疾状态的运动功能评分4分和6分的分别是20.7年和26年。该致残时间和成人比较明显更长。因此,可以认为:①AQP4-IgG抗体阳性的NMOSD或NMO,预示病程中可能复发,应给予长期治疗以阻止病情复发导致的累积性视功能严重受损和运动或/和感觉功能障碍;②AQP4-IgG抗体阴性的儿童ON不能排除NMOSD,只要符合NMOSD诊断标准就应开始长期预防性治疗;③和成年患者类似,患有NMO或NMOSD的儿童也可共存或伴有系统性免疫疾病,如SLE、SS、少年型风湿性关节炎、重症肌无力及甲状腺功能障碍等,临床应注意鉴别。

【辅助检查】

1. NMO-ON的视功能相关检查 NMO-ON发病时约半数患者视野表现为中心暗点,由于视交叉或后视路可能受累,也可表现为双颞侧或同侧偏盲。在单次ON发作后,超过一半的MS-ON患者视野可恢复正常,而NMO-ON患者视野多显著缺损。VEP多表现为无波形或主波波幅重度降低,仅有2%的NMO-ON患者潜伏期延迟、波幅正常或轻度下降。

对于NMO-ON,视盘及黄斑区OCT检查所反映出的结构变化较视力和视野检查更为敏感和客观。在发病6个月之后,NMO患者盘周视网膜神经纤维层(RNFL)厚度较同病程MS患者明显减低,以上、下象限为主;盘周RNFL丢失的程度与视力及视野缺损程度呈显著负相关。在黄斑区,NMO-ON患者内核层中出现的黄斑微囊样水肿可能提示视力预后较差。

2. 脑脊液(CSF)检测 部分NMOSD患者急性期CSF白细胞升高,但很少超过500×10^6/L,其中多形核细胞所占比例较大,而且可以出现嗜酸性粒细胞,此种状态在缓解期可持续存在。CSF蛋白多增高,IgG鞘内合成率多正常,寡克隆区带(OCB)较少见(<20%)。IgG、IgM、IgA及L-乳酸浓度等多项指标在NMOSD发作期可升高,而在缓解期显著下降。

3. 血清及脑脊液AQP4-IgG检测 AQP4-IgG是NMO特有的生物免疫标志物,具有高度特异性。目前常用的AQP4-IgG的检测方法有组织切片免疫荧光染色、活细胞分析法(CBA)、流式细胞法(FACS)、酶联免疫分析法(ELISA)及放射免疫分析法等。CBA与FACS或CBA与ELISA联合应用被认为有较高的敏感性和特异性。血清AQP4-IgG浓度水平可能与病程有关,复发者AQP4-IgG滴度可能高于单次病程者。通常用高度特异性的CBA法从血清中检测出AQP4-IgG阳性即可以作为NMOSD的诊断依据之一,若该抗体阴性,临床仍高度怀疑NMOSD,则应检测脑脊液中是否有AQP4-IgG。NMO也可作为多种肿瘤的首发症状,如小细胞肺癌、乳腺癌、淋巴瘤、宫颈癌、平滑肌肉瘤,其原因可能是由于多种肿瘤组织可表达AQP4,因此也有研究者认为AQP4-IgG可作为一种新的肿瘤标志物。

4. 血清其他自身免疫抗体检测 近50%的NMOSD患者合并其他自身免疫抗体阳性,如血清抗核抗体(ANA)、抗SSA抗体、抗SSB抗体、抗甲状腺抗体等。合并上述抗体阳性者更倾向于支持NMOSD的诊断。此外,临床观察发现,有20%~30%的NMOSD患者AQP4-IgG阴性。近年报道部分AQP4-IgG阴性的NMOSD患者血清中表达髓鞘少突胶质细胞糖蛋白(MOG)抗体,MOG-

IgG 阳性的患者典型临床表现为发病年龄更年轻，双眼发病常见，男性居多；发病前多有前驱感染病史，发病时可伴有眼球疼痛；MRI-T$_2$ 程序扫描常显示邻近眼球后的纵向延伸的视神经信号增强，但视交叉和视束受累罕见；或下段胸髓更易受累，但罕见横断性脊髓炎，且脑脊液寡克隆带阴性。临床过程相对较轻，有复发倾向，但复发不频繁；通常对激素治疗反应好，但有时可有激素依赖。预后比 AQP4-IgG 阳性的 NMOSD 好。

【诊断】

目前国际上广为采用的相关诊断标准主要如下。

1. Wingerchuk 等曾修改制定的 NMO 的诊断标准 (2006)

（1）必要条件：①ON；②急性脊髓炎。

（2）支持条件：①MRI 所见脊髓病变节段 ≥ 3 个椎体节段；②头颅 MRI 阴性或不符合 MS 改变；③血清 AQP4-IgG 阳性。具备全部必要条件和 2 条支持条件，即可诊断 NMO。

2. 国际 NMO 诊断小组 (IPND) 颁布的 NMOSD 诊断标准 (Neurology, 2015)

（1）AQP4-IgG 阳性的 NMOSD 诊断标准

1）至少 1 项核心临床特征。

2）采用最佳检测法（推荐 CBA 法）显示 AQP4-IgG 阳性。

3）排除其他诊断。

（2）AQP4-IgG 阴性或未检测 AQP4-IgG 的 NMOSD 诊断标准

1）在 1 次或多次临床发作中，出现至少 2 项核心临床症状，且出现的核心临床症状必须符合下列全部条件：①至少 1 项临床核心症状为 ON、急性 LETM 或延髓最后区综合征（脑干背侧极后区综合征）；②所出现的临床核心症状应能提示病灶的空间多发性（2 个或以上不同的临床核心特征）；③满足 MRI 附加条件。

2）用可靠的方法检测 AQP4-IgG 阴性或未检测 AQP4-IgG。

3）排除其他诊断。

（3）临床核心症状

1）ON。

2）急性脊髓炎。

3）延髓最后区综合征：不能用其他原因解释的发作性呃逆、恶心或呕吐。

4）急性脑干综合征。

5）症状性发作性嗜睡，或急性间脑症状伴 MRI 上 NMOSD 典型的间脑病灶。

6）大脑综合征伴 NMOSD 典型的大脑病变。

（4）MRI 附加条件（针对 AQP4-IgG 阴性或未检测 AQP4-IgG 的 NMOSD 患者）

1）急性 ON：需脑 MRI 正常或仅有非特异性白质病变；或视神经 MRI 有 T$_2$ 高信号病灶或 T$_1$ 增强信号，且病灶长度 ≥ 1/2 视神经长度，或病变累及视交叉。

2）急性脊髓炎：要求相应的脊髓 MRI 病变 ≥ 3 个连续椎体节段（LETM），或对于既往有脊髓炎病史者，存在长度 ≥ 3 个连续椎体节段的局灶性脊髓萎缩。

3）最后区综合征：延髓背侧 / 最后区病变。

4）急性脑干综合征：脑干室管膜周围病变。

在熟悉 2015 年新的 NMOSD 诊断标准的同时，仍需注意的要点归纳如下：①诊断标准着重强调了 AQP4-IgG 的诊断特异性，并特别推荐基于 AQP4 转染细胞的检测方法。但是任何一项检测方法均存在一定的假阳性及假阴性率，即使采用最敏感和特异度较高的细胞转染免疫荧光法（CBA）及流式细胞法，仍有 20%~30% 的 NMOSD 患者 AQP4-IgG 阴性。所以推荐对可疑患者的疾病不同阶段的血清抗体进行多种方法重复验证。②对于 AQP4-IgG 阳性的 NMOSD，诊断标准较前有所放松。如本标准允许 NMOSD 的诊断既无 ON，又无急性脊髓炎，只要 AQP4-IgG 阳性并有其他颅内典型病灶即可满足诊断。其意义在于使得诊断时间点前移，以便更早开始干预治疗。③AQP4-IgG 阴性的 NMOSD 可能具有更多诊断上的不确定性，例如并非所有患者在发病就诊时均为血清阳性，尤其是疾病早期；各地提供的抗体检测并非都可靠或患者检测前已用包括激素在内的不同免疫抑制剂治疗。所以对 AQP4-IgG 阴性的患者临床和 MRI 条件也设定地更为严格，并强调临床特征与影像学特征的一致性。④把 AQP4-IgG 阴性的 NMOSD 单独列出，以便今后发现潜在的其他生物标志物时，可以将其加入或修正现有的诊断标准。事实证明，这一前瞻性诊断标准已得到部分验证。目前在 AQP4-IgG 阴性的 NMOSD 患者血清中已发现新的生物标志物，如 MOG-IgG 或 GFAP-IgG（胶质原纤维酸性蛋白抗体，glial fibrillary acidic protein-Ab，GFAP-Ab），以及 AQP1-IgG，推测 AQP4-IgG

阴性的 NMOSD 中很可能存在异质性的疾病亚群(如 MOG-Ab 阳性的亚群)。⑤儿童 NMOSD,其长节段横贯性脊髓炎(LETM)的 MRI 病灶所见可能不够典型,且 LETM 也可见于好发于儿童的急性播散性脑脊髓炎(ADEM),应注意鉴别。⑥少年型风湿性关节炎、系统性红斑狼疮(systemic lupus erythematosus,SLE)、干燥综合征(Sjögren syndrome,SS)、抗磷脂抗体综合征、Graves 病、重症肌无力(myastenia gravis,MG)或自身免疫性肝炎等,通常容易合并 AQP4-IgG 阳性的 NMOSD,故这些自身免疫病的确诊或其他特异性抗体的存在,可作为辅助诊断同一患者 NMOSD 的佐证。

对于既往曾有争议的亚洲学者所称"视神经脊髓型 MS",目前认为就是 NMOSD。

此外,2015 年美国儿童 MS 网络中心比较了 2015 年和 2006 年 NMOSD 诊断标准的敏感性。回顾性分析 2011 年到 2013 年间临床中收集的 37 例诊断为儿童 NMOSD 的相关资料,发现 97%(36/37)符合 2015 年 NMOSD 的诊断标准,而仅有 49%(18/37)符合 2006 年诊断标准。因此认为 2015 年 IPND 诊断标准对鉴别儿童 NMOSD 更敏感。

【鉴别诊断】

儿童 NMO 或 NMOSD 首先应与其他 CNS 脱髓鞘疾病如 MS、ADEM 等鉴别,其次应和系统自身免疫性疾病鉴别,并应慎重排除由脊髓血管炎、感染、肿瘤、代谢因素或创伤引起的长节段脊髓病变(longitudinaly extensive spinal cord lesion,LESCL)。

此外,某些线粒体疾病,如伴有脑干和脊髓受累及乳酸增高的脑白质病也可以表现为 NMOSD 表型,当脑脊液乳酸增高时应考虑该病;巴尔通体和西尼罗河病毒可能导致儿童视路病变,若临床怀疑这类病应做血清检测。若临床表现为孤立性 ON,但血清 AQP4-IgG 阳性,既可以诊断 NMOSD。国外报道成人 NMO/NMOSD 与 MS 的鉴别见表 7-3,可供参考。

表 7-3 NMO/NMOSD 与 MS 的鉴别

	NMO/NMOSD	MS
种族易感性	非白种人	白种人
发病年龄中位数(岁)	39	29
性别(女∶男)	(5~11)∶1	(1.5~2)∶1
严重程度	中重度多见	轻度多见
早期功能障碍	早期可致盲或截瘫	早期功能正常
临床病程	>90% 为复发型,无继发进展过程	85% 为复发 - 缓解型,最后半数发展成继发进展型,15% 为原发进展型
血清 AQP4-IgG	70%~80% 阳性	<5% 阳性
CSF 寡克隆区带(OB)	<20% 阳性	70%~95% 阳性
IgG 指数	多正常	多增高
CSF 细胞	多数患者白细胞>10×10^6/L,部分患者白细胞>50×10^6/L,可见中性粒细胞,甚至嗜酸性粒细胞	多数正常,少数轻度增多,白细胞<10×10^6/L,以淋巴细胞为主
脊髓 MRI	脊髓>3 个椎体节段,急性期多明显肿胀、亮斑样强化,轴位呈中央对称横贯性损害;缓解期脊髓萎缩	<2 个椎体节段,轴位多呈非对称性部分损害,脊髓病变短节段、非横贯、无肿胀、无占位效应
脑 MRI	延髓最后区、第三和第四脑室周围、下丘脑、丘脑病变,皮质下或深部较大融合的白质病变,胼胝体病变较长较弥散(>1/2 胼胝体),沿锥体束走行对称的较长病变	脑室旁(直角征)、近皮质、圆形、类圆形病变,小圆形开环样强化

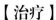
【治疗】

基本治疗原则是:控制急性进展病程,对症治疗及防止并发症(如静脉内血栓形成、吸入性肺炎、压迫性褥疮、肌肉挛缩及尿路感染等),延长间歇期以减少复发次数,以及康复治疗。

1. **急性期治疗** ①静脉注射甲泼尼龙(IVMP)20mg/(kg·d),;连续3~5日后序贯口服糖皮质激素缓慢阶梯减量,总疗程不少于3~6个月,对于激素依赖者,减量过程更慢。②部分患者在减药过程中病情再次加重,减药过程更要缓慢,可每1~2周减5~10mg,至维持量每天5~15mg口服。长期应用激素期间,需注意补钙,根据患儿病情酌情补钾、抑酸保护胃黏膜。③对激素冲击疗法反应差且病情严重者,可采用治疗性血浆置换(TPE)。血浆置换可以把患者血浆中的免疫成分分离,以下调免疫系统活性,对免疫疾病尤其是疾病早期有效。已有随机对照研究显示,对发病后用大剂量激素治疗神经功能恢复差的患者,采用TPE有更好的疗效。TPE总置换量为全血浆量的1~1.5倍,共分5~7次完成治疗。由于TPE需要专业的技术人员、设备和中心静脉通道等,以及该治疗可能出现的症状性低血压、严重的贫血和肝素相关的血小板减少等,血浆置换非首选治疗,特别是儿童,应慎重权衡病情利弊。若无条件行TPE,或TPE有禁忌证者,可静脉注射免疫球蛋白(IVIG),0.4g/(kg·d),连续5日(或总量2g/kg,分3~5天静脉滴注)。IVIG在儿童人群耐受性良好。尽管迄今国际上仍无预防NMO或NMOSD复发的标准用药方案,但近些年已有多种免疫抑制剂用于临床并取得不同程度疗效。然而,相关儿童使用免疫抑制剂没有系统报道或随机对照研究,由于较多禁忌证和不良反应,以下免疫抑制药用于治疗儿童患者前需要慎重评估病情和选药。

2. **免疫抑制药序贯治疗** 为预防复发,减少神经功能障碍累积,对于AQP4-IgG阳性的NMO或AQP4-IgG阴性的复发型NMO,应早期预防治疗。推荐的一线药物包括硫唑嘌呤、吗替麦考酚酯、利妥昔单抗等;二线药物包括环磷酰胺、他克莫司、来氟米特、甲氨蝶呤、米托蒽醌等。对于不宜应用免疫抑制药者,如用药过程出现明显的副作用或严重不良反应,以及儿童和妊娠患者,可选择定期IVIG以用于预防病情复发。此外,诸多治疗性靶点包括抑制补体蛋白、中性粒细胞、嗜酸性粒细胞、CD19、AQP4阻断抗体及AQP4-IgG酶失活剂等的药物,均处于临床初期或临床前期研究阶段,这些研究的不断进展,将为NMO的治疗提供新的方向。

硫唑嘌呤推荐2.0~3.0mg/(kg·d),分量及餐时服药,能改善其耐受性。若WBC少于3×10^9/L或血小板少于100×10^9/L,应调整减少药量或停药观察。有条件的医院在应用硫唑嘌呤前建议测定硫代嘌呤甲基转移酶(TMTP)活性或相关基因检测,避免发生严重不良反应。

吗替麦考酚酯推荐剂量为0.75~1.5g/d,分2次口服,儿童剂量为20~30mg/(kg·d)。起效较硫唑嘌呤快,白细胞减少和肝功能损害等副作用较硫唑嘌呤少。其副作用主要为胃肠道症状和增加感染机会。

利妥昔单抗是一种针对B细胞表面CD20的单克隆抗体,小样本临床试验结果显示B细胞消减治疗能减少80%~90%的NMOSD年复发率,并减缓神经功能障碍进展,具有显著疗效。推荐用法:按375mg/m²体表面积静脉滴注,每周1次,连用4周。国内治疗经验表明,小剂量应用对预防NMOSD仍有效,且副反应小,花费相对较少。用法为:单次100mg静脉滴注,每周1次,连用4周;根据外周血B细胞重建情况个体化重复应用。

米托蒽醌(mitoxantrone)可抑制B细胞、T细胞及巨噬细胞增生,并减少抗原传递。小样本研究提示对复发型NMO可稳定病情,改善MRI所见脊髓损伤。推荐用法:按10~12mg/mm²体表面积静脉滴注,每月1次,连续3个月,此后每3个月给药1次,连续3次。主要副作用为心脏毒性和治疗相关的白血病。

3. **对症治疗** 痛性痉挛可选用卡马西平、加巴喷丁、普瑞巴林等药物;焦虑抑郁、慢性疼痛、感觉异常等可应用盐酸阿米替林、选择性5-羟色胺再摄取抑制剂、去甲肾上腺素再摄取抑制剂及去甲肾上腺素能与特异性5-羟色胺能抗抑郁药物;下肢痉挛性肌张力增高可用巴氯芬口服,也可用肉毒毒素A;震颤可应用盐酸苯海索、盐酸阿罗洛尔等药物;尿失禁可选用丙咪嗪、奥昔布宁、哌唑嗪、盐酸坦索罗辛等;尿潴留应间断自行导尿,便秘可用缓泻药,重者可给予灌肠;认知障碍可应用胆碱酯酶抑制剂等。

应强调的是,上述治疗多为免疫抑制剂或细胞毒性药,应全面了解药性,严格掌握适应证和禁忌证,控制药量,尤其是儿童用药。在使用过程中要随时监测肝、肾功能及血象变化,注意生长发育情况。此外,医务人员应耐心对患者及亲属进行宣教指导,强调早期治疗的必要性,合理交代预后,增加患者治疗疾病的信心,提高依从性。并且在遗传、妊娠、饮食、心理等方面提供合理建议,包括避免预防接种,避免闷热环境,保持心情愉快,作息规律,不吸烟,不饮酒,合理饮食,适量运动,多做日光浴,长期补充维生素 D 等。

三、MOG 抗体阳性相关视神经炎

ON 的预后与多种生物标志物有关。除 AQP4-IgG 外,近年又在不同 ON 患者血清中发现新的生物标志物如 MOG 抗体(即 MOG-Ab 或 MOG-IgG)。此外,一些研究还报道了胶质原纤维酸性蛋白抗体(glial fibrillary acidic protein antibody,GFAP-IgG)、AQP1-IgG 等与 ON 的相关性。各种不同血清生物标志物的 ON 患者的视力预后明显不同,因此根据血清标志物分类 ON,可以提供有关视力预后、治疗反应及复发危险率等的重要信息。AQP4-IgG 在 ON 中的诊断价值已在前面章节详述,此处不再赘述。MOG-IgG 作为与 NMOSD 的临床相关性的标志物,因其在炎症性脱髓鞘疾病免疫原性发生过程中的作用成为近些年来研究的热点之一,2015 年新的 NMOSD 诊断标准中也指出该抗体可能参与 NMOSD 的发病。近年研究发现 MOG-IgG 在儿童视神经炎(pediatric optic neuritis,PON)患者中阳性率更高,MOG-IgG 对 PON 的诊断和预后评估显得尤其重要,下面重点介绍 MOG 抗体相关的 PON。

【MOG 抗体的生物学特征】

MOG 是免疫球蛋白超家族的一种跨膜糖蛋白,可形成中枢神经系统(central nervous system,CNS)髓鞘的次要成分,仅在 CNS 髓鞘和少突胶质细胞表面表达,是少突胶质细胞成熟的潜在分化标志物。MOG 的确切功能仍有待阐明,可能与髓鞘纤维黏附、调节少突胶质细胞微管稳定性以及通过补体途径调节髓鞘与免疫系统之间的相互作用等方面相关。尽管 MOG 在 CNS 髓鞘组成中不足 0.05%,但研究证明它在啮齿类动物和人类中都具有高度的免疫原性,这使 MOG 成为炎症性脱髓鞘疾病中细胞和体液免疫反应的潜在靶点。此外,来自 MOG-IgG 血清阳性患者的纯化 IgG 在体

外与少突胶质细胞孵育时,可导致明显的细胞骨架紊乱,也提示其具有潜在致病性。需要注意的是,抗 MOG 抗体的存在也可能是非致病性的,仅代表存在髓磷脂受损,MOG-IgG 在其他炎症性疾病中亦可被检测到,如与抗 N- 甲基 -D- 天冬氨酸(NMDA)受体抗体的共阳性。

MOG 与 AQP4 介导的星形胶质细胞病变不同。AQP4-IgG 阳性的 NMOSD 的病理特征是星形胶质细胞损害,继发性少突胶质细胞丢失和脱髓鞘,而 MOG-IgG 被认为是导致炎症和无星形胶质受损的髓鞘病变,这一机制被认为是 MOGAD 比 AQP4-IgG 阳性的 NMOSD 病变更轻的原因。

【MOG 抗体的检测方法】

采样标准和检测技术对 MOG 抗体的阳性率有显著影响。NMOSD 患者的 MOG 抗体血清阳性率在不同报告中差异很大,后来发现这与样本的纳入标准和检测技术有关。生物学上相关的 MOG 抗体是识别构象 MOG 表位的抗体,而早期研究使用的 Western blotting 方法主要检测未折叠、变性的 MOG 蛋白,ELISA 方法没有区分针对构象 MOG 表位的特定抗体。因此与 AQP4 抗体相比,MOG 抗体在 NMOSD 中的检出率偏低,影响了对早期研究结果的解释。目前国际推荐的 MOG 抗体检测方法是细胞法(cell based assay,CBA)。MOG 抗原必须使用全长人类 MOG,同时建议使用 Fc 特异性二抗以避免与 IgM 和 IgA 抗体发生交叉反应。因 MOG 抗体在外周血产生,故血清是首选的检测样品,脑脊液(CSF)检测仅提供补充信息。2018 年发布的国际指南中建议在儿童中可以适当放宽标准,因为 PON 中 MOG 抗体阳性率较高。当采用 CBA 法检测时,MOG 抗体和 AQP4 抗体同时阳性的可能性几乎没有。因此建议仅检测一种可能性更大的抗体即可。

CBA 法的发展使临床上相关的 MOG 抗体的鉴定成为可能。当对具有特定临床表型且 AQP4 抗体阴性的患者进行 CBA 法检测后发现,MOG 抗体血清阳性患者的比例变得相当高。最近的两项研究报道,AQP4 抗体阴性的双侧或复发患者中 40% 检出 MOG 抗体阳性。值得注意的是,当使用 CBA 法时,MOG 抗体和 AQP4 抗体双阳性检出率极低,报道有双重血清阳性的孤立病例极为罕见。这可能表明两种抗体存在于不同的疾病过程中。

【MOG 抗体相关性儿童视神经炎】

MOG 抗体阳性首先在儿童急性播散性脑脊髓炎（ADEM）中发现，继则更多的研究发现 ON 是 MOG 抗体阳性患者的主要表型。有研究发现 MOG 抗体在 AQP4 抗体阴性的 NMOSD 患者中阳性率高达 20%~42%。进一步研究发现 MOG 抗体与更广泛的临床表型相关，而不仅限于 NMOSD，只有约 1/3 或更少的 MOG 抗体血清阳性患者符合当前 NMOSD 的诊断标准。

与成人 ON 不同的是，MOG 抗体阳性在 PON 中更为常见，在不同研究中，PON 患者中 MOG 抗体阳性的比例高达 17%~57%，且每项研究中 MOG 抗体阳性率均超过 AQP4 抗体阳性的比例，与后者相比，MOG 抗体阳性的患者年龄更小。在 MOG 抗体阳性的儿童中，ON 更多见于 13~18 岁这一年龄段，提示 MOG 的表达可能与年龄有关。MOG 抗体阳性患者中女性仅略多于男性，不像 AQP4 抗体阳性的 NMOSD 中女性占绝对多数。有报道认为白人儿童中 MOG 抗体阳性的比例更高，但也有研究认为不存在种族差异。相比其他类型 PON，激素和血浆置换对 MOG 抗体阳性患者疗效更好，且患者预后明显优于 AQP4 抗体阳性的 ON 患者。

MOG 抗体与广泛的脱髓鞘综合征相关，在临床和影像学上与 MS 和 AQP4 抗体阳性的 NMOSD 不同，其发生 LETM 或其他脑部症状的概率也低于 AQP4 抗体阳性的患者，即使发作 LETM 预后也更好。此外，研究表明在 MOG 抗体携带者中其他自身免疫异常并不常见，因此，掌握 MOG 抗体阳性相关疾病（MOG-Ab positive-associated disease，MOGAD）特征及其自然历史，有助于 PON 发病后对病情进行更精准的风险分层和合理用药。

【MOGAD 的概念】

MOG 抗体相关研究和临床差异性对传统 NMO 发病机制提出了新的挑战及疑问，即 MOG 抗体阳性的 NMO 患者是否属于独立于 NMO/NMOSD 外的另一种疾病实体？支持者认为 MOG 抗体和 AQP4 抗体应属不同疾病进程的生物标志物，而不是同一疾病的两种生物标志物，所谓"MOG 抗体阳性的 NMOSD"可能不属于典型 NMOSD 疾病的范畴，而是属于另一种可能在某些临床表型上与 NMOSD 重叠的疾病。有必要进一步研究其病理生理学并进行专门的临床试验，以便为这些患者制定相应的循证管理策略。实际上，MOGAD 作为一种病理学疾病的概念已被神经免疫学界所接受。2018 年，国际上提出的《MOG-IgG 相关疾病的拟诊断标准》建议把 MOGAD 定义为一种独立疾病谱。中国免疫学会神经免疫分会 2020 年发表《抗髓鞘少突胶质细胞糖蛋白免疫球蛋白 G 抗体相关疾病诊断和治疗中国专家共识》明确指出：MOGAD 是一种免疫介导的 CNS 炎性脱髓鞘疾病，是不同于 MS 和 NMOSD 的独立疾病谱。

【MOGAD-ON 的临床特征】

MOGAD 包括单相复发病程，不同发病部位涵盖 ON、脑膜炎、脑干脑炎和脊髓炎等。ON 是所有 MOGAD 发作的主要表型，在成年患者中视神经累及率可高达 90%。MOGAD 相关的 ON（MOGAD-ON）患者常诉有比较明显的眼痛或眼球转动痛，常合并眼眶痛；急性期出现单眼或双眼视力急剧下降、视野缺损、色觉改变以及对比敏感度下降。发病部位可累及双侧视神经，特别是视神经前段，导致视盘水肿多见（90%）。MOGAD-ON 常合并眼眶结缔组织受累，导致视神经周围炎。另外，MOGAD 患者视神经本身水肿明显。而其他类型 ON 视神经水肿轻，且极少出现眼眶结缔组织受累。MOGAD-ON 的另一特点是复发率高，复发周期短，所以在复发性 ON 中 MOG 抗体阳性更常见。研究显示，MOGAD 中 ON 复发率最高（64%），其次为脊髓炎（50%），MOGAD 中 ON 和脊髓炎同时复发的概率最低（41%），儿童患者复发率显著低于青年和中年成人。

有些研究发现 MOGAD-ON 患者存在前驱症状，但截至目前并未发现相关病原体。80% 的 MOGAD-ON 为双眼发病。有研究发现在 PON 中 MOG 抗体阳性者视盘水肿比例更高。尽管 MOGAD-ON 与 AQP4-ON 患者发病时视力无显著差异，但前者视力恢复明显更佳，发病后 6 个月两者视力比较，前者有 89%~98% 比例恢复至 0.8 以上，后者则仅为 33%。

关于 MOGAD-ON 与 AQP4-ON 患者的 OCT 研究结果并不一致，部分研究认为 MOGAD-ON 患者视盘周围 RNFL 和 GCL 的薄变程度明显低于 AQP4-ON 患者，另一些报道则认为两者薄变程度类似，只是前者视力更好，研究者解释说是因为 MOG 抗体不直接导致星形胶质细胞损伤，故视神经脱髓鞘对神经节细胞轴突影响相对较小。

影像学方面,在成人和儿童混合研究中双侧和纵贯性病变伴神经周围强化常见于 MOGAD-ON,虽然与 AQP4-ON 有部分重叠,但 MOGAD-ON 更倾向于前视路受损,而视交叉和视束则受累较少,而视交叉受累在 AQP4-IgG 组明显增高。MRI 表现上,以下征象有助于区分 MOGAD-ON 和儿童期发作的 MS:前者缺乏与脑室周围长轴垂直的脱髓鞘病灶(即 Dowsons finger),且脑室周围无典型的卵圆形斑片病灶,也不伴界限分明的大脑或脑干病灶。但是对于儿童孤立的 MOGAD-ON,MRI 可能鉴别价值不大,因为儿童 MOGAD-ON 常伴小的、非特异性大脑病变,可能与 MS 混淆。此外,MOGAD-ON 的 CSF 检查中,虽然可见 CSF 中 WBC 增多,但寡克隆区带(oligoclonal band,OCB)并不常见。

【MOGAD-ON 的诊断和鉴别】

目前暂无公认的特征性临床症状可直接提示 MOGAD 诊断。在血清 MOG 抗体阳性基础上,以病史和临床表现为依据,结合辅助检查,尽可能寻找亚临床和免疫学证据辅助诊断。同时需要排除其他疾病可能。近期,中国免疫学会神经免疫分会参考国际上两个研究组提出的初步诊断标准,形成了我国 MOGAD 推荐诊断标准:①用全长人类 MOG 作为靶抗原的细胞法检测血清 MOG 抗体阳性。②临床有下列表现之一或组合:a.ON 包括慢性复发性炎性视神经病变;b.TM;c. 脑炎或脑膜脑炎;d. 脑干脑炎。③与 CNS 脱髓鞘相关的 MRI 或电生理(孤立性 ON 患者的 VEP)检查结果。④排除其他诊断。并指出在应用该标准时需注意:由于可能存在 MOG 抗体短暂阳性或低 MOG 抗体滴度的患者,对于存在非典型表现,且在第 2 次采用不同细胞法检测后未确认 MOG 抗体阳性的患者,应诊断为"疑似 MOGAD"。参考 MOGAD 与 MS 和 NMOSD 的鉴别诊断(表 7-4)有助于鉴别 MOGAD-ON,通常应请神经内科会诊明确诊断。

表 7-4　MOGAD 与 MS 和 NMOSD 的鉴别诊断(中国免疫学会神经免疫分会,2020)

指标	MS	AQP4-IgG 阳性 NMOSD	MOGAD
生物标志物	CSF 寡克隆区带阳性	血清 AQP4-IgG 阳性	血清 MOG-IgG 阳性
女:男	3:1	8:1~9:1	1:1~2:1
好发年龄	20~30 岁	20~40 岁	儿童期较成人常见
病程	复发缓解型或慢性进展型	单相型;复发型(多见)	单相型;复发型(常表现为 ON)
临床表现	ON、脊髓炎、脑干或小脑症状,认知功能障碍和累及其他 MS 典型脑区的症状	ON、脊髓炎、极后区综合征、脑干综合征、嗜睡或急性间脑综合征,伴 NMOSD 典型脑部病灶的脑部症状	ADEM 样表型(ADEM,多时相 ADEM,ADEM-ON,脑炎或脑膜脑炎),或视神经-脊髓表型(ON、脊髓炎)或脑干脑炎
ON	单侧多见	双侧或单侧,严重,经常复发	双侧或单侧,很少累及视交叉,经常复发
脑部 MRI	多发白质病灶(脑室旁、近皮层、幕下),6mm 左右,卵圆形,黑洞(T₁ 像无强化低信号);可有皮层病灶	无脑部病灶,或病灶不符合 MS 特征	多发或单发白质病灶,斑片状,可伴有丘脑、海马、皮层/近皮层病灶,大病灶肿瘤样,可见软脑膜强化
脊髓 MRI	短节段病灶;偏侧	长节段病灶(纵向延伸超过 3 个椎体节段);中央	长或短节段病灶,横断面可见于中央或周边,累及腰髓/圆锥为相对特异性表现
视神经 MRI	短节段病灶	长病灶(长于视神经的 1/2),视神经后段或视交叉病灶	长病灶(长于视神经的 1/2),视神经前段病灶
CSF 中 WBC ↑	中度(<50% 患者)	常见(>70% 患者)	常见(>70% 患者)
治疗	免疫调节剂	免疫抑制剂	免疫抑制剂
预后	致残率高,与疾病进展相关	致残率高,与高复发率和发作时恢复不良相关	致残率低,发作后恢复较好;部分患者初次发作恢复差

依据临床症状、影像和实验室结果,应在 MOGAD 高风险患者和 / 或 MS 和 NMOSD 非典型的情况下进行 MOG 抗体测试。特别是有 NMOSD 症状但 AQP4 抗体阴性的患者。此外,MOG 抗体阳性的临床意义应结合患者临床表现进行解读。如患者不符合 MOGAD 常见临床表型,建议使用不同的 CBA 检测方法对阳性血清样品进行重复检测,以降低检测方法假阳性的风险。

【MOGAD-ON 的预后和转归】

儿童 MOGAD-ON 首次发病后,视力恢复通常较好,显著优于 AQP4-ON 和成人 MOGAD-ON。约 2/3 的 MOGAD-ON 儿童为单相病程,其余 1/3 可为复发性 ON。在 9 岁以上的 MOGAD-ON 复发儿童中,ON 是最常见的临床表现。事实上,重新评估以前诊断为慢性复发性炎性 ON 的成人,其中部分患者可能是 MOGAD-ON。

目前尚未发现预测儿童 MOGAD-ON 复发的因素。首次发病时,MOG 抗体滴度与是否复发无明显关联,但持续的高滴度则预示疾病更易复发,而 MOG 抗体滴度下降与单相病程相关。免疫调节治疗期间血清 MOG 抗体可转为阴性,部分原 MOG 抗体阴性的患者在后续检测中可以转阳,后者常不易复发,因此建议 MOGAD 患者发病后 6 个月和 1 年后复查 MOG 抗体以指导治疗。

鉴于上述差异,多数研究推荐对所有 AQP4 抗体阴性的 NMOSD 患者进行血清 MOG 抗体检测。最近的研究提出检测的金标准是以全长人类 MOG 为靶向抗原的细胞测定,同时建议使用 Fc 或 IgG1 特异性二级抗体,以避免与 IgM 和 IgA 抗体交叉反应。不建议通过其他实验室方法检测抗 MOG 抗体,如免疫组织化学或 ELISA,因为其特异性低。由于脑脊液中的抗体浓度较低,血清是检测的首选样品。如果样品 1~2 天内无法到达,应保持在 4℃或干冰上。此外采样时间同样重要,MOG 抗体血清水平与疾病活动相关,急性发作期间浓度较高,慢性缓解期浓度低,甚至在单相事件后检测不到抗体。治疗策略也会影响测试结果。因此,当高度怀疑 MOGAD,但抗 MOG 抗体阴性时,应建议患者重新检测,可在急性发作期、治疗期间检测,或在激素冲剂治疗、血浆置换、静脉滴注免疫球蛋白治疗 1~3 个月后重新检测最佳。

总之,对于 PON 而言,MOG 抗体均是仅次于 AQP4 的生物标志物,迄今为止已有大量研究发现 MOG 抗体在 PON 的诊断、分类、预后中具有重要的价值。现有文献多数认为 MOGAD 属于一类区别于 NMOSD 的独立疾病谱,但 MOGAD 与 ON 以及 NMOSD 之间的确切关系仍缺乏定论。

MOGAD 治疗原则流程图见图 7-7。

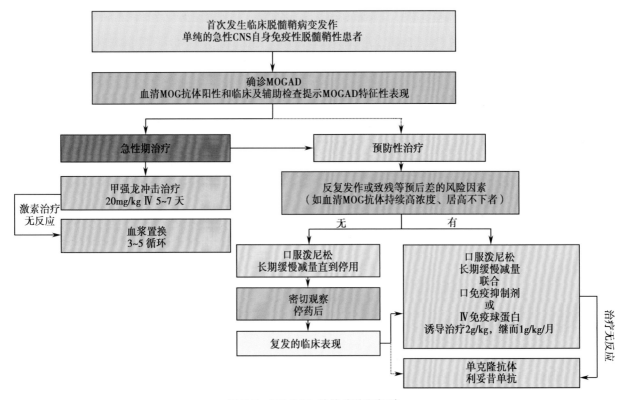

图 7-7 MOGAD 的治疗流程解读

急性发病后,首选类固醇治疗;如果必要,建议尽早进行血浆置换。通常急性期治疗后开始修饰治疗,修饰治疗药物的选择应以是否存在导致复发和/或致残的不良预后因素为指导。基于此,治疗可能需要口服类固醇并长期缓慢减量直到停用(建议在无不良预后因素的情况下使用);或在口服类固醇的同时加服免疫抑制剂或静脉注射免疫球蛋白(建议在有不良预后因素的情况下作为首选)。若免疫抑制剂治疗无反应或口服类固醇停药后出现致残性复发,则应考虑使用单克隆抗体。虽然长期使用免疫抑制剂治疗复发患者是合理和常见的做法,但修饰治疗的持续时间仍不确定。

第三节　自身免疫相关性视神经炎

无论是神经系统或全身其他系统自身免疫性疾病所先后伴随或共存的 ON,还是相对独立的自身免疫性 ON,其临床表型各不相同,可表现为单次孤立性 ON、复发孤立性 ON、MS-ON、NMO-ON,及其他形式的自身免疫性视神经病变。同时,不同表型 ON 呈现的部分症状和体征既可以有相似性或共有,又各自并存或互相交叉有神经系统或其他系统的特征性病症,常给尽早确认病因带来困惑。尤其是自身免疫性 ON 患者常表现为症状重、易复发、预后差等特征。对该病患者的准确诊断及治疗仍然是临床上的巨大挑战,目前尚缺少自身免疫性 ON 的国际共识,有待制定诊断标准,完善早期预防及预后策略。

一、系统性自身免疫性视神经炎

系统性自身免疫性 ON 特指一类合并有全身其他自身免疫性疾病的 ON。根据目前国内外的报道,与 ON 相关的自身免疫性疾病有 20 余种,常见的有:重症肌无力、系统性红斑狼疮(SLE)、类风湿性关节炎、干燥综合征、自身免疫性甲状腺功能减退、免疫性血小板减少性紫癜、抗心磷脂抗体综合征、强直性脊柱炎、乳糜泻、溃疡性结肠炎、硬化性胆管炎、恶性贫血、嗜睡症、落叶型天疱疮、斑秃病、银屑病、硬皮病、疱疹样皮炎、多肌炎、慢性炎性脱髓鞘性多发性神经病、副肿瘤综合征、胰岛素依赖型糖尿病和自身免疫性脑炎等。此外,IgG4 相关眼病(近年新认识的一种由免疫介导的慢性自身炎症伴纤维化的疾病,病变可累及多器官和多系统)如果累及视神经也属自身免疫性 ON 的范畴。这些和全身疾病相关的自身免疫疾病在儿童少见或罕见。

国内外近年的研究更多关注自身免疫性疾病与 NMO/NMOSD 的关系,以及各种系统性自身免疫疾病的生物标志物与 AQP4-IgG 的相关性。但儿童期发生的许多复发性 ON 除与 AQP4-IgG 相关外,与 MOG-IgG 关系更密切,其中部分 ON 患者的常见的血清抗体阴性,同样也伴有自身免疫性疾病。有 20%~30% 的 NMO 患者合并有器官特异性或非器官特异性的自身免疫性疾病。由于自身免疫性 ON 临床表型与 NMO 有许多相似之处,目前国际上仍将该类疾病狭义地归类于 NMOSD 中。

自身免疫性 ON 的全身症状可能表现在 NMO 症状发生之前或之后,但由于其临床症状极易与 NMO 混淆,也常被误认为是 NMO 后遗症或是药物治疗的副反应,多数患者在诊断 NMO 很久之后才予以确诊。另外,一些 NMO 患者(有报道称比例高达 40%)的血清中发现了自身免疫疾病相关的自身抗体,却没有合并自身免疫疾病,提示此类患者的体液免疫反应高于正常人。

【临床表现及诊断】

和自身免疫相关性 ON 有关的自身免疫疾病有多种,临床表现也呈多样化。除各类基础疾病的常见症状和体征外,也合并有 ON 和脊髓炎的表现,包括视功能损伤和神经系统功能异常。诊断上应符合 ON 的标准,即视力下降、视野缺损、RAPD 可阳性、视盘水肿或视神经萎缩、视觉电生理异常,影像学提示炎性病变累及视神经和/或脊髓。

检测体内的炎症指标,如红细胞沉降率(ESR)和 C 反应蛋白(CRP),是仍在使用的最古老的实验室检测。ESR 升高表明体内炎症的存在,但它是非特异性的,并不能提供病变部位和炎症原因。因此,ESR 总是与其他检测结合使用,包括 CRP。CRP 在人体肝脏内合成,参与炎症过程的急性期,2 小时内出现的炎症,其水平可提高近 50 000 倍,半衰期为 18 小时。

各类自身免疫疾病的生物标志物均有其各自

的优点和局限性,在对自身免疫性 ON 的临床诊断中,生物标志物的参考价值非同小可,尤其结合临床症状体征及检查,疾病的病程发展,非常有助于临床诊断和治疗(表 7-5)。

表 7-5　自身免疫性视神经炎的常见症状及诊断检测项目

自身免疫相关性视神经炎	常见症状	检测指标
重症肌无力	部分或全身骨骼肌疲劳,活动后加重,休息后减轻,晨轻暮重,上肢重于下肢,近端重于远端;上睑下垂;复视	疲劳试验(Jolly 试验);血清乙酰胆碱受体抗体(AChR-Ab)滴度测定;抗胆碱酯酶药物试验(新斯的明、腾喜龙试验);神经重复低频电刺激检查(RNS)
乳糜泻、溃疡性结肠炎、硬化性胆管炎	腹泻;体重减轻;易疲劳;恶心;呕吐;黄疸;腹痛	组织型谷氨酰胺转移酶抗体;乳糜泻中麦角蛋白抗体;内镜检查;小肠组织活检;腹部 B 超;肝功能检查
系统性红斑狼疮(SLE)、类风湿性关节炎	关节炎;肾炎;雷诺现象;虹膜睫状体炎	抗核抗体(ANA);抗双链脱氧核糖核酸抗体(anti-dsDNA Ab);类风湿因子(RF);全血细胞计数
抗心磷脂抗体综合征	习惯性流产;深静脉血栓	抗磷脂抗体
干燥综合征	口腔干燥症;干眼症	抗 SS-A 及 SS-B 抗体;Schirmer's 试验;腮腺超声;唇腺活检
自身免疫性甲状腺功能减退	顽固性便秘;精神反应迟缓	甲状腺功能检测;抗甲状腺抗体
下丘脑功能失调	嗜睡;食欲过盛;行为失调;尿崩症;乳溢症;闭经	内分泌科会诊;下丘脑垂体激素分析
免疫性血小板减少性紫癜、恶性贫血	反复淤血、贫血;神经病变;疲劳	全血细胞计数;维生素 B_{12};叶酸
嗜睡症	白天极度嗜睡;猝倒	多种入睡潜伏期试验;脑脊液下视丘分泌素
落叶型天疱疮、斑秃病、银屑病、硬皮病、疱疹样皮炎	复发性皮疹;大疱性斑丘疹;脱发	皮肤活检;皮肤科会诊;落叶型天疱疮:抗桥粒芯蛋白抗体;腹腔抗体检测
多肌炎、高肌酸磷酸激酶血症、慢性炎性脱髓鞘性多发性神经病	肌肉痛软;疲劳;麻痹;无力	肌酸激酶;肌电图;神经传导
肿瘤及副肿瘤综合征	恶性肿瘤病史;肿瘤累及胸腺、前列腺、乳房、子宫颈、肺和 B 细胞淋巴瘤合并 NMO	肿瘤科会诊;抗神经元抗体
自身免疫性脑炎	精神错乱;癫痫;神经性肌强直	抗电压门控制钾通道(VGKC)抗体;抗 NMDA 受体抗体

　　例如 SLE 相关的 ON 是一种较常见的多系统受累的自身免疫性疾病,青年女性多见。可有皮肤、关节、肾脏、心脏、神经系统、浆膜及血管等损害。早期的症状多种多样,但以关节痛,面部蝶形红斑(特征性皮肤改变)和发热为多见。光过敏、口腔溃疡、关节炎、心包炎和胸膜炎等表现,其神经系统受累可达 24%~51%。诊断的主要检测指标如表中所列抗核抗体(ANA)、抗双链脱氧核糖核酸抗体(anti-dsDNA Ab)等。临床表现包括轻度认知功能障碍、情绪改变、局灶性神经功能缺损如脑梗死及癫痫等,1%~2% 的 SLE 患者可出现急性脊髓炎,视神经病变是重要而少见的并发症。大约 50% 的狼疮相关性视神经病变伴有类似 NMO 的横惯性脊髓炎,MRI 可以显示视神经信号增强。其视功能受损有不同类型,包括 ON、视乳头炎、前部或后部缺血性视神经病变及无痛性视网膜缺血性病变等。SLE 相关 ON 的发病机制是供应视神经的滋养血管发生炎性改变或血管周围炎性浸润,导致视神经

脱髓鞘,进而引起视力下降。也有认为 SLE 相关性 ON 多由缺血引起,而并非真正的炎症或感染,其病理表现多由脱髓鞘引起,重则轴索坏死,或两者兼有。其他胶原性疾病,如 SS、皮肌炎等并发的 ON 也是如此。目前认为,SLE 的血管炎性病变是由于抗核抗体与核抗原相结合的免疫复合物沉积于全身多处组织器官,通过Ⅱ型或Ⅲ型超敏反应过程造成的组织损害,通常以急性坏死性小动脉炎为主要表现。神经周围血管炎可导致视神经脱髓鞘和轴突坏死。而干燥综合征相关 ON 发病机制推测也和免疫复合物沉积所致血管炎有关,长期血管炎可致闭塞性动脉内膜炎,另有冷球蛋白血症或高球蛋白血症亦可能是导致干燥综合征相关 ON 发病的原因。

此外,自身免疫性 ON 也可以和视网膜病变共存,被称为自身免疫相关性视网膜病变和视神经病变(autoimmune-related retinopathy and optic neuropathy,ARRON)综合征。该综合征代表一组发生了不可解释的视力丧失的患者,可能涵盖以往散见报道的对激素治疗有反应的 ON 病例和自身免疫相关的视网膜病变病例。平均发病年龄为 50 岁,视力急性下降或进展性下降,可从 1.0 到无光感。已提出的 ARRON 的诊断标准为:①视力下降或 / 和视野缺损,典型者多为双侧非对称性视力下降,但可以 1 眼先发病。视野缺损可从仅轻度视野缩小至严重向心性缩小,部分患者仅 1 眼视野缺损。②全面检查后没有恶性肿瘤证据。③眼底早期可以正常,病程发展中可见视神经萎缩和视网膜变薄。④没有发现引起 ON 和视网膜病变的其他病因。⑤视网膜电图检查,在视力下降前即可能发现 a 波和 b 波的振幅降低,其改变类似癌症相关性视网膜病变。此外,必须证实,患者或具有可与视神经和 / 或视网膜发生反应的血清自身抗体,或对免疫调节药物治疗有效。应用可靠的临床或血清检测标准,该病许多患者中未发现有特殊的结缔组织病变。

由于大部分 ARRON 患者伴有系统性免疫性疾病,如 SLE、类风湿性关节炎、干燥综合征、银屑病、自身免疫性甲状腺功能减退、特发性血小板减少性紫癜、抗心磷脂抗体综合征、强直性脊柱炎等,故临床怀疑 ARRON 时,应检查抗核抗体(ANA)、NMO 抗体、干燥综合征相关抗体(抗 SS-A 及 SS-B 抗体),必要时皮肤活检。此外,抗视神经自身抗体已被发现,但这些抗体仍未被证实其致病性,临床意义待研究。通常应请风湿科会诊及皮肤活检以排除血管炎,血清学检查以鉴别可能的系统性自身免疫性疾病。在怀疑有 ARRON 的大多数患者,ERG 检测异常及眼底有非特异性视网膜病变。此外,已有报道在疑似 ARRON 临床表现的患者体内发现多种自身抗体,包括可与视网膜和 / 或视神经上异常的 22-kDa 神经元抗原发生反应的自身抗体,以及 Müller 细胞的 35-kDa 成分和 α- 烯醇化酶。

【治疗】

系统性自身免疫性 ON 与 IDON 的治疗原则大致相同,但应兼顾不同系统性自身免疫病的对症用药。如 ON 发病并有活动期风湿或类风湿性关节炎者,除积极控制眼病外,应及时请风湿免疫科医师会诊协同治疗。对急性重度视力下降的患者,可用大剂量甲泼尼龙冲击疗法 20mg/(kg·d),最大 1g/d,连用 3~5 天,序贯减量。病情严重或合并全身性感染者可选用血浆置换或 IVIG 0.4g/(kg·d)(大剂量),静脉滴注,连用 3~5 天为一疗程。活动期较重的也可加用免疫抑制剂冲击治疗:环磷酰胺(CTX)0.5~1g/m² 体表面积静脉滴注,每次最大量 1g,4 周冲击一次,冲击 6 次改为每 3 个月冲击 1 次,至活动静止后 1 年。缓解期治疗可选择以下免疫抑制剂:硫唑嘌呤 2~3mg/(kg·d),口服;吗替麦考酚酯(MMF)20~30mg/(kg·d),分 2 次服用;环孢素 A(CsA)5mg/(kg·d),分 2 次服用,3 个月后每月减 1mg/kg,至每日 3mg/kg 作维持治疗;甲氨蝶呤(MTX)10~15mg/m² 每周;羟氯喹 5~6.5mg/(kg·d),分 2 次服用;利妥昔单抗的具体用法可参考本章第二节。需要注意的是,部分自身免疫性视神经病患者有糖皮质激素依赖性,口服糖皮质激素应酌情较长期维持,可考虑小剂量维持 1~2 年以上;已合并系统性自身免疫疾病的患者应请风湿免疫科医师会诊,在积极治疗系统性疾病的同时争取尽快稳定和改善视功能。

二、自身免疫性视神经炎

除上述已知的系统性自身免疫相关性 ON 以及和 NMO 抗体相关的视神经病变外,迄今仍有小部分病因不明的 ON 被称为自身免疫性视神经病变(autoimmune optic neuropathy,AON),或称自身免疫性 ON。这些 AON 可以孤立单相发病,也可以呈慢性复发性病程,如慢性复发性炎性视神经病变(chronic relapsing inflammatory optic neuropathy,

CRION)。对这类少见或罕见的、病因尚待澄清的AON,由于临床资料少而缺乏系统深入研究,迄今对其发病机制也有争议,现将不同认识介绍如下。

1. 早年 Dutton 等(1982)报道 3 例 ON 导致失明,视力恢复后易复发,且常在激素减量时复发,均诊断为自身免疫性球后 ON。该 3 例抗核抗体(ANA)升高,但引起视神经受损的原因是炎症还是血管病变并不清楚,也缺乏定义为早期胶原性血管病的生物标志物。随后的研究发现 6 例 AON 患者中 4 例抗心磷脂抗体阳性。Bielory 等发现 82% 的患者 IgM 个体基因型阳性。皮肤活检组织在光学显微镜下和 / 或免疫荧光法检查通常有病理改变。仍不清楚,是否抗心磷脂抗体是该病的生物标志物或是否该标志物导致免疫反应而发病。

2.Pirko 等提出自身免疫性视神经病变这一特殊类型酷似 SLE 性视神经病变。很可能代表了某些已认识的系统性自身免疫性疾病的异质类型,提示视神经抗原对自身免疫攻击敏感。另一个可能性是视神经功能障碍是由于来自免疫复合物沉积或高凝状态的小血管阻塞的结果。部分患者皮肤活检阳性,伴随血管周围浸润和免疫复合物在皮肤真皮层的沉积。病人多为 25~55 岁成人,但也可以发生在包括儿童在内的不同年龄段。

3. Frohman 等报告 1 例 4 岁女童,双眼 ON 发作 4 次,同时发生轻度的肢体无力、共济失调或眩晕。抗心磷脂抗体阳性,皮肤活检异常,并有凝血酶和免疫反应物沉积。诊断为 AON,自身免疫性多发性内分泌病综合征 I 型(也称为自身免疫性多发性内分泌病 - 念珠菌病 - 外胚层营养不良综合证,即 APECED 综合征)。这一罕见的免疫性疾病可导致进展性内分泌组织破坏,细胞介导的免疫缺陷和外胚层营养不良性病变。儿童的临床表现通常包括甲状旁腺功能减退、口腔念珠菌病、肾上腺皮质功能不足、胃肠慢性吸收障碍和腹泻等。眼部并发症可见干眼、虹膜睫状体炎、白内障、视网膜色素变性、视盘水肿和视神经萎缩。已有报道在 1 例自身免疫性多发性内分泌病综合征的视网膜和视神经中发现相关抗体。通过识别相关抗 AQP4 及抗 MOG 抗体、抗 NMDA(N- 甲基 -D- 天冬氨酸)受体抗体、抗电压门控钾通道(VGKC)抗体,以及脱髓鞘综合征患者中的甘氨酸受体(GlyR),对不同的自身免疫性视神经病变的免疫学机制或将被进一步阐明。因此,Frohman 等认为 AON 是一类有自身免疫异常的实验室依据而并无自身免疫性疾病的相对独立的炎性视神经病变,通常与系统性自身免疫性疾病无关。但对于临床符合 AON 特点,某项免疫抗体阳性(如 ANA、抗 SSA 抗体和抗 SSB 抗体等)者,短时内又不符合某种系统性自身免疫病诊断标准的患者,仍需长期随访,以便从临床和实验室等多方面寻求证据,明确诊断。

4. MOG-IgG 阳性的 CRION 一项最新研究发现,MOG-IgG 阳性的儿童 ON 会出现慢性反复发作的情况。这类儿童 ON 对激素治疗反应好,但是也容易发生激素依赖,临床上符合 CRION 的诊断。MOG-IgG 阳性的 CRION 发作时视力下降严重,44%~80% 的患儿最差视力低于 0.1。激素冲击治疗视力迅速恢复,98% 恢复至 0.5 以上、89% 恢复至 0.8 以上。但是随着 ON 反复发作,60%~70% 的患儿最终会发生不可逆性视力损伤。神经影像学上 MOG-IgG 阳性 CRION 也有特征性表现:通常累及视交叉前 1/2 以上的视神经节段,尤其是前段视神经及视乳头;视神经周围鞘的强化也常见,但是很少累及视交叉及视束。对于这类儿童 ON 的治疗,急性期同 IDON。一般激素冲击治疗 87% 的患儿视力快速恢复,对于激素治疗反应差者可以加用丙种球蛋白及血浆置换。由于慢性反复发作的特点,这些患儿需要在慢性期控制复发。慢性期的长期治疗方案的制定是一大挑战,目前缺乏既定的共识,大部分借鉴成人 MOGAD 的治疗。激素治疗敏感的患儿,口服低剂量激素可以有效防止复发。另有病例系列研究发现,在 ON 急性发作后,给予至少 3 个月免疫抑制剂的治疗可以有效地降低其再次复发。在儿童患者中,吗替麦考酚酯为常选的免疫抑制剂,生物制剂利妥昔单抗治疗也在研究中。基于现有临床循证学证据,建议 MOGAD 治疗原则如下:急性期给予甲强龙冲击治疗 5~7 天,激素治疗无反应者建议进行血浆置换(3~5 个循环);对反复发作预后差,或者致残者以及血清 MOG-IgG 浓度居高不下者,要给予长期口服小剂量激素联合免疫抑制剂治疗,或者每月一次免疫球蛋白治疗;上述治疗无反应者,可以采用利妥昔单抗治疗。对于 ON 复发的危险因素研究中,发现在发作急性期,血清 MOG-IgG 浓度高,激素治疗后迅速下降者多为单项病程,很少复发。对急性期血清 MOG-IgG 浓度高,激素治疗后居高不下者容易反复发作。

对于 AON 的治疗可参照 IDON 的用药方案。

虽然成人罹患 AON，尤其是反复发病，视功能严重损伤者通常加用免疫抑制药治疗，但鉴于儿童的生理发育特点，应根据病情和用药反应慎重评估长期用免疫抑制剂的风险。

另有临床罕见的副肿瘤综合征（PNS）的发病机制也主要与自身免疫有关，即"分子模拟机制"。肿瘤细胞表达和其他正常组织细胞相同或相似的抗原，这些肿瘤细胞抗原与免疫应答产生的抗体结合并破坏肿瘤细胞，同时这些抗体与正常组织发生交叉反应，从而造成相应远隔组织器官的功能异常，又称为恶性肿瘤的远达效应。具体临床过程为，某些恶性肿瘤或潜在恶性肿瘤的患者体内，在肿瘤未转移的情况下，肿瘤细胞产生与释放生理活性物质，引起神经肌肉、心血管、内分泌血液系统、胃肠道、皮肤等远隔部位、器官功能的异常改变。约 10%~15% 的恶性肿瘤患者可以合并 PNS。部分恶性肿瘤患者的原位潜在肿瘤的临床征象隐匿，PNS 可能成为其主要临床表现，眼底表现主要包括癌症相关性视网膜病变、黑色素瘤相关性视网膜病变、双眼弥漫性葡萄膜黑素细胞增生以及副肿瘤性视神经病变；其中以癌症相关性视网膜病变较常见；也可以出现一种或者几种 PNS。尽管 PNS 在儿童很罕见，若能提前警觉并正确识别副肿瘤综合征可能有助于早期诊断原发肿瘤，为组织器官功能恢复和肿瘤治疗争取更多时间，提高患者生存率和生活质量。

第四节 感染和感染相关性视神经炎

可能导致感染性 ON 的病原体种类繁多，包括病毒（流感、风疹、麻疹、腮腺炎、水痘 - 带状疱疹等病毒，腺病毒、柯萨奇病毒、巨细胞病毒、甲型肝炎病毒及人类免疫缺陷病毒等）、细菌（结核、伤寒、布鲁氏菌等）、真菌（曲霉菌、隐球菌等）、螺旋体（梅毒、包柔螺旋体等）、巴尔通体及寄生虫等。上述病原体引起的眼内、眶内、鼻窦、乳突、口腔、颅内等局部感染或者全身性感染，通过直接蔓延或血液传播可累及视神经，从而引起感染性 ON。

感染相关性 ON 的发病机制很可能是感染触发了免疫反应导致发病，而非病原体直接侵袭视神经所致。儿童的感染相关性 ON 比成人多见，通常认为其发生存在一定的免疫基础。儿童可单眼发病，但大多双眼罹患，并常累及前部视神经而有视盘水肿，可称视乳头炎；若患眼视盘周围视网膜水肿伴随出现黄斑区星芒状渗出，则称为视神经视网膜炎；若视神经炎同时累及视神经周围鞘膜，且无颅内压增高，又称视神经周围炎。

感染相关性 ON 患者既可以不伴有其他神经系统异常，也可与脑膜炎或脑脊髓膜炎伴发，如急性播散性脑脊髓炎（ADEM）发病后或发病中可能伴随出现 ON，尤其在儿童更常见。值得注意的是各种病原体感染尤其是病毒感染可以作为特发性 ON 的诱发因素，因此感染相关性 ON 在概念和分类上与 IDON 有重叠之处。

因病原体及感染程度不同，临床表现及预后差异较大。部分感染性视神经炎有自愈性（如视乳头炎、视神经周围炎），或者病情不严重时能早期诊断并给予针对性抗生素或抗病毒药治疗，视功能恢复较好；部分病例（如梅毒螺旋体或结核杆菌感染性视神经炎）或重症感染，如治疗不及时，则恢复不佳。感染相关性视神经炎多数视力恢复程度较好。

本节介绍国内相对常见的，以及国内虽然少见或罕见，但国际上报道较多的感染和感染相关性视神经炎。

一、梅毒相关性视神经炎

梅毒是由苍白密螺旋体（treponema pallidum，TP）感染引起的慢性、系统性的性传播疾病。可分为后天获得性梅毒和先天梅毒（胎传梅毒）。儿童梅毒感染主要为先天梅毒或输血偶尔感染。近年梅毒的发病率呈上升趋势，特别是随着人免疫缺陷病毒（human immunodeficiency virus，HIV）感染的增多。我国尚无梅毒发病率的确切数据，但在美国和法国，梅毒的发病率为 1%~5%。HIV 感染者更易感染梅毒，且可以加速梅毒复发。西方文献报道 101 例 HIV 感染者中 52% 患者合并眼梅毒。

梅毒螺旋体感染中枢神经系统称为神经梅毒。神经梅毒可以发生在梅毒感染的任何阶段，并不限于晚期梅毒。神经梅毒根据梅毒螺旋体侵犯的部位不同可分 5 种主要类型：即无症状神经梅毒、脑脊膜梅毒、脑膜脑血管梅毒、实质性神经梅毒（麻痹性痴呆和脊髓痨）及树胶肿型神经梅毒。神经梅毒可侵犯视神经及其周围鞘膜、脑膜、脊髓膜、血管等。近年来梅毒导致的眼部病变逐渐常见,尤其是共同感染。梅毒可以模拟眼部疾病特征的任何形式,感染可以累及眼部所有组织,包括眼睑硬下疳、泪腺炎、泪囊炎、巩膜炎、角膜基质炎、前葡萄膜炎、全葡萄膜炎、青光眼、白内障、急性梅毒性(鱼鳞)板状脉络膜视网膜炎、坏死性视网膜炎、视神经炎和视网膜血管炎等。尽管眼前后节梅毒感染风险率和梅毒分期有关,如一期梅毒可首先出现眼睑硬下疳,实际上梅毒感染各期均可能出现眼前后节不同组织的,或交叉或并存的病变,但视神经病变多出现在二期或三期梅毒。

【组织病理】

梅毒感染的主要病理改变为小血管的炎性坏死,导致闭塞性动脉内膜炎。梅毒性视网膜脉络膜炎基本的病理改变是原发于小动脉、小静脉及毛细血管的血管周围炎和血管内膜炎。累及眼底常见的视神经视网膜炎在梅毒活动期可见视盘充血水肿,黄斑部致密的灰色渗出物积聚但出血稀少,视网膜静脉曲张变粗,玻璃体细碎混浊重。活动期过后,视网膜动脉变细,周围伴随白鞘,甚者动脉白线化;视盘随水肿消退而变苍白,视网膜广泛散在类似骨细胞样色素沉着。如梅毒仅侵犯球后段视神经,则早期眼底征象不明显,活动期后仅表现为视神经萎缩。实际上,梅毒侵犯视神经和/或视网膜脉络膜,其主要的共同组织病理学改变是血管内膜炎和血管周围炎,血管外大量淋巴细胞和浆细胞浸润,血管内皮细胞肿胀增生造成血管闭塞,导致视神经视网膜缺血。

【临床表现】

梅毒性视神经病变并不少见,约占眼部梅毒感染的 5.8%~27%,中老年男性多发,常双眼受累(67%~89%),视神经炎可以是梅毒感染后的初始表现或是继发表现。表现形式分为视乳头炎、球后视神经炎、视神经周围炎、视神经视网膜炎,甚至视盘梅毒瘤(树胶肿)。视神经视网膜炎可作为梅毒性脑膜炎综合征的表现之一,可能是单侧孤立发病或合并葡萄膜炎,或者双眼发病。可有脑膜刺激症状及多发性脑神经病变。其临床特点为:亚急性发病,多累及双眼;部分可能并存中枢神经系统梅毒感染的患者双侧瞳孔直径缩小,直接和间接对光反应消失,而手电光近照时调节和辐辏反应存在,可有光-近点反应分离现象,称 Argyll-Robertson 瞳

孔。梅毒性视神经病变不同视神经段受累的眼底表现为:

1. 视乳头炎 视力常急剧下降,眼底视盘水肿,可形成高度隆起的黄白色或灰色肿块样外观,视盘周围无渗出或仅见稀少渗出,多不向黄斑区蔓延。梅毒性视乳头炎应和脱髓鞘性视神经炎鉴别,但前者视盘水肿重,多有玻璃体炎性混浊,若不积极驱梅治疗,视力不会自发改善。

2. 球后视神经炎 在二期梅毒患者中,球后视神经炎发病后视力急剧严重下降,其临床表现,类似于典型的视神经炎;但三期梅毒出现的球后视神经炎表现为缓慢进展的病程。

3. 视神经视网膜炎 除上述特征性眼底病理改变外,多合并玻璃体炎。

4. 视神经周围炎 梅毒性视神经周围炎比梅毒直接浸润视神经视力预后好。双眼受累很常见,视盘水肿或正常,并常伴有二期梅毒的其他证据如皮疹、葡萄膜炎和轻度脑膜炎体征。视神经周围炎患者 MRI 扫描可见视神经鞘膜增厚和信号增强。视力明显进展性下降。

5. 视乳头水肿 在二期或三期梅毒患者中,眼底可见视乳头水肿、后极部视网膜雾状混浊、色素上皮紊乱及玻璃体内可见炎性细胞碎屑等。脑脊液检查显示淋巴细胞增多,蛋白升高及梅毒血清学测试为阳性。腰椎穿刺显示颅内压升高。

6. 迟发性下行性视神经萎缩 是三期梅毒性视神经病变的主要眼底征象。三期梅毒导致的视神经萎缩偶尔可见类似青光眼性视盘大凹陷,应注意鉴别。

【诊断】

眼部梅毒可以引起葡萄膜炎(肉芽肿或非肉芽肿性)、脉络膜炎、视网膜血管炎、视神经炎、视神经萎缩、瞳孔异常、眼肌麻痹等。由于梅毒导致的临床症状复杂多样,极易误诊和漏诊,因此被冠以"伟大模仿者(great imitator)"。梅毒感染的视神经损害表现形式多种多样,常不典型或无症状,诊断仍缺乏"金标准"。目前主要参考病史、临床表现、影像学检查、梅毒血清学检查和脑脊液中单核细胞增多、蛋白升高等多因素给予诊断。尤其是血清和脑脊液检查其阳性率高,出现时间早,是诊断神经梅毒的主要依据。血清检查可分非梅毒螺旋体试验和梅毒螺旋体试验。前者包括快速血浆反应素试验(rapid plasma regain,RPR)或性病研究实验室

试验(the serum venereal disease research laboratory, VDRL),后者有荧光螺旋体抗体吸附试验(FTA-ABS)、梅毒螺旋体明胶凝集试验(TPPA)及梅毒螺旋体血球凝集试验(TPHA)等。应指出,血清试验阳性只表明以前接触过梅毒螺旋体,而脑脊液试验阳性则提示可能为神经梅毒。脑脊液 VDRL 用于诊断神经梅毒的特异性为100%,并表明中枢神经系统存在活动性的梅毒感染,但敏感性偏低,若结果为阴性,但临床还怀疑为神经梅毒,可选用 IgG 指数、TPPA 等协助确诊,TPPA 敏感性高,但有假阳性,若脑脊液 TPPA 阳性(滴度大于 1∶80)对诊断神经梅毒有帮助。此外,多因素研究方差分析显示,血清 RPR ≥ 1∶32 有助于预测神经梅毒的发生。

梅毒相关性视神经炎的诊断,除临床检查有视神经炎的表现外,若血清荧光螺旋体抗体吸附试验(FTA-ABS)阳性,再伴有以下 3 条中的任何 1 条,即可诊断神经梅毒或梅毒相关性视神经炎:①脑脊液 VDRL 阳性;②脑脊液中白细胞>5 × 10^6/L;③脑脊液中蛋白>450mg/L。

【鉴别诊断】

临床所见无法解释病因的视盘水肿、视网膜出血、静脉扩张(静脉炎)和视网膜下浸润,以及视神经萎缩等眼底表现时,应警惕梅毒感染性视神经炎。梅毒性视神经炎,无论是梅毒性视乳头炎或视神经周围炎,其临床表现常类似脱髓鞘性视神经炎,或其他感染性视神经炎,导致诊断失误和治疗错向,视力严重受损。尤其在梅毒初发期,眼底征象可能轻微,视神经炎的亚临床表现易被忽视或延迟诊断。因此,临床怀疑梅毒性视神经炎时首先应结合血清和脑脊液检测梅毒相关指标,尽早确认是否梅毒感染;并做眼科全面检查,结合 ERG 和 VEP 辅助诊断,评估潜在的梅毒性视神经炎或视神经视网膜病变的病情程度。

【治疗和预后】

神经梅毒的治疗首选大剂量青霉素,应及时、足量、足疗程。静滴青霉素 G,5 万单位 /kg 每次,每天 4~6 次,每天最大量 2 400 万单位,疗程 10~14 天。治疗后,VDRL/RPR 应该 1 个月、3 个月、6 个月、12 个月及 24 个月随诊复查。VDRL/RPR 滴度持续下降提示对青霉素治疗反应好。若 2 年后脑脊液检测仍异常,则建议更改治疗方案。由于青霉

素难以透过血脑屏障,头孢曲松是少数可以透过血脑屏障的抗生素之一,且可在脑脊液中形成稳定的杀菌浓度,可作为替代应用,连续 10~14 天。若儿童不幸罹患,可参照成人用药原则,但应根据不同年龄、体重等相应减少药量。

梅毒性视神经病变及时发现并治疗,视力预后良好,长期随访视力稳定。通常累及视神经的Ⅲ期神经梅毒的视功能已严重受损,笔者临床所遇多例梅毒性视神经萎缩患者均为双眼罹患,且多属视力严重下降或失明后才诊断梅毒感染。故临床怀疑为梅毒所致视神经病变时应尽快请感染科专家会诊,选择相关检查,并对确诊的梅毒性视神经病变的治疗提供指导意见,以防止视力严重受损或失明。还要提出的是,部分患者规范治疗后抗体可以持续存在,称为"血清固定";大部分梅毒患者螺旋体试验可能终生持续阳性,但螺旋体试验抗体滴度与疗效无关。

二、带状疱疹相关性视神经炎

眼部带状疱疹实际上是水痘 - 带状疱疹病毒的复发。水痘 - 带状疱疹病毒可引起两种疾病,一种是发生于儿童的水痘,这是一种原发性感染;另一种则是主要发生于成人的带状疱疹。在原发感染后,像许多神经疾病的病毒一样,这种具有嗜神经特性的病毒可以在感觉神经节中(常栖身在三叉神经半月节内或脊神经内)长期潜伏下来,一旦机体抵抗力下降或受到外界不良因素刺激(如发热、外伤、过劳、紫外线照射、精神压力、月经和免疫抑制等)时,病毒可被激活并引起带状疱疹。在三叉神经第一支受累的带状疱疹患者中,50% 以上合并有眼部病变,表现为结膜炎、巩膜炎、角膜炎、虹膜睫状体炎、视神经炎及视网膜脉络膜炎,还可引起急性视网膜坏死综合征及多灶性脉络膜炎等。

带状疱疹相关性视神经炎可发生在近期眼部带状疱疹的患者,但临床罕见报告。视力下降可因疱疹病毒直接感染视神经,表现为炎性视神经病变;或因供养视神经的血管炎性栓塞造成缺血性灾难性的视力丧失。其发病机制与患者自身的免疫活性和免疫功能不全相关。免疫功能损害的儿童,水痘 - 带状疱疹性视神经炎可以先于视网膜炎而发病,导致严重的不可逆性视力丧失。视力下降可以发生在皮肤出现疱疹后不久,也可以延迟数周后才视力下降。偶尔在未出现特征性疱疹前,已有视力障碍。通常单眼视力严重受损,可以表现为伴有

黄斑星状渗出的视乳头炎,或早期眼底正常的球后视神经炎。MRI 可以显示受累视神经或视神经鞘信号增强。

带状疱疹相关性视神经炎同时双眼发生者临床罕见。笔者近年所见 1 例 52 岁男性患者,皮肤带状疱疹出现 5 天后左眼视力明显下降,继则右眼视力轻度下降,已发病 3 个月。就诊时左眼无光感,右眼视力 0.6,且视野颞侧明显大片缺损,眼底右眼视盘淡白,左眼视盘苍白。左侧前额区及近鼻尖部皮肤有疱疹感染后的结痂及潮红瘢痕,以鼻中线为界。该病例经全面检查已排除颅内疾病、中枢神经脱髓鞘疾病及其他系统性自身免疫性疾病。推测是疱疹病毒感染三叉神经第一分支的一侧(左侧)皮区,并累及左侧视神经及部分视交叉,从而导致左眼失明,右眼偏盲的严重后果。

本病治疗,主要是控制导致视神经炎的带状疱疹,阿昔洛韦是首选药物,该药可通过血脑屏障,脑脊液中的血药浓度为血浓度的 50%。另有更昔洛韦与阿昔洛韦相似,但在侧链上多一个羟基,增强了抑制病毒 DNA 合成的作用。该类药主要不良反应为肾功能损害和骨髓抑制,与剂量相关。临床应根据病情和皮肤科协商用药。

三、鼻窦炎和鼻窦囊肿

国内 20 世纪 80 年代以前多将 ON 的病因主要归于各种感染,尤其是毗邻视神经的鼻源性、脑源性感染。早年各地散发的文献报告也证实部分 ON 患者经鼻窦手术根治后视力随之恢复。从而使许多医生相信,鼻源性感染是 ON 发生的最常见原因。但国内外流行病学资料显示,因鼻源性感染引起的 ON 所占比例很小,仅占 1.5%~8%。有关 ON 和齿龈或扁桃体感染的关系也一直未被证实,随着神经影像学技术的进步和分子生物学检测水平的提高,发现许多最初诊断是鼻窦炎引起的 ON,经随诊观察,最终证实或为中枢神经系统脱髓鞘性疾病,或是其他病因所致的 ON。鼻窦疾患和 ON 两者间的关系似乎变得微不足道,故李凤鸣主编的《眼科全书》提出,鼻窦炎或一些其他病灶不大可能引起 ON。多数鼻窦炎患者伴发 ON 纯属偶然或同时共存有轻度鼻窦疾患,通常两者没有直接关联。然而,鉴于鼻窦和视神经及视神经周围鞘膜的密切解剖关系,无论是成人或儿童,若发生 ON 后能尽早确认和鼻窦疾病相关并请耳鼻喉科专科及

时处治,有助于防止鼻源性视神经病变的发生和病情进展。

【解剖基础】

和视神经组织解剖关系密切的主要是筛窦和蝶窦。筛窦位于眼眶的内侧,鼻腔外上方的筛骨迷路内,可分前、中、后三组,彼此不相通。前中组筛窦开口于中鼻道,后组筛窦开口于上鼻道内。筛窦内共有 8~18 个小气房。整个筛窦与眼眶之间仅有极薄的骨板隔开,其中尤以纸板最薄,甚至有破损或空隙。蝶窦位于蝶骨体内,在上鼻甲的后上方,通常在 3 岁开始发育,青春期发育成熟。蝶窦的上方为脑垂体和视神经,两者之间的骨壁也很薄,甚至缺如。蝶窦的下方为后鼻孔,前方为筛窦。蝶窦开口于上鼻道最高的蝶筛隐窝处,视神经球后部分深段位于后组筛窦的外侧和蝶窦外侧壁的上方,部分个体的视神经可突入蝶窦中,造成视神经与蝶窦黏膜直接接触。此外,筛前、筛后静脉与眼静脉连通。

【发病机制和临床表现】

鼻窦的黏液囊肿是鼻窦炎的非感染性并发症,含有黏液和其他分泌物的囊肿通过筛窦或蝶窦的菲薄的纸样骨板或空隙区突入侵犯眼眶内视神经周围组织,可导致神经眼科综合征,不仅视神经受压损伤,且造成眼球向颞侧前突。鼻窦的脓性囊肿或真菌感染也可以通过同样途径引起眼眶蜂窝织炎或眶尖综合征,导致眼球突出、眼球运动障碍及视神经受损。具体而言,前组筛窦内的气房可以侵蚀进入眼眶内引起痛性突眼和眼球外展受限。后组筛窦内的气房也可以导致突眼,若损伤较靠后部,可以在眶尖部压迫视神经或侵蚀视神经管。这类鼻源性视神经病变视力可以无痛性、缓慢性进展下降,但也可以疼痛性亚急性或突然的视力下降,很容易被误诊为其他病因的急性视神经炎;有的病例还可能表现为类似激素依赖性的复发-缓解型视神经炎。若病变侵犯更后部,可以累及海绵窦而导致眼肌麻痹。和筛窦黏液囊肿或脓肿一样,蝶窦炎有时也可能波及视神经,引起球后视神经炎,发病可以是亚急性或慢性进展性病程。蝶窦炎性病变偶尔可能向上蔓延侵犯海绵窦,导致眼肌麻痹和三叉神经痛,以及感觉丧失;或病变波及蝶鞍旁区域,甚或进入垂体,视交叉及一侧或双侧的视神经或视束,造成偏盲性视野缺损。Lawson 等曾报道

73 例急性细菌性、真菌性(曲菌属)鼻窦炎及鼻窦黏液囊肿中 10 例伴发视神经病变;10 例有眼肌麻痹(伴有或没有三叉神经受累),并以展神经麻痹最常见。

总之,比邻视神经的鼻窦,尤其是紧靠视神经的后组筛窦和蝶窦的急性炎症、充血、黏液囊肿、骨炎等均可累及视神经或蔓延到视神经鞘膜,促发视神经炎;或鼻窦黏液囊肿引起的非肿瘤性压迫作用的视神经功能障碍;这更常见于缺乏视神经管内壁(脑膜直接接触鼻窦黏膜)的患者,正常人群约 4%有该种解剖变异。诊断除必要的影像学检查外,应请耳鼻喉科联合会诊确定诊疗方案。

【治疗和预后】

鼻窦黏液囊肿需引流或切除。有的病例需要开颅或鼻内镜下切除。对确属有鼻窦重度炎性疾病,尤其是化脓性炎症,且和并发的 ON 两者因果关系明确的,应积极选择敏感的抗生素治疗和 / 或手术引流,以阻止视力进一步损害。鼻源性 ON 的视力预后主要取决于是否能尽早确认 ON 发作和鼻部疾病的相关性,并尽快治疗。通常认为这类视神经病变视力预后较差,但部分眼肌麻痹可在数月后恢复。

四、猫抓病相关性视神经炎

猫或其他小动物身体带有的一种细菌,称汉赛巴尔通体(Bartonella henselae)。该病菌对猫等动物本身不致病,但一旦感染人类即可能致病。猫抓病是指汉赛巴尔通体感染引起的全身性疾病,可能导致眼部感染,并是与视神经视网膜炎关系最密切的感染性疾病。家庭养猫或狗等在我国已很普遍,尤其是儿童接触这类小动物更频繁,造成感染猫抓病的机会增多,故应引起临床关注。

【传染途径】

通过被巴尔通体感染的动物,通常是小猫咬伤或抓挠后传播该病。曾有统计,该病 60% 由猫抓挠引起,10% 因猫咬伤所致,有时猫舔或接触猫的排泄物也可能染病;此外,狗、猴子和豪猪也可以携带此类细菌。已有证据表明猫跳蚤等节肢动物也可以作为中间宿主感染人类。

【临床表现】

被感染的患者通常在接触部位形成红斑脓疱,随后在数天至数周内发生全身反应。典型症状包括:不适感和疲劳、发热、头痛及肌肉痛;可出现亚急性淋巴结炎,伴有耳前淋巴结、颈部淋巴结,甚至四肢淋巴结肿大且有压痛。也可能出现更严重的全身并发症,如脾肿大或脾脓肿、脑病、肉芽肿性肝炎、肺炎或骨髓炎等。眼部可有滤泡性结膜炎、角膜炎,及并发中间型葡萄膜炎和视网膜血管炎,眼底常见视神经视网膜炎,可有视盘水肿伴随大量视网膜渗出。少数巴尔通体感染的患者可能在毫无猫抓病的全身体征时诱发突然的双眼失明。由于该病临床报道罕见,易被医生和患者忽视,特别是儿童更难以准确自述相关病史。早年劳远琇教授曾专题介绍猫抓病危及眼睛(北京协和医院眼科:劳远琇教授文集,2001 年),其中 1 例姑娘养了 7 只猫,眼病发生前曾高热数日,视力严重下降,就诊查眼底可见渗出性视神经视网膜炎,其左臂皮肤疑有猫抓伤的红肿块,伴有右颈部淋巴结肿大压痛;另 1 例确诊猫抓病距离抓伤已 1 年多。国外报告 1 例患重度滤泡性结膜炎,眼睑红肿睁不开,多种抗生素眼液治疗无效,就医 7 个月追问病史才知道患者曾被猫抓伤鼻部皮肤,伤后高热 3 天。继则发生眼病。检查中发现双耳前及肘部淋巴结肿大有压痛。

【诊断】

1. 小猫咬伤或抓挠后数天或数周内出现发热、疲劳、头痛、肌肉痛及食欲减退;偶尔有恶心、呕吐。

2. 皮肤伤痕区周围肿胀,出现丘疹、红斑,甚至形成脓疱;并可有亚急性淋巴结炎,伴有耳前淋巴结或 / 和颈部淋巴结肿大及压痛。

3. 眼部检查有明确的视神经视网膜炎,可伴随或没有其他眼部病症如滤泡性结膜炎及葡萄膜炎等。

4. 检查血清巴尔通体抗体滴度强阳性,或经聚合酶链反应(PCR)发现巴尔通体 DNA。

临床所见儿童不明原因的视力急性下降,眼底有视神经视网膜炎表现,伴有发热、头痛等可疑猫抓病感染的,尤其是语言表达能力仍差的幼童,应通过孩子父母及亲属仔细了解是否有小动物接触史,特别是幼猫抓伤史。并结合相关实验室检查明确诊断。

【治疗和预后】

本病是预后较好的自限性感染性疾病,如果视盘水肿持续 2~3 周以上,为了避免视力损害,应尽早使用多西环素、环丙沙星,或磺胺甲氧苄啶和利福平类抗生素治疗,大多数病人能恢复,但部分病例残留视功能障碍。若乳斑束间视网膜区域渗出广泛,黄斑水肿重的患者,可加用皮质类固醇治疗。

五、莱姆病相关性视神经炎

莱姆病(Lyme 病)是伯氏包柔螺旋体(Borrelia burgdorferi)感染引起的,由中间媒介蜱传染的自然疫源性疾病。

【发病机制】

人体被带菌蜱叮咬后,伯氏包柔螺旋体随唾液进入皮肤,经过 3~30 天潜伏期后进入血液,引发机体产生针对螺旋体鞭毛蛋白的 IgG 和 IgM 抗体,进而诱发机体的特异性免疫反应,并对人体神经、皮肤、心脏及关节等多系统造成损害。

【临床表现】

本病发生前常有野外郊游史或易感区工作史,且可能 6 个月内有蜱类昆虫叮咬史。通常莱姆病发病可分三期:

第 I 期(全身感染期):早期约有 60%~80% 的病例出现流感样症状。一般在蜱叮咬后 3~20 天发病,以游走性皮肤环形红斑为主要表现,可有发热、头痛、全身肌肉酸痛及严重疲劳等。此外,早期散发性莱姆病中约 8% 患者有心脏疾病,如房室传导阻滞、心肌炎及心包炎等。

第 II 期(神经系统、心脏并发症期):蜱叮咬后数周至数月发生。该期约有 10%~15% 的患者累及神经系统,表现为中枢神经系统和周围神经系统损害,而发生神经螺旋体病如脑膜炎、脊髓炎、面神经麻痹(较多见,常为双侧受累,但多数能恢复)等。

第 III 期(关节炎期):可在蜱咬伤后数月或数年后发生。眼部表现可有单眼或双眼肉芽肿性虹膜睫状体炎、脉络膜炎、睫状体平坦部炎、全眼球炎及眼内血管功能紊乱,如视网膜血管周围炎、分支静脉阻塞、复发性玻璃体积血等。伯氏疏螺旋体感染神经系统后导致的神经莱姆病偶尔可以引起视神经视网膜炎。

【诊断】

临床所见视神经视网膜炎在怀疑因莱姆病所致神经螺旋体病时,除眼底表现及典型皮肤红斑外,昆虫叮咬史及间接免疫荧光抗体和酶联免疫吸附试验等有助于诊断。参考我国近年莱姆病临床诊断标准,莱姆病相关性视神经视网膜炎诊断标准为:

1. 在流行区作业(或野外易感区郊游),近数日到数月有蜱类昆虫叮咬史;

2. 有典型的皮肤损害;

3. 有单关节炎或多关节炎;

4. 有神经系统损伤,面瘫或脑膜炎者;

5. 眼底表现为视神经视网膜炎;

6. 间接免疫荧光抗体(抗莱姆病抗体)血清效价不低于 1:128,或双份血清呈 4 倍增长。

病人具备 1、6 项加 2~4 中的任何一项即可诊断莱姆病,病人同时具备 1、5 和 6 项即可诊断莱姆病相关性视神经视网膜炎。

【治疗】

一旦确诊莱姆病所致视神经视网膜炎,应尽早用抗生素治疗。I 期患者或病情轻者,口服抗生素可选阿莫西林(β- 内酰胺类)、四环素类和大环内酯类(红霉素),疗程 10~21 天。II 或 III 期患者均应静脉注射抗生素治疗,给予头孢曲松、青霉素 G 或多西环素等治疗,恢复较快。

六、疟疾相关性视神经炎

疟疾是一种由疟原虫诱发经蚊媒传播的传染性疾病,主要的传疟媒介有微小按蚊、雷氏按蚊、中华按蚊和日月潭按蚊,其在赤道周围的热带地区广泛分布,包括撒哈拉以南的非洲、亚洲、美洲等,在发达国家较为罕见。尽管和疟疾相关的眼部表现多种多样,但是 ON 是比较罕见的,而现有的少数报道大多数为与疟疾同时发生的 ON。

【发病机制】

严重的疟疾感染是由疟原虫引发的,经寄生虫介导的血管内皮损伤机制造成的一种多器官组织受损的传染性疾病。之前有报道显示疟疾相关的 ON 是在活动性感染的背景下发生的,很可能和溶血导致的组织氧灌注不足、血流迟滞以及毛细血管通透性增加有关。

【临床表现】

相关的眼部表现多种多样,如:结膜下出血、视网膜变白、视网膜出血、特有的视网膜血管异常、视盘水肿、棉绒斑,其中视网膜异常在合并贫血的患者中更为显著。视盘苍白可能是慢性视盘水肿、缺血性视神经病变或视神经炎导致的结果,而视网膜变白可能与组织维生素 A 缺乏有关,并提示疟原虫计数增多。眼部症状可以伴有严重的脑部表现,也可以无脑部表现。

【辅助检查】

1. **血常规** 红细胞和血红蛋白在多次发作后下降,恶性疟尤重;白细胞总数初发时可稍增,后正常或稍低,白细胞分类单核细胞常增多,并见吞噬有疟色素颗粒。

2. **疟原虫检查** 血液涂片(薄片或厚片)染色查疟原虫,并可鉴别疟原虫种类。骨髓涂片染色查疟原虫,阳性率较血液涂片高。

3. **血清学检查** 抗疟抗体一般在感染后 2~3 周出现,4~8 周达高峰,以后逐渐下降。现已应用的有间接免疫荧光、间接血凝与酶联免疫吸附试验等,阳性率可达 90%。一般用于流行病学检查。

【治疗及预后】

奎宁联合大剂量激素冲击治疗,急性期疟疾中得到及时治疗的患者视力预后一般较好。

七、弓形虫感染相关性视神经炎

弓形虫病又称弓形体病,是由刚地弓形虫所引起的人畜共患病。它广泛寄生在人和动物的有核细胞内。在人体多为隐性感染,中枢神经系统弓形体病常与免疫缺陷有关;弓形虫感染相关性视神经炎很少见。

【病因】

由刚地弓形虫引起,呈全球流行。特殊人群如肿瘤患者、免疫抑制或免疫缺陷患者、先天性缺陷婴幼儿感染率较高。

【临床表现】

一般分为先天性和后天获得性两类,均以隐性感染为多见。临床症状多由新近急性感染或潜在病灶活化所致,特点是亚急性视力下降和视盘水肿,偶伴有黄斑星芒状渗出(视网膜炎)。中枢神经系统的弓形体病可诱发多病灶病变,选择性累及基底神经节、额叶、顶叶和枕叶。MRI 检查发现病灶多表现为 T_1 序列等信号,T_2 序列等或高信号,钆造影剂增强。患者可出现头痛、发热、局灶性神经麻痹、癫痫以及精神状态改变。神经眼科表现包括同向偏盲、象限盲、眼球运动麻痹或凝视麻痹。

【辅助检查】

1. **病原学检查** 将可疑病畜或死亡动物的组织或体液,做涂片、压片或切片,甲醇固定后,做瑞氏或吉姆萨染色镜检可找到弓形虫滋养体或包囊。

2. 用 PCR 方法检测特异性核酸。

3. **血清学诊断** 间接荧光抗体试验、间接血凝抑制试验、酶联免疫吸附试验和补体结合试验检测特异性 IgM、IgG、IgA 抗体或血清循环抗原。

【治疗及预后】

为防止弓形体病复发,终身抗弓形虫治疗是必要的。具体治疗方案:磺胺类药物加乙胺嘧啶(或螺旋霉素):疗程至少 1 个月;克林霉素:成人每次 0.15~0.3g,每日 3~4 次,至少连服 3 周;儿童 15~25mg/(kg·d),分 2~4 次口服,但不建议长期服用,4 岁以下儿童应慎用。可辅以激素治疗减轻病情。本病预后和虫株毒力及受感染者的感受性有关,如及时治疗,预后多较好。

八、原发性人免疫缺陷病毒相关性视神经病变

艾滋病是由细胞介导免疫系统受损而发生的获得性免疫缺陷综合征(acquired immunodeficiency syndrome,AIDS)。病因是由原发性人免疫缺陷病毒(human immunodeficiency virus,HIV)感染所致。传播途径包括输血、异性或同性性接触、污染的血液器皿注射器或针头和接触体液交换等,新生儿可经母体感染,低幼儿童可因与被感染的父母密切接触而导致。由于 HIV 选择性的与 $CD4^+$ 细胞(辅助/诱导性 T 细胞)结合,并造成这些细胞死亡,因此明显削弱机体的抵抗力,从而引起多种机会感染。

艾滋病常侵犯全身多系统,眼部也受其害。如眼睑结膜可发生 Kaposi 肉瘤,眼底病变表现为慢性进行性视网膜坏死,并可发生中枢神经系统脑膜炎和脊髓炎等。艾滋病的病理改变包括视网膜血管周围炎,视网膜出血、水肿及血管闭塞,视神经纤维轴索崩解,有细胞样体形成等。

艾滋病感染可能引起视神经病变,合并巨细胞病毒(cytomegalovirus,CMV)感染、疱疹病毒感染、梅毒、隐球菌性脑膜炎、结核性脑膜炎及真菌感染

的 HIV 携带者均有可能并发视乳头炎或球后视神经炎。少数合并弓形虫感染的患者也可能发生视神经炎。其中部分累及脑膜的肉芽肿性炎症,除发生视神经炎外,还可能引起颅内压增高而造成视乳头水肿及进展性视力下降。

对于艾滋病患者发生视神经炎的机制是由于直接感染,还是感染相关的免疫介导所致,目前并不明确。推测部分患者是因 HIV 本身直接导致发病,或通过比邻视网膜感染的蔓延而继发视神经炎,或病毒累及中枢神经系统造成的视神经鞘膜或脑膜的炎性肉芽肿压迫或浸润视神经而发病。目前已知,CMV 是致艾滋病患者机会性感染的最多见的病原体,可造成眼球内及球后视神经段感染发病。CMV 视网膜炎是艾滋病患者最常见的眼内感染,其发生率高达 6%~45%,并常导致坏死性视网膜炎。在 CMV 性视网膜炎中约 4% 有视乳头炎,已发现 CMV 包涵体在视神经内常孤立存在,通常发生在 CD4+ 细胞计数明显减少的视神经炎患者。

对于来自多种病原体的视神经原发性感染,系统性免疫抑制是其重要的危险因素。艾滋病相关性视神经病变可能表现为急性球后视神经炎,或缓慢进展性视力下降。抗病毒药物联合激素治疗有效。该病可能是由于 HIV 直接感染视神经,或被感染视神经的免疫反应导致其受损而视力障碍。

治疗需要长期静脉滴注适宜剂量膦甲酸或更昔洛韦,但视力恢复的预后变化大。CMV 视乳头炎已在免疫活性的个体被报告。真菌感染可以通过脑膜的肉芽肿炎症累及视神经。隐球菌属是中枢神经系统最常见的真菌感染和最常见的视神经病变的原因。患者因有颅内压增高所致的视乳头水肿,视力或突然下降,或进行性下降。视力下降的机制包括真菌直接侵犯和因颅内压高导致的黏着性蛛网膜炎。部分病例采用视神经鞘开窗术联合两性霉素 B 全身用药取得疗效。对 AIDS 眼部并发症患者长期随访并采用 SD-OCT 扫描眼底视神经视网膜,发现视盘颞侧视网膜神经纤维层普遍变薄,即使没有任何眼部病变病史的 AIDS 患者也有类似神经纤维层薄变征象。从而提示,在 HIV 感染或抗逆转录病毒治疗后,视网膜乳斑束神经纤维的轴突逐渐丧失及神经纤维的病理性损伤和视觉对比敏感度下降、色觉减退及视野缺损直接相关。

九、弥漫性单侧亚急性视神经视网膜炎

弥漫性单侧亚急性视神经视网膜炎(diffuse unilateral subacute neuroretinitis,DUSN) 常发生在健康人群中,但国内罕见。急性期特征是轻度至中度视盘水肿,玻璃体浮游细胞和累及视网膜色素上皮(RPE)深层或外层的短期存在的局灶性、灰白色或黄白色病灶。但 DUSN 很少并存黄斑星芒状渗出。在数周至数月后,RPE 脱色素并伴随严重的视神经萎缩和明显的视网膜小动脉狭窄。目前认为 DUSN 是由不同种类的线虫引发的多因素综合征。研究认为,幼虫的排泄和分泌产物,包括线虫幼虫产生的各种酶和代谢废物,会引起局部毒性作用和 / 或刺激炎症反应,特别是由嗜酸性粒细胞介导的反应。直接光凝已被证明可以成功地消除线虫并阻止视力丧失。有报告抗蠕虫药噻苯达唑口服治疗在部分患者中获得疗效,并已推荐在无法找到蠕虫的情况使用。在许多拉丁美洲国家,例如委内瑞拉,DUSN 主要见于年轻患者且无性别易感性。偶尔双眼可同时受累。如果有接触浣熊粪便的病史,则 DUSN 应考虑继发于贝利斯蛔虫(浣熊蛔虫)。

十、特发性视网膜血管炎、动脉瘤和视神经视网膜炎综合征

特发性视网膜血管炎、动脉瘤和视神经视网膜炎综合征(syndrome of idiopathic retinal vasculitis,aneurysms,and neuroretinitis,IRVAN)1983 年由 Kincaid 等首先报告,典型者发生在年轻患者中。眼底主要特征是视网膜和视盘小动脉特征性动脉瘤样扩张。眼底所见动脉瘤样扩张看起来像视盘上的"扭曲结",FFA 显示视盘常有渗漏,但并无视网膜下、视网膜或玻璃体积血。常见视盘周围视网膜下液和脂质沉积,以及周围毛细血管无灌注,可导致视网膜新生血管形成,也可以发生玻璃体炎。有研究提出本病发生和自身免疫机制相关,但确切的病理生理机制尚不清楚。IRVAN 综合征可能与儿童视盘水肿有关。Karel 等报告一组儿童葡萄膜炎系列病例,其中 1 例 15 岁女童 FFA 显示有视网膜血管炎,并发现在视盘上以及沿第一和第二小动脉分叉处有许多动脉瘤样改变。

该病视力下降是由于渗出性黄斑病变和视网膜缺血后遗症。因经常出现毛细血管无灌注,有必要进行全视网膜光凝。病变最典型的特征是视网

膜和视盘小动脉的大量动脉瘤样扩张。这些血管异常发生在视盘上以及视网膜小动脉上,或在主要分支或在主要分支旁。典型者像三角形或"Y"字的形态,但也以盘绕形态出现,从而在小动脉分支中产生扭曲的结。该病变开始于视盘周围,并向周边蔓延,最终引起周边视网膜缺血。有报道1例

14岁男童患IRVAN综合征,随访中发现眼底视网膜动脉瘤样改变自发性的完全消退。该病约50%的病例最终可导致低视力,但病程中很少合并颅内压升高引起的视乳头水肿,也很少合并其他全身相关性疾病。IRVAN综合征采用全身皮质类固醇治疗疗效有限。

第五节　其他视神经炎

一、视神经视网膜炎

视神经视网膜炎是指眼底有特征性的,但非特异性的视盘水肿合并视盘周围或黄斑部硬性渗出,且渗出通常环绕黄斑中心凹呈"星芒状"或放射状分布的视神经病变。该病首先由 Leber(1916)报道并描述为一组综合征,即患者单眼视力下降,视盘水肿和围绕黄斑部的星芒状硬性渗出,但其他方面均正常,故命名为 Leber 特发性星芒状视神经视网膜炎。此后(1977)Gass 提出上述眼底征象实际上是一种伴有继发性视网膜改变的炎症性视神经病变,并称其为视神经视网膜炎,该病可发生于各年龄段人群,但多发于儿童和年轻的成人,发病无性别差异。虽然视神经视网膜炎中的部分病例可能和全身疾病相关,如各种病毒感染、莱姆病、猫抓病和梅毒等,但仍有许多病例是特发性的。

【病因】

大部分视神经视网膜炎患者的发病与特定的感染源相关,或与感染有关(通过免疫介导机制)。病因包括:①病毒感染:流感、风疹、麻疹、水痘、流行性腮腺炎、单纯疱疹及乙型肝炎。②细菌感染:梅毒、猫抓病(巴尔通体)、结核及 Lyme 病(由蜱传播伯氏包柔螺旋体引起的传染病)。③真菌感染:球孢子菌病。④线虫:弓蛔虫病、弥漫性单侧亚急性视神经视网膜炎(diffuse unilateral subacute neuroretinitis,DUSN)。⑤原虫:钩端螺旋体病、贾第鞭毛虫病。⑥衣原体:鹦鹉热。⑦其他:白塞病、结节病。有少部分患者的发病未找到感染源或病因,仅作为独立现象发生,目前仍称为 Leber 特发性星芒状视神经视网膜炎。

【发病机制】

视神经视网膜炎约50%患者发病前2~4周有

以呼吸道感染为主的病毒感染史,故推测发病与病毒等病原微生物感染相关。Gass 认为,该病作为一种伴随继发性视网膜改变的炎症性视神经病变,其发病机制是由于视盘深层的血管炎引起的,炎症导致富含脂质和蛋白质的渗出液从视盘毛细血管渗漏到视网膜下间隙和视网膜外丛状层。随着浆液成分在几天到数周内被吸收后,脂质在 Henle 纤维层中沉淀,形成星芒状形态。也有认为本病与视乳头炎相反,是自身免疫性血管炎,且炎症仅局限于无髓鞘的前部视盘。而典型视乳头炎的受累组织主要是筛板后的髓鞘。因此,尽管视乳头炎可以间接引起视盘水肿,但通常不会像视神经视网膜炎因筛板前视盘毛细血管的广泛渗漏,随后导致黄斑区星芒状渗出。

【临床表现】

1. **视力**　常单眼视力亚急性下降,多为中度下降(通常 0.4~0.1),但部分患者可能降至光感。大多数患者通常无眼球疼痛,有些患者发病时偶尔可伴随轻度眼眶周围疼痛,双眼发病少见。本病视力恢复有自限性,视力预后一般良好,超过90%的患者6个月内视力恢复到1.0或接近正常。该病恢复后很少复发,但复发病例发生视神经萎缩后视力严重受损。其中部分病例可能随后另1只眼相继发病。

2. **色觉**　色觉障碍明显,有时色觉异常症状比视力下降更严重。

3. **瞳孔**　用聚光小手电双眼交替照射可见受累眼 RAPD 阳性。

4. **眼前节和眼底**　大多数患眼有玻璃体浮游细胞(约90%),有时可见轻度的虹膜睫状体炎,即前房浮游细胞及房水闪光阳性。急性期可见轻度或中度弥漫性视盘充血水肿,部分患者呈节段性视盘水肿,严重者视盘区域有碎片状出血,并可导致

盘周视网膜皱褶。少数病例在首诊检查有视盘水肿时已并存黄斑星状渗出，但大多数病例发病1~2周内类脂质沉积物进入黄斑部外丛状层，即Henle纤维层，出现以黄斑中心凹为轴心的放线形分布的星芒状硬性渗出。这类黄斑脂类渗出常先于黄斑部浆液样脱离或视网膜周边炎症，且渗出灶持久不退，许多病例常在视盘水肿消退过程中黄斑渗出更明显，黄斑渗出可持续12个月或更久。若病情失控发展，可残留继发性视神经萎缩，并见视网膜静脉伴白鞘，小的分散的脉络膜视网膜小的白色病灶及黄斑部视网膜色素上皮萎缩变薄。少数病例在未受累眼玻璃体内可见到轻度的炎性细胞浸润浮游。

5. **视野** 视野缺损以盲中心暗点居多，但中心暗点、弓形缺损及上下半盲类缺损也可见到，病情进展重者周边视野明显向心性缩小。

6. **FFA** 动脉期视盘荧光充盈并逐渐增强是由于视盘表面，特别是来自视盘深处的毛细血管渗漏所致，视盘周围区域视网膜血管可有轻度荧光渗漏。黄斑周围小血管虽然充盈迂曲，但无荧光渗漏。

7. **OCT** 可见对应黄斑区视网膜渗出灶的Henle神经纤维层分界清晰的高反射脂类沉积物，并有黄斑区浆液性视网膜脱离，视网膜下和视网膜外层积液。OCT有助于评价视盘及盘周神经纤维层厚度，尤其是继发性黄斑病变的发展和程度。

【诊断】

诊断要点是：①单眼视力急性下降，通常无眼痛。也有个别双眼发病者。②视盘及周围视网膜水肿，几天或两周内黄斑区出现星芒状硬性渗出。③FFA和OCT有特征性表现。本病所见眼底特征性表现诊断视神经视网膜炎并不难，但同为视神经视网膜炎其潜在的不同病因若不及时查清并对因治疗，可能延误病情和导致视力严重损害，故强调要全面仔细调查病因，做必要的血清学检查及血、尿、脑脊液生化检查，并应熟悉不同病因视神经视网膜炎的病史特点、全身体征或症状。

【鉴别诊断】

视神经视网膜炎急性发病初眼底可能仅有视盘水肿，极易误诊为视乳头炎或视盘血管炎；随后出现的围绕黄斑的星芒状渗出和视盘水肿共存的征象又易与多种其他病因的眼病或全身疾病的眼底表现混淆。

1. **视乳头炎** 视力急性下降并可伴有眼球深部疼痛，且视盘水肿是主要眼底征象。在典型视乳头炎中，受累组织主要是筛板后的髓鞘，通常不会引起筛板前视盘毛细血管的广泛渗漏而导致黄斑区星状渗出及视网膜外层积液。若怀疑是CNS脱髓鞘性疾病相关性视乳头炎，应尽早安排血清学生物标志物检查及MRI颅内扫描。

2. **视盘血管炎** 视盘血管炎Ⅰ型（视盘水肿型）发病初期眼底表现主要是视盘轻度水肿，多无眼痛症状。视力轻度或中度下降，视野检查仅有生理盲点扩大，且发病1~2周后并不出现黄斑区星芒状渗出。

3. **非动脉炎性前部缺血性视神经病变** 典型的自发性NAION在儿童罕见。继发性NAION在儿童同样罕见，偶尔可发生在长时间脊柱手术或肾病连续腹膜透析治疗后。

4. **后巩膜炎** 是一种自身免疫性疾病，发病时常有眼痛、结膜充血和眼球运动障碍。眼底可见视盘水肿、视网膜和脉络膜褶皱、渗出性视网膜脱离、环形脉络膜脱离和黄斑囊样水肿。后巩膜炎的视盘水肿是因持续的巩膜炎症和水肿导致巩膜管变狭窄引起的。通过超声检查可以显示球后方Tenon组织中充满液体的腔隙，而CT扫描显示后巩膜的信号增强和增厚。

5. **其他**如猫抓病、莱姆病、梅毒、弥漫性单侧亚急性视神经视网膜炎、特发性视网膜血管炎、动脉瘤和视神经视网膜炎综合征，以及部分全身或颅内的非感染性疾病均可能出现类似视神经视网膜炎的眼底征象。尽管这些感染和非感染性疾病临床少见或罕见，但若发生在儿童，又未尽早认识病因并及时治疗，可造成终生视力残疾，故有必要分别单独论述（见感染和感染相关性视神经炎）加强认识。

6. **全身或颅内非感染性疾病** 如高血压性视网膜病变、糖尿病性视网膜病变、颅内动静脉畸形（AVMs）破裂导致的双侧视神经视网膜炎等，均可能有酷似视神经视网膜炎的眼底征象。若双眼发病前无感染或感染相关因素，检查眼前节无炎症，无玻璃体炎性细胞浮游，发病后无明显视力恢复等特征时，应怀疑为非感染性疾病。特别要注意的是，患有高血压性视网膜病变或特发性颅内高压的儿童常可见双侧眼底视盘水肿伴有黄斑星芒渗出，与视神经视网膜炎非常类似，但因高血压或高颅压有可评估的明确检测指标及相关伴随症状,故易于鉴别。

此外,文献分别报告可伴眼底视神经视网膜炎的其他罕见综合征包括:青少年溃疡性结肠炎患者发生复发性视神经视网膜炎;伴有同侧上睑下垂、眼肌麻痹、眼眶组织萎缩、眼球陷没,以及虹膜睫状体炎等,进行性单侧面萎缩(Parry-Romberg综合征)。1例11岁女童患有肾小管间质性肾炎和葡萄膜炎(TINU)综合征,同时并发了星芒状视神经视网膜炎。这些罕见病例发生急性视神经视网膜炎的机制尚不清楚。

【治疗和预后】

通常特发性视神经视网膜炎和部分病毒感染患者病情有一定的自限性,视力预后大多良好。由于大多数视神经视网膜炎由感染引起,或和感染相关,其治疗方案需要根据原发的感染或炎症病变的性质而定。视神经视网膜炎视盘水肿常在2~3个月后完全消退,部分视盘残留轻度萎缩苍白。黄斑渗出可以迁延日久并保持稳定,一般在6~12个月内才逐渐吸收。多数患者同侧眼不会复发,仅有小部分患者可能会有对侧眼的类似发病。

视神经视网膜炎尽早查明感染源并对因治疗是首选治疗策略。如患者有猫接触史(特别是幼猫抓伤史),实验室检查证实革兰氏阴性杆菌巴尔通体感染,应及时选用多西环素、环丙沙星、阿奇霉素、利福平或庆大霉素等治疗。在急性发病期,眼底视盘水肿重,尤其以黄斑部为主的渗出水肿明显时,可以采用口服激素(甲泼尼龙或泼尼松)或球周激素注射(必要时)。若明确诊断白塞病、结节病等,多采用全身皮质类固醇或免疫抑制剂治疗。

少数患者在就诊时可能伴随局部神经系统症状或颅内压增高,但不会引起暴发性脑炎或脑膜炎。在视盘水肿消退和黄斑渗出物吸收之间的几个月中,色觉常先于视力恢复,两者之间恢复的时间窗会有明显的分离。部分病例视盘水肿消退后,残留不同程度的视神经萎缩和轻度黄斑色素变性,有的可能形成黄斑裂孔。患者最终视力恢复程度类似特发性视神经炎,但视力改善所需的时间长。多数患者视力恢复接近正常,少部分患者视力预后差。最后应提出的是,视神经视网膜炎无论是所称Leber特发性的,还是感染病因明确的,通常和多发性硬化无关,故诊断视神经视网膜炎实际上基本排除了今后发展为MS的可能性。

二、视神经周围炎

视神经周围炎(optic perineuritis,OPN)是指炎症主要累及视神经周围结构的非感染性或感染性疾病。其特异性的靶组织为视神经鞘膜,而非视神经炎中的视神经轴突。发病年龄多在30~70岁,可以是特发性的,也可能是全身炎性疾病的表现之一。病因可能涉及眶内或全身疾病,其中部分病例病因不明。儿童OPN发病率低,仅见个别病例报道。但是随着MOG抗体阳性相关性疾病(MOG associated disorders,MOGAD)研究的深入,发现儿童MOGAD常常伴OPN的发生。儿童特发性OPN常伴有眼眶局部炎症,如眼眶的炎性假瘤、眶尖综合征等;继发性OPN常继发于Behcet's病、幼年型或青少年型类风湿性关节炎、皮肌炎、红斑狼疮等系统性自身免疫性疾病。

【临床分类】

该病大致可分二类:①视神经病变合并急性眼眶综合征(眼眶炎性假瘤),即视神经周围炎是特发性眶内炎症的一种类型。临床表现除有视神经炎相关视功能障碍外,常可见上睑下垂、眼睑肿胀、眼肌受累和后巩膜炎等。影像学检查显示眼眶内炎性改变及视神经鞘信号增强。②视神经周围炎合并全身感染性疾病,常见有结节病、梅毒、莱姆病、疱疹病毒或结核杆菌感染,其他如巨细胞动脉炎、多血管炎的肉芽肿病和Crohn病(慢性非特异性肠炎、角膜溃疡、巩膜炎、葡萄膜炎、黄斑出血等),以及Wegener肉芽肿等。③没有眼眶炎性病变和系统性感染的特发性视神经周围炎。

【组织病理】

视神经周围炎可表现为特发性的孤立发病,还可合并炎性假瘤或与其他全身感染性疾病相关,如Wegener肉芽肿、巨细胞动脉炎及结节病等,可称继发性视神经周围炎。也有认为该病类似视神经视网膜炎,两者与多发性硬化均无明显相关性,但部分病例发病和感染(如梅毒等)有关。视神经周围炎患者的组织病理学标本显示,视神经周围有非特异性慢性炎症,偶尔为肉芽肿性炎性细胞浸润,细胞浸润以淋巴细胞为主,纤维组织的水肿增厚以及视神经滋养血管的炎症及血管外的坏死性肉芽肿等,炎症过程可以蔓延至邻近的视神经和眶脂肪。视神经周围的脑膜显著增厚,且经常伴随不同程度的组织纤维化和胶原沉积。非特异性纤维化还可导致视神经鞘膜的明显增厚,造成继发性视神经脱髓鞘;或由于增厚的视神经鞘膜压迫血管造成视神经缺血性梗死。炎性浸润、滋养血管的炎性闭塞及物理压迫机制共同参与导致视功能受损。病理变化可表现为两种形式:一种是伴有局灶性化脓性硬脑膜炎的渗出性改变;另一种为累及视神经蛛网膜下腔的渗出性软脑膜炎。疾病的不同时期病理表现不同,早期病理过程为视神经鞘的淋巴细胞浸润,肉芽肿性炎症,硬脑膜胶原蛋白变性、坏死。此外,除了早期机制,非特异性纤维化还可导致视神经鞘膜的明显增厚,造成继发性视神经脱髓鞘,或由于增厚的视神经鞘膜压迫血管造成视神经缺血性梗死。值得注意的是,个别病因不清的所谓"特发性视神经周围炎",经组织活检证实是有淋巴细胞浸润的视神经鞘脑膜瘤,只因该病临床表现隐匿,有时即使借助 MRI 等影像检查也难以与视神经周围炎明确鉴别。

【临床表现】

1. 视物模糊伴眼周疼痛,视力下降一般在数周内发生并进展,但视力变化差异大(1.0 至光感)。可单眼或双眼发病,少数患者表现为隐匿进展性视神经病变。

2. 单眼发病者患眼 RAPD(+)。

3. 视野检查以旁中心暗点或神经纤维束样缺损多见,但也可见中心暗点或其他类型视野缺损。

4. 早期眼底视盘水肿较多见,也可视盘正常;病情进展持久视盘苍白萎缩。

5. 少部分患者可有复视或上睑下垂,多为炎症过程累及眼外肌或眼睑。

6. 眼眶神经影像　通过 MRI-T_1WI- 钆增强及脂肪抑制像可显示特征性的视神经周围强化,即环绕视神经鞘信号增强的典型表现,轴位像可见"双轨"征。

7. 少数视神经周围炎患者病初或病程中可能伴随出现不同疾病的症状和体征,如急性视网膜坏死、巩膜炎、巩膜外层炎和鼻窦炎等。并非必然以视神经周围炎的特征性表现为主,应注意鉴别。

由于儿童 OPN 临床很罕见,为提高对本病的认识,现将首都医科大学附属北京儿童医院收治的 4 例(7 眼)儿童 OPN 的临床表现及预后转归列于表 7-6。

表 7-6　儿童视神经周围炎临床特征、治疗及预后

病例	性别	年龄/岁	累及眼别	最差视力	眼球转动痛	视盘水肿	治疗	视力恢复	视盘水肿持续时间/月	预后	伴随全身疾病
1	女	5	右眼	0.8	有	+	抗生素+球后注射 TA	1.0	2	-	右眼眶蜂窝织炎 1 个月
2	男	12	右眼	1.0	无	+	全身激素+球后注射 TA	1.0	6	14 个月后复发	幼年型特发性关节炎 7 年
			左眼	0.4	无	+		1.0	6		
3	女	12	右眼	0.6	无	+	全身激素+球后注射 TA	1.0	1	6 个月后复发	Behcet's 病 3 年
			左眼	0.3	无	+		1.0	1		
4	女	11	右眼	0.8	无	+	全身激素+球后注射 TA	1.0	15	随访 15 个月,双眼视盘水肿持续存在,视力 1.0	幼年型特发性关节炎 7 年
			左眼	0.1	无	+		1.0	15		

注:TA:曲安奈德注射液(triamcinolone acetonide,TA)。

【诊断和鉴别诊断】

视神经周围炎的诊断应根据以上临床表现结合 MRI 颅脑和眼眶视神经扫描等确认,玻璃体有浮游细胞和炎性浸润提示视神经周围炎合并其他感染性或炎性疾病。对短期内难以确诊的疑似病例应加强密切随访。视神经周围炎的鉴别诊断应关注以下疾病。

1. **特发性脱髓鞘性视神经炎**　特发性视神经炎易和视神经周围炎混淆,鉴别主要依据临床表现和影像学检查,尤其 MRI 扫描特点。前者可见明显的视神经实质信号增强,可伴有脑白质脱髓鞘病灶;后者主要是视神经鞘增厚或/和信号增强,且双眼发病多见,发病初视力可能轻度下降,眼底多见视盘水肿,并继发视网膜静脉瘀滞,血管扩张及周边视网膜出血。现将 Purvin 等(2001)提出的视神经周围炎和视神经炎的鉴别列表如下供参考(表 7-7)。除表 7-7 中该两种病的鉴别诊断提示外,特发性脱髓鞘性视神经炎血清 AQP4-IgG 或 MOG-IgG 等生物标志物可能阳性。

表 7-7　视神经周围炎和视神经炎的鉴别诊断

鉴别提示	视神经周围炎	视神经炎
发病年龄	广泛,但 36%>50 岁	常为年轻人,仅 15% >50 岁
视野缺损	通常为旁中心暗点或神经纤维束样缺损	通常为中心暗点或神经纤维束缺损
病程	在数周内进展	在数天内进展
自然病史	进行性视力丢失	可自行恢复
对激素治疗的反应	对激素治疗反应迅速和显著,在停止治疗后通常复发	可变,停用激素后不常复发
磁共振成像	视神经周围强化,"条纹状"脂肪伴或不伴有眼外肌强化	视神经强化,伴或不伴有脑白质病灶

2. 视乳头水肿　部分视神经周围炎可能累及双眼,且除了双侧视盘水肿外,和视乳头水肿类似,均可有相对好的视功能,很少有其他眼部症状和体征,此时应和颅内病变引起的视乳头水肿鉴别,大多数视神经周围炎的患者脑脊液开放压力正常,仅伴有轻度淋巴细胞增多。必要时借助 MRI 等神经影像学检查和腰穿协助诊断。

3. 视神经鞘脑膜瘤　当视神经周围炎的炎症过程沿视神经内软脑膜间隔蔓延,或炎症累及眶脂肪和眼外肌时,这些受累组织不同程度的强化使 CT 扫描难以提供足够的空间分辨率以鉴别视神经周围强化和视神经内强化,导致视神经周围炎和视神经鞘脑膜瘤的鉴别困难。前者虽然通过 MRI-T_1WI-钆增强及脂肪抑制像可以显示环绕视神经鞘信号增强的典型表现,即轴位像可见"双轨"征。但该征象并非视神经周围炎所特有,凡是累及视神经鞘的任何炎症或新生物如视神经鞘脑膜瘤、眼眶炎性假瘤、结节病(肉样瘤)、白血病、隐球菌或结核杆菌感染,以及癌性脑膜炎、淋巴瘤转移癌及视神经周围出血等也可能显示该征象。此外,视神经鞘脑膜瘤病程进展中出现的钙化灶也可使信号增强,所以对诊断存疑者应联合 CT 扫描及其他相关指标综合分析评价。

另外,临床罕见的 IgG4-相关眼眶疾病可以引起视神经周围炎,发病机制或来自眶尖炎性肿块压迫视神经鞘膜,或因硬化的眼眶内组织直接累及视神经。IgG4 相关性疾病(IgG4-RD)是一种由免疫介导的慢性、系统性、自身炎症性疾病。该病主要临床特征是受累器官肿胀、纤维化和硬化。患者血清 IgG4 细胞水平显著增高,受累组织和器官大量淋巴细胞浸润,特别是 IgG4 阳性浆细胞浸润突出。IgG4-RD 的临床谱广泛,涉及众多临床专业科室,患者可能因不同脏器受累表现而首诊于不同专科门诊,故眼科诊断不明病因的视神经周围炎,若怀疑是 IgG4 相关性疾病时,应请风湿免疫科及时会诊。

【治疗和预后】

视神经周围炎若能直接针对感染原用药,并辅助全身类固醇治疗,常可事半功倍,取得良效。视神经周围炎主要采用全身皮质类固醇治疗,推荐在病初采用大剂量激素治疗。Purvin 等(2001)首次系列报告 14 例(15 只眼)特发性视神经周围炎,平均年龄 41(24~60)岁,女性与男性的比例是 2.5∶1,仅 1 例双眼发病。8 例主诉发病时眼痛或眼球转动痛。症状包括视物模糊、发暗,或自觉眼前有暗斑;超过 50% 病例视力≥1.0,仅有 3 例视力≤0.1。视野缺损包括弓形缺损、中心或旁中心暗点及周边岛状缺损。眼底有 14 例视盘水肿,其中 8 例分别伴随上睑下垂、上斜视、眼球突出和眼球运动障碍。经治疗,其中 2 例仅用吲哚美辛成功治愈,其他 12 例口服泼尼松治疗。该 12 例中 4 例泼尼松减量中复发,又静脉滴注甲泼尼龙,1 例球后注射激素,两例口服硫唑嘌呤,两例放射治疗,最终有 10 例视力恢复到≥1.0。既往报告的复发病例,再次激素治疗仍有效。随后有报告先静脉滴注甲泼尼龙,继则口服泼尼松并逐渐递减,但疗效差于 Purvin 的病例。本病对全身皮质类固醇治疗反应良好,但激素减量后很易复发,故全身激素治疗病情控制后激素应逐渐缓慢减量,至少维持治疗数周至数月。Hickman(2016)收集 2003—2015 年 12 篇文献共计 20 例 21 只眼视神经周围炎,其中 19 只眼中 14 眼有眼痛和不适,但发病时视力均较 Purvin 报告的差,视力明确≤0.1 的 12 眼(57%)中,无光感 1 眼,眼前手动和指数各 2 眼(这可能和病例选择偏倚有关)。眼底检查 18 例中 10 例视盘水肿,视野缺损类型和 Purvin 的报告相似。其他相关的新的伴随疾病包括急性视网膜坏死、巩膜炎、巩膜外层炎及鼻窦炎等。提示特发性视神经周围炎最初可能并非必然以其特征性表现为主,可能有多种不同临床表现。

本病预后较好,感染所致的大多数视神经周围炎病例均能成功治疗,视力恢复良好。然而,

特发性的或 / 和眼眶内炎症直接相关的视神经周围炎可表现为抗类固醇治疗的慢性炎症病程,从而造成视神经鞘明显的纤维化而导致视功能损害。IgG4 相关疾病性 OPN 的最佳治疗仍不明确,目前常用的治疗包括糖皮质激素和非激素类免疫抑制剂如利妥昔单抗(rituximab)或吗替麦考酚酯(mycophenolate mofetil)。总之,本病预后差多和诊疗不及时、病情进展或复发,以及合并眼部其他病变有关。

三、视交叉视神经炎

视交叉既是双眼视神经的交汇结合区,还是双眼视神经各自接受来自对侧眼鼻侧交叉神经纤维和来自同侧眼颞侧不交叉纤维组成视束后,离开视交叉分别走向视中枢的分离区。前视路系统(视束、视交叉及视神经)又是 CNS 脑白质脱髓鞘病变的易感区。尽管临床上视交叉视神经炎罕见报道,也极易误诊或漏诊,但欧美学者研究发现,临床上无视觉障碍的 CNS 脱髓鞘疾病如多发性硬化,其中许多病例尸检时发现在视交叉或 / 和视束均有程度不同的典型的脱髓鞘疾病病理改变,并称其为隐匿或亚临床表现的 MS。而临床上仅单眼视力明显下降的视神经炎患者,经规范的视野检查偶尔可能发现有双眼颞侧缺损,实际上是炎性脱髓鞘病变累及颅内段后导致的视交叉视神经炎。

【病因筛查】

对有明确 MS 病史的视交叉视神经炎患者无须进一步全面检查。若怀疑是系统性红斑狼疮、肉样瘤病、NMO/NMOSD 或其他系统性疾病患者,应针对性选择抗核抗体(antinuclear antibodies, ANA)、血管紧张素转换酶(angiotensinconverting enzyme, ACE)、NMO 抗体(AQP4 抗体及 MOG 抗体)、血沉(erythrocyte sedimentation rate, ESR),以及胸部 X 线和 / 或镓扫描等检查。应注意,在怀疑视交叉视神经炎时必须行 MRI 等影像学检查,其一排除常导致双眼视野颞侧偏盲的视交叉占位病变;其二慎重鉴别影像学上易和视交叉视神经炎相混淆的视神经胶质瘤,但视神经胶质瘤对视力的损害更隐匿并呈侵袭和缓慢进展性。

由于视交叉位于鞍上池的充满脑脊液的空间而被脑脊液围绕,容易受到不同病原菌性脑膜炎或脑膜脑炎的感染。除结核性脑膜炎较多见外,其他少见的肺炎链球菌、葡萄球菌、铜绿假单胞菌、隐球菌和梅毒引起的化脓性脑膜炎也可累及感染视交叉。此外,由于蝶窦的上方为脑垂体和视神经,两者之间的骨壁很薄,甚至缺如。蝶窦炎有时可能累及视神经,引起球后视神经炎;偶尔炎症蔓延波及蝶鞍旁区域,甚或进入垂体、视交叉及一侧或双侧的视神经或视束,造成鼻源性视交叉或视束视神经炎,出现类似肿瘤压迫的偏盲性视野缺损。

【临床表现】

1. 多见于年轻患者或中年女性,儿童发病可能和累及视交叉的炎性脱髓鞘疾病相关,但应注意排除潜在的蝶鞍区占位病灶如颅咽管瘤等。

2. 进展性单眼视力下降或双眼视力非对称性下降,也可视力正常或有偏盲。该病视力下降是单眼为主,还是双眼均受累,视力下降的程度,以及双眼颞侧视野缺损范围的大小等,通常和脱髓鞘炎症波及视神经或 / 和视交叉的部位密切相关。视野多见双颞侧偏盲(可以不对称),若炎症偏重一侧视神经颅内前段,可能表现为 1 眼失明,对侧眼仅颞侧周边楔形或弧形缺损;甚至偶尔显示 1 眼中心暗点,对侧眼颞侧部分缺损的所称交界性暗点。若视野为非对称性同侧偏盲,则可能病灶累及视束,亦可称视束视神经炎。MRI 扫描显示视交叉或 / 和视束信号增强和增大,伴随高 T_2 信号。

3. 本病既可以孤立发生,也可伴随 CNS 其他脑白质脱髓鞘病,还可能是更广泛的脱髓鞘性疾病的首发症状或体征。

【治疗】

对于脱髓鞘性视神经炎,已有 ONTT 试验结果显示,激素冲击治疗视神经炎后视力短期内恢复快,但 1 年后和安慰剂对照组比较,两组视力恢复程度类似。同样,激素治疗对于大多数视交叉视神经炎患者视功能均可能有所改善,但仍不清楚,这些病例远期(数月后)视力恢复是否类似常见的脱髓鞘性视神经炎。我们认为,视交叉视神经炎顾名思义应是双眼视功能受累,如果视力、视野仅轻度受损,并能排除感染性或全身系统性自身免疫性疾病,可以先临床密切随访观察;若双眼视野缺损程度重,视力明显亚急性下降,应尽快用甲泼尼龙 1g 静脉冲击治疗 3~5 天,继则短期内口服泼尼松 1mg/(kg·d),5~10 天,再根据视力改善程度,或延长激素疗程并逐渐递减剂量(约 2~3 个月疗程),或加用免疫抑制剂治疗。若儿童罹患,具体用药及药量可参考本章第二节。

【预后】

本病若发现早，预后良好。Edwards 等报告 1 例单眼者，视力从光感恢复到 1.0。Newman 等报告 1 例单眼视力从无光感恢复到 0.6。Nonoyama 等报告 1 例女性双眼，44 岁，双眼视力 2 个月内降至无光感，MRI 证实视交叉信号增强，激素冲击后恢复到双眼 1.0。

四、慢性复发性炎性视神经病变

慢性复发性炎性视神经病变（chronic relapsing inflammatory optic neuropathy，CRION）由 Kidd 等（2003 年）首先提出系列病例报告，并认为是临床特征类似肉芽肿性视神经病的独立性疾病。至今仍认为 CRION 是 ON 的一种特殊类型，是指一种病因不明，病情反复发作且对皮质类固醇治疗高度敏感并有依赖性的 ON，常需要免疫抑制剂治疗维持视力的自身免疫性疾病。该病虽然临床少见，自身免疫的机制也仍待澄清。但由于该病有貌似特发性 ON 的临床表现，易困惑或误导首诊医师诊疗方向，已引起关注。CRION 临床特征是至少大于 1 次的孤立发病的 ON，极明显的类固醇依赖性。没有其他神经系统功能障碍，没有结节病或其他免疫系统疾病，MRI 脑部和脊柱检查无异常，脑脊液缺乏提示 MS 的寡克隆区带。

该病作为激素依赖性 ON 易与 CNS 脱髓鞘性 ON 和对激素敏感的其他类型 ON 相混淆，CRION 自 2003—2013 年 10 年间文献总结的类似本病临床表现的病例仅有 122 例。故临床少见。

【发病机制】

CRION 的病因仍待澄清，但对以皮质类固醇为主的免疫抑制剂治疗反应良好提示其病因至少部分和免疫介导有关。有学者认为，抗髓鞘少突胶质细胞糖蛋白抗体（myelin oligodendrocyte glycoprotein antibodies，MOG-Ab）可能和复发性 ON 及其他非 MS 脱髓鞘疾病如 CRION，抗体阴性的 NMO，以及伴有 ON 的急性播散性脑脊髓炎（acute disseminated encephalomyelitis，ADEM）有关。但 MOG-Ab 作为血清中发现的新的生物标志物在这些疾病发生中的作用机制仍不清楚，故 CRION 的病因有待进一步研究揭示。CRION 的病理改变类似其他炎性视神经病变，包括肉样瘤病。肉芽肿性视神经病变的神经活组织检查显示视神经肿胀是由于炎症细胞浸润（淋巴细胞、浆细胞、上皮样细胞和巨噬细胞）和肉芽肿形成。视力下降可能是因视神经内炎症反应所致。

【临床表现】

本病发生无明确的年龄差异，发病年龄平均 36 岁（14~69 岁）；多数患者发病时眼痛明显，甚至视力下降后仍持续疼痛，眼痛程度重于特发性 ON。常单眼发病，但最终可能双眼发病，也有双眼同时发病者。双眼先后发病间隔期及同一患者每次发病时间变化大，可从小于 1 年复发到多年后才复发；复发次数从 2 次到 18 次不等。视力下降程度比脱髓鞘性 ON 更重，几乎 1/3 病例视力下降 ≤20/60（Snellen 视力表），这比成人视神经炎治疗试验（ONTT）15 年后随访患者的最终视力仅有 2% ≤20/60 明显差；本病周边视野缩小比中心暗点更多见，且患者并无其他眼局部或全身异常病变。国内孟超等回顾性研究收集 2014 年 1 月至 2016 年 10 月 CRION 患者 27 例，对其病程、视功能、发作次数、磁共振成像（MRI）表现、血液学特点等进行临床分析。结果 27 例患者中男 10 例，女 17 例，年龄 17~59（35.2±12.0）岁。病程最短 40 天，最长 8 年。发作 2~9（3.30±1.56）次。发作次数 ≤2 次与 >2 次者视力预后差异有统计学意义（$P=0.04$）。有 25 例患者 MRI 示视神经信号异常，其中 22 例为眶内段和/或管内段信号异常，2 例有颅内异常信号。5 例患者抗核抗体（ANA）滴度升高。5 例患者在激素减量或停药过程中复发但未及时加用激素，最终视力预后差。结论认为 CRION 以中年女性多见；急性期多伴疼痛，病变以视神经眶内段为主；发作次数越多，视力损害越重。

【诊断和鉴别诊断】

1. **诊断** CRION 是排除性诊断，确诊本病必须全面检查并排除可能潜在的全身性疾病或神经系统病因。作为一种复发性孤立性 ON，CRION 通常没有任何其他神经系统、感染性、炎性或全身自身免疫性疾病。综合 Petzold 和 Gise 等提出的 CRION 诊断建议，该病诊断标准如下：

（1）视力急性或亚急性下降可至 ≤0.1，可伴有明显的眼痛，也可缺乏眼痛。

（2）至少复发 ≥2 次。

（3）明确的视功能损害证据。

(4)早期眼底可见视盘水肿或视盘正常,反复发作者视盘苍白萎缩。

(5)血清 NMO 相关抗体如 AQP4 抗体阴性,脑脊液寡克隆区带(OCB)阴性。

(6)MRI-T$_2$ 显示患眼视神经信号增强,但缺乏其他 CNS 脱髓鞘病变的证据。

(7)对全身激素治疗反应迅速,视力恢复快;但激素依赖强,在减、停激素过程中病情极易复发。

2. **鉴别诊断** 主要从两方面鉴别:

(1)CRION 和特发性 ON:两者均可以复发性孤立发病,都有急性 ON 发病的共同临床表现。但 CRION 发病时眼周疼痛和视力下降更严重,对激素治疗更敏感,撤减激素后复发率高;同时 CRION 至少迄今仍是"名副其实"的孤立发病,发病过程中 MRI 检查缺乏 MS 或 NMO 脑白质、脊髓相关病灶,全身检查亦无异常发现,血清 AQP4 抗体阴性。特发性 ON 在单相发病,尤其复发后仍缺乏 MS 或 NMO 及视神经脊髓炎谱系疾病(neuromyelitis optica spectrum disorder,NMOSD)相关证据,并排除感染和感染相关病因后常可称孤立性复发性 ON,表现为"单病程的可疑潜在炎症脱髓鞘疾病",即 Miller 等所称的临床孤立综合征(clinically isolated syndrome,CIS)。其中少数病例血清检查 AQP4 抗体阳性,或此后可能进展到 NMO 或 MS;也有个别病例出现神经内科少见的急性播散性脑脊髓炎的相关症状和体征。故 Borchert 等强调,孤立性复发性 ON 目前被定义为缺乏 MS 或 NMOSD 证据,AQP4 抗体阴性,但脑脊液 OCB 或血清 MOG 抗体可能阳性的特发性 ON,如儿童复发性 ON 中脑脊液 OCB 阳性率 12.5%。Jarius 等发现儿童复发性 ON 中血清 MOG 抗体检出率不明,成人复发性 ON 37 例中 13 例(35%)MOG 抗体阳性。Borchert 提出,仅是被慢性免疫抑制剂治疗抑制的临床缺乏 NMOSD 诊断依据的复发性 ON 应被称为 CRION。Chen 等近年研究发现,CRION 或许是血清 MOG 抗体阳性的表型。因此,CRION 患者均应检测血清 MOG 抗体。

(2)CRION 和感染或感染相关性 ON:ON 可以在病毒感染后发生,尤其是儿童患者。病毒感染可能是 ON 发病的激惹因素,但感染后 ON 大多数是单相发病,而非复发性的。应全面检查血尿生化、风湿免疫指标,并做排除 Bartonella 感染的视神经视网膜炎(猫抓病)、肉样瘤病相关检查等。

【治疗和预后】

概括 CRION 的治疗大致可分三期:

1. **急性期** 尽快恢复视力为主,用药类似其他脱髓鞘性 ON,常用甲泼尼龙 500~1 000mg/d 或 20mg/kg/d。静脉输液冲击治疗 3~5 天,序贯口服激素并缓慢减量。若双眼罹患,病情重或激素治疗无效,可做血浆置换(通常对 CNS 炎性疾病置换 5 次,但根据病情可以置换 3~7 次)。

2. **过渡期** 稳定视力为重,以口服激素为主,在密切随访和评估视功能中更缓慢地逐渐减少激素用量。有报告过渡期即使缓慢减少激素用量也有病情复发的。

3. **长期病程** 用尽可能少的药物,并维持恢复的视功能。对多次或频繁复发的 ON,为避免激素长期治疗可能带来的明显的全身副作用,在减少激素用量或停用激素的同时,可适当加用不同的免疫抑制剂,包括硫唑嘌呤、环磷酰胺、甲氨蝶呤、霉酚酸酯、IVIG、环孢素,或血浆置换以及英夫利昔单抗(infliximab)。鉴于这些药物对疾病的药效作用有别及全身都有不同毒副作用,所选何种药物取决于患者病情、年龄,以及其共存的全身病。病人应和专科医师保持联系,以便医师调整用药和及时处置药物副作用。但对于超长病程的患者没有标准的用药方法。

和 IDON 不同,CRION 对激素治疗敏感并高度依赖。最终的视力预后取决于治疗是否及时和激素是否足量。不幸的是该病常因先误诊为 IDON 而常规激素治疗和用药疗程,随视力恢复后激素减量快或停用,病情"复燃"加重,眼痛更明显;如此反复加用或减停激素,不但病情难以控制稳定,待延期诊断是 CRION 时,往往视力已严重受损。有报告 1 例激素治疗后视力恢复到 6/6,但病情多次反复加重,4 年后随访患者视力失明。Waubant 等曾追踪报道 1 例 10 岁女童,头痛、畏光、恶心和呕吐 2 周就诊。检查双眼视力 20/20,双眼底视盘水肿,腰穿颅内压高达 340mmH$_2$O,脑脊液分析排除所有感染因素,仅给予口服乙酰唑胺。1 周后患儿左眼痛,视力进展性下降到 20/200,RAPD(+),左眼底视盘水肿。视野检查右眼正常,左眼广泛向心性缩小。神经系统检查正常,MRI 仅显示左眼视神经信号增强,排除颅内、脊柱占位或脱髓鞘病灶,排除感染和风湿病,胸部拍片及血管紧张肽转化酶(ACE)正常,NMO 抗体阴性。重复腰穿脑积液检查未见 OCB，仅符合无菌性脑膜炎诊断。按感染后 ON 治疗，采用甲泼尼龙（1mg/kg）3~5 天，继则口服泼尼松递减用量，左眼视力完全恢复正常，视野仅残留周边部分缺损。此后，患儿又有 4 次（左眼 1 次，右眼 3 次）类似孤立性 ON 的复发。每次发病均有围绕眼眶周的眼痛并随眼球运动加剧，发病间隔时间 1~19 个月，视力下降波动在 20/20~20/200 之间。前两次复发和激素短期减量有关，减量 1 个月后发病；第 3 次复发是激素减量 4 个月后。又静脉注射免疫球蛋白（IVIG）治疗（初始剂量 1g/kg×2d；随后 1g/kg，每个月 1 次），停用 IVIG 6 个月后第 4 次复发，病程已超过 2 年。此后治疗包括霉酚酸酯（mycophenolate mofetil）及低剂量口服激素。视力右眼 20/20，左眼 20/20⁻¹，左眼轻度 RAPD 和视盘色泽淡白。该病例病程经过和对激素的治疗反应符合 CRION 的诊断。

五、疫苗接种和视神经炎

疫苗的设计是为了唤起宿主对感染的保护性免疫反应，接种疫苗可以预防传染病和由病毒感染引起的自身免疫性疾病的发生或发展。如白喉-破伤风-百日咳和灭活脊髓灰质炎病毒联合疫苗（DTaP-IPV）作为学龄前儿童系列免疫接种的一部分，被广泛应用于幼儿。尽管有报告疫苗接种后有发生 CNS 脱髓鞘疾病的案例，或偶发脑炎、血管神经性水肿、癫痫和严重的局部反应。目前公认该联合疫苗仍是最有效和安全的疫苗，且和未接种相关疫苗所发生的威胁生命的重症感染性疾病比较，接种疫苗后罕见偶发的不良反应通过及时处治，绝大多数是可以控制并康复的。

文献报告 1 例 27 岁西班牙裔男子，既往体健。接种 DTaP-IPV 疫苗 1 天后发生 DTaP-IPV 疫苗相关视神经炎，经激素治疗后视力、视野恢复正常。该病例和其他疫苗接种后视神经炎个案报道类似，也发生在疫苗接种后 1~3 周内，符合典型的免疫触发机制。推测和该疫苗制备过程中使用的病毒蛋白或佐剂的分子拟态相关，即疫苗中使用的病毒蛋白与中枢神经髓鞘成分存在相似性时，有可能发生分子拟态，从而破坏机体自我耐受并产生自身抗体，导致触发包括视神经炎在内的 CNS 炎性脱髓鞘病变。有报道两名孕妇在接种 TDaP 疫苗后 3 周内出现单眼视力模糊，眼科检查和 MRI 扫描证实为单侧视神经炎，没有其他潜在疾病的证据。两名患者均已完全康复，其中一名患者在静脉注射甲

泼尼龙后痊愈。

又如人乳头瘤病毒（HPV）疫苗被广泛用于预防大龄女童和青年妇女因某些类型的人乳头瘤病毒导致的宫颈癌。虽然接种 HPV 疫苗后几个月内发生脱髓鞘疾病已有报道，但 HPV 疫苗接种与脱髓鞘疾病发病之间的因果关系尚不确定。值得注意的是，有报告 1 例视神经脊髓炎谱系疾病（NMOSD），视神经炎发病与首次和第二次 HPV 疫苗接种均关系密切，这种相关性或许能够提示 HPV 疫苗接种与 NMO-IgG 和复发性视神经炎之间的关系。同时强调了持续监测 HPV 疫苗接种后不良事件的必要性。

有关季节性流感疫苗接种后视神经炎、脊髓炎和急性播散性脑脊髓炎（ADEM）以及各种疫苗接种后发生 NMOSD 的个案均有报告，但关于季节性流感疫苗接种后 NMOSD 的文献有限。Jeong 等报告 1 例 38 岁女性，接种季节性流感疫苗 3 天后出现纵向广泛横贯性脊髓炎（LETM），血清抗水通道蛋白-4（抗 AQP4）抗体阳性，出现严重的颈部和背部疼痛，伴有尿潴留。查体发现轻度四肢瘫痪伴弥漫性反射亢进。尽管很难确定接种某类疫苗与自身免疫性疾病发生之间是否有因果关系，但最近的研究表明，疫苗可能会加速亚临床自身免疫性疾病患者向显性疾病的转变。所以与疫苗接种相关的视神经炎或 NMOSD 的未来研究和持续监测是必要的。

美国 Kaiser Permanente Northern California（KPNC）是为大约 350 万会员提供医疗服务的综合医疗保健系统，拥有并运营着 40 多家诊所和 19 家设有药房和实验室的医院。该系统以病例为中心超大样本健康人群分析，评估疫苗接种后视神经炎的风险，比较患者与所有类似接种者自接种以来的发病差异。经 KPNC 接种的 2 000 万例疫苗接种者，初定 1 033 例可能有潜在的视神经炎。排除了多发性硬化症患者和视神经炎既往病史，在前 9 个月内接触过疫苗的病例中检测到 179 例为潜在的视神经炎，但其中仅 91 例被确诊为视神经炎。KPNC 还计算了流感灭活疫苗及乙肝疫苗等多种不同疫苗每百万次接种的风险率。结果没有检测到视神经炎和接种各种类型的疫苗之间有任何相关性。没有发现接种疫苗后发生视神经炎的证据或增加视神经炎发病的风险率。故该研究结果认为，假设"任何疫苗"（即所有疫苗加在一起）与 ON 有因果关系，其发生率大约每百万接种者不到 1 例。

因此，可以认为，当前流行的面对广大健康人群，尤其是儿童疫苗接种的安全性和有效性是毋庸置疑的，但对于视神经炎发病期或复发患者应避免疫苗接种，病情已恢复并稳定后，如必要可慎重接种疫苗，但要密切观察接种后的反应。

六、结节病性视神经病变

结节病又称类肉瘤病或肉样瘤病（sarcoidosis），是一种累及多器官多系统的慢性肉芽肿性疾病。据报告非裔美国人有较高的发病率，成人结节病女性多见。儿童结节病罕见，患病多发生在 13~15 岁，无明确的性别差异，当结节病累及中枢神经和周围神经系统的任何部位时可称神经结节病。一旦直接侵犯视神经则称结节病性视神经病变。尽管临床上结节病患者中仅有 5%~10% 可能有神经系统症状和体征，但其中少数患者可能累及视神经或／和视路系统，甚至以视神经炎为首发临床表现，容易与特发性脱髓鞘性视神经炎和其他视神经病变混淆而误诊漏诊。

【流行病学】

结节病的流行病学对潜在的传播因素提供了有力证据。某些证据提示发生的结节病对地方性分枝杆菌有过敏反应。利用聚合酶链反应（PCR）技术已在结节病组织中发现分枝杆菌。在结节病患者的病程中有 25%~80% 的患者可能发生眼部并发症。美国约翰斯 - 霍普金斯医学中心报道 183 例结节病患者中，47 例（26%）出现眼部并发症，其中 74% 表现为葡萄膜炎，并以前葡萄膜炎居多；其他累及组织依次为泪腺 28%、结膜 17%、束状角膜炎 6%，有 1 例同时并发巩膜炎和视神经病变。而芬兰报道 281 例结节病中 79 例（28%）有眼部并发症。

【发病机制】

结节病的病因和发病机制至今仍不明确，但通过受累视神经的 MRI 扫描及病理检查，推测结节病性视神经病变可能的机制是：①炎症细胞直接浸润视盘和视神经，导致视功能受损；②肉芽肿性硬脑膜或软脑膜炎造成的视神经受压，轴索受损；③闭塞性动脉炎导致视神经缺血。结节病受累组织检查为非干酪样肉芽肿性病理学改变，通常由围绕该肉芽肿碎屑的核的多核性上皮细胞组成。从而提示是某种感染引起该肉芽肿病变。结核病性肉芽肿通常是干酪样的，异物也能够形成非干酪样肉芽肿。所有这些病变的共同点是存在激发来自先天性免疫系统的这类免疫反应。近年研究提示，改变 CD4 到 CD8 的定量，激发了对某些环境未知抗原不能适当应答的免疫反应。可能是正常情况下组合良性触发，而机体高敏反应免疫系统则可导致这种观察到的疾病。

【临床表现】

结节病的临床表现取决于累及的器官和组织，儿童发育中跨越的年龄期长，两个不同的年龄段临床表现各有侧重，且儿童神经结节病变化多端的全身表现和成人不同。年龄接近成人的少年儿童常表现为类似成人的多系统疾病，明显的肺部受累，如肺门淋巴结病肺部浸润。4 岁前儿童早期发病大多表现为特征性的三联症，即斑丘疹样皮疹、葡萄膜炎和关节炎。由于仅有 22% 的儿童病初的胸部 X 线异常，诊断结节病的儿童必须和青少年类风湿性关节炎鉴别。儿童结节病患者比成人有更高浓度的血管紧张肽转化酶（ACE），成人结节病患者 ACE 升高并不常见，但 CNS 受累多于儿童。和白人比较，首次到眼科就诊有葡萄膜炎和／或附件肉芽肿的非裔美国人群中的结节病患者发病更年轻。有双侧肺门腺病的放射学证据，伴有或缺乏肺实质受累，是儿童结节病的标志之一。8~15 岁的儿童结节病患者约 80% 有血清 ACE 升高，但小于 5 岁的儿童则 ACE 升高比例低于 80%。从皮肤、结膜和泪腺的结节病灶区活检可以证实该病。但未见肉芽肿的眼结膜活检阳性率仅 10%~28%，结节病眼部受累占 15%~25%，并可能累及眼部所有组织，但以前节受累最常见，包括前葡萄膜炎和结膜肉芽肿。尤其是前葡萄膜炎约占所有眼部结节病的 2/3，而葡萄膜炎中约 5% 患有结节病。儿童结节病常累及眼部，美国路易斯安那州的一项研究显示，患儿自觉有持续性眼部症状的占 63%，包括眼痛、视力模糊、畏光及结膜充血。眼部结节病大致可分：

1. **眼前节病变** 在评估儿童结节病时必须借助裂隙灯显微镜（必要时加前房角镜）仔细检查眼前节。结节病性前部肉芽肿性葡萄膜炎的特点是顽固难消的 KP，多呈羊脂状，常见于角膜内皮层的下方，但也可以沉积在角膜缘和前房角，可见房水闪辉和前房浮游细胞，以及虹膜结节及局部虹膜后粘连，且大多数虹膜后粘连继发于炎症导致的虹膜和晶状体间紧密接触。结膜肉芽肿是第二个最常见的眼部征象，表现为小的半透明的淡黄色结节。裂隙灯下可视的结膜肉芽肿病灶病理活检检出率高。

2. **眼后节病变** 在眼部结节病中约 14%~20% 可有后节病变，主要表现为脉络膜视网膜病变。可有玻璃体弥漫性混浊，或形成雪球状、串珠样混浊，常位于赤道部前下方的视网膜前。视网膜血管旁多见白鞘。视网膜脉络膜肉芽肿和周边多灶性脉络膜炎是其特征性的眼底病变，视网膜肉芽肿分布在眼底后极或周边部，脉络膜的肉芽肿是深层稍呈黄色的病灶，类似 Dalen-Fuchs 结节样改变（可见于交感性眼炎的葡萄膜炎的病理改变）。有的患者眼底可见视网膜色素上皮萎缩，融合形成淡黄色"蜡滴状"外观。结节病在眼部的其他并发症还包括眼睑结节性硬化性皮疹、泪腺浸润和肿大、眼外肌麻痹、巩膜外层炎和巩膜炎伴结节、白内障、青光眼、黄斑囊样水肿、视网膜缺血、视网膜静脉阻塞（分支静脉阻塞多见）、视网膜脱离、玻璃体积血和视网膜下新生血管形成等。

3. **神经结节病** 神经结节病的诊断较困难，且孤立的神经结节病罕见，其确切的流行病学不清楚。据估计在高加索人群中孤立的神经结节病的发病率少于 0.2/10 万。有报告结节病的神经系统并发症虽仅有 5%，但结节病患者活检研究发现有 15% 未被认识的 CNS 肉芽肿性病理改变。神经结节病易发生在脑组织基底区，浸润和压迫邻近神经的颅底的肉芽肿性脑膜炎是最常见的颅内结节病的临床表现。神经系统的病变包括脑神经麻痹、脑膜炎、丘脑下和垂体损伤、肉芽肿性基底脑膜炎、腔隙占位肿块（貌似胶质瘤和脑膜瘤）、周围神经病变、脊髓受累和进展性多灶性脑白质病。其中面神经麻痹是结节病中最常见的神经系表现，其次是视神经和视交叉受累，其他依次为舌咽神经、迷走神经和听神经受累。实际上，已发现局部的肉芽肿病变可以发生在 CNS 的每个部位，包括脑膜、第三脑室底部、侧脑室、枕叶、额叶和颞叶、视交叉、视神经、基底神经节、小脑和脊髓。结节病的神经系统表现根据受累部位和范围不同，临床变化很大或类似其他脑病或视神经病变。肉芽肿性炎症可以造成脑膜或脑实质的损害，包括垂体和下丘脑受累、脊髓炎、脑神经病变、周围神经病变及肌病等。脑神经麻痹，尤其是面神经麻痹是成人神经结节病中最常见的临床表现，约占 75%。儿童神经结节病可

以表现为脑病如癫痫、下丘脑功能障碍和类似肿瘤的脑损伤。临床偶见 Heerfordts 综合征，是一种罕见的肉样瘤病，又称葡萄膜炎腮腺热（uveoparotid fever）综合征，包括前葡萄膜炎、发热、面神经麻痹、腮腺及泪腺肿胀，以及视神经炎或视神经视网膜炎。

结节病可能通过若干途径累及前视路：首先和最常见的是，约 50% 的病例为伴有眼痛的原发（感染）性视神经病变，但视盘水肿较少见。通常视力下降比脱髓鞘性视神经炎更明显，视野缺损可表现为各种不同类型，MRI 可以显示视神经肿胀，伴随或没有信号增强，或有视神经鞘信号增强。约 20% 病例有葡萄膜炎。

4. **结节病性视神经病变** 结节病累及前视路系统仅占 1%~5%，视神经损伤的原因或因炎性肉芽肿侵犯视盘或眼球后段视神经，或由于比邻炎性肿块的压迫，常见于来自眶尖、海绵窦或蝶骨嵴脑膜肿块的压迫。少见的脑积水和高颅压综合征也常引起视神经的压迫性损伤。受累眼视力下降，获得性色觉障碍，瞳孔 RAPD 阳性，眼底视盘充血或伴轻度水肿；亦可视盘正常（病变位于眼球后视神经），但随眼球活动所导致的眼部疼痛不像特发性视神经炎那样常见。导致结节病视盘水肿的病理机制推测为：①视盘被浸润后发生肉芽肿性 ON；②筛板后肉芽肿累及视神经或视神经周围的脑膜（球后 ON）；③继发于大脑内神经肉芽肿的间接效应，如脑积水或肉芽肿性脑膜炎导致的视盘水肿；④和血管周围炎相关的缺血性视神经梗塞死；⑤和停用类固醇相关的颅内高压；⑥继发于低眼压的视盘水肿；⑦继发于邻近眼内炎症的视盘水肿。归纳结节病性视神经病变的临床表现为：

（1）发病年龄平均 40 岁（25~75 岁），女性居多，儿童罕见。单眼发病仅有 25%。

（2）视力亚急性下降，有时视力下降进展性加重可能持续数月，下降程度从 0.8 到无光感，通常 ≤ 0.33。发病时眼痛约占 10%，少部分患眼有闪光幻觉。

（3）获得性色觉障碍。

（4）患眼 RAPD 阳性。

（5）视野缺损类似脱髓鞘性视神经炎，多见中心或旁中心暗点，或神经纤维束样缺损。若炎性肉芽肿累及视交叉或视束，则视野缺损可以显示为颞侧偏盲或同侧偏盲，但可以不对称。

（6）眼底可见视盘水肿、视网膜静脉周围炎、视

盘肉芽肿等,超过 50% 的病例最终视盘苍白萎缩,仅 10% 的病例眼底正常。

(7)部分患者可有前葡萄膜炎体征及结节病的其他表现(如泪腺肿大)。

【诊断】

结节病没有单独的诊断实验指标,但实验室检查可以显示该病急性期某些指标反应增高,包括血沉、C 反应蛋白、血小板计数及血清溶菌酶水平。临床常见贫血、白细胞减少症和嗜酸细胞增多,也可见高钙血症和 / 或高钙尿症。50% 以上的迟发性结节病血清 ACE(血管紧张素转化酶)水平升高,虽然该检查并非特异性诊断指标,但对近成年的儿童结节病,ACE 水平在诊断本病、随诊病变的活动性和评价疗效等方面有一定价值。镓扫描阳性结合血清 ACE 升高对诊断结节病有 73% 的敏感性和 100% 特异性。胸部 X 线照相可以显示双侧肺门腺病,此外,高分辨率 CT 有助于确认肺实质病变和肺门腺病的范围。结节病的诊断应具备以下两条:①临床表现符合结节病;②被累及的器官有非干酪样肉芽肿性组织病理学证据,并排除其他肉芽肿性疾病。从皮肤、结膜和泪腺的结节病灶区活检可以发现该病的病理改变,但无可见肉芽肿的眼结膜活检阳性率仅 10%~28%。

神经结节病的诊断同样缺乏可靠的实验室指标,诊断依靠临床疑诊结合实验室和影像学检查,尤其是病理组织活检。某些影像学特征提示视神经结节病的可能性,包括:①和视神经颅内段明显增粗相关的视神经信号增强;②视神经颅内段增粗且信号增强;③视神经信号异常增强,并伴随异常的硬脑膜和软脑膜信号增强。此外,双侧视神经增粗伴有信号异常未见于任何视神经结节病的患者。因此,双侧视神经受累应更多见于视神经鞘脑膜瘤、脱髓鞘性视神经炎、视神经胶质瘤、淋巴瘤、白血病浸润和假性脑瘤。诊断神经结节病应尽早关注全身其他器官是否受累,包括胸部 X 线照相和 / 或 PET 扫描,实验室检查是否有白细胞减少症及肝损害等。Zajicek 等(1999 年)根据非干酪样肉芽肿的组织学证据和实验室及影像检查的肉样瘤性病理学支持证据,建立了神经结节病的诊断分类系统,现列出以供临床参考。

临床表现提示神经结节病并排除其他可能的疾病,再结合以下临床或 / 和病理学组织活检,诊断神经结节病可分三种类型。

1. **临床确诊**　中枢神经系统病理活检有组织学证据。

2. **可能诊断**　①在中枢神经系统炎症的实验室证据基础上,应有以下 3 点:a.脑脊液蛋白和 / 或细胞水平增高。b.脑脊液寡克隆带(+)和 / 或 c.MRI 扫描显示有符合神经结节病征象的证据。②有系统性结节病临床证据,并有阳性组织学证据和 / 或有来自镓(Callium)扫描,胸部 X 线照相和血清 ACE 检测结果这三项中的至少两项间接证据。

3. **可疑诊断**　未达到以上可能诊断的证据标准。

结节病性视神经病变可以累及视神经前部(视盘)或球后段。该视神经病变可以是潜在结节病的表现形式或在结节病的病程中伴随发生。结节病性视盘可以表现为提示肉芽肿性病理改变的凹凸不平的块状灰白色征象,并有玻璃体炎。诊断除有视神经受损的眼底特征性临床表现和 MRI 扫描相符的神经系统影像学证据外,实验室检查血清 ACE 水平异常升高,胸片或镓扫描肺部或泪腺受累,确诊需要病理活检(如取部分受累肿大的泪腺)。

【鉴别诊断】

1. **特发性脱髓鞘性 ON(IDON)**　临床上在缺乏结节病相关证据时,结节病性 ON 常误诊为 IDON。IDON 患儿眼底常有视盘水肿,但缺乏结节病性视盘水肿的肉芽肿性不规则表现,且对激素治疗反应敏感,疗效好,大多病例属非依赖性的;结节性视神经病变大多需要激素长期维持治疗,并在激素减量或停服时病情易再发加重。

2. **特发性高颅压性视乳头水肿**　结节病性视神经病变可以表现为类似特发性高颅压的双眼视乳头水肿。浸润性视盘特征性的不规则花菜样外观即是诊断神经结节病的重要依据之一,而特发性高颅压性视乳头水肿程度重且水肿范围均匀。必要时通过实验室检查和影像学扫描可以明确鉴别。

【治疗和预后】

对于神经结节病没有基于治疗指南的证据。全身类固醇是治疗神经结节病的主要方法。其他有助于增加疗效的免疫抑制剂如甲氨蝶呤、硫唑嘌呤、环孢素、吗替麦考酚酯、环磷酰胺、羟氯喹、苯丁酸氮芥等可供选择。低剂量甲氨蝶呤已被用于类固醇不耐受的儿童结节病。根据病情严重程度和发病急缓,大致可分三类药物治疗。

1. 一线药物　主要是糖皮质激素。对急性重症患者,如视力急剧失明者应静脉滴注甲泼尼龙 30mg/(kg·d)(最大剂量 1000mg),连续用 3~5 天,再序贯口服激素并酌情递减剂量。一般病情通常首量开始用泼尼松 0.5~1mg/(kg·d),连续口服 6~8 周,随后逐渐减量到 0.1~0.25mg/(kg·d);当患者仍有症状时,激素维持应用。重复 MRI 检查评估神经结节征象缓解程度结合临床症状决定激素减量时间和减量程度。

2. 二线药物　对于激素治疗无效或因激素造成副作用大的重症患者,可选择免疫抑制剂甲氨蝶呤。常用 10~15mg/m² 体表面积每周口服或皮下注射,间隔 24~48 小时口服叶酸 5mg/ 周;低剂量甲氨蝶呤已被用于类固醇不耐受的儿童结节病。或选硫唑嘌呤 2~2.5mg/(kg·d) 或环孢素每次 2mg/kg,每天 2 次口服,并可以和类固醇联合应用。

3. 其他　近年利妥昔单抗和阿达木单抗已在神经结节病中显示一定的疗效,被列为该病的三线治疗药物。此外,作为新型抗代谢类免疫抑制剂吗替麦考酚酯(mycophenolate mofetic,MMF)以及环磷酰胺、羟氯喹已有报告用于治疗神经结节病或有助于结节性视神经病变的治疗。

总之,结节病相关性视神经病变及视网膜脉络膜炎首选皮质类固醇全身给药,前葡萄膜炎和结膜肉芽肿应行激素点眼,炎症重者可球周注射激素。约有 2/3 的神经结节病患者及时合理应用皮质类固醇治疗后将完全恢复,其余患者会有复发 - 缓解的病程经过,需要加用免疫抑制剂辅助治疗。总体预后取决于被累及器官系统的范围和损害程度。

(韦企平　廖良　施维　彭春霞　左华欣)

附　儿童急性视神经炎病因诊断的临床路径

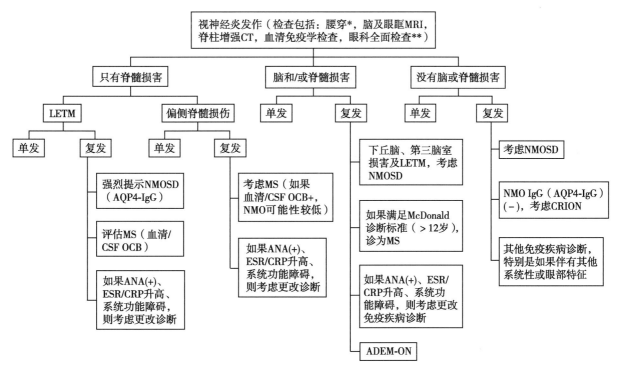

* 由临床医生自行决定是否进行腰穿(LP)和脊柱 MRI/CT,这些检查对可能存在脑损伤的患者特别有用。

** 应进行眼科全面检查以排除其他眼部炎性疾病(如葡萄膜炎、巩膜炎、浅层巩膜炎或视网膜血管病变),这可能会扩大鉴别诊断范围,包括鉴别系统性免疫疾病。

缩略词:

LETM:纵向延伸横贯性脊髓炎;NMO:视神经脊髓炎;NMOSD:NMO 谱系疾病;AQP4:水通道蛋白 4;MS:多发性硬化;CSF:脑脊液;OCB:寡克隆区带;ANA:抗核抗体;ESR:血沉;CRP:C 反应蛋白;ADEM:急性播散性脑脊髓炎;ON:视神经炎;CRION:慢性复发性炎性视神经病变。

第八章

外伤性视神经病变

外伤性视神经病变（traumatic optic neuropathy，TON）是头面部钝伤或穿通伤后导致的视神经或前视路系统损伤。主要致伤人群是青壮年，儿童并不少见。TON 可能导致 1 眼或双眼明显的视力下降，甚至失明，给未来学习、职业选择、社会活动和个人生活质量造成严重后果。随现代社会进步，交通发展和各种室外运动频繁，TON 有逐年增加的趋势。临床上 TON 可分直接外伤性视神经病变（direct traumatic optic neuropathy，DTON）和间接外伤性视神经病变（indirect traumatic optic neuropathy，ITON）。ITON 又分为前部 ITON 和后部 ITON。TON 既可因致伤力重而导致急速失明，也可以伤后检查仅表现为所伤处皮肤轻度瘀血，使医患双方忽视其潜在的严重伤情，未及时发现和处治；尤其是活泼好动的幼小儿童，注意力易分散加上难以正确表述病史等，常在家长发现孩子视力低下或失明就医时已无力挽救。故提高对 TON 的早期认识和及时合理处治应引起眼科医生的关注和重视。

【流行病学】

TON 的发生率国内外均缺乏大样本人群的流行病学调查。英国眼科监管机构（BOSU）分别报告在周密监管下的儿童和成人 TON 的人群统计。成人和儿童 TON 的总发生率每年大约是 1/1 000 000，其中 80% 是男性。且多数患者是既无眼眶，又无颅骨骨折的相对较轻的头部外伤。结合曾报告的 2% 的头部外伤和 6% 的面部骨折均需要手术治疗，提示 TON 实际发病率要明显高，推测英国每年脑外伤患者中约有 160 000 人有 TON。有报告神经眼科临床 326 例头部外伤患者中 26 例是间接性视神经损伤，无 1 例直接视神经损伤或继发于眼球损伤的视神经病变。印度统计 129 例骑摩托车突发交通事故后颅眶骨折的患者，其中 35 例（27%）有 ITON。并注意到这些 ITON 患者均没有戴保护头部的头盔。笔者等先后报告小儿视神经萎缩 435 例病因中因颅脑外伤后视神经萎缩的 93 例（21.4%），该 93 例致伤原因依次是车祸 29 例（31%）、硬物击伤 29 例（31%）、高处坠落 25 例（27%）、其他 10 例（10%）；致伤部位以额眶部为主，有 48 例（52%），颞颞部 22 例（24%）、枕后部 10 例（11%）、头顶部 6 例（7%）及其他部位 7 例（8%）。而成人视神经萎缩 198 例 298 只眼中，有 82 例（41.8%）98 只眼因颅眶部外伤所致。该 82 例致伤原因车祸 44 例（54%）、硬物击伤 16 例（20%）、高处坠落 10 例（12%）及其他伤 12 例（16%）；伤及部位依次是额眶部 43 例（52%）、颞颞部 18 例（22%）、枕后部 6 例（7%）、头顶部 3 例（4%），其他部位 12 例（15%）。由此可见，无论儿童或成人，因车祸导致的 TON 均为首位，且致伤最常见部位是额眶区。儿童因年龄特点在娱乐玩闹中被撞伤或高处摔伤的比例较大。同时，无论成人和儿童都多见 ITON。这些文献尽管来自不同国家且就诊对象有明显选择性偏倚，但可以提示以 ITON 为主的 TON 并非少见。近年流行病学研究显示，即使是相对轻度的头部外伤也可能发生间接性视神经损伤。

【临床分类】

临床上 TON 可分直接伤和间接伤。

1. **直接外伤性视神经病变（DTON）** 多因投掷物或尖锐物、枪弹等直接穿透伤及视神经，或头颅伤后骨折碎片或眶内出血挤压视神经所致。

2. **间接外伤性视神经病变（ITON）** 又可分

前部 ITON 和后部 ITON。前部 ITON 是由于外力冲击额眶区或眼球，导致眼球前部突然扭转造成筛板前区视神经损伤，眼底可见视盘前或周围出血、玻璃体积血、视神经撕脱、视盘水肿、静脉充血，甚或发生视网膜中央动脉或眼动脉阻塞等，但临床少见。后部 ITON 相对较多见，可发生在任何年龄段，但以青年男性更常见。多因额部或眉弓外侧撞击伤，或貌似轻微的额眶区外伤后视力即刻下降或失明，也有迟发进展下降的，其中交通事故中自行车摔伤及摩托车撞伤最多见。

个别患者在前额部钝性外伤后可能导致创伤性视交叉综合征。患者清醒后若能配合检查，除视力下降外，视野出现非进行性双眼颞侧偏盲，通常是完全偏盲，并常伴随眼球运动障碍、嗅觉丧失、耳聋、脑脊液鼻漏和耳漏，以及垂体柄创伤引起的尿崩症。在少数情况下，跷跷板眼震与视交叉创伤有关。神经影像学可显示视交叉的纵向断裂。造成双颞侧偏盲的机制推测是由于视交叉体部被撞击力牵拉伸展后其血管损伤，供血障碍，或挫伤后出血、组织坏死、撕裂等。有报道 2 例外伤性视交叉综合征患者在斜坡中段、蝶鞍底、蝶鞍背和蝶窦处发现颅底中线骨折，提示视交叉撕裂。偶尔可见头部钝伤后发生双眼同侧偏盲或 1 眼偏盲，另只眼全盲的病例，推测和撞伤力学重心的偏向或视交叉在蝶鞍上的解剖变异有关，亦可能是伤及后枕部视皮层所致同向偏盲，通过病史及影像学检查可以证实。

【发病机制】

视神经球内段损伤主要见于 DTON 以及前部 ITON，眼底视盘和盘周视网膜显而易见的病理征象不易延误诊断。但后部 ITON 通常并不破坏致伤点组织结构，是视神经在被撞击的瞬间所吸收的超载能量使其受损，虽然伤后视力明显下降或失明，却可能没有所伤处明显的组织开放裂伤，甚至表皮仅轻度青紫瘀血；初期也没有眼球和视神经的直接损伤证据，故临床易漏诊或误诊。

后部 ITON 的确切机制尚待澄清，可能是多因素的。后部 ITON 以前额部撞伤最多见，其他如眉弓颞侧及面部隆起处也易致伤。推测发病机制可归纳为：①当头部被硬物撞击后突然的减速，但眼球继续惯性前移，导致对管内段视神经的牵拉和剪切力。由于包绕视神经的硬脑膜牢固的黏附在视神经管内壁的骨膜上，故无论牵拉撕裂视神经的鞘

膜导致硬膜下出血压迫视神经，还是直接挫伤或骨折片刺伤视神经，或伤后管内段视神经水肿导致神经节细胞的继发性缺血，均可不同程度发生后部 ITON（图 8-1）。②头部外伤后其致伤能量通过骨骼的变形及传递可以伤及视神经，导致视神经被牵拉、挤压，或撕裂视神经的滋养血管。此外，视神经的颅内部分与镰状硬脑膜皱褶毗邻，外伤若累及视神经颅内段，在撞击瞬间转移到脑的力量可使视神经挤向蝶骨体上方硬脑膜镰突而损伤。这是撞伤头部后第二个常见的视神经损伤段。③Anderson 等曾用全息干涉研究发现面部隆起处的撞伤力经骨性传导后集中在视神经管周围。推测视神经被外力牵拉和挫伤这两个因素结合共同导致了其轴突损伤肿胀，而在视神经骨管内狭窄又难以扩张的有限空间导致水肿的视神经进一步受压而加重损害，继则视力迟发性失明。

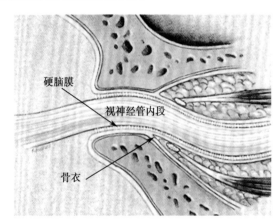

图 8-1　眼眶内壁骨衣和视神经管内段的硬脑膜融合为一层

对视神经轴突直接的机械性损害称为原发性轴突损伤，轴突功能和结构迟发性损害称为继发性轴突损伤，且后者是脑外伤后轴突损伤的主要机制。这一视神经病理损害特点和过程从临床角度可分为视神经原发性挫伤性坏死和继发性缺血性坏死，前者伤后即刻失明，预后极差，后者伤后可有一定视力，继而迟发性视力下降或失明，若能及时处治，有望改善视力或复明。

TON 通常不伴随视盘水肿，仅有个别儿童伤后出现较持久的视盘水肿。Brodsky 等报告 3 例年轻患者（2 例儿童，1 例青年人），因眼部钝伤导致以长时间视盘水肿为特征的少见的视神经病变。伤侧眼眶影像检查无异常，伤后数周到数个月后视力均恢复。眼底检查发现脉络膜破裂和视盘周围视网膜下出血，提示是外力造成对视神经在视盘和眼

球的结合处的对冲伤所致。推测这种罕见的外伤后视盘水肿的促发因素包括：继发于外伤性睫状后动脉阻塞的慢性轻度缺血；视盘周围巩膜的水肿造成视盘区轴突拥挤；由于儿童和青少年的后玻璃体和视盘周围粘连更紧密不易分离，外伤后强力撕开的后玻璃体脱离可能促使视盘水肿。延迟恢复的视力可能和年轻患者对慢性、程度轻的视盘缺血耐受力强有关。此外，外伤后视盘水肿的发生原因还可能是继发于眼内炎症或钝伤后睫状体分离或睫状体分泌房水过少造成的低眼压。

有关 TON 导致视神经损伤的实验研究，包括生物力学机制、脂类过氧化作用、外伤后激活的缓激肽作用、细胞内钙超载导致的神经节细胞凋亡，以及细胞介导的炎症反应等，可参考笔者和魏世辉教授共同主编的《视神经疾病中西医结合诊治》相关内容。

【组织病理】

闭合性头部外伤者尸检后显示视神经鞘膜内出血 83%，视神经实质内出血 36%，坏死和剪切伤导致的轴突破坏和脱髓鞘 44%；表明严重的头部外伤后血管的损伤是视神经损害的机制之一。实际上，外伤后视神经内和视神经周围反应性血管改变比视神经本身肿胀更有临床意义。脑外伤后，中枢神经内血流的自动调节能力明显下降，直接导致颅内压和大脑灌注压之间平衡失调，颅内压大于 400mmH$_2$O 的病人灌注压明显降低。视神经管内段灌注压下降并造成视神经血流减少或停滞，可能是这类病人视力不可逆丧失的重要因素。尸体解剖组织学检查结合动物实验均证实，挫伤后的视神经呈现水肿或出血性坏死，神经元脱髓鞘变性，轴突消失，这些病理改变随着时间进展进行性加重。如此恶性循环导致视神经坏死。外伤后视神经轴突表面的力学干扰激活了酶促过程，从而降解了组织细胞支架。在间接性轴突损伤的小鼠动物模型（液体撞击伤小鼠），轴突的继发性变性在伤后 1~3 小时。在牵拉诱发轴突损伤的豚鼠模型中，伤后 28 分钟轴突组织结构损害采用最大化的视觉诱发电位（VEP）可检测出异常，VEP 波形的异常程度和轴突损伤程度成正比例。在眼部和脑部原发性撞击伤的动物模型中，延迟的轴突变性发生在外伤后数周内。

【临床表现】

1. **病史** 按时间顺序获取全面的病史对准确

评估 TON 很必要。若年龄偏大的儿童在条件允许情况下尽量启发其自诉伤情；伤后神志欠清或昏迷，尤其是幼童易紧张或恐慌哭闹，则通过其家属成员、朋友或外伤现场目击者转述。重要的是尽量确认患儿伤前的视力，这不仅有助于权衡治疗方案，也有利于法医学评价。

2. **瞳孔** 伤眼瞳孔对光反应有 RAPD，若双眼视神经均受伤，则伤情明显更重侧眼有 RAPD，该简单易行的检查对认知能力较差的低幼儿童的视功能评估更属必要。但检查瞳孔对光反射应注意几点：①双眼视神经损伤程度相等以及在救治环境中过度明亮的灯光均容易引起双侧瞳孔缩小，常难以诱导出 RAPD；②若伤眼无明显的 RAPD，应检查未受伤眼既往是否曾有包括外伤在内的其他视神经疾病或严重而广泛的视网膜疾病，故有时仅凭初查瞳孔缺乏 RAPD，不能断然排除 TON；③既使视力 ≥1.0，视野严重受损的单眼 TON 患者也可有 RAPD，而视力无光感者瞳孔直接对光反应消失，不应有 RAPD；④对无法测视力和查眼底的昏迷患者，若有明确的 RAPD，提示该眼虽有视神经损伤，但可能有一定的残存视力；应告知患者亲属，患者清醒后可能该眼视力严重受损。

3. **视力** TON 的视力损伤范围广，可从 1.0 到无光感，伤后即失明者多见于视神经撕脱或视神经急性挫伤性坏死的儿童。无论视力好或差，必须常规做矫正视力，即使 1.0 的视力也要验光再矫正。幼童或婴儿可以通过适合年龄匹配的手段判断视力。色觉障碍的程度和视力下降呈正比。

4. **眼底** 急性头部外伤儿童应立即看眼底：①若有视神经萎缩及其他视神经病变证据，可以肯定患儿在外伤前已存在视功能损伤。②玻璃体积血提示可能有视神经撕脱或伴有玻璃体后脱离，若出血程度轻并能看到眼底，可见视盘撕裂损伤区环形出血，撕裂部位出现暗红色月形区。还应注意眼底有无视网膜循环紊乱如动脉或静脉阻塞、视盘水肿，脉络膜破裂、黄斑出血、视网膜震荡和挫伤，以及中周边视网膜有无脱离和裂孔等。③如玻璃体积血多，无法看清眼底，应监测眼压和 / 或行眼科 B 超或 OCT 检查，以排除视网膜脱离；并应考虑 Terson 综合征（蛛网膜下腔出血，玻璃体积血及视网膜前出血）的可能和排除 Purtscher 视网膜病变，又称远达性外伤性视网膜病变（一般在胸部、腹腔的严重挤压伤后出现的血管性视网膜病，伴有视网膜水肿、出血和渗出，但本病首先在脑外伤患者中发现）。④由于眼动脉通过视神经管后在眶内再分出视网膜中央动脉和睫状动脉系统，后部 ITON 又主要发生在视神经管内段，故通常并无急性眼底改变。一般视神经损伤后所见正常视盘色泽可以维持 3~5 天左右，随后视盘萎缩苍白。⑤鞘膜内出血造成的管内段视神经受压迫可以导致视盘水肿。双眼视盘水肿提示颅压升高导致的视乳头水肿（通常合并有潜在的颅脑创伤）。⑥眼底发现有单侧视网膜病变必须联合其他相关检查，以便最终确定视力受损是否主要是 TON 所致，还是原有的视网膜疾病本身造成的，亦或两者都有。

【辅助检查】

1. **视野** 视野缺损可无特异性，多表现为上下水平半盲性缺损、中心、旁中心或盲中心暗点，垂直偏盲类缺损等。由于累及视交叉前段的外伤中心视力可正常，凡清醒能合作者应尽早查视野。视野对包括视神经在内的视路损伤的定位能提供有限的信息。对视力低下不能配合计算机自动视野检查者，可用最基本和简便的面对面视野估测，对不能数眼前手指的病人可在其眼前各个不同方位用手动或光动来评估视野。

2. **视觉诱发电位（VEP）** 有助于客观评价视功能。有一定基础视力的应做图形 VEP，视力低于 0.1 或更差者选择闪光 VEP。对瞳孔、眼底检查均正常，又疑为双眼 TON 的患者，VEP 检测更有价值。但鉴于大多数 VEP 检查均在远离病房或监护病房的实验室进行，全身创伤严重者无法检查，使其应用受限。

3. **光学相干断层扫描（OCT）** OCT 测量作为无创性快速检查手段和评价视神经受损的客观定量指标，已在临床广泛开展。OCT 和眼底检查视盘色泽变化相比，对辨认视网膜神经节细胞（retinal ganglion cell，RGC）和轴突的变薄缺失更精确，并且检测显示的地形图和视野的缺损相符。早在外伤后 1.5 周 OCT 就可以发现 RGC 变性并随诊检测 OCT 可以量化和评估病情程度。OCT 对黄斑区 cube 扫描（即一个矩形区域内的连续扫描）后 3D 测量黄斑区 RGC 复合体（ganglion cell complex，GCC），包括视网膜神经纤维层（retinal nerve fiber layer，RNFL）、RGC 和内丛状层，显示其变薄早于视盘周围视网膜神经纤维层，可能因为视盘周围初期的轴突水肿掩盖了其已开始变薄的病理形态，但至少对黄斑区 cube 扫描和对视盘周围

RNFL 厚度扫描有相同的临床诊断效能。

4. **影像学检查** 头部外伤常规选择 CT 扫描，在显示骨折及发现颅内急性出血方面有一定优势。TON 中同侧发现视神经管骨折的占 36%~67%。高分辨率 CT（HRCT）是诊断视神经管骨折的很好手段，在申请单中应注明横轴位和冠状位，用骨算法（临床医生称之为骨片），以前床突为中心扫描，层厚 0.5~1.5mm，层间距 1~2mm。只有前床突的层面才能看见视神经管。以此种方法拍出的 CT 片，可以清晰分辨视神经管是否骨折。视神经孔位于眶上壁尖端，由蝶骨小翼的两根合抱成卵圆形，自孔向内向后达颅中窝的骨性管道称视神经管，约长 4~9mm，宽 4~6mm，其内侧为蝶窦，部分与后组筛窦相邻。故视神经管位于蝶窦的后上侧方。CT 冠状位能更清晰地显示视神经管骨折，在头部外伤中有 2/3 的患者提示眶壁骨折，而 ITON 中仅有约 1/3 患者能发现视神经管骨折，因此视神经管骨折并非诊断 ITON 的必备条件。

MRI 对脑组织、眶内软组织和视神经损伤提供更清晰敏感的对照像，在发现视神经水肿、视神经鞘膜下出血，尤其是管内段出血方面更精确。临床上部分 ITON 没有影像扫描的诊断依据，仅通过视力严重受损等眼科检查推测有 ITON。应借助 MRI 选择扩散加权和扩散张量成像技术提供的交替扫描来辨认视神经轴突的损伤和诊断 ITON。但对有心脏起搏器、血管支架等体内金属植入物的患者严禁做 MRI，在开放性颅眶创伤中，应常规做 X 线平片或 CT 扫描，排除颅内、眶内或眼内金属性异物后，才能选择 MRI 检查。

【诊断和鉴别诊断】

头部外伤多为复合伤，部分患儿伤后全身危重，甚至昏迷不醒，急诊医生无奈为维护生命体征而难以兼顾潜在的 TON。相反，少数患儿仅额眶区皮肤瘀血发青，忽视了后部 ITON 的潜在危象而未及时诊断，从而使一些本可挽救的 TON 患者视功能丧失殆尽。尤其儿童，自幼视力残疾不仅让父母拳拳挚爱之心倍感担忧，更给孩子漫长的人生道路带来诸多困难和心理阴影。

（一）诊断依据（重点以外伤后急性期后部 ITON 为例）

1. 有明确头部外伤或全身创伤史，尤其是伤位于额部或眉弓颞上方。

2. 和短期内头部外伤密切相关的伤眼视力急

速下降或失明,矫正视力无改善。

3. 伤眼瞳孔有 RAPD,双眼均受伤者其伤情更重的眼可有 RAPD;或双眼瞳孔对光反应均迟缓(即双眼伤情均重)。

4. 伤眼视野缺损可有多种类型,但以中心暗点和上下偏盲性缺损最常见。若视野表现为双眼颞侧偏盲或同侧偏盲,可能有视交叉或视路受伤。

5. 眼底检查早期正常,伤后 3~5 周视盘明显变淡苍白。

6. 视觉电生理检查,图形 VEP 或闪光 VEP 的P100 波峰潜时延迟,振幅下降;若 ERG 的 a 和 / 或b 波异常,应考虑并存视网膜损害。

7. OCT 检查对难以配合视野、VEP 检查的儿童能提供视盘及盘周 RNFL 的水肿或损伤的客观证据。

8. CT 或 / 和 MRI 可根据伤情选择,若能尽早发现 ITON 患者有视神经管骨折或视神经被周围鞘膜下血肿压迫,则为选择及时手术提供依据。

9. 明确排除既往疾病所致视神经损伤。

以上 9 条并非诊断急性 TON 都必备的,只要具备前 3 条和第 9 条即可确诊。昏迷者应在具备第 1 条和第 3 条的同时,并有第 6 条中的闪光 VEP明显异常即可初步诊断,但应在清醒后再查视力和视野等进一步明确诊断和评估损伤程度。

2016 年《我国外伤性视神经病变内镜下经鼻视神经管减压术专家共识(2016 年)》中提出外伤性视神经病变的诊断标准分为必要条件和支持条件。必要条件:①存在颅、眶、颌面部,尤其额、颞部外伤史;②伤后急性视功能受损,如视力减退或失明、视野缺损、色觉障碍等,并排除既往疾病所致。支持条件:①RAPD 呈阳性,而眼内无导致 RAPD阳性的异常改变;②图形视觉诱发电位(PVEP)检查波形消失或 P100 波潜伏期延长、波幅降低,眼底未见视网膜严重病变。若单眼受累或双眼受累程度不一致时,应具备支持条件中的①;而双眼受累程度相似时,除应具备支持条件中的②之外,再具有两条必要条件,即可确诊 TON。

(二)鉴别诊断

TON 大多合并颅脑外伤,无论是交通事故,还是高处意外摔伤,伤情严重甚至危及生命者多在急诊室处治。由于没有主观意识,故瞳孔变化既是神经外科评价颅内伤情的体征之一,也是眼科大体确认是否存在视神经损伤的重要依据之一(见前述)。对于伤情重的 ITON,尤其是头部和眼部无明显外伤体征,眼底视盘无异常的患者,或怀疑双眼均致伤者,应注意和以下疾病鉴别。

1. **外伤性黄斑病变** 累及黄斑区的视网膜震荡、脉络膜破裂等可造成视力下降,但这类病变大多是闭合性钝伤直指眼球或上下眼睑区,结合眼底相关体征不难鉴别。个别黄斑损伤者视力下降明显,但早期眼底体征并不明确。曾遇 1 例成年男性,右眼被拳击伤后视力骤降至 0.01,早期眼底黄斑部无中心光反射,色素不均。初诊怀疑视神经损伤,最终确诊黄斑损伤,视力无改善。故临床难以确诊是否 TON 时,应借助瞳孔对光反射、Amsler方格表、荧光素眼底血管造影、视野等检查手段,当然,也有视神经和黄斑区同时外伤的。

2. **童年期发病的遗传性视神经疾病或黄斑病变** 前者如 Leber 遗传性视神经病变、常染色体显性视神经病变,后者如 Stargardt 病(即常染色体隐性遗传性黄斑萎缩性疾病)、先天性视网膜劈裂症、Best 病(卵黄样黄斑营养不良)以及视网膜锥细胞营养不良等。这些疾病虽然大多数可以在童年期,甚至婴幼儿期发病,但因为无眼痛等不适症状,加上小儿常难以自诉外伤和眼病间的先后关系,故应注意鉴别。

3. **伪盲** TON 多因交通事故、工伤或打架斗殴所致(儿童多因在学校或游乐场所误伤),涉及法律纠纷和索赔,极个别被检者为达到某种目的而假装视力减退或失明。医生应当仔细分析患者主诉、外伤经过、工作和生活环境,观察其言行,并从目击者中了解伤者受伤情况,再通过瞳孔检查,瞬目反射,必要的伪盲试验等确认受检者视功能情况。

4. **心因性失明** (可查阅第二十章)。

【治疗】

对 TON 的治疗包括保守观察、药物治疗和手术治疗。但迄今没有 I 级证据指导临床治疗。决定采用何种治疗方法要依据伤者病情、致伤时间、所在医院的设备条件和医师专业水平,以及伤者或其家属意愿等综合评价后确定。

(一)手术治疗

TON 患者只要生命体征平稳,全身情况允许,对有明确视神经管骨折或视神经受压征象者,应急诊手术。对大剂量激素冲击治疗 2~3 天无效,或激素治疗有效,药物减量过程中视力再次下降者也应考虑手术干预。术式选择可分经颅和颅外两类不同术式。包括经颅视神经管开放减压术,经上颌窦、筛窦视神经管开放减压术,鼻外开筛视神经管开放减压术、眶缘前筛-后筛径路视神经管开放减压术及鼻内镜下经蝶窦视神经管开放减压术。除经颅手术主要由神经外科医师完成外,颅外的其他各种术式主要由眼科和耳鼻喉科医师共同或分别完成,大多需要在全身麻醉下进行手术。

(二)药物治疗

1. 糖皮质激素治疗 首选甲泼尼龙,该药作为合成的肾上腺糖皮质激素,大剂量短期用能迅速减轻挫伤的视神经水肿和炎症,缓解视神经的轴浆流阻滞从而改善视功能。通常成人用 500~1 000mg 静脉滴注每日 1 次,连续用药 3 天后改为口服泼尼松 1mg/(kg·d),5~7 天后逐渐减量。儿童应慎用,必要时根据年龄用成人剂量的 1/2~1/4。也可用地塞米松 15~30mg 静脉滴注每日 1 次,连续 3 天后改用口服泼尼松(儿童药量相应减少)。婴儿则避免用激素类药。本病激素治疗的原则是早期、大剂量短期静脉冲击给药。不建议局部球后注射激素,尤其有眶壁骨折的患者。由于激素用量大,应注意有无禁忌证,同时给予抗消化道溃疡药物如法莫替丁(信法丁)25mg 口服,2 次/天。通常认为激素治疗副作用的产生和危险性的增加主要决定于用药持续的时间,而非药物的剂量。当超常量激素连续治疗无效时,应停药改用其他治疗措施。

2. 高渗脱水剂 在早期及时应用可使视神经免受水肿压迫致继发性损伤。常给予 20% 甘露醇 250~500ml 快速静脉滴注,每日 1~2 次,儿童酌情减量。老年人应用甘露醇有发生急性肾衰、心衰、血尿等严重不良反应的报告,尤其是大量较长期用药。因此,每日 1 次连续静脉用药者不宜超过 7 天,每日 2 次用药者不应超过 3 天,并应注意查肝肾功能。

3. 复方樟柳碱注射液 中华医学会眼科学分会神经眼科学组牵头的《复方樟柳碱注射液在常见缺血性眼病中应用专家共识(2020 版)》(中华实验眼科杂志,2020,7:553-561)中,作为 I 级推荐级别提出,对于 TON 患者眼部没有明显新鲜出血的情况下应尽早使用复方樟柳碱注射液颞浅动脉处皮下注射。每次每侧注射 2ml(儿童用 1ml),两周为 1 个疗程,一般 2~4 个疗程。一项荟萃分析结果显示,治疗 TON 联合使用复方樟柳碱注射液能提高疗效,糖皮质激素与复方樟柳碱注射液联合应用疗效更好。

4. 视神经营养保护药物 神经生长因子(NGF)、脑源性神经生长因子(BDNF)在周围神经损伤后的修复上,已有明确的实验和临床疗效。近年证明对实验动物的神经节细胞存活有明显促进作用,对人类 TON 初步观察有一定效果。具体应用如 NGF 注射剂,可每日肌内注射 1 次(每支含 NGF2 000~4 000 单位),连续 21 天 1 个疗程,可治疗 2~3 个疗程。脑苷肌肽注射液(商标名凯洛欣)是以神经节苷脂(gangliosides)和小分子多肽为主要成分的复方制剂,可促进脑组织的新陈代谢及神经元的生长、分化和再生。临床上对部分 TON 患者治疗后,初步显示可改善视功能。方法是肌内注射,每次 2~4ml(1~2 支),每日 2 次;或每次 10~20ml,加入 5% 葡萄糖注射液 250ml 或 0.9% 生理盐水 250ml 中静脉缓慢滴注,每日 1 次,两周为 1 个疗程。由于这类生物制剂价格较贵,个别患者可过敏,应在医生指导下选择应用。

5. 高压氧治疗 可提高血液及组织间隙的氧分压,增加组织氧的弥散半径和组织溶解量,促进视神经的有氧代谢,并有助于视神经细胞迁移分化,使施万细胞分裂增殖,从而恢复视神经组织的传导功能。通常进舱后治疗压力为 1 500mmHg,稳压后戴面罩吸纯氧 80 分钟,中间吸空气 10 分钟,然后按规定减压 20 分钟出舱,每日 1 次,10 次为 1 个疗程,可治疗 2~3 个疗程。

6. 其他药物治疗 可选用维生素 B_1、B_{12}、ATP、肌苷、尼莫地平、银杏叶片等营养药物及改善循环药物。

(三)中医治疗

中医根据辨证论治不同证型选方用药;针灸治疗可选三联九针疗法,以近眼三针(睛明、上明及承泣或球后),眼周透三针(丝竹空透太阳或鱼腰)、阳白透鱼腰或攒竹、四白透下睛明)及全身选三针(多选风池、合谷、足三里、三阴交及太冲等穴)。笔者多年实践证明对部分 TON 中后期视神经萎缩者有一定疗效。

【国内外研究现状】

围绕 TON 最适宜的治疗一直是近年 Cochrane 系统评价的热点。对 TON 的治疗尽管至今仍有争论,但对急重性视神经损伤者在没有手术条件或机会,也无明显全身禁忌证前提下,毋庸置疑,大多数眼科或神经眼科医师会首选大剂量糖皮质激素(甲泼尼龙)短程冲击治疗;对已行视神经减压术的患者,也多会在术前或术后采用不同剂量和疗程的激素治疗。

1. 临床研究　主要包括激素和手术治疗。

(1)激素治疗:激素用于 TON 的临床依据主要来自国际上早年脊髓和/或脑外伤等不同临床研究结果。既往曾有用甲泼尼龙或纳洛酮(naloxone)治疗急性脊髓损伤的随机对照研究及大剂量类固醇治疗中枢神经系统损伤的研究,均建议用大剂量激素治疗视神经水肿和炎症。但另有急性脊髓外伤研究(national acute spinal cord injury study,NASCIS),随机给予 1 580 个脊髓损伤病人从 1g/d 到 30mg/kg 不同剂量类固醇,随后 5.4mg/(kg·h)(>11g/d,用于体重 70kg 成人)。结果所有研究未达到最初目的。激素低剂量无效,高剂量虽然有助于伤后 3~8 小时内病人视功能部分改善,但也增加了伤口感染的风险,且在部分研究中有增加败血症的风险。这些临床研究结果均和围绕 TON 的治疗密切相关,因为大多数 TON 共存头部外伤,用药不当可能增加死亡的风险率。唯一的收益仅见于外伤后 5~8 小时内开始治疗的部分患者视力有所提高,故提示采用激素治疗 TON 应慎重。此后国际视神经外伤研究(IONTS)开展的对 127 例 TON 的前瞻性非随机队列对照研究,发现视力改善在未治疗组比例最高,但观察组、药物治疗组和手术组间比较最终视力无明显差异。还有报告经全面查阅数据库相关文献,未见令人信服的证据显示某种治疗对 TON 有确切疗效。但也有荟萃分析 TON 系列病例后显示用激素治疗后部分病例视力提高。另有随诊观察 24 例 TON,先用激素静脉内冲击,继则口服激素治疗,结果患者的视力改善比保守治疗组更好。

国内牛建军等应用大剂量甲泼尼龙冲击治疗,同时使用高渗剂、血管扩张剂、维生素类、神经营养药及高压氧治疗 22 例 23 眼,总有效率 47.83%。马志中等将 40 例 TON 分手术、大剂量糖皮质激素及自选非特殊疗法三组,结果激素治疗组最终视力明显好于其他两组。刘在尧等报告 62 例无光感的 TON 患者分两组治疗。观察组在常规西药治疗的同时辅以中药针灸治疗,对照组仅采用西药常规治疗。治疗结果有效率分别是 34.4% 和 30%,组间比较有效率差异无统计学意义;但观察组视力恢复的时间(4.1 ± 0.8)天,明显短于对照组(5.7 ± 1.0)天,组间差异有统计学意义(t =6.927 4,P<0.05)。结论认为,非手术治疗无光感 TON,部分患者有效,

常规西药治疗的同时辅以中医治疗,有助于促进视功能康复。

(2)手术或手术联合药物治疗:Peng 等采用鼻内镜视神经减压术联合大剂质类固醇治疗 41 例儿童 TON,结果显示有效且安全。有报道采用双中心研究评价皮质类固醇治疗和手术减压对 26 例 TON 的疗效。鼻内镜下视神经管减压术前均做眼科及 CT 或 MRI 的全面检查,并已行全身激素治疗。由于药物治疗反应差,又行手术切除视神经管骨壁以缓解管内段视神经周围鞘膜的压力,术中和术后无任何并发症。术后随访治疗最长 41 个月,结果 65% 的病例视力改善,尽管改善程度有限。该作者认为 TON 患者在外伤 8 小时内应先用类固醇治疗,从药物治疗开始的 12~24 小时内行鼻内镜下视神经减压术。Fukado 曾报道 400 例 TON 行经筛窦视神经管减压术,术后绝大多数患者视力改善。但该 400 例中术前无光感者极少。王怀洲等总结国外 1970—2002 年 28 篇文献共计 1 065 例 TON,手术有效率 69%。

国内黄谦等对 53 例无光感 TON 患者行鼻内镜下视神经管减压并配合综合治疗,结果术后视力不同程度恢复者占 34%。王巍等采用荟萃分析法系统评价手术和非手术治疗对 TON 视力预后的影响,结论认为该项两种疗法均有一定疗效,且视力改善情况无明显差异。并提出手术治疗仍有创伤大、疗效不肯定等问题有待解决。李育平等采用荟萃分析法,对最终纳入 12 个(1 176 例患者)符合标准的研究结果显示,神经内镜辅助经鼻视神经管减压术治疗 TON 的临床疗效优于激素治疗,且该手术创伤更小、恢复快、手术时间更短、并发症更少。

赵尚峰等回顾分析两年中收治的 TON 行经鼻内镜眶尖 - 视神经管减压术 88 例(90 只眼),结果 49 只眼(54.4%)有效。伤后有残存视力组的患者视力恢复明显高于伤后完全失明组患者(P<0.01),作者认为该手术是治疗 TON 的安全、有效的治疗方法。刘慧茹等采用 Meta 分析法系统评价不同手术时机行鼻内镜下视神经减压术对 TON 视力预后的影响。结果显示,外伤 7 天内手术较外伤 7 天后手术治疗 TON 患者,术后视力恢复较好,差异有统计学意义(P<0.01),并提出该手术应尽早在 7 天内进行。夏小平等曾回顾分析 40 例 41 眼 TON 患者分别行以鼻内镜下视神经管减压术为主的手术治疗(28 例)和以药物治疗为主的非手术疗法治

疗(12 例)后的视力恢复情况。结果治疗前有光感~0.02 视力者两组疗效差别不显著；手术组术前有光感至 0.02 视力者疗效显著优于术前无光感者；手术前病程 7 天以内者疗效优于病程 7 天以上者。结论认为对于严重的外伤性视神经压迫病变应尽早手术。手术前有无视力及病程长短是影响手术效果的重要因素，在受伤后 7 天内越早手术疗效越好。

2. 实验研究　对动物研究的荟萃分析发现，脑外伤动物模型皮质激素研究的随机化、疗法盲法和结果分析盲法的程度均较低。给予视神经挤压伤的大鼠模型不同剂量的甲泼尼龙，并和模拟给药的对照组比较，两组的视网膜神经节细胞的存活和轴突再生无任何差别。有研究显示在大鼠视神经挤压伤 30 分钟后给予大剂量皮质类固醇，反而加重了大鼠视神经轴突的损伤，类固醇可加剧神经节细胞的丧失，并且有明显的量效关系，即随药量的增加轴突数量减少。在评价动物试验的证据时虽然某些告诫是必要的，但明显超生理剂量的类固醇可能通过抑制内源性神经保护通道对神经元存活施加负作用。因此，Volpe 等提出在确定激素治疗 TON 时，每日用甲泼尼龙最高剂量 1g 静脉滴注以最小程度减轻神经毒性的风险。已有多种神经保护因子用于视神经挤压试验后的动物模型研究，其他动物模型包括冲击和液体撞击，但罕见应用视神经完整的功能结果进行研究。

3. 预后　通常认为预后差的因素包括：①伤后视力受损严重，甚至无光感者；但有少数患者，尤其是病程短的儿童，即使伤后视力无光感也有可能会明显恢复一定视力。台湾省的一项大样本系列病例研究结果显示，许多伤后无光感的儿童 TON 患者，最终恢复了一定视力。②伤后视力受损重且就诊时间晚（超过 1 周）。③外伤时知觉丧失，面部和眼眶骨折以及面部穿通伤。尤其是伤后血液积聚在后组筛窦的气房内，预后更差，虽然这一伤情征象并不一定在所有伤者中重现。

【总结】

国际上迄今并无共识的治疗方案，针对 TON 的治疗大致可归类为：①主要以观察为主，对于缺乏激素有效证据及可能会导致的潜在危害进行会诊或适当的随访。②激素结合鼻内镜下视神经减压术，可采用先激素冲击后继则行减压术，或减

压术后辅助激素为主的药物综合治疗。③仅用激素冲击治疗或单纯鼻内镜下视神经减压术治疗。④影像检查发现视神经管骨折或视神经被血肿压迫证据时应尽快选择手术减压术。⑤伤后 48 小时内视力继续下降，或外伤后仍有视力，但在治疗过程中视力持续下降，无论是否有视神经管骨折，均应行视神经管减压术。由于部分重症 TON 一旦救治失误或拖延，常造成视力丧失的灾难性后果。近年许多学者主张以手术为主的更积极的治疗措施，即一旦确诊 TON，只要全身伤情稳定，即使影像学检查未见视神经管骨折，但视力严重受损或失明，应尽快采用综合治疗，争取最大机会挽救视力。大剂量激素短程冲击治疗争取在伤后 8 小时内进行，通过鼻内镜的视神经管减压术应在药物治疗的 24 小时内完成。这是当前国际上治疗 TON 的理想时间窗和主流观点。

鉴于我国地广人多，一些偏远地区患者很难在短时间内赶到有条件的省市医院及时救治，故国内专家提出 TON 的治疗建议大致可分六点：①对于外伤后立即视力丧失并经大剂量糖皮质激素及甘露醇减压、抗炎治疗 3~5 天仍无效，FVEP 检查波形已熄灭者，应慎重考虑是否有必要行视神经管减压术；但外伤后仍残存部分视力并经药物治疗无效者，可安排视神经管减压术。②如果病人要行颅内手术和 / 或内镜下手术（修复外伤性脑积液漏、动脉夹持、颅内血肿引流），在伤情允许时兼顾行视神经管减压可以降低潜在威胁视神经受压的额外的风险。③对无手术条件（包括无法转诊）的重症 TON 患者，在无全身禁忌证且伤后时间短，应大剂量激素和足量甘露醇（见前述）短期冲击抗炎消肿，配合神经营养药等综合治疗 7~14 天，若治疗有效则继续坚持治疗 1~2 个月（激素应序贯减量）；儿童应根据年龄、体重慎重控制激素等用量。④对适宜视神经管减压术的患者应力争在 3~7 天内，最迟在 14 天内行手术。⑤急性期后或已无手术指征的 TON，应中西医结合综合治疗。⑥TON 晚期（3 个月后），已有明确视神经萎缩者，即使仅有眼前手动或指数视力，可采用中药和针刺为主，配合神经营养药和改善循环药再综合治疗 2~4 个疗程（1~2 个月），以尽量改善视力。

总之，TON 的现代治疗方案首先应依据伤情评估并参考有限的证据优先选择确定，在此基础上再通过医患双方（儿童则和主要监护人父母）充分交流以取得伤者或其家属知情同意。为了评估伤

者的视功能损伤是否会继续恶化或稳定,以拟定最佳治疗决策,首诊眼科医师应该尽可能快地努力探明和确认伤者的视功能状态,即使伤者不清醒或不配合。对特殊伤情重的病例,指导治疗的目的是防止进展性视力丧失。并尽早建立视力损伤程度的基线,密切追踪和基线视力对比的潜在的视力恶化,以便随时调整并指导合理治疗。

将来 TON 的治疗应以改善外伤后视网膜神经节细胞的功能为目的,若能在神经节细胞维持生存的时间窗和不可逆的轴突断裂和 RGC 死亡前积极干预治疗,有可能保护和 / 或恢复视神经功能。期待 TON 机制的基础实验和临床前研究,以及设计严谨的前瞻性随机对照临床试验有望对 TON 这一挑战性眼病的治疗取得突破性进展。

附:婴儿摇晃综合征

摇晃婴儿综合征(shaken baby syndrome,SBS)是婴儿中常见的非事故性颅脑损伤和眼内出血。由于没有头部直接损伤外表体征,加上婴幼儿期视觉发育不完善及不能诉说视觉症状,可能使家长忽视本病。SBS 通常因有意虐待或过度逗乐婴儿,使婴儿身体(尤其是头部)重度被摇晃后所致。

【发病机制】

婴儿的头颅在全身所占比例大而支撑力弱,具有骨缝的柔韧性和能够伸展颅骨盖的囟门,以及较大的无髓鞘脑组织的变形能力和较高比例的脑脊液等组织解剖特点。当婴幼儿被强行用力摇动时,这种摇晃力在颅内、眼内及眼眶内产生明显的加速和减速运动,使婴儿的脑组织特别易于被反方向猛晃致伤。一般在 SBS 中所见的硬脑膜下出血是因为大脑中桥静脉过度牵拉撕裂所致。出血导致颅内压升高,脑组织挫伤和水肿也可以发生。近年发现重力晃动下产生的玻璃体视网膜牵拉伤可导致视网膜出血。借助玻璃体视网膜的生理粘连点检查视网膜出血的数量、深度和分布等有助于诊断。全身检查如胸骨中瘀斑,骨折,环绕黄斑血管拱环外的白色环形视网膜皱褶也高度提示该综合征。在对 75 例有头部撞击伤和没有头部撞伤导致的 SBS 系列病例研究后,Morad 等发现硬膜下出血有93%,脑水肿 44%,蛛网膜下出血 16%;其他少见的包括脑实质挫伤、硬膜外出血和血管梗死。

尸体解剖显示大多数头部伤重婴儿硬膜内和蛛网膜下(最常见于巩膜附近)出血进入眶脂肪。这在 SBS 比没有眶壁骨折的头部外伤者明显多

见,提示通过摇动婴儿头部产生的特殊的加速 - 减速力和玻璃体视网膜粘连分界处的剪切力是视网膜出血的主要原因。其他推测的机制如增高的颅内压或胸腔内压促使来自颅内腔隙的血液随硬脑膜或蛛网膜下腔直接流向眼球后视盘周围。

【临床表现】

1. 常见于 1 岁以内的婴儿,幼童发病少见,且年龄越小,发病越重。

2. 大多婴儿曾有被剧烈摇晃史,个别婴儿有头部外伤史。头部体积增大,前囟前突。

3. 约 80% 的患儿双眼底可见以视盘周围为主的视网膜前、视网膜下和视网膜内出血,许多病例视网膜出血量大可蔓延至锯齿缘,或可并存玻璃体积血;20% 为非对称性,仅 2% 单眼发病。可伴有棉绒斑和黄斑水肿,甚至视网膜劈裂或视网膜脱离。环绕黄斑血管拱环外的白色环形视网膜皱褶也高度提示该综合征。有 5% 出现视盘水肿,通常提示伴有硬膜下出血;晚期视神经萎缩。

4. 颅脑损伤包括硬脑膜下出血、蛛网膜下出血及脑水肿,少数患儿脑实质挫伤,硬膜外出血和血管梗死。而枕叶皮层损伤造成的皮质盲可能导致视力永久失明。

5. 全身症状或体征可有易激惹、嗜睡、肌张力减低、意识障碍或癫痫发作、抽搐等。部分患儿还有皮肤瘀斑、长骨骨膜损伤反应及急性或陈旧外伤的其他证据。

【诊断和鉴别诊断】

诊断主要根据上述前两条,加上第三和第四条的部分症状和体征,其中神经系统功能障碍和眼底视网膜出血有重要诊断价值。

鉴别诊断包括:①有产伤史的新生儿广泛视网膜出血,出血可在 4~6 周内吸收。②Terson 综合征,很少见于儿童。因颅内出血和颅压升高导致眼球内出血,表现为典型的玻璃体后界膜下出血,也可见于视网膜下或视网膜内出血。③凝血机制异常,白血病和其他血液病。④有脑外伤史或挤压史的远达性视网膜病变,以及神经系统感染性疾病等。

【治疗和预后】

SBS 既是儿童脑卒中的主要原因,也可因视网

膜、视路受损导致严重视力下降或失明。由于共存的颅脑和眼部视觉损伤，诊断 SBS 后应告知其父母预后。首先应针对颅内病变进行治疗，以挽救生命为主。从眼科角度，早期玻璃体、视网膜出血可自行吸收；发现视网膜脱离、黄斑皱褶、黄斑裂孔和视网膜上增殖膜应做包括手术在内的相应处治。皮质盲可能是导致永久失明的最常见原因，应尽早采用中西医结合（包括针灸）治疗，部分患儿有机会恢复一定视力。

（韦企平　郝美玲）

第九章

缺血性视神经病变

缺血性视神经病变（ischemic optic neuropathy，ION）是指从视交叉到视盘部位的视神经发生的缺血缺氧性损伤或梗阻性病变。临床上根据视盘有无水肿可分为前部和后部 ION，根据是否继发于血管炎又进一步分为动脉炎性和非动脉炎性 ION。非动脉炎性前部缺血性视神经病变（nonarteritic anterior ischemic optic neuropathy，NAION）是中老年人群视力急性或亚急性、无痛性下降的最常见原因，平均发病年龄 66 岁，多见于 57~65 岁，但可以发生在更年轻人群，有报告 NAION 中小于 50 岁人群占 23%。动脉炎性前部缺血性视神经病变（arteritic anterior ischemic optic neuropathy，AAION）及动脉炎性后部缺血性视神经病变（arteritic posterior ischemic optic neuropathy，APION）国内临床均罕见，故本章重点论述非动脉炎性 ION。儿童 NAION 或非动脉炎性后部缺血性视神经病变（nonarteritic posterior ischemic optic neuropathy，NPION）尽管罕见，文献报道也多以个案为主，但因发病多有不同于成人的病因病机，值得临床关注并防范其发生。

【病因】

主要发生在中老年人群的 NAION 和 NPION 的确切病因尚待澄清，故也可称特发性 NAION。由于近年发现该病发生有年轻化的趋势，且偶尔发生在部分儿童的 ION 的病因和成人既有部分类同因素，也有差别或特殊性，故有必要拓展探讨发病因素。促使 ION 发病的可能病因或称危险因素包括：①全身血管病变：高血压、动脉硬化、糖尿病、心脑血管疾病、高胆固醇血症 - 高脂血症、颈动脉疾病、重度贫血，以及各种引起全身低血压的疾病如产后或胃肠道急性大出血、不同原因的休克、手

术中或术后血压剧降、心力衰竭等。②眼部原因：先天固有的小视盘和小视杯、眼压明显增高、视盘埋藏玻璃膜疣、眶内或视神经鞘内占位病变、内分泌相关眼病。③血管炎：颞动脉炎、多发性结节性动脉炎、系统性红斑狼疮、血栓闭塞性脉管炎、雷诺病等。④其他因素：高同型半胱氨酸血症、睡眠呼吸暂停综合征（SAS）、风湿病、重度湿疹、口服避孕药等。大多学者认为，NAION 是视神经前部的特发性缺血过程，这一过程可有诸多因素参与，包括年龄增长、高血压、夜间低血压、动脉硬化及视盘形态结构等。而视盘的解剖结构是其发病的高危影响因素，NAION 可能代表了间隔综合征的一种形式从而引起缺血。NPION 的病因除无视盘解剖结构及眼压增高等影响因素外，基本病因与 NAION 类同，但文献报告和手术相关者较多。儿童 ION 主要和先天视盘或视神经骨管发育异常、手术、外伤及腹膜透析治疗等有关。

【发病机制】

NAION 发病机制及血管病变的确切部位仍不清楚。推测发病是因后短睫状动脉灌注压下降，导致视盘的低灌注并缺血。Hayreh 曾提出灌注压理论，灌注压 = 平均动脉压（舒张压 +1/3 脉压差）- 眼压，血流 -（平均动脉压 - 眼压）/ 血管阻力，视盘的血流和灌注压成正比例，和血管阻力成反比，血管阻力受血流自动调节作用及血管壁的影响，后两者的影响程度又和高血压、糖尿病、动脉硬化及血管痉挛等系统性血管病变有关。而固有的小视盘及小生理杯则使该类视盘对血管损害及机械压迫因素更敏感。也有学者认为小视盘视杯直径小，巩膜管狭窄，其内相对拥挤的视神经纤维加上视盘

前玻璃体牵拉,两者兼有是促进 NAION 发生的生物力学因素。推测其发病过程为:视盘低灌注和缺血梗死导致轴浆流阻滞,肿胀的视神经纤维拥挤在狭窄的巩膜管和筛板区,使其内毛细血管进一步受压并加重缺血。当该过程发生急速时,可引起伴有视盘水肿的 NAION;偶尔有病程长期缓慢进展或多次发病时,则可引起视盘区和筛板后视神经缓慢变性,造成类似青光眼的生理凹陷扩大及筛板后视神经的海绵状变性。文献报道 1 例左眼 NAION 先后发病三次,第三次发病病情稳定后检查眼底视盘生理凹陷明显扩大。推测是 NAION 反复发病,视盘局部水肿挤压导致轴突进展性萎缩和神经胶质支持组织的彻底崩解,生理凹陷扩大,故临床所遇该类明显大生理凹陷的视神经萎缩应谨慎排除原发性开角型青光眼,尤其是正常眼压性青光眼。

Parsa 等近年指出,没有任何证据表明所称的 NAION 中暗示缺血,这个病名使用不恰当。NAION 的病理生理学改变并非由缺血引起,众所周知,玻璃体对视盘的牵拉会使视盘位置前移及表面的毛细血管扩张,并有潜在出血可能。故 Parsa 等提出的本病发生的病理生理机制是视盘与玻璃体脱离时产生的剪切力引起视盘区和视盘周围的轴突损伤,从而导致临床所谓的 NAION,可称之为玻璃体后脱离性视神经病变。目前对于 NAION 是由血管闭塞引起的论点既缺少组织病理学、荧光血管造影或临床证据,也没有发现累及其他器官的血管阻塞性疾病的干预证据。但对于 Parsa 等提出的 NAION 的发病机制的非缺血理论仍需要更多的基础研究来验证,以及 OCT、OCTA、超声检查等临床证据的支持。

【儿童 ION 的病因病机】

儿童 NAION 常发生在肌体病理环境中如糖尿病视神经病变。但儿童继发性非动脉炎性 ION 临床罕见,主要发生在脊柱手术、腹膜透析和低血容量患儿中。此外,高血压过度药物治疗,偏头痛及血栓前状态(如血小板凝集性增高等)等也可能发生 NAION。儿童 ION 的病因大致可分类如下。

1. 先天性发育异常 视盘埋藏玻璃膜疣是先天性视盘发育异常,是视盘神经纤维下的非细胞胶质物质的沉积。个别儿童的视盘埋藏玻璃膜疣可随年龄增长而玻璃膜疣增大及部分钙化,从而挤压视盘区密集的神经纤维,导致拥挤"窒息"的轴浆流阻滞缺血后发生 NAION。良性骨纤维异常增生变厚累及视神经骨管,增厚变狭窄的视神经管可压迫管内段视神经,导致视神经缺血后萎缩。

2. 手术 颅脑或眼眶手术偶尔可能直接或间接损伤视神经的血供,导致 NAION 或 NPION。笔者门诊所见个别脑瘤(主要是围绕视交叉周围或比邻其血液供应的肿瘤)儿童,尽管手术顺利无术中并发症,但术后原有的较好视力或残存视功能丧失。分析原因可能和手术必然引起的术区组织水肿压迫视神经有关,或与视神经视交叉血液供应密切的循环障碍相关。复杂的脊柱手术偶尔也可能促发 ION,其发病机制是手术时间长,术中血液流失多,加上手术过程有意的低血压麻醉,长时间俯卧位等导致视神经缺血。发病后视力可严重下降或失明,但眼底视盘正常无水肿,此后逐渐进展到视神经萎缩。虽然儿童发病视力预后恢复更好,但亦有部分病例最终视力无改善。

NAION 也可以并发于颅穹隆重建,Lee 等报告 1 例 5 岁男童行非综合征性矢状骨性连接重建颅穹隆后双眼失明。推测平卧体位、术中出血、术中控制血压过低及眼睑水肿压迫等均可能不同程度造成视神经缺血而视力失明,但术后孩子视力逐渐恢复到右眼 0.15,左眼 1.0。

3. 腹膜透析治疗 儿童连续腹膜透析后可能发生 ION 而导致突然失明。病人通常有光感,双眼瞳孔散大,无对光反应。眼底双眼视盘隆起,视网膜水肿和出血,血压通常低,可能有脱水。推测发病和血容量减少有关。数月后视力可能部分改善。Kim 等报告 1 例 2 岁儿童,因晚期肾病连续腹膜透析后继发 NAION,双眼失明,瞳孔对光反应消失,并有脱水。住院后静脉补液及甲泼尼龙和左旋多巴治疗,3 天后瞳孔对光反应恢复,视力改善。此后,类似的儿童病例也证实有效。有报道 1 例 5 岁女童因发育不良性多囊肾病,做腹膜透析后双眼失明,其间有低血压。另 1 例早产儿有同样肾发育不全做透析,有轻度贫血,到 1.5 岁时发现双眼失明。该两例肾功能不全儿童均诊断为 NAION,失明和长期透析后低血压、低血容量及慢性贫血有关。急性和慢性缺血兼有的、未行透析治疗的常染色体隐性多囊肾也可以引发 NAION,其中发病原因之一是由于伴随的门静脉高压造成继发于食管血管曲张的大量失血。

4. 外伤 儿童头部撞伤或内脏损伤出血也可

能导致缺血性视神经病变,如主要碰撞在前额区的后部间接性视神经损伤可造成视神经继发性缺血性视功能丧失(可参考外伤性视神经病变)。笔者曾接诊1例9岁男童,骑自行车下坡不慎摔倒,左前额直接撞在水泥地上,导致左眼视力明显下降。翻阅其外院病历得知伤后1天发现左眼视力仍有0.2,眼底无视盘水肿,但此后视力持续亚急性下降到光感。伤后9天在某医院成功行视神经管减压术后视力恢复到0.1,术后3周又到本科就诊时左眼视力0.15,眼底视盘已苍白。另1例13岁女性儿童,小货车倒车时不幸被车轮压伤腹部,造成脾破裂等出血性休克昏迷,经救治后苏醒,生命体征稳定,但双眼视力均无光感,眼底视盘苍白。虽经中西医结合积极治疗,伤后3个月仍失明。推测例1为后部间接性视神经损伤导致的视神经继发性缺血性坏死,例2属内脏失血过多造成的视神经血供障碍和低灌注导致双眼NPION而失明。曾有报告1例59岁贫血女性,在反复胃肠道出血和急性低血压后,双眼完全失明,诊断为NPION。组织病理学检查发现双侧眶中段视神经呈鱼雷样梗死,累及视神经全厚度,向前及向后逐渐变细。

另有报告1例11岁女童,右眼视力急性下降到0.05。检查眼底和FFA后诊断为右眼睫状视网膜动脉阻塞合并AION。检查血液中α-半乳糖苷酶A明显降低,诊断:Fabry综合征(性连锁隐性遗传病,表现为全身性血管角质瘤,眼部可有结膜、视网膜血管扩张迂曲,角膜漩涡状雾样混浊,核心白内障等)。经高压氧治疗,7个月复查右眼视力0.1.视盘近苍白,血管均细;左眼正常。另有Sivaswamy等报告1例5岁儿童服用西地那非(sildenafil,商品名称Viagra-伟哥)治疗肺动脉高压后发生缺血性视神经病变,但均属罕见病例。

【组织病理】

本病虽无视盘血管的脂肪透明变性或阻塞的直接组织病理学证据,但临床上发病突然,老年人发病率增加及患者多有典型的血管危险因素,均提示ION本质上是血管性疾病。自动射线摄影显示,筛板轴索阻塞与其他视盘水肿相同,筛板和紧靠筛板后区有缺血性改变,并伴有轴突崩解,成为空泡状,视神经纤维坏死,并可伴有少量炎性细胞或星形细胞反应;晚期视神经纤维消失和胶质纤维大量增生,残留的神经纤维不同程度地慢性萎缩,

神经束相对塌陷和软膜间隔增厚。

【诊断】

儿童ION的诊断可参考成人ION的诊断标准。

1. NAION　①视力突然减退或失明,大多不伴有眼球转动痛或钝痛。部分患者发病前可有一过性视物模糊或黑矇。②患眼瞳孔RAPD(+)。③眼底视盘轻度水肿并/或伴盘周线状出血。④视野检查表现为与视乳头相连的扇形、神经纤维束样或类象限性缺损,能配合检查的儿童的典型视野损伤多为上下半盲性缺损。⑤视觉诱发电位检查可显示P100波潜伏期延迟,多以振幅下降为主,但视网膜电图多无异常。⑥眼底荧光血管造影检查,发病初期(通常在4周内)FFA动脉早期可看到循环受损及其部位,表现为视乳头局限性或弥漫性充盈迟缓,视乳头周围脉络膜和/或脉络膜分水岭区的充盈缺损和迟缓,可伴有臂视网膜循环时间延长。⑦OCT扫描早期可清晰显示视盘水肿隆起及盘周神经纤维肿胀增厚,水肿重者累及乳斑束可有局限于黄斑区视网膜的浆液性脱离。晚期则视盘周围神经纤维层萎缩变薄。通常前四条是诊断本病的必备条件。

2. NPION　参考Sadda等(2001,Am J Ophthalmol)提出的标准:①视力突然下降,不伴有眼球疼痛。②视野缺损。③患眼瞳孔有RAPD。④发病时视盘无水肿及出血。⑤排除视网膜血管阻塞、青光眼或脉络膜视网膜陈旧病灶等可引起视野缺损的各种眼病。⑥经CT或MRI等检查排除压迫性、脱髓鞘性、炎性或中毒性等视神经病变。⑦排除功能性或心因性视力障碍。⑧双眼先后或同时发病者,应做基因检测,排除Leber遗传性视神经病变。⑨视觉诱发电位检查异常,但视网膜电流图(ERG)检查可正常。⑩常在发病4~8周内视盘变苍白。

对临床怀疑或不典型病例,应围绕其父母仔细全面了解患儿是否有全身其他基础病,近期是否做过可能诱发视神经缺血的脊柱手术及头部外伤史,以便为明确病因提供可靠依据。应强调的是,鉴于儿童ION临床罕见,儿童AION,特别是PION的诊断常可能被延误。应注意的是,患儿年龄越小,或合并常染色体隐性遗传性多囊肾病、贫血和低血压等,均可能是造成儿童腹膜透析后促发ION或使已发生的ION病情加重的因素。

【鉴别诊断】

1. **视乳头炎** 发病年龄较轻,视力急剧减退,可在几天内完全失明,伴有眼球转动痛。视盘充血水肿较明显,视盘周围有线状出血和渗出,视网膜水肿常累及黄斑部。视野有中心暗点及周边向心性缩小。部分病例可复发。

2. **视乳头水肿** 多双眼发病,视盘水肿明显,隆起度可>3D,其周围视网膜水肿,有条纹状出血及渗出,静脉迂曲扩张。早期视力正常,视野为生理盲点扩大。颅内压增高,可有头痛、呕吐等神经系统症状及体征。若无颅内占位病灶,仅有颅内压增高,脑脊液检查正常,体形明显肥胖者,应怀疑假性脑瘤。

3. **糖尿病视神经病变**(diabetic papillopathy, DP) 约70%的DP发生于1型糖尿病患者中,而1型糖尿病多见于儿童。DP常双眼发病(40%),由于DP易与NAION相混淆,且处治原则和预后不同,临床应注意鉴别。DP的视盘水肿表现为非特异性充血性水肿,约50%有视盘表面毛细血管扩张,但无新生血管。视力可正常或轻度下降,视野仅见生理盲点扩大或视敏感度下降,或有弓形缺损,无中心或旁中心暗点,通常无半盲性视野缺损。约75%的患者受累眼视力≥0.5。一般视力预后较好,多在3~12个月内视力恢复到正常,且视力改善多先于视盘水肿的消退。若糖尿病视网膜病变严重或出现糖尿病黄斑水肿,则中心视力可明显下降。

4. **球后视神经炎** 该病与PION鉴别较困难,儿童应全面向其父母了解病史,有无近期外伤史、手术史及因肾功能异常的透析史,有无血管病危险因素。并根据发病特点、视野损害形态等结合必要的实验室及影像学检查等综合判断。

其他如假性视乳头水肿、视盘埋藏玻璃膜疣等,通过病史、屈光状态,及监测眼压、眼科B超检查、OCT及视野等可以鉴别。

【治疗】

迄今为止,临床应用的NAION的治疗方法多是针对其危险因素或高危因素凭经验或推测治疗,大多数所称治疗有效的文献均为前瞻性和回顾性系列病例报告,而仅有的部分前瞻性随机对照治疗试验结果均证明无效,也难以预测或阻止其对侧健眼发病。国际上对于本病是否用糖皮质激素治疗

仍有争议,但大多数学者提倡发病早初期给予激素治疗,尤其是视力损害严重,视盘水肿明显的病例。我国近年主要针对成人NAION的专家共识(中华眼科杂志,2015年5期)认为病程在2周内视盘水肿明显者若用激素"建议采用口服方式,不提倡玻璃体腔内注射曲安奈德等治疗"。对儿童ION,因均为个案病例报道,缺乏统一的理想治疗方案。但一旦有明确的NAION或NPION,除可参照成人治疗方案外,应强调首选治疗用药是对儿童相对安全的,也不常规推荐皮质类固醇治疗。以下治疗可供参考。

1. **改善循环障碍** 可用复方樟柳碱注射液患侧或两侧颞浅动脉旁皮下注射,中华医学会眼科学分会神经眼科学组作为Ⅰ级推荐级别治疗该病,但要尽早使用,2周为1个疗程,一般2~4个疗程。用该药同时要避免联合作用强的扩张血管药物,必要时可与视神经保护药物联合应用。

2. **神经营养药物** 补充维生素 B_1、维生素 B_{12} 及 ATP、辅酶 A、肌苷等能量增强药。

3. **降低眼压** 改善眼压与睫状后动脉灌注压之间的不平衡。可用1%美开朗滴眼液(β受体阻滞剂)滴眼,每日2次;或溴莫尼定滴眼液(α受体兴奋剂),每日2次。

4. **高压氧治疗** 原则上应尽早治疗。

5. **中医治疗** 对已有不同程度视神经萎缩的患儿可选择中药或针灸治疗,或两者协同治疗。

【治疗展望】

当前主流认识是,NAION是因潜在的血管危险因素加上视盘拥挤结构等易感特征导致的后短睫状动脉的视盘旁分支急性低灌注或无灌注后发病,故及时有效干预各种血管危险因素如控制好高血压、糖尿病,并用血管舒张剂和抗血栓形成药改善视神经低灌注是该阶段预防发病或减缓发病严重度的必要措施。缺血损伤后视盘水肿,视盘有限的空间导致间隔综合征,使穿过视盘的轴突和毛细血管受压后加重初期的缺血性损伤。因此,如何缓解或减轻对视盘区的轴突和毛细血管的压迫是另一个潜在的干预治疗。基于这一假设,曾设计的对NAION行视神经减压手术的大样本随机对照试验(手术组127例,未治疗组131例),其结果是手术无益,反而有害。故该阶段的治疗路径尚待探讨。持续的缺血可能诱发细胞毒性因子和细胞因子如血管内皮生长因子(VEGF)的释放,导致缺血更重,随

后轴突变性,视网膜神经节细胞凋亡丧失。利用皮质类固醇或抗 VEGF 分子靶向用药,以及神经保护剂来抑制血管生成和细胞毒性因子造成的视盘缺血水肿,是 NAION 进展到该阶段的有潜力的干预用药。NAION 发病约 6~12 周后必然发生视神经萎缩,此后留待解决的治疗策略是如何促使神经轴突的再生。尽管迄今对 NAION 各阶段的治疗窗仍不明确,但有理由相信,早期干预治疗可能减少轴突损伤。该病视盘水肿消退后继发视神经萎缩,视盘可呈弥漫性或节段性不均匀性变苍白,但其已受损的视功能通常是稳定的,除非偶尔再次发病。

(韦企平)

第十章

中毒性和营养性视神经病变

中毒性视神经病变(toxic optic neuropathy,TON)是指摄入或吸入对视神经有害的毒性物质或药物导致的视神经损害。营养性视神经病变(deficiency optic neuropathies,DON)则是因某些营养物质的摄入不足、吸收不良或消耗过多,营养状况失衡引发的视神经疾病。两类视神经损害临床表现虽有所不同,但视力下降的模式相似,均以双眼无痛性中心视力下降,色觉障碍,中心暗点和视神经萎缩为特征,视功能损害常是双侧对称性的。临床疾病过程中,营养不良和毒物两个因素通常起着协同作用,因此将这些疾病归为一类,统称为中毒性和营养性视神经病变(toxic and deficiency optic neuropathies)。

这两种疾病在种族、性别和年龄方面并无明显差别,在经济发达国家少见,而在发展中国家更为普遍,因为人们更多地暴露在环境和食物中的有毒物质中,并且营养不良状况更突出。另外社会历史和习惯、饮食、神经性厌食症、胃肠道疾病或手术或贫血、代谢性疾病等对疾病发生均有影响。

第一节　中毒性视神经病变

要确定某种毒性物质或药物与视神经病变之间的因果关系,主要依赖于患者临床过程的详尽还原,根据以下因素进行判断:①毒物接触史,该毒物已被证实以相同方式接触可以导致视神经损伤。②在接触毒物和症状出现之间存在时间相关性:接触毒物开始的时间应在视力下降之前,但在多数时候因为视力隐匿性下降或者掺杂其他因素,很难确定视力下降的时间。如果停止接触毒物和症状出现之间的时间间隔太长,应可以排除中毒性视神经病变。③致病毒素的特异性与一致性:接触毒物之后出现的症状和体征符合中毒性视神经病变特征,并与已证实的相同原因造成视功能损害患者的典型症状相同。④激发试验:停止接触后视力改善;再次接触则出现同样损害。⑤某种特定药物或化学物质引入和撤出的时间和地区的流行病学数据也对诊断有益。⑥毒素致病的剂量应答反应:毒性物质和效果之间存在特异的、可重复的剂量效应关系。⑦排除其他致病因素,同时要考虑是否有多种因素的共同作用。

随着现代工业的发展和社会的进步,不断地有新药物和新的化学物质进入我们的工作和生活环境中,这些新的药物或化学物质可能对视神经有潜在危害。临床实践过程中,不是上述所有的因素都能得到验证,并且每个个体的易感性差异很大,又缺乏有关视神经毒性的特异性实验研究证据,因此,中毒性视神经病变常常需要在临床中密切观察并得到确认,文献中已报道的临床病例会提供帮助。从防范角度,临床医生在遇到散发和流行性视力下降患者时应当警惕中毒性视神经病变。

TON 的病理生理机制尚不清楚,因为不同的中毒物质可能以不同的方式危及损伤视神经。部分毒性物质的共同途径是线粒体损伤和细胞内和细胞外自由基内稳态的失衡。外源性物质,如抗生素、抗心律失常药物等,可能通过干扰电子传递链中的一个或多个复杂亚基而导致线粒体功能障碍,破坏线粒体氧化磷酸化,导致中毒性视神经病变。

典型的毒性物质摄入或吸入是急性发生的,眼部会有急性中毒的相关表现如视乳头水肿等,而慢性的毒物摄入或药源性损害通常有一个隐匿性的病程,以双眼对称性渐进性无痛性中心视力下降,色觉障碍,中心暗点和视神经萎缩为特征。

【视神经毒性物质】

目前证实或推测对视神经有毒性的物质有许多。其中最为常见的是烟草和乙醇,所以对于青少年,进行必要的健康教育,尽量避免烟酒不良嗜好是很重要的。化学物质中毒可造成严重的眼部损害,急性中毒者还可能危及生命,因此应当采取积极的预防措施,加强对化学物质及药品的管理,防止误服,临床应合理使用药物,避免滥用,尽量少用,防止中毒的发生。常见的毒性物质包括:

1. **金属**　有机磷、砷化物、铅、铊、汞等。

2. **有机溶剂**　甲醇、乙二醇、二硫化碳、硫化氢、甲苯、苯乙烯、三氯乙烯、四氯化碳等。

3. **有毒气体**　一氧化碳、氰化物等。

4. **化合物质**　苯胺、苯肼、苯异丙肼、二硝基甲苯、二氯硝苯、氯化钴、六氯酚、甲基醋酸盐、甲基溴化物等。

5. **抗结核药物**　乙胺丁醇、异烟肼、链霉素、异烟肼等。

6. **抗微生物药物**　磺胺、氯碘羟喹、氯霉素、利福平、奎宁、甲硝唑、呋喃唑酮、氨苯砜、双碘喹啉、卤代羟基喹啉等。

7. **免疫调节剂**　环孢素、α-干扰素等。

8. **抗肿瘤药物**　长春新碱、5-氟尿嘧啶、顺铂、卡莫司汀、司莫司汀、紫杉酚、卡铂等。

9. **其他药物**　如氯米芬、氯丙嗪、双硫仑、麦角、碘仿、氯磺丙脲、盐酸金刚烷胺、胺碘酮、咖啡角(含咖啡因和酒石酸麦角胺)、苯丁酸氮芥、去铁胺、依降钙素(合成的降钙素类似物)、青霉胺、普拉莫西、他莫昔芬等。

【临床表现】

1. **病史**　有明确的毒物密切接触史。毒性物质摄入致急性视神经病变的患者可因恶心、腹痛或昏迷等症状就诊于急诊,恢复意识后才发现视力损害。

2. **症状**　①多双眼同时发病。早期可出现单眼先受累。若单眼视力严重下降而另1眼完全正常者应注意排除其他疾病。②视力障碍:患者常首先出现注视点模糊,继而视力进行性隐匿性下降。视力可以急剧下降至极低点,但即使失治的患者也少有完全失明或仅存光感者。除甲醇中毒典型表现为完全或接近完全失明外,中毒性视神经病变患者很少出现低于0.05的视力。③视力为无痛性下降,眼和眼眶疼痛可能提示其他诊断。④色觉检查:早期出现色觉障碍,以红色最为明显,可为首发症状。

3. **瞳孔**　瞳孔对光反射迟钝,当失明或接近失明,如甲醇中毒时,瞳孔对光反射多消失且瞳孔会散大。患者常为双眼同时视觉损害,因此一般没有RAPD。

4. **眼底**　急性中毒时可出现视盘充血水肿,逐渐发展为弥漫的视盘苍白;慢性中毒多为隐匿性视力下降,视盘表现为正常或轻度充血,缓慢发展为颞侧视盘苍白和乳斑束萎缩。视神经萎缩发生的时间差异较大。

【辅助检查】

1. **视野检查**　中心暗点,盲中心暗点,旁中心暗点最为常见,偶尔也可见周边视野缺损甚至管状视野。有些患者中心暗点巨大,仅应用自动视野仪检测中心24°范围内的视野可能显示全视野敏感度降低,而不易发现中心视野缺失,推荐使用动态自动视野以清晰显示中心或盲中心暗点。还有一些患者也可能表现为轻度的小的中心视野缺损,这时建议检测中央10°的视野。

2. **眼电生理检查**　VEP对早期或亚临床视神经病变诊断是有益的,通常表现为潜伏期正常或接近正常,P100波幅明显降低,可与脱髓鞘疾病相鉴别。PERG的P50和N95波分别反映黄斑和视网膜神经节细胞功能。对于VEP异常的患者,PERG可用于识别黄斑病变。传统ERG和多焦ERG可用于排除视网膜疾病。

3. 必要时进行钆增强头颅(注意视交叉)、眼眶、视神经MRI检查以明确颅内是否合并有其他损伤,并排除颅内占位或浸润性病变。

4. 进行基因检测除外遗传性疾病。

5. **实验室检查**　血细胞计数、血液化学、尿液分析、组织或体液中的特定毒素(如甲醇或乙二醇)或其代谢物、筛查血液和尿液中的毒素(例如铅水平)、直接或间接维生素检测揭示营养失衡状况等。

【诊断和鉴别诊断】

诊断建立在确认中毒因素和排除其他病理因

素的基础上。任何年龄、种族、地区和经济层次的人都可能患中毒性视神经病变，但使用某种药物治疗、因个人原因接触某种物质或有烟酒等不良嗜好的人更易患病。根据明确的毒物密切接触史以及中心视力渐进性无痛性下降、色觉异常等典型临床表现可以确诊。评价疾病时应注意仔细询问病史，了解完整的个人史，包括饮食结构、药物使用、烟酒嗜好、家族史和社会背景，毒物暴露史及生活环境等也很有意义。一些代谢性疾病，包括糖尿病、肾衰竭和甲状腺疾病，可能会由于毒素的积累而导致中毒性视神经病变。详尽的病史也是该病与其他疾病鉴别的重要线索，详细的症状询问应包括四肢感觉障碍和步态问题，表明中毒性周围神经病变和/或对小脑的毒性影响。

1. **黄斑部疾病** 由中毒性、遗传性、类肿瘤性等病变引起的双眼黄斑病变也可以表现为双眼视力下降而矫正不提高，眼部检查无其他异常。借助瞳孔、Amsler 方格表、荧光素眼底血管造影、视野和局部视网膜电流图等检查手段，有助于鉴别。随着病程进展，眼底出现异常，则可以根据眼底变化明确诊断。需要注意的是，在一些黄斑疾病进展中，视网膜改变是很细微的，并且视神经萎缩可能与视网膜病变有关，如视锥细胞营养不良，不能因为视神经萎缩的存在而忽略视网膜疾病引起视力下降的可能，引起错误的病变定位。

2. **视神经炎** 儿童视神经炎以双眼发病多见，可能与中毒性视神经病变相混淆。虽然两类疾病的视野缺损表现类同，但视神经炎常在几天内视力急剧下降，伴有眼球转动痛或眶周疼痛，部分病例有视盘水肿。通过 MRI、脑脊液、视神经炎相关标志物以及抗核抗体等免疫相关特殊检查，以及神经系统的全面检查可有助于明确病变性质。

3. **遗传性视神经病变** 此类遗传性视神经疾病在缺乏家族史，或就诊时已有明显视神经萎缩者，可能会与中毒性视神经病变相混淆，必要时进行基因检测可以明确诊断。

4. **压迫性或浸润性视交叉损害** 由于双眼盲中心暗点和视交叉病变的双颞侧视野缺损易于混淆，且确有很多肿瘤病例表现为双眼中心甚至盲中心暗点，临床医生应当注意鉴别，仔细询问患者有无全身内分泌系统的改变及其他伴随症状，及时进行神经影像学检查，避免误诊。

5. **双侧枕叶病变** 双侧枕叶病变可以引起相同模式的双侧中心视力丧失，伴有外观正常的视神经和正常的瞳孔反应。仔细的视野检查可以在两侧视野中间发现垂直阶梯。

6. **癔症或伪盲** 癔症或伪盲患者虽自诉视力下降，但瞳孔对光反射灵敏，眼底正常，视野缺损常表现为螺旋状视野缩小或管状视野，检查结果重复性差。临床医生通过仔细分析患者主诉、患病经过、生活环境，观察其言行，结合瞳孔检查、瞬目试验、必要的伪盲试验等通常可以明确诊断。

【治疗】

1. **针对病因治疗** 首先是尽早发现致病因素并尽快消除其对人体的进一步损害，再根据不同原因给予对症治疗。

对于急性中毒，通过洗胃尽快去除未吸收的毒性物质并能通过胃管给予相应解毒剂灌洗，但对腐蚀性药物中毒洗胃属禁忌；患者清醒状态下可催吐排出毒物；对已经进入肠道的毒物可利用导泻剂排出；清洗皮肤，脱离中毒现场可避免毒物吸收增多；大量饮水、输液、血液透析及利尿剂的使用可以加速毒物排出过程。

根据病情采取以下措施阻止毒物的吸收：①应用中和剂解毒，如碱性物质中毒可用醋酸、枸橼酸中和，酸性物质中毒可用氧化镁、肥皂水中和；②有机物质中毒时可用氧化剂如 1/5 000~1/2 000 的高锰酸钾溶液洗胃破坏其毒性；③应用吸着剂如活性炭将毒物吸附于表面，减少毒物胃肠道吸收的同时，又便于毒物的清洗；④应用牛奶、蛋清、淀粉、米汤、镁乳等保护剂保护胃肠道黏膜，减少毒物的刺激。另外，酌情使用解毒剂也是必要的。

2. 对磷、苯肼、一氧化碳、硫化氢、铊、硝基酚、安乃近、矮壮素等中毒，酌情全身应用糖皮质激素、血管扩张剂、能量合剂。

3. 应用大量维生素类药物，尤其是 B 族维生素及维生素 C。

4. **应用大量营养神经药物** 静脉点滴胞磷胆碱注射液、脑苷肌肽注射液，神经生长因子肌内注射，口服肌苷、甲钴胺等药物。

【特殊类型的中毒性视神经病变】

1. **甲醇** 甲醇是一种有毒的挥发性无色无味的液体，广泛存在于防冻剂、复印液、挡风玻璃清洗液和脱漆剂中，一般在加入乙醇中后可能被意外食入。吸入甲醇也可以引起中毒性视力丧失。甲醇是影响视神经的最具特征性的毒素。

甲醇是乙醇脱氢酶途径的底物，在肝脏中缓慢代谢转化为甲酸和甲醛。人类和非人类灵长类对甲酸的代谢能力有限，因此对甲醇诱导的神经毒性有独特的敏感性。甲酸可以抑制基本的线粒体酶、细胞色素氧化酶活性而抑制氧化代谢，成为线粒体毒素而损伤视网膜和视神经。甲醛可使视网膜神经节细胞广泛退行性病变及视神经纤维变性，发生视神经萎缩而失明。电生理检查提示甲醇可以损伤视神经的光感受器、Müller 细胞等。近年也有研究认为，甲醇中毒的原发损害部位主要是视盘以及筛板后区的神经纤维，出现轴突内线粒体肿胀、神经小管破裂、空泡形成及轴突肿大、星形胶质细胞肿胀、筛板后区视神经髓鞘脱失等。尸检证实双侧筛板后至眶尖部的视神经中央发生坏死。

该病既有流行病例又有散发病例。因甲醇和乙醇色味非常相似，患者几乎都是将甲醇误作、代替或加入乙醇中摄入，部分患者因吸入甲醇蒸气而中毒。急性中毒剂量因人而异，小剂量 30ml 即可致残，摄取 2g/kg 即可致盲，中毒后有 8~36 小时的潜伏期，当混有乙醇时中毒情况会减轻，潜伏期会延长。其诊断可以通过测定血清中甲醇浓度超过 20mg/dl 来确定。生化检查还可见阴离子间隙（anion gap，AG）升高，血清甲酸盐增多，碳酸氢盐减少。

全身表现：最初患者恶心呕吐，症状很轻，会影响医生对中毒程度的准确判断。18~48 小时之后，患者开始出现呼吸困难、头痛和视力下降，并多伴有腹痛、全身乏力、意识不清和嗜睡，甚至呼吸衰竭、昏迷和死亡。代谢性酸中毒是甲醇中毒的一个重要标志，是由甲酸盐蓄积所致，酸中毒的严重程度可粗略地显示中毒的严重程度，但视力下降并非酸中毒所致。

眼部表现：有一半的患者会出现眼部症状。它们可能在摄入后 6 小时或更长时间内出现。主要包括：①视力下降程度不等，甚至完全失明。很少出现眼睛疼痛。②眼底检查：急性期多有视盘充血，边界不清，可见盘周视网膜水肿和出血。随病情发展，视盘逐渐变苍白，并出现类似青光眼的生理杯扩大，视网膜动脉变细。③视力严重受损但未失明的患者瞳孔对光反射减退；失明者瞳孔散大，对光反射消失。瞳孔对光反射消失可能标志预后不佳。④视野以中心和盲中心暗点为主。少数患者表现为周边视野向心性缩小、纤维束样缺损或生理盲点扩大。⑤患者可能在一周或更长时间内视

力恢复。一些患者会在第一次恢复后的几周后视力再次下降。⑥荧光素眼底血管造影：视盘及其周围毛细血管扩张，微动脉瘤，后期视盘边界模糊。

长期接触低浓度甲醇可致慢性甲醇中毒，可发生结膜炎、眩晕、头痛、眼震、恶心、呕吐等，也可发生球后的视神经病变、视力逐渐减退和视野出现中心暗点，部分患者会出现眼外肌麻痹和眼睑下垂。眼底多正常，部分病例可有视盘、视网膜充血水肿，随后发生视盘苍白萎缩。

治疗：甲醇中毒是一种危及生命的疾病，治疗必须及时，发现患者摄入甲醇而尚未出现视觉症状时是阻止视力下降发生的最佳时机。对一些患者来说视觉症状有助于早期确定诊断，从而尽早及时治疗视力仍可能有一定程度的恢复。

急救可先催吐洗胃。治疗上可口服适量乙醇，干扰甲醇代谢；给予碳酸氢盐治疗代谢性酸中毒（5% 碳酸氢钠溶液 0.5ml/kg，加入 5% 葡萄糖溶液 2.5 倍量稀释成等渗液后静脉滴注），并通过血液透析排出毒物。同时补充大量 B 族维生素、维生素 C 及营养神经药物。有报道静脉内大剂量类固醇应用对视力恢复有潜在益处。由于甲醇中毒后排泄缓慢，病情变化快，临床上应密切观察病情变化。预后与酸中毒的严重程度相关，而不是与血清甲醇浓度相关。

2. 乙二醇 乙二醇是汽车防冻液的活性成分，可被儿童意外摄入或用于自杀。它对视神经有毒性作用，其对人体代谢的影响与甲醇相似，常因此被混淆。中毒原因的一个线索是尿中见草酸盐结晶。

乙醇酸盐蓄积可致代谢性酸中毒和阴离子间隙升高。与甲醇中毒相同，患者首先出现恶心呕吐和腹痛，继而昏迷，数天后出现心衰。不同的是，在乙二醇中毒中，肾衰发生率很高，甚至会致死，但存活下来的患者可出现持久的神经系统和眼部后遗症。

乙二醇与甲醇代谢途径相同，乙二醇中毒者视力下降发生率要低得多，但一旦发生则视力严重下降，瞳孔散大和对光反射消失；可出现脑水肿导致的视盘水肿；有早期视盘正常者，随后变苍白；患者还可能出现眼球震颤和眼肌麻痹。

治疗方法与甲醇中毒基本相同：用碳酸氢盐对抗酸中毒；乙醇延缓乙二醇代谢；血液透析加速毒物排出。

3. 乙胺丁醇 在临床使用的药物中，与中毒

性视神经病变关系最密切的就是乙胺丁醇。乙胺丁醇是一种抗结核药物,对视神经的毒性与服用剂量有关。其主要毒理作用尚未阐明,可能与金属离子螯合机制、兴奋性神经毒损伤机制、线粒体机制、囊泡形成机制、细胞凋亡等有关。

长期应用乙胺丁醇者约有 2% 发生视神经炎,以球后视神经炎最多见,通常为轴性变性,也可见周围损害型及混合型。由于视路受损部位不同,引起的相应临床症状和体征各异。一般分两型:①视神经轴性损害型,视神经中央纤维受损,表现为中心视力下降,有中心暗点,色觉异常;②视神经周围损害型:视神经周围纤维受损害,表现为视力正常,色觉正常,视野周边缩小或象限性视野缺损。视神经损害通常为迟发性,治疗开始与毒性反应发作之间的平均间隔是 3~5 个月,也有治疗开始后 12 个月才出现眼部症状的。

有学者认为色觉损伤是乙胺丁醇中毒性视神经病变的首发症状,典型的为红绿色觉异常。Polak 等认为在没有视力下降的患者中,蓝黄色觉障碍是最早出现的常见症状。敏锐的蓝黄色觉异常需要用 Lanthony 去饱和面板检查,而普及的 Ishihara 图、Farnsworth-Munsell D-15 试验和 Fundoscopic 检查在早期常不能发现蓝黄色觉异常。

所有患者视力均为双眼同时下降,且病程是隐匿的。多数患者视野呈中心暗点,也见双颞侧缺损和周边缩小。早期眼底表现正常,如不停用乙胺丁醇,视力会进一步下降,并出现视神经萎缩。多数患者停药后,视力、色觉和视野可能缓慢改善或逆转,但也有视功能损害不恢复者。

对于乙胺丁醇来说没有所谓的安全剂量。乙胺丁醇中毒的发生率随着药物剂量的提高而提高,视力下降者摄入量一般不少于 25mg/(kg·d),但也有摄入少量即出现视力下降者。乙胺丁醇治疗的持续时间与其毒性也有明显的相关性。患者一般用药 2 个月以上才出现视力下降。症状出现越早、停药越早,总剂量即越少,视神经损害越轻,恢复程度和速度就越好。大约 70% 的乙胺丁醇通过肾脏代谢,肾结核患者由于肾功能有所减退,导致体内药物蓄积和血药浓度增加,即使使用剂量为常用量,疗程不长(小于 2 个月)亦可能引起毒性反应。所以临床应根据患者年龄、病情和肾脏功能状态,严格控制和调整乙胺丁醇用药剂量,以防发生乙胺丁醇中毒性视神经病变。

本病的一级预防是最好的治疗方法,在服用乙

胺丁醇之前应当告知患者药物的眼毒性并进行眼科相关检查(包括视力评估、视野测试、眼底检查、色觉测试、对比敏感度测量、OCT 和 VEP),其中视力和色觉测试是最简单的测试,也可以由非眼科医生进行。如果药敏测试为不敏感,应立刻停用乙胺丁醇。患者在使用乙胺丁醇期间定期对眼部情况进行随访监测,一旦发现潜在的视神经毒性损伤,应立即停用乙胺丁醇。停药是终止病变进展、恢复视力的首要措施,并应同时停用异烟肼。在本病的病理生理过程中,黄斑区的神经节细胞减少和视盘周围轴突肿胀可能是早期标志,由于黄斑主要由视网膜神经节细胞体组成,通过 OCT 测量黄斑神经节细胞+内丛状层厚度可作为预测功能性损伤的敏感标志物。

4. **烟草**　关于烟草中毒性视神经病变的机制、特征、疾病分类学、症状学已争论多年。吸烟导致的视神经病变的发生频率因时间和地域的不同而有很大差异,这种差异和本病诊断没有金标准有关。更多学者认为烟草中毒性视神经病变可能是多因素(氰化物慢性中毒、有机硫缺乏、维生素吸收不良、食物中缺乏叶酸或含硫氨基酸,酗酒及不良饮食习惯等营养因素)共同作用的结果。

烟草中毒性视神经病变主要表现为双眼缓慢进展的无痛性视力下降和色觉损伤,色觉障碍以红绿色明显。眼底检查可见,早期视盘正常,晚期视盘变苍白。典型的视野改变为:中心暗点或哑铃状暗点,发病早期用红色视标检查可能更敏感。

治疗:①戒烟戒酒。纠正不良饮食习惯,改善营养状况。②补充大量 B 族维生素,尤其是维生素 B_1、维生素 B_{12}。③5%~10% 硫代硫酸钠 2~4g 静脉注射,每日 1 次,连续应用 20~30 日,促使体内过多的氰转变为硫氰化物,从尿中排出。该药不能由消化道吸收,不能口服,应用时需新鲜配制。④口服胱氨酸,每日 4g,连服数月。⑤血管扩张药。⑥神经营养剂。经过上述治疗,一般数月内视功能可缓慢改善。

5. **铅**　儿童铅中毒致病途径主要包括:①食品的污染,含铅较高而又是儿童喜爱的食物主要有爆米花、皮蛋、罐头和水果(其表皮主要是杀虫剂含铅)。我国儿童铅中毒的危险因素中与常食罐头的儿童相关性最强,其铅中毒的风险增加 4 倍以上。②含铅油漆、学习用品和玩具的污染:在新装修居室内居住,含铅油漆可长久释放铅基油漆颗粒,导

致儿童铅暴露。常用的学习用品(铅笔、教科书封面及彩页、儿童彩笔)、彩色画面的报刊、画报、课桌椅及玩具中的棕黑色油漆层和颜料所含可溶性铅最高。学龄前儿童由于常有不良的习惯如啃咬玩具、吸吮手指、进食前不洗手等,可溶性铅可通过口腔进入消化道而被吸收。患有异食癖的儿童出于对非食物的渴望,也很有可能以这种方式中毒。③含铅汽油的废气污染:铅被广泛应用于工农业、交通、金属冶炼、建筑材料等行业,都会产生不同程度的铅污染,特别是含铅汽油的废气污染是铅污染的主要原因之一。四乙基铅作为汽油的传统防爆剂是汽油铅污染的来源,汽油燃烧后排出铅粒子,大约有 1/3 大颗粒会四处弥散,最后以沉降的方式沉积在汽油燃烧处周围几公里范围内的农作物及土壤中,2/3 则以气溶胶状态悬浮在空气中,此后随人或动物呼吸进入机体,儿童因为身高的原因,更易吸入。

铅的毒理作用尚待进一步研究,可能与抑制线粒体氧化磷酸化过程有关。

铅中毒主要损害神经、造血、循环、消化、骨骼、泌尿生殖系统等,可分为急性铅中毒和慢性铅中毒。急性铅中毒者,口腔中有重金属气味,腹痛,血压高,头痛严重者可出现谵妄、昏迷、高热抽搐等脑病表现。慢性铅中毒时可表现为神经衰弱、抑郁、精神障碍及运动神经元受累的周围神经病。儿童以慢性铅中毒多见。眼部以球后视神经炎多见,表现为视力减退,视网膜动脉痉挛、硬化,视网膜出血、渗出,晚期视神经萎缩。视野检查多见中心暗点,也有周边缩小者。偶可见眼肌麻痹、眼球震颤者。

尿铅及血铅含量测定对诊断有益。鉴于铅毒对儿童危害的无阈值性,部分发达国家及我国大城市的医疗儿童保健机构已将儿童铅中毒的诊断标准确定为 $50\mu g/L$,无论是否有相应的临床症状、体征及其他血液生化变化。不能及时送检血铅检测时应做尿铅检测,尿铅大于 $100\mu g/24h$,提示有铅中毒肾损伤,但尿铅影响因素较多。

治疗主要是驱铅治疗,用依地酸二钠 1g 加入 5% 葡萄糖 500ml 中静脉滴注,每日 1 次,3 次为一疗程,连续 3~5 个疗程,疗程中间停药 3~5 日。必要时间隔 3~6 个月后再次驱铅治疗,总剂量不超过 30g;同时应用神经营养剂及大量维生素。经过治疗,视功能多能改善或恢复。

儿童铅代谢具有吸收多、排泄少、储存池的铅

流动性大、内源性铅暴露的概率和程度均较高的特点。另外一些从事铅作业劳动和其他暴露于铅环境污染的孕妇,体内蓄积的铅可通过胎盘转移到胎儿体内,对胎儿的生长发育造成严重的不良影响。铅中毒对机体的影响是多器官、多系统、全身性的,临床表现复杂,且缺乏特异性,相较于驱铅治疗,更重要的是预防。预防手段主要是让孩子养成良好饮食、卫生和生活习惯,减少铅暴露和铅摄入量,孕妇应注意避免过多的铅接触,妊娠期要多食含钙食品及适量补充钙剂,可起到积极的预防作用。关于儿童铅中毒的防治,环境干预是根本手段,健康教育是主要方法,临床治疗是重要环节。

6. **奎宁**　小儿奎宁中毒多因用量过大或特异质引起,静脉注射过快或药液浓度过高可致休克。孕妇应用大剂量奎宁,可以通过胎盘屏障引起胎儿或新生儿中毒,复方奎宁注射液内含盐酸奎宁 0.136g 和小量的咖啡因及乌拉坦,对特异体质的小儿可因奎宁导致过敏反应及休克。奎宁中毒剂量一般为 2.5~4g,8g 左右可致死。在用药后数小时或数日内发病。奎宁中毒主要累及胃肠道、神经系统、心血管系统、皮肤等。在眼部会使视网膜血管强烈收缩,致使视网膜视神经缺血、水肿,视网膜神经节细胞发生变性,细胞核萎缩,发生视神经萎缩,视力损害因中毒程度而定。眼部表现为:视力突然下降,重者可失明;瞳孔散大,对光反射迟钝或消失。眼底:早期视盘水肿,视网膜动脉高度狭窄,视网膜水肿呈灰白色,可见渗出及不规则的色素斑。晚期视神经萎缩,部分患者有色觉异常,视野表现为极度向心性缩小,特别是蓝色视野更为显著。

治疗措施包括:停用奎宁;立即洗胃催吐;服用泻剂或利尿剂加速药物排出;口服活性炭减少吸收;在急性期应用大量血管扩张剂,如吸入亚硝酸异戊酯,或舌下含化硝酸甘油片,口服或注射烟酸等;高压氧治疗;大量维生素类药物;神经营养剂治疗;严重中毒应用透析疗法。经过治疗,视功能可部分恢复。奎宁中毒少有视力完全失明者。

7. **铊**　铊是重金属元素,灭鼠、灭蚊、灭虫药中含有其硫化物,儿童可因误服致急性中毒,食用铊盐含量高的蔬菜等会引起慢性中毒。内服大量铊盐的急性中毒患儿常在数小时到 24 小时内出现消化、循环、神经、皮肤、呼吸系统症状,重症者可因呼吸衰竭、休克而死亡。慢性中毒表现可能无特异性,可有贫血,齿龈炎及齿龈蓝线,束状脱发、多发性周围神经炎等症状。中毒后血、尿、毛发中含铊

量增加。眼部累及视神经及视网膜,表现为视力下降和色觉障碍,瞳孔对光反射异常,视网膜渗出,动脉变细,色素沉着,晚期血管旁白鞘,或球后视神经炎,视神经萎缩,视野表现为向心性缩小。

治疗:①口服铊盐发生的急性中毒,应立即采取催吐、洗胃、导泻、输液治疗,刺激催吐或用2%~4% 盐水或淡肥皂水催吐;1% 碘化钾或碘化钠100~200ml 洗胃,使成不溶性的碘盐,减少自胃肠吸收,随即选用 3% 硫代硫酸钠溶液或清水洗胃;用硫酸盐类泻剂导泻,加快毒物排出;还可口服活性炭 0.5g/kg,以减少毒物吸收;静脉输液可促进排泄并维持体液平衡。慢性中毒者断绝病源性食物或环境隔离。②驱铊治疗:普鲁士蓝、二巯基丙酸钠、硫代硫酸钠、双硫腙等,或与铊形成无毒的络合物,或与铊形成共价结合物,经肾脏排出;慢性铊中毒用含硫氨基酸如胱氨酸、半胱氨酸、甲硫氨酸等,可有一定疗效。③全身应用类固醇皮质激素。④静脉输液,利尿剂或血液透析促进铊排出。⑤大量维生素及营养神经药物应用。

8. Vigabatrin(氨己烯酸,喜保宁) 是一种抗癫痫药,常用于治疗婴儿痉挛和复杂的难治性部分性癫痫发作。在 15%~31% 的婴儿,15% 的儿童和25%~30% 服用该药物的成年人中观察到双侧视野缺损的改变,通常始于双眼鼻侧视野,并进展为双眼视野向心性缩小而保留中心视力,相关的视野缺损可能是不可逆的。其中毒机制可能是由于药物的视网膜积聚或视网膜 γ- 氨基丁酸(Gba)水平升高,或两者兼而有之。Vigabatrin 视野损害的发生时间取决于患者年龄和用药的持续时间:婴儿平均 3 个月,儿童平均 11 个月,成人平均 9 个月。因此服用 Vigabatrin 类药物的患者应该进行基线眼科检查,此后每隔 6 个月定期监测一次(婴儿每隔 3 个月监测一次)进行重新评估。如果 Vigabatrin 的累积剂量超过 3kg,由于剂量 - 毒性关系,应该更频繁地进行视野监测评估。如果出现视野缺损应及时停用 Vigabatrin。有研究表明牛磺酸缺乏是 Vigabatrin 诱导的视网膜光毒性的一个原因,所以摄入牛磺酸和配戴太阳镜减少光照可能会减少该类药物的不良反应。

9. 蜂毒 儿童在玩耍中有可能被蜜蜂蜇伤。蜂毒是一种复杂的毒素,含有多肽毒素、酶和生物胺,可引起人的毒性和过敏反应。蜂蜇伤眼睛可引起视神经炎,重者可能出现血管炎、周围神经炎、急性肾功能衰竭和过敏反应等并发症。Maltzman 等回顾了 7 例蜂蜇伤后视神经炎,总结其特征是:多数为蜇伤后数分钟到数小时内急性或亚急性发病,3% 可能在数天到数周内出现延迟反应;视力范围变化从 1.0 到眼前手动;眼底表现为视盘水肿、可伴有出血;视野改变以中心和旁中心暗点为主,轻症者仅有生理盲点扩大;VEP 检查 P100 潜伏期显著延长,ERG 可正常;激素治疗预后良好。但因病例数有限,对这种相对少见的视神经病变的许多特征仍然未知,还有赖于血清学或免疫学检测的系统性前瞻性评价。但对于蜂蜇伤后视神经受累患者,应尽快采取治疗措施以抵消毒液的活性,治疗时间是决定视力预后的重要因素。

第二节 营养性视神经病变

营养性视神经病变可能由营养缺陷引发或单纯由营养缺乏导致发病。证实视神经病变由营养源性因素导致的,应依据以下理由:①首先有确定的某种营养缺陷,且缺乏该类营养的时间足够长——流行病学证据提示需要几个月;②其次有体重下降、消瘦等营养不良表现,或者出现周围神经病变、角膜炎、维生素缺乏症等特征性的皮肤黏膜病变;③在相同环境下营养正常的个体没有视神经病变;④饮食结构改善后患者视功能恢复。

营养不良不是孤立存在的,而是社会经济、政治、文化和环境因素相互作用的结果,这些因素对生活在极端贫困条件下的婴幼儿的影响最大。胎儿期或儿童早期的发育状况会深刻影响儿童生理结构和功能。对营养性视神经病变最有意义的观察是经济或社会剧变,如战争和饥荒期间,大量出现的流行性视力下降病例,因此目前大多相关资料都来自二战期间日本对同盟国战俘的研究和古巴流行性视神经炎研究。

【病因和组织病理】

营养性视神经病变最主要的病因是体内不可或缺的维生素或微量元素缺乏,如维生素硫胺素(B_1)、核黄素(B_2)、烟酸(B_3)、吡哆醇(B_6)、钴胺素(B_{12})、叶酸和含硫氨基酸的蛋白质等。但因为营养不良患者往往存在多种营养物质缺乏而非单一营养素缺乏，除了恶性贫血和维生素 B_{12} 摄入不足导致的视神经病变，要证实某一种营养成分的缺陷能导致视神经病变很难。需要强调的是，即便临床检测出特异性的某种营养成分的缺乏，也不能证明这一定就是视神经病变的病因。另外营养性因素和中毒性因素常常有共存协同作用，古巴的视神经病变流行病学研究表明，除营养不良外，吸烟是视力丧失的独立危险因素。此外，营养性视神经病变经常见于慢性酗酒和吸烟的患者。很多研究提示维生素缺乏可能不是唯一病因，营养性视神经病变可能是多因素共同作用的结果。

营养性视神经病变的病理改变主要是局限于乳斑束的视神经、视交叉和视束的变性改变，这种病理改变与视网膜神经节细胞，特别是黄斑区视网膜神经节细胞的丢失有关。

【临床表现】

1. **病史** 有明确的饮食缺乏或吸收障碍病史。

2. **症状及体征** ①双侧对称性、隐匿性、进行性视力下降，发病时视力多为 0.1~0.5，很少出现 0.05 以下的视力，即使失治的患者也少有完全失明或仅存光感者。因双侧视功能损害对称，所以 RAPD 常为阴性。②同时存在色觉障碍。③眼底检查在病变早期可以正常，也可以有视盘充血、水肿甚至盘缘出血等表现，一般较轻，后期很晚才会出现视神经萎缩。

3. **辅助检查** ①视野缺损主要为中心、旁中心或盲中心暗点。②眼电生理检查可见 ERG、VEP 改变。通常 VEP 振幅减低，当视网膜受损时出现 ERG 异常。③测定直接或间接的维生素、血清蛋白质浓度及抗氧化物水平、红细胞叶酸水平等可以了解全身营养情况；怀疑恶性贫血者需要测定维生素 B_{12} 水平。④必要时行神经影像学检查，MRI 为首选，排除颅内病变。

4. **全身表现** 许多患者会出现营养不良的其他体征，如体重减轻、消瘦、体弱乏力等，或有神经系统异常如肢端的感觉异常、深感觉障碍、共济失调等。影响神经系统发育者，可有儿童的认知障碍，阻碍学习能力和社会互动。

比较特殊的是恶性贫血和维生素 B_{12} 摄入不足导致的视神经病变。因肉、蛋、奶类动物性食品富含维生素 B_{12}，只要是平衡饮食，维生素 B_{12} 很少因饮食原因而不足，所以可见于一些无明显营养缺陷症状和体征，表面似乎健康的个体。

【诊断和鉴别诊断】

诊断主要基于临床病史和相关检查，同时注意排除其他病因导致的视神经病变。其中病史的采集尤为重要，可以提供疾病鉴别的重要线索。营养性视神经病变可能在经济欠发达地区及战争和饥荒时期更多见。评价疾病时应注意了解完整的个人史——包括饮食结构（例如有无某种特殊饮食）、生活习惯（例如使用的烟草和酒精的量和种类）、家族史、胃肠道手术或代谢性疾病史、毒物暴露史及生活环境等等。在经济不发达的国家和地区，如果母亲在怀孕和哺乳期间没有足够的动物性饮食，她和所生的婴儿出现营养素缺乏的可能性就很高。还有一个特殊人群是患有自闭症谱系障碍的儿童，可能因为拒绝某些颜色或质地的饮食出现维生素摄入不足。

即便是在经济发达的国家和地区，也有较大风险发展成营养性视神经疾病的个体，比如，胃肠道疾病手术或贫血者、神经性厌食症患者、长期素食者、有药物滥用史的患者，也可能存在营养不良，应根据临床表现仔细甄别。必要时测定直接或间接的维生素、红细胞叶酸水平、维生素 B_{12} 水平评估营养状况。维生素 B_{12} 缺乏的诊断通常基于血清或血浆维生素 B_{12} 浓度的测量和全血细胞计数。低于 200pg/ml 的浓度被定义为维生素 B_{12} 缺乏症。如果浓度在 200~300pg/ml 之间考虑为维生素 B_{12} 临界缺乏症。对于维生素 B_{12} 水平偏低的人群还应该测量血清及尿液的甲基丙二酸和同型半胱氨酸的水平，以确定是否存在钴胺素代谢缺陷。

鉴别诊断主要包括遗传性视神经萎缩、中毒性视神经病变、黄斑部疾病、压迫或浸润性视神经病变和非器质性视力下降等。具体参见中毒性视神经病变部分。

【治疗】

治疗主要是针对所缺乏的维生素和微量元素，进行必要的足量的补充，直至症状好转。另外对于摄入不足的患者应改善饮食，对吸收障碍的患者改善饮食一般无效，需要外源性补充。依据视神经萎缩的程度不同，患者的视力可有部分改善。

考虑本病可能是多因素共同作用的结果，所以均衡饮食，通过健康宣教改变风险人群不良饮食习惯及不良嗜好同样重要，尤其要关注严格素食者或长期拒绝动物性食品的偏食者。

（孙艳红 朱明娟）

第十一章

放射性视神经病变

放射性视神经病变（radiation-induced optic neuritis, RION）是一种由头部、眶部或鼻腔部肿瘤放射治疗后引起的严重眼部并发症，其视力丧失常不可逆，临床上以球后视神经病变多见，病理改变以放射性血管损害闭塞为主，故认为 RION 是视神经的缺血性疾病。由于 RION 通常发生在放疗完成后 3 年内，发病高峰在 1~1.5 年，故又称迟发性 RION。

放射治疗，无论是单独的或作为手术切除的辅助，是部分颅内、颅底和鼻窦肿瘤治疗的必要手段之一。但放射治疗是一把双刃剑，提供治疗性辐射所需的剂量往往高于正常组织的耐受性，在杀死肿瘤细胞的同时，有时难以避免伤及正常组织。无论采用何种技术，放疗的目标都是在尽可能减少对邻近组织的辐射剂量的同时，集中增加对病变组织的辐射剂量。近年放射物理学迅速发展，随着放疗效果的提高，肿瘤患者远期生存率明显提高，放射治疗带来的严重的眼部远期并发症也受到眼科医生的关注。RION 最常见于鼻窦和颅底恶性肿瘤放疗后，也可见于垂体腺瘤、鞍旁脑膜瘤、颅咽管瘤、额部或颞部胶质瘤及眼内、眶内肿瘤放疗后；此外，在立体定位的放射外科学检查后也有报道。

放射治疗在儿童肿瘤中也发挥着重要的作用。儿童肿瘤与成人肿瘤有明显差异，确诊后进展比较迅速，恶性度高，容易发生血行转移。儿童恶性肿瘤常发生在造血系统、淋巴系统、中枢或者周围神经系统以及骨骼肌肉系统，肿瘤病灶在病理上主要来源于中胚层或者间叶组织细胞，对放疗敏感。但在放疗过程中需要有效地靶向脑肿瘤，同时尽量减少对其他部位的损伤，更好地保护孩子在治疗后的认知能力和生活质量。

【发病机制】

关于 RION 的发病机制，目前存在 3 种假说：①脑实质的直接损害；②最初是血管损害，继之出现神经损害；③大脑抗原组织的改变导致自体免疫性血管炎。多数学者认为主要是辐射导致氧自由基增加，并影响酶系统及细胞代谢，造成组织血管损伤，引起继发神经病变；另外复制的胶质组织的直接作用和对血管内皮细胞损伤的继发作用在本病的发生上也有重要作用。电离辐射引起胶质细胞体的突变，产生有代谢缺陷的细胞。随着时间推移，这种遗传学上功能不全的细胞逐渐增多，发生脱髓鞘作用及神经细胞变性。类似的病变也可发生在血管内皮细胞，最终导致血管阻塞和坏死。胶质细胞和血管内皮细胞都有缓慢的细胞更新率，因而导致病变迟发。上述病理过程既和临床上放射性坏死的长潜伏期相符，又与病理上发生任何血管改变之前所观察到的直接的神经细胞的脱髓鞘作用和变性相符。

【组织病理】

RION 实际上是更为广泛的中枢神经系统放射性坏死的一部分，主要病理改变是继发于微血管系统的进行性闭塞性动脉内膜炎所导致的组织缺血。病理标本显示，视神经内血管有多种病理学改变，包括血管内皮细胞增殖、血管壁变厚，管腔变窄或闭合出现闭塞性动脉内膜炎及纤维蛋白样坏死；继血管损害后，出现视神经组织梗死、神经脱髓鞘、反应性星形胶质细胞增生和轻微的慢性炎症浸润等一系列神经组织改变。

【分类】

根据 RION 的眼底表现,一般分为两种类型:①损伤前部视神经者,病变以视盘为主。急性期视盘水肿伴出血、渗出及视网膜下液,晚期视盘苍白萎缩;②损伤后部视神经者,视盘正常或色略淡,晚期视神经萎缩。多数学者认为 RION 一般以后部视神经病变多见,而在眼眶及眼内肿瘤放疗后常可表现为前部视神经病变类型,并常合并放射性视网膜病变。

【临床表现】

1. **潜伏期** 放射治疗后 1~3 个月,长则 9 年才发生 RION,多数病例在放疗后 3 年内发生,发病高峰在 1~1.5 年。

2. **视力** 双眼急性发病者多见,先后发病者可间隔数周或数月,也可单眼发病。视力进行性下降,导致不可逆性失明。视力下降的进展常在数周到数月,最终 85% 的患眼视力 ≤ 0.1,其中 45% 无光感。

3. **疼痛** 不伴疼痛,无论是前额疼痛、眼球转动痛或是眼眶深部疼痛。

4. **瞳孔** 单眼发病,或双眼发病但程度不一时,患眼或病情较重的一眼表现为 RAPD;双眼发病者直接对光反射迟钝,视力丧失者直接对光反射消失。

5. **眼底改变分为两种类型** ①损伤前部视神经者,早期视盘水肿,同时伴盘周出血,硬性渗出,棉绒斑及视网膜下液,数周至数月后视盘变苍白。②损伤后部视神经者,早期视盘正常,4~8 周后视盘变苍白,视神经萎缩。如有患者首诊时就已表现视盘苍白,无论有无视力下降,均提示病程至少已有 1 个月。若放疗主要累及视网膜,则病变以视网膜为主:急性期视盘及上下血管弓周围出现较多棉绒斑,散在小灶状微动脉瘤,小片状出血及渗出;晚期视盘苍白,视网膜广泛出血水肿,血管变细,行径不清,视网膜内血管异常,小动静脉闭塞呈白线状,有的分支静脉阻塞合并新生血管膜增殖或玻璃体积血。实际上述分类有时临床所见并无明确划界或眼底征象交叉共存,主要与肿瘤比邻视神经或/和视网膜的距离及放疗时靶向治疗的定位有关。

【辅助检查】

1. **视野改变** 多为巨大的中心暗点、旁中心暗点或神经纤维束样缺损。远侧视神经损害者可表现为结合处暗点。合并视交叉放射性坏死者视野改变为双颞侧偏盲,应注意与肿瘤复发相鉴别。

2. **荧光素眼底血管造影** 视盘及视网膜内毛细血管无灌注区。

3. **视觉诱发电位(VEP)** P100 波振幅降低,潜伏期延长,病情严重者波形熄灭。视路前段放射性损伤患者在视力丧失前几个月即可出现 VEP 异常。

4. **对比敏感度** 可见各空间频率均下降。

5. **B 型超声检查** 急性 RION 患者球后视神经影像面积增大。

6. **神经影像检查** 神经影像学检查,尤其是 MRI,在 RION 的诊断中至关重要。MRI 在未增强的 T_1 和 T_2 加权像显示视神经正常。由于 RION 患者血脑屏障的破坏,利于顺磁增强剂二亚乙基三胺五乙酸钆(Gd-DTPA)通过,静脉内注射(Gd-DTPA)增强其信号强度后,T_1 加权像可显示视神经或视交叉节段性增大,有些病例视束也增强。这种增强可在视力障碍发生前就存在,常维持数月后消退。通过 MRI 检查,可以及早发现病变,确诊 RION,也有助于鉴别肿瘤复发侵及视神经所致的视力下降。但应该注意的是,RION 的影像学表现是非特异性的,可能与特发性视神经炎、肉瘤样视神经病变、视神经胶质瘤或其他浸润性视神经病变难以区分。

【诊断和鉴别诊断】

本病是排除性诊断,多数病例是迟发性发病,个别患者甚至在放疗 3 年后发病,特别是儿童常难以记忆或表述既往相关病史,故对疑似病例,围绕儿童父母的详细病史了解至关重要。

(一)诊断依据

1. 有头部、眶部或鼻腔部肿瘤放射治疗史。

2. 单眼或双眼先后出现视力无痛性急骤下降以至失明。

3. 眼底早期视盘正常或视盘颜色变淡,可伴有出血、渗出,晚期视神经萎缩。

4. 视野缺损多为巨大的中心暗点、旁中心暗点或神经束样缺损,也可为双颞侧偏盲或表现为结合处暗点。

5. FFA 检查为视盘上和视网膜内毛细血管无灌注区。眼底首发表现为毛细血管闭塞,荧光造影特征性表现为视网膜微循环障碍,与糖尿病性视网膜病变有相似之处,但致盲原因不同。糖尿病性视网膜病变致盲的主要原因是黄斑囊样水肿及视网膜新生血管导致玻璃体积血,而视网膜广泛的毛细血管和小动静脉闭塞消失,视神经萎缩、黄斑缺血或新生血管膜增生引起玻璃体积血及视网膜脱离是放射性眼底病变视力丧失的主要原因。

6. VEP 振幅降低,潜伏期延长甚至呈熄灭型。

7. CT 及 MRI 排除肿瘤复发。

（二）鉴别诊断

有无肿瘤复发是临床鉴别诊断的关键。涉及视交叉的 RION 患者通常会出现双眼颞侧偏盲的视野改变,容易与肿瘤复发相混淆。与 RION 相比,肿瘤复发的视觉丧失过程比较缓慢,另外也要考虑到放射治疗本身诱发新的肿瘤、视交叉周围蛛网膜粘连或放射性视网膜病变。视交叉部位的蛛网膜粘连、放射性视网膜疾病都可能导致视功能损害。

同时还应除外其他导致视神经病变或视交叉功能障碍(视功能受损,视力丧失,视野缺损)的原因,与其他疾病鉴别的要点是有无头部、眶部或鼻腔部肿瘤放疗病史。

1. **视神经炎**　多见于青少年或中年,数天内视力急剧下降,也可至无光感,伴有眼球转动痛或眶周深部钝痛,部分病例有视盘水肿,一般没有视网膜出血、渗出、棉绒斑等改变。

2. **继发性空蝶鞍综合征**　见于蝶鞍肿瘤手术和/或放疗后,由于视交叉粘连疝入蝶鞍腔致视交叉移位或由于视交叉周边形成致密的蛛网膜粘连。其表现为双眼视力同时渐进性下降并伴双颞侧视野缺损,视交叉池的 CT 或 MRI 显示鞍内为一空腔有助于鉴别。

3. **放射性所致的蝶鞍旁肿瘤**　最常见的是垂体肉瘤,肿瘤的形成往往在放疗后 3~20 年之间。CT、MRI 有助于鉴别诊断。

4. **缺血性视神经病变**　缺血性视神经病变多发生在中老年人,若儿童怀疑本病,应了解近期有无手术史(尤其是脊柱手术)、腹膜透析治疗史及头部外伤史;并注意检查视盘有无埋藏玻璃膜疣。缺血性视神经病变常单眼或双眼先后发病,视力无痛性急剧下降,前部缺血性视神经病变可有视盘水肿及出血,视野表现为与生理盲点相连的扇形缺损;后部缺血性视神经病变仅有视力障碍,而无视盘水肿,视野为中心暗点或其他类型。

5. **功能性视力障碍或伪盲**　虽有视力障碍,但眼部检查完全正常,瞳孔对光反射灵敏,长时间随访后仍无视神经萎缩。视野、视力等检查重复性差。结合与视力障碍有关的精神刺激、经济原因等因素综合考虑,对诊断有益。可进行伪盲试验或暗示疗法。

【治疗】

对中枢神经系统迟发性放射性坏死尚没有有效的治疗方法。根据放射损伤的发病机制,在早期一旦发生 RION,应以高压氧治疗为主,联合大剂量的全身皮质类固醇和抗凝剂进行治疗,但不同疗法目前尚无肯定的疗效。

（一）高压氧治疗

高压氧治疗可以增加视神经的氧含量,从而使视神经的功能得到改善;并能增强成纤维细胞的活性,使胶原合成,以及在照射组织中的新生血管形成。RION 在一定程度上是一个缺血过程,根据高压氧治疗作用的理论依据,该疗法是当前最好的治疗选择,但临床结果并不尽如人意。通常认为高压氧治疗越早越好,一旦排除了肿瘤的复发,就马上开始治疗。在视力丧失的最初 72 小时内高压氧治疗,气压选择至少在 2.4 个大气压以上,每次 30~60 分钟,每日 2 次并连续治疗 14 天以上,视力可以有所改善,2 周以后则效果不明。如果在 MRI 上出现 RION 的迹象,可以预防性应用高压氧。

（二）皮质类固醇

辐射损伤可能与自由基损伤有关,皮质类固醇具有抗氧化特性,并且用于治疗颅内中枢神经系统的辐射效应,因此也有单独使用全身性皮质类固醇或/和高压氧联合治疗 RION 的报道,然而效果并不令人满意。

（三）高压氧加光量子照射自血回输（ultraviolet blood irradiation,UBI）

高压氧每日一次,每次吸氧 40~60 分钟,10~12 次 1 个疗程,进舱前服血管扩张剂对抗高压氧的缩血管作用,压力 1.5 个大气压(附加压)。UBI 治疗方法为:无菌条件下抽取患者自体静脉血 150~200ml,体外抗凝,特定波长紫外线充氧、磁化再静脉回输,每周 2 次,6~10 次 1 个疗程。其机制是:经紫外线照射后回输的血液,凝血活性受到抑制,血液黏度下降,血中游离内生肝素含量增加,可使发生阻塞的血管再通。通过 UBI 的治疗,可提高患者氧化血红蛋白的含量,改善视神经病变区域的氧供给,加强缺血组织对氧的利用,增强葡萄糖和乳酸的氧化还原作用。减轻神经细胞的损害过程,此外 UBI 还可提高血中超氧化物歧化酶(superoxide dismutase,SOD)的活性,减少自由基的产生,从而保护视神经免遭进一步损害。

(四)复方樟柳碱注射液

复方樟柳碱注射液可使血液中超氧化物歧化酶活性增加,从而清除视网膜超氧阴离子自由基,保护视神经和视网膜免除或减轻辐射的继发性损伤,疗效已得到证实。RION 也是血管性病变,其临床表现与缺血性视神经病变极其相似,有学者报道疗效尚佳。用法:复方樟柳碱 2ml,患侧太阳穴区皮下浅层注射,每日 1 次,10~14 日为 1 个疗程。婴幼儿可剂量减半。

(五)中医中药治疗

放射性损伤是一种热损伤,相当于六淫之中的热邪,热毒侵袭,损耗气血津液,正气受损,正虚邪实贯穿疾病之始终,病变可涉及肺、脾、肾三脏。治疗中扶正宜先,祛邪宜轻,祛邪不伤正,扶正助祛邪是本病中医治疗原则。可结合全身情况辨证论治。

(六)其他治疗

Finger 等应用抗 VEGF 药物 Bevacizumab 治疗 RION 患者,发现其可以有效改善 RION 引起的视盘水肿,改善视功能。刘瑞斌通过兔放射性视神经损伤模型进行纳洛酮试验性治疗,证实作为特异阿片受体拮抗剂,能翻转 β- 内啡肽的损伤,在一定程度上对 RION 有保护和治疗作用。Kim 等通过鼠动物模型证实血管紧张素转化酶抑制剂可以减少放射线对视神经的损害。Finger 等通过对 45 位患者的总结,认为早期分区视网膜氩激光光凝可以缓解 RION 的发生,但需要一个长期的、前瞻性和随机化的研究来验证。以上研究均为临床药物治疗 RION 提供了新的依据,但具体疗效尚需更多的临床对照试验加以证实。

【高危因素】

RION 的发生发展主要与靶器官的部位、放射野的设置、总放射量、分割剂量、时间 - 剂量分离系数、视神经受照射组织的体积,是否联合化疗、存活时间、个体差异及肿瘤复发情况等有关。靶器官越靠近眼及眼眶,放射剂量高,年龄增长,合并有糖尿病,同时进行化疗,或者原发肿瘤对视路有压迫损伤,则 RION 的发生率越高,但并非某一因素就可能单独致病,临床上要综合考虑。

1. 靶器官部位　靶器官部位是 RION 发生的

危险因素。因为视网膜中央动脉逆行与睫状后短动脉顺行流量交界处缺少有髓纤维,并有血管结节存在,视网膜近端 2mm 的视神经是相对脆弱的区域,位于视盘附近的肿瘤(如视盘旁黑色素瘤)发生 RION 的风险较高。垂体肿瘤如果在放疗前就压迫视神经和视交叉,导致血管受损,可降低神经对辐射的耐受性,使其更容易受到放疗的损伤,RION 的发生率更高。另外,视神经或视交叉接受单次照射的体积也是发生 RION 的一个重要因素,但目前存在的问题是很难精确计算视神经接受照射剂量的具体数值。建议使用多个小的瞄准仪及调节照射角度使射线与视神经结构平行,从而减少 RION 的发生。

2. 放射野与安全放射剂量　视神经的放射损伤与放疗总剂量、分割剂量有关,安全照射剂量与放射野有关。一般认为在外照射时 50Gy 以上的辐射总累积剂量和 2Gy 的分割剂量是产生 RION 的高危因素,通常总照射量不超过 45~48Gy、分割照射剂量不超过 2Gy 为安全照射剂量的上限,但这并非黄金标准。如接受外照射放疗的颅外和颈部肿瘤患者中,耐受总量高于 59Gy 与 RION 相关,而肿瘤靠近视交叉的患者,45Gy 的照射剂量就会导致 RION。

除了辐射总剂量,RION 与时间 - 剂量分离系数也有关系,分割治疗将总剂量的辐射分成小剂量分批治疗,超分割放射治疗则是一种小剂量、每天一次以上的治疗计划,但总的治疗时间是相同的。因为辐射损伤的初始目标可能是血管内皮组织,而超分割可以减少这种损伤,从而降低发生 RION 的可能性。分割放疗可给予正常组织修复时间,使其能够耐受更高照射剂量。Parsons 经过 15 年的随访发现,当总照射剂量为 60~70Gy 时,分割剂量小于 1.9Gy,15 年的 RION 患病风险为 11%,而分割剂量等于或大于 1.9Gy 时为 47%。每天两次分割治疗时 RION 的风险低于每日一次。在超分割条件下视神经 / 视交叉耐受剂量期待更大样本量及更长时间随访结果的支持。

3. 放疗方式与安全照射剂量　随着计算机及成像技术的发展,放疗技术取得许多新进展,如三维适形放疗、调强放疗、非常规分割放疗、立体定向放疗以及组织间近距离放疗等。这些新技术将高能量的射线集中于靶区肿瘤,形成放射性毁损,提高肿瘤杀死率并确保周围正常组织器官接受的照射剂量在可耐受范围内,提高了治疗的有效性且减少了并发症,有广泛的应用前景。采用不同的放疗方法和/或不同的照射剂量,RION 发生率明显不同。必须强调的是,无论放疗方法如何改进,临床医生都不应忽视可能发生的 RION 及其带来的严重后果。

立体定向放射治疗中伽马刀集中钴 -60 放射源的辐射,病灶定位用立体定向定位框架完成。有学者统计伽马刀治疗 159 例海绵窦脑膜瘤,只有 3 例发生 RION,其中 1 例应用皮质激素治疗后逆转;伽马刀治疗视交叉周围的肿瘤 2 400 例,只有 2 例发生 RION。伽马刀治疗时照射总量通常超过外照射,但对邻近组织损伤却很小。一般认为伽马刀治疗时安全分割剂量为 8~10Gy。其局限性是受到固有传输装置的限制,治疗的不均匀性增加,为了避免影响肿瘤控制率,剂量下降的幅度较小,增加了 RION 的风险,因此可治疗的病灶大小是有限的。

三维适形治疗提高了肿瘤靶区剂量适形度,同时降低了肿瘤周围正常组织高剂量照射体积,但治疗增益比的提高仍然是有限的。调强放疗技术进一步提高治疗增益比,但增加了肿瘤周围正常组织的积分剂量,大量正常组织受到中、低剂量辐射可能会引起晚期副反应,尤其是第二原发肿瘤的发生。

质子治疗技术,如双散射质子疗法(DSPT)或笔形束扫描质子疗法(PBS),已经应用近半个世纪,虽然其优点已被放疗医生广泛接受,但由于设备昂贵和复杂,目前世界上只有为数不多的放疗中心使用质子治疗技术。质子射束与 X 线和电子线相比,有优越的物理剂量分布,质子经过组织时只有很低的入射剂量,然后其在很短的距离内(0.5~1cm)释放出大部分的剂量,即 Bragg 峰,而在 Bragg 峰之后的质子射束旁散射少,半影区窄,可以更好地保护靶区后的正常组织,降低正常组织早、晚期放射损伤。多峰叠加可产生扩展的 Bragg 峰以完整覆盖靶区的肿瘤。因此,质子治疗在儿童中枢神经系统肿瘤、颅底肉瘤、眼球黑色素瘤、肝肿瘤和其他一些肿瘤中优于 X 线。已有初期的临床证据提示 PBS 质子疗法是迄今为止最好的避免儿童大脑记忆损伤的方法。但该技术有一些缺陷,如射野较小,适形性较差,多野治疗时输出慢等。Myxuan 等利用 Medline 数据库,回顾 2000—2018 年发表的有关质子治疗小儿中枢神经系统癌症有效性的 74 篇文献,发现质子疗法治疗儿童中枢神经系统癌症,其生存率和肿瘤控制效果可与光子疗法相媲美。质子疗法的使用也降低了严重、急性和晚期毒性的发生率。在总共 1 202 例手术后再进行放疗或单纯放疗的患者中,仅观察到 20 例(1.6%)放射治疗引起的晚期效应。然而,超过 2.0Gy 的分次剂量与晚期并发症风险增加有关。Daniel 等总结 10 年期间 174 名非转移性低级胶质瘤(LGG)儿童的医疗记录,分析小儿低级别胶质瘤质子治疗的结果,认为质子治疗与现代光子系列相比,可以减少对发育中的脑组织的放射剂量,减少急性毒性,而不影响疾病的控制。

【预防】

RION 造成的视功能损害是不可逆的,且预后极差,目前尚无有效疗法。无论是高压氧治疗还是糖皮质激素和抗凝治疗,临床疗效均不确定,甚至在视力轻度障碍时给予充分治疗也不能阻止病变的发展和患者失明的严重后果。因此,预防 RION 的发生仍是最重要的防范手段。医生在采用放射治疗前要充分考虑该治疗的风险因素,并告知患者潜在的风险和益处,评估每个患者前视路的剂量耐受性,进行个性化治疗。对接受放射治疗的患者,要重视监测辐射损伤的迹象,一旦发现患者视力下降,在及时确诊的同时要尽早选择相对有效的疗法如高压氧治疗配合复方樟柳碱注射液颞浅动脉皮下注射等。

2013 年 10 月,美国儿童肿瘤协作组(COG)发布《青年、青少年和儿童癌症幸存者的长期随访指南 4.0 版》(www.survivorshipguidelines.org/)建议,对头部或眼部接受 ≥30Gy 放射的儿童每年都要进行眼部检查,对接受较低剂量的儿童每 3 年至少要进行一次检查。这对年龄小于 6 岁的幼童尤为必要,可能尽早发现并避免隐匿潜在进展的 RION 继续损害视功能,挽救残存的视力。

(孙艳红　张军燕)

第十二章

遗传性视神经病变

遗传病指的是遗传物质异常导致的疾病,通常可以通过家系调查和基因检测证实;散发个案和家族中先证者的确诊则必须依靠基因检测。根据遗传物质的受累情况,遗传病可分为线粒体疾病、单基因疾病、多基因疾病和染色体疾病。亦可按照遗传方式将遗传病分类为常染色体遗传、性连锁遗传和母系遗传。目前已知的遗传病均可在在线人类孟德尔遗传数据库(Online Mendelian Inheritance in Man,OMIM,http://www.omim.org/)中分类并编码(OMIM#)。

遗传性视神经病变的典型临床表现为双眼同时或先后出现中心视力下降;主要受累组织是视网膜神经节细胞(retinal ganglion cell,RGC)及视网膜神经纤维层的视乳头-黄斑纤维束(乳斑束,papillomacular bundle,PMB),视野缺损多表现为中心、旁中心或盲中心暗点。本组疾病的确切病理生理机制尚待澄清,病理损害通常呈持续进展,到一定程度后相对稳定。也有少数病例视功能严重受损而近失明,或自限恢复一定视力。

【分类】

传统分类法主要根据遗传方式分为:常染色体显性/隐性遗传、性连锁显性/隐性遗传和母系遗传(线粒体遗传)。遗传性视神经病变的临床表现多样,以不同方式遗传的疾病可能有相似的临床表现,而同一疾病的家族内和家族间病例的临床表现亦可能存在较大差异。同时随着人类基因组参考序列的完成,基因芯片和高通量测序等技术的应用,更多的无家族史或临床症状不典型的病例被发现,使传统分类体系进一步复杂化。

根据临床表现,可将遗传性视神经病变分为以

下三组:

1. 不伴神经系统和全身表现的原发性视神经病变

(1)显性视神经萎缩(dominant optic atrophy,DOA)。

(2)Leber 遗传性视神经病变(Leber's hereditary optic neuropathy,LHON)。

(3)先天性隐性视神经萎缩(congenital recessive optic atrophy)。

(4)显然性连锁视神经萎缩(apparent sex-linked optic atrophy)。

(5)常染色体隐性视交叉视神经病变(autosomal recessive chiasmal optic neuropathy)。

2. 伴有神经系统和全身表现的原发性视神经病变

(1)Wolfram 综合征(Wolfram syndrome)。

(2)常染色体显性进展性视神经病变伴进展性听力损伤及共济失调(autosomal dominant progressive optic atrophy with progressive hearing loss and ataxia)。

(3)遗传性视神经萎缩伴进展性听力下降及多神经元病(hereditary optic atrophy with progressive hearing loss and polyneuropathy)。

(4)视-耳蜗-齿退化(opticocochleodendate degeneration)。

(5)性连锁隐性视神经萎缩、共济失调、耳聋、四肢麻痹及无反射(sex-linked recessive optic atrophy,ataxia,deafness,tetraplegia,and areflexia)。

(6)视-听神经萎缩伴痴呆(opticoacoustic nerve atrophy with dementia)。

(7)显性视神经萎缩、耳聋、眼肌麻痹及肌病(dominant optic atrophy,deafness,ophthalmoplegia, and myopathy）。

（8）PEHO 综合征，即进展性脑病伴水肿、高度节律失常及视神经萎缩（PEHO syndrome，即 progressive encephalopathy with edema，hypsarrhythmia and optic atrophy）。

（9）Behr 综合征（Behr syndrome）。

3. 继发于其他遗传性疾病的视神经病变

（1）Friedreich 共济失调（Friedreich's ataxia）。

（2）脊髓小脑共济失调（spinocerebellar ataxias）。

（3）遗传性多神经元病，包括：Charcot-Marie-

Tooth 病，家族性自主神经异常（即 Riley-Day syndrome），遗传性大脑性麻痹，以及遗传性肌肉营养不良。

另有儿童期线粒体疾病，包括：Leigh 综合征，MELAS 综合征，MERFF 综合征及 Kearns-Sayre 综合征（Kearns-Sayre syndrome，KSS）。

本章就临床相对较常见的 *OPA* 基因相关视神经萎缩（显性视神经萎缩、Behr 综合征）、Leber 遗传性视神经病变和 Wolfram 综合征这三组疾病为主重点介绍。

第一节　*OPA* 基因相关视神经萎缩

在分子遗传学结合临床所见视神经萎缩的研究过程中，学者们发现了一组基因突变可导致临床表现相似的遗传性视神经萎缩，这组基因被命名为 *OPA* 基因（optic atrophy genes），目前已发现 13 个表型，分别命名为视神经萎缩 1 型 ~13 型（*OPA*1~13），且绝大部分 *OPA* 基因与线粒体功能相关。其中视神经萎缩 1 型为经典的显性视神经萎缩（DOA），部分 *OPA* 基因与多种遗传病相关，

其余表型的遗传方式及简介见表 12-1。

【发病机制】

OPA 基因突变导致的视神经萎缩是一组具有类似临床表现的异质性疾病。部分 *OPA* 基因的致病机制暂不明确，分子遗传学机制简述如下：

1. OPA1　*OPA1* 基因位于染色体 3q28-29，长约 114kb，包含 31 个外显子，编码视神经萎缩蛋

表 12-1　*OPA* 的 13 种表型及其他疾病

基因位点	染色体位置	*OPA* 及其他相关疾病	OMIM#	遗传方式
OPA1	chr3q28-q29	*OPA1*：显性视神经萎缩（DOA）	165500	AD
		显性视神经萎缩叠加综合征		AD
		Behr 综合征	210000	AR
		正常眼压性青光眼（易感性）	606657	?
		14 型线粒体 DNA 耗竭综合征		?
OPA2	chrXp11.4-p11.21	*OPA2*：X- 连锁视神经萎缩	311050	XL
OPA3	chr19q13.2-q13.3	*OPA3*：显性视神经萎缩伴白内障	165300	AD
		3- 甲基戊二酸尿症	258501	AR
OPA4	chr18q12.2-q12.3	*OPA4*：视神经萎缩	605293	AD？
DNM1L	chr 12p11.21	*OPA5*：显性视神经萎缩	610708	AD
OPA6	chr 8q21-q22	*OPA6*：隐性视神经萎缩	258500	AR
TMEM126A	chr11q14.1-q21	*OPA7*：隐性视神经萎缩	612989	AR
OPA8	chr 16q21-q22	*OPA8*：显性视神经萎缩	616648	AD
ACO2	chr 22q13.2	*OPA9*：隐性视神经萎缩	616289	AR
		小儿小脑 - 视网膜退化		AR
RTN4IP1	chr 6q21	*OPA10*：伴或不伴共济失调、心理障碍及癫痫的隐性视神经萎缩	616732	AR
YME1L1	chr 10p12	*OPA11*：隐性视神经萎缩	617302	AR
AFG3L2	chr 18p11.21	*OPA12*：显性视神经萎缩	618977	AD
SSBP1	chr 7q34	*OPA13*：视神经萎缩伴视网膜及中心凹异常	165510	AD

AD：常染色体显性；AR：常染色体隐性；？：遗传方式暂不明确；XL：X- 连锁。

白 1 型（optic atrophy 1,OPA1），又名动力蛋白样 120kDa 蛋白（dynamin-like 120kDa protein）。由于外显子 4、4b、5b 剪切的差异，*OPA1* 基因可形成 8 种 mRNA 转录本。OPA1 广泛表达于各个组织，其中视网膜、脑、睾丸、心肌和骨骼肌中表达量较高。OPA1 位于线粒体内膜时为 L 型（长型），跨膜进入线粒体后，其线粒体靶向序列被清除，成为 S 型（短型）。L 型的主要功能是促进线粒体融合、维持线粒体和线粒体嵴的形态；S 型的功能包括：参与线粒体氧化磷酸化、调节线粒体内膜的类固醇的生成、调节 mtDNA 表达等。迄今已报道了 300 多个 *OPA1* 致病突变型，这些突变中 25% 为错义突变，25% 为剪切位点突变，29% 为小片段缺失或插入引起阅读框架移位导致编码提前终止蛋白截短突变，14% 为无义突变，7% 为大片段缺失 / 插入或重排。这些突变分布于整个编码序列中，突变发生频率最高的两个区域是 GTP 酶结构域和中心发动蛋白结构域。一半以上的 *OPA1* 基因突变造成阅读框架移位导致编码提前终止，启动了真核细胞无义突变介导的 mRNA 消退反应，引起 RNA 降解，不能合成相应的 OPA1 蛋白，这类突变可能的机制是单倍体剂量不足，只有一半具有正常功能的蛋白，不足以支撑所在组织细胞发挥正常生物学功能。所以 DOA 的显性遗传可能与 OPA1 蛋白的单倍体剂量不足（haploinsufficiency）相关。但也不排除部分患者野生型 *OPA1* 与突变型 *OPA1* 形成了无功能二聚体，导致显性失活效应（dominant negative effective），一项对 *OPA1* 突变引起的 DOA 荟萃分析显示，外显子 8~9 的突变倾向引发经典 DOA（即无眼外表现）；而外显子 14~15、17 的突变则倾向引发 DOA plus。

2. OPA2　相对罕见。目前仅将 *OPA2* 定位在 Xp11.4-p11.21。其具体基因和蛋白结构功能尚不明确。家系调查发现女性携带者无视觉和视神经受累；而男性一般有中重度视觉受累伴视神经萎缩。

3. OPA3　*OPA3* 存在两个剪切异构体，与呼吸链代谢相关；其错义突变会导致线粒体呼吸链多个复合物活性改变，进而导致能量代谢异常；通常表现为显性视神经萎缩伴白内障。目前发现的突变位于外显子 -2：G93S、Q105E。此外，*OPA3* 的突变还与 3- 甲基戊二酸尿症 3 型相关，部分患者也会表现出视神经受累。

4. OPA4　尚不明确，可能与线粒体蛋白相关。

5. OPA5　DNM1L 编码发动蛋白相关蛋白 1（dynamin-1 related protein 1,Drp1），是一种鸟苷三磷酸酶，负责调控线粒体分裂。导致 *OPA5* 的 DNM1L 的错义突变（E2A，A192E）均位于鸟苷三磷酸酶的高度保守区域；突变型 Drp1 会与野生型 Drp1 在胞质和线粒体网络中形成二聚体并聚集，导致线粒体分裂困难，呈现出显性负效应。

6. OPA6　尚不明确。

7. OPA7　*TMEM126A* 错义突变（R55X）主要出现于北非裔。部分患者会有听力受损。幼年即可发病，但亦可见成年后发病。OPA7 通常表现为严重的双眼视力下降和中心视野受损，可伴有斜视和 / 或眼球震颤。

8. OPA8　目前仅见于一个意大利家系，但具体基因尚未明确。

9. OPA9　*ACO2* 编码的顺乌头酸酶 -2（ACO2）位于线粒体内，在三羧酸循环中催化柠檬酸通过顺乌头酸中间步骤立体专一性可逆构化为异柠檬酸，是活细胞中心代谢途径中不可缺少的酶。*ACO2* 复合杂合错义突变（L74V 和 G661R）会引起顺乌头酸酶 -2 蛋白活力下降、且显著下调 ACO2 蛋白表达水平。ACO2 为一个四结构域铁硫蛋白，其失活不仅影响三羧酸循环，还会失访游离铁产生有害的氧自由基，加重细胞的氧化压力，引起线粒体中 DNA 及更多蛋白的氧化损伤。

10. OPA10　网状蛋白 4 相互作用蛋白 1（RTN4PI1）蛋白是一个线粒体蛋白，其具体功能尚不明确，可能参与神经元生长的调控。动物研究发现，使用慢病毒 shRNA 沉默 *RTN4PI1* 基因后，会发现新生小鼠视网膜神经节细胞树突数量和树突分支总面积增加，但沉默斑马鱼同源基因后，发现眼球体积显著减小，视网膜中 RGC 和丛状层缺失。目前报道仅见 *RTN4IP1* 纯合错义突变（R103H）和无义突变（K201X）。*R103H* 突变患者未见眼外器官受累，但 *K201X* 突变患者会伴有共济失调、心理障碍及癫痫。

11. OPA11　*YME1L1* 包含 20 个外显子，其编码的 YME1L1 蛋白位于线粒体内膜。YME1L1 蛋白是一个 AAA 家族的 ATP 酶，与 OPA1 的清除相关，在维持线粒体形态中起到重要作用。*YME1L1* 纯和错义突变（R149W）消除了 YME1L1 的线粒体靶向序列，尽管仍残留有酶功能，但不能正常进入线粒体成熟，最终导致了突变体蛋白的自催化降解。该突变尽管不影响呼吸链功能，但会使 TME1L1 的底物 PRELID1 和 OPA1 异常加工，导致线粒体片段化增加，是一个亚效等位基因。患者表现为头颅、面部发育不良，脑白质脑病、中度智力障碍、语言能力差或缺乏等。

12. OPA12 *AFG3L2* 基因编码的 AFG3L2 蛋白目前报道了两个杂合错义突变 R486C、G337E。突变型 AFG3L2 会增加 L 型 OPA1 的水解，使得 S 型 OPA1 积聚，影响线粒体形态与功能，使得线粒体动力学出现缺陷，进而导致视神经萎缩。

13. OPA13 目前报道认为 *SSBP1* 的错义突变与 mtDNA 功能障碍相关。*SSBP1* 错义突变（R38Q，R107Q，S141N）导致 SSBP1（mitochondrial single-stranded DNA binding-protein 1，线粒体单链 DNA 结合蛋白）功能障碍，引发 OPA13。

一、显性视神经萎缩

显性视神经萎缩（dominant optic atrophy，DOA），又名 Kjer 视神经病变（Kjer's optic neuropathy）、显性视神经病变（dominant optic neuropathy）、常染色体显性视神经萎缩（autosomal dominant optic atrophy，ADOA）。本病符合孟德尔显性遗传规律，由 Batten 于 1896 年首次描述，1956 年丹麦医师 Poul Kjer 描述了 19 个家系，由此命名为 Kjer 视神经病变。

尽管目前已发现有 117 个 ADOA 的相关突变位点，但 ADOA 主要是因 *OPA1* 突变（占 60%~80%）引起的常染色体显性遗传性疾病。ADOA 主要影响视网膜神经节细胞及其轴突，表现为学龄前儿童轻、中、重度双侧中心视力下降及色觉障碍。在儿童中，ADOA 仅次于遗传性青光眼，是第二位常见的遗传性视神经病变，但临床容易误诊为其他疾病。

【流行病学】

本病为最常见的遗传性视神经疾病之一。由于始祖效应（founder effect），丹麦 DOA 发病率稍高，约为 1:10 000。其他国家统计发病率约为 1:(12 000~50 000)。

【临床表现】

1. **年龄和性别** 发病年龄集中于 2~10 岁，4~6 岁是发病高峰，大多数患者 10 岁以前发病，但亦有成年后发病的个别案例。国外报道发病无明显性别差异。我国北京市眼科研究所遗传室 2006 年至 2016 年期间共检测携带 *OPA1* 基因致病突变的 ADOA 患者 105 例，年龄分布在 2~35 岁之间，平均发病年龄 8.4 岁 ±7.3 岁，女性患者发病年龄有早于男性患者的趋势（平均发病年龄，男性为 9.0 岁 ±8.0 岁，女性 7.3 岁 ±5.8 岁），男女比例为 1.8:1。

2. **症状** 发病隐匿无眼痛，常在学龄前后体检时发现视力下降或患儿验光不能矫正视力后发现。

3. **视力** 双眼慢性无痛性、对称性中心视力下降，罕见双眼亚急性发病或先后发病者。病情可能多样，轻症患者到青春期视力趋于稳定，部分患者慢性但持续进展，亦见突然进行性视力下降者。视力下降程度与初始视力无关，最终视力大多稳定在 0.25 至 0.5 不等，少部分患者视力可到 0.8 左右，约 15% 的患者视力可降至 0.1 或 0.1 以下，但手动或光感罕见。双眼视力有差异者少见，但偶见视功能稳定多年后发生视力急剧下降者。目前未见报道有自行恢复视力者。

4. **色觉** 约 50% 患者表现为黄-蓝色觉异常，10% 为红-绿色觉异常，仅 6% 的患者为全色盲。色觉异常为后天获得性，与视力下降的严重程度似乎无相关性。

5. **瞳孔** 大多数患者双眼瞳孔直接或间接对光反射均正常，相对性传入瞳孔障碍（RAPD）阴性，但视力明显差者偶见双眼瞳孔直接对光反射迟缓。

6. **眼底表现** 因以儿童发病为主的患者群发现视力明显下降时，眼底检查大多已有视神经萎缩，故常将本病称为显性视神经萎缩（DOA）。实际上 ADOA 初发病视力仅轻度下降时，视盘色泽正常，边界清晰，黄斑中心凹反光可见；OCT 扫描视盘周围视网膜神经纤维层厚度正常或仅视盘颞侧神经纤维层薄变，有文献称其为 ADOA 的背景期。病情发展中视力下降明显，视盘颞侧变淡苍白，相应的神经纤维层变薄，但视盘鼻侧颜色还红润，即进入部分萎缩期。随病情继续进展，视力降到并基本稳定在最低点，视盘色泽全部变淡白（颞侧明显苍白），视网膜动脉变细；OCT 扫描盘周视网膜神经纤维层弥漫性薄变，病程则达到完全萎缩期。

7. **DOA plus** 约有 10%~20% 的 ADOA 患者出现眼外症状，称为显性视神经萎缩叠加综合征（dominant optic atrophy plus syndrome，DOA plus）。通常包括：神经性听力障碍（一般于 10~20 岁出现）、共济失调、肌腱反射减弱、外周神经病变（通常于 20 岁后出现）。

8. 较少见的 DOA 表现型　*DNM1L* 突变引起的 OPA5 目前报道较少。据报道，OPA5 儿童期的视功能损害（视野缺损）通常无症状，随着年龄增长会出现畏光；症状性视力下降一般出现于成年后，且未发现系统性累及。OCT 能够较早地发现 RNFL 损害。

SSBP1 突 变（R38Q，R107Q，S141N）引 起 的 OPA13 是近年发现的新 DOA 表型，表现为：幼年或成年后双侧视力下降，且常伴有明显的色觉障碍，可伴有斜视、眼球震颤。眼科检查可发现视神经萎缩、视网膜色素沉着及中心凹异常（黄斑区萎缩）。部分患者还会伴有神经性耳聋、进行性肾病。

【辅助检查】

1. 视野　典型表现为中心、旁中心或盲中心暗点，周边视野一般正常，蓝色盲者行周边有色视野检查可见蓝色视野较红色视野小。但因患者年龄不同，理解能力及配合程度不同，可能出现多种视野变化。

2. 眼电生理　视觉诱发电位（VEP）通常 P100 波峰潜时延迟，振幅降低；图形视网膜电图（P-ERG）通常出现 N95 与 P50 振幅比值异常。

3. OCT　早期可以发现视乳头黄斑束神经纤维薄变以及黄斑区神经节细胞的改变，继则视盘颞侧上方、下方视网膜神经纤维受损变薄，最后累及视盘鼻侧。RNFL 的变化早于眼底视盘颜色改变，OCT 检查有助于发现早期 ADOA。

4. 分子遗传学检查　是诊断 ADOA 的金标准，尤其是临床表现不典型或 / 和缺乏家族史者更有必要。通过一代测序的方法检测 *OPA1* 基因 30 个编码外显子区，寻找致病的错义突变、无义突变、剪切位点突变和小片段缺失 / 插入突变等，具体内容可参考近年李杨教授主编的《遗传性视神经病变》（人民卫生出版社，2019）。

【诊断与鉴别诊断】

（一）诊断

对于典型病例通过发病年龄、发病特点、视力、视野及眼底检查等，结合家族史可以临床诊断，但不典型病例及无家族史者，必须借助相应的分子遗传学检测确诊。此外，DOA plus（以及其他有累及眼外表现的 OPA）的诊断，还需行听力、肌电图、肌肉活检术、MRI 等检查。

（二）鉴别诊断

1. Leber 遗传性视神经病变（LHON）　该病童年期发病的并不罕见。北京中医药大学东方医院眼科 2000 年 11 月至 2009 年经基因检查确诊的 LHON215 例，其中 11 778 位点突变者 167 例中，<16 岁的儿童 85 例（50.9%），≤14 岁的儿童 63 例（29.3%），最早发病仅 2 岁。故应和 ADOA 鉴别，该两种病的临床鉴别诊断见表 12-2。

表 12-2　LHON 与 ADOA 的鉴别要点

发病特点和临床表现	LHON	ADOA
发病年龄和性别	15~35 岁多见，男性为主	10 岁前发病为主，性别无差异
遗传方式	线粒体遗传，母系遗传	常染色体显性遗传，父母均可发病
发病特点和眼别	双眼先后无痛性亚急性下降	双眼同时隐匿性无痛性进展性下降
视力下降程度	视力常在 0.1 左右或更低，无光感者罕见	视力多在 0.2~0.5，个别维持在 0.6~1.0，或者降至指数
视野缺损特征	中心或旁中心大暗点	中心或旁中心较小暗点
眼底	病初视盘充血，盘缘微血管扩张但 FFA 无渗漏，后期视神经萎缩	视盘颞侧轻微苍白或全苍白
视力恢复程度	不同位点突变差异较大	相对长期稳定，难以明显提高

2. 锥杆细胞营养不良（cone-red dystrophy，CORD）　为常染色体显性或隐性遗传病，早期主要损害视锥细胞，也可伴有或继则出现不同程度的视杆细胞损害，故常并称 CORD。发病年龄分布广（6~50 岁），儿童期发病时应和 ADOA 鉴别。CORD 表现为双眼视力慢性进行性下降、畏光、色觉减弱或色盲，且日间视力比夜间视力差。杆细胞受损后出现夜盲。晚期视力多低于 0.1，部分患者出现眼球震颤。眼底早期可能正常，随后出现黄斑中心凹反光消失，黄斑区渐呈青灰色；周边视网膜色素团块堆积，视网膜血管变细。晚期黄斑区萎缩呈金箔样反光，牛眼样征象。部分病例可因视神经受累而视盘色泽变苍白。闪光 ERG 早期显示明视反应波幅降低，晚期明、暗视反应波幅均降低，呈熄灭型。其他如视野、FFA 及 OCT 等均有助于鉴别。

3. **弱视** 由于 ADOA 双眼发病隐匿,在临床上最容易被误诊为弱视。弱视是视觉发育期内由于单眼斜视、屈光参差、高度屈光不正以及形觉剥夺等异常视觉经验引起的,单眼或双眼最佳矫正视力低于相应年龄正常儿童,且眼部检查无器质性病变。弱视是一种严重危害儿童视功能的眼病,如及时进行弱视训练,视力可提高,其治疗效果与年龄及固视性质有关。而 ADOA 视力长期相对稳定,罕见有自发视力恢复者。

此外,由于本病双眼发病隐匿,临床表现差异较大,轻症者眼底仅表现为视盘颞侧色淡,加之患儿年幼表述欠清,对无家族史且临床表现不典型者,还应排除颅内占位病变、中毒性视神经病变及心因性因素等。

【治疗】

1. **药物治疗** 目前尚无有效治疗药物,常用药物主要为营养支持治疗。①促进线粒体呼吸链功能的细胞代谢激活剂:艾地苯醌片、辅酶 Q_{10} 及三磷酸腺苷(ATP)、肌苷等。②神经营养药:B 族维生素、甲钴胺等。③中医中药:通过辨证论治全身调理为主,有明显视神经萎缩者可配合按疗程分阶段针灸治疗。但上述各种疗法多数无明确疗效,有待继续深入系统观察验证。

2. **低视力助视器** 对于视力低下的患儿,可以尝试佩戴低视力助视器协助其读书写字。

3. **基因治疗** DOA 属于单基因疾病,多种基因疗法正在研究中,都处于动物模型试验阶段。基因治疗的有效性和安全性仍有待于进一步研究。

DOA 患者如出现耳部症状及神经系统症状,应疑似 DOA plus,需相关科室进行评估。

【预后】

本病与 LHON 不同,ADOA 患者临床罕见有自发视力恢复的,也迄今未见国内外文献报道某种药物治疗后视力明显提高的。部分低视力患者描述自己视力有改善可能与旁中心注视代偿能力提高和环境适应有关。患者应定期眼科随访,评估其视功能及视神经形态。

【遗传咨询】

DOA 和 DOA plus 的遗传方式是常染色体显性遗传,大多数患者父母其中之一受累,或为未发病的致病性基因携带者。患者的子代有 50% 的概率会携带该致病性突变,产前检查可以确认胚胎是否携带致病性突变,但本病基因型 - 表现型的相互关系很弱,携带相同突变的家系里,外显率和临床症状的严重程度都有很大差异,因此增加了遗传咨询的难度。产前诊断的合理性尚存在伦理争议。

二、Behr 综合征

Behr 综合征(OMIM#210000)由 *OPA1* 纯合或复合杂合突变引起,呈常染色体隐性遗传。其他基因突变引起类似临床表现的不再被认为是 Behr 综合征。该综合征最早由德国医师 Carl Behr 于 1909 年描述。

Behr 综合征的典型表现为早发性视神经萎缩、渐进性视力下降、眼球震颤,并伴有中枢神经系统表现,如共济失调、锥体束征、痉挛、智力障碍等。近年亦发现 *OPA1* 杂合突变(如 OPA1,Cys551Tyr)亦可于成年时期发病,其表现与 Behr 综合征相似。

实验室检查发现脑脊液中乳酸增加,成纤维细胞线粒体复合物 I 活性降低。MRI 检查可发现均匀弥漫的脑白质异常。

该病表现与许多累及中枢神经系统的视神经萎缩相近(如 DOA plus、*OPA3* 突变引起的 3- 甲基戊二酸尿症,*UCHL1* 突变引起的遗传性痉挛性截瘫 79 型),因此须与多种疾病鉴别诊断,其确诊有赖于基因诊断。

第二节 Leber 遗传性视神经病变

Leber 遗传性视神经病变(Leber's hereditary optic neuropahty,LHON)最早在 1858 年由 von Grafe 描述。1871 年,德国眼科学家 Theodore Leber 观察 5 个家系 18 个成员,首先描述了这样一组临床综合征并将其命名为独立的疾病。1988 年 Wallace 等指出本病系线粒体脱氧核糖核酸(mitochondrial deoxyribonucleic acid,mtDNA)突变导致。LHON 主要表现为双眼急性或亚急性无痛性中心视力损害,青春期男性为主,是国内外较为常见的母系遗传性视神经病变。

【流行病学】

LHON 是高加索人群中发病频率很高的线

粒体疾病之一,据报道,英格兰东北地区的患病率为 3.22/100 000,芬兰为 2/100 000。中国 LHON 的患病率暂不明确。谢世朋等报道中国邢台地区 LHON 患病率为 1.092/100 000。韦企平等报告在双眼不明原因的视神经炎或视神经萎缩患者中,经基因检查证实有 25%~40% 为 LHON。

【发病机制】

LHON 是最常见的线粒体遗传病,目前已确定 60 多个 mtDNA 突变与本病有关,MITOMAP(https://www.mitomap.org/)上已收录 38 种。G11778A、G3460A、T14484C 三个位点突变占 90% 以上,是最常见的原发性突变位点。多种族、大样本家系调查显示不同突变发生率不同,G11778A 位点为 40%~90%,G3460A 位点为 6%~25% 及 T14484C 位点为 10%,不同种族之间各种原发致病突变位点分布存在差异性。浙江大学遗传研究所自 2004 年起,在全国范围内收集了 2 000 个中国汉族 LHON 家系,G11778A 是突变热点(90.2%~92.8%),而 G3460A(6.8%~8.7%)、T14484C(1.1%~1.7%)相对较少。韦企平等统计 215 个家系,G11778A 占 77%,T14484C 占 11%,G3460A 占 2%,继发位点突变或原发位点突变合并继发位点突变的占 10%。

原发位点突变仅发生在 LHON 家系,可独立导致 LHON 发病。它们均位于编码线粒体呼吸链氧化磷酸化复合物 I 的亚单位,突变改变了进化上中度或高度保守的氨基酸,导致线粒体呼吸功能缺陷,能量物质 ATP 生成减少,副产物活性氧基团(reactive oxygen species,ROS)增加。在能量不足和氧化应激增加的情况下,线粒体运输减慢,复合物 I 功能进一步受损,造成线粒体分布和功能异常。随着病程进展,损伤加重,线粒体的代偿性增殖不能满足视神经的能量需求,不稳定的代谢平衡瓦解,视神经轴突髓鞘循环异常、脱髓鞘轴突的神经传导被阻断。此外,由于线粒体是多种调节凋亡过程的信号道路的交叉点,以上异常还会影响视网膜神经节细胞(retinal ganglion cell,RGC)的凋亡级联反应,最终诱发 LHON。

其他突变位点的作用仍有待进一步研究,其所在基因对应的氨基酸的保守程度、在对照人群出现的频率及其致病作用都有很大变异。它们可能直接致病,也可能互相联合或与原发突变联合,增加 LHON 的发病率,或使 LHON 症状加重和 / 或出现其他伴随症状。这些位点包括 G15257A、T3866C、G11696A、T12811C 等等。

LHON 家族内成员和家系之间有明显的表型差异和不完全外显,原因尚不清楚。大部分 LHON 家系中男性发病率明显高于女性的现象提示 X 染色体上的核修饰基因在发病中起着重要作用。Bu XD 等通过分离分析提出 LHON 发病的"双基因假说",即 LHON 发病是由一个 mtDNA 突变和一个核基因相互作用所致。Hudson 等通过对多个欧洲家系进行 X 染色体基因的扫描发现 DXS8090-DXS7487 可能为 LHON 发病的易感性区域。Shankar 等在一个携带同质性 G11778A 突变的巴西大家系中进行 X 染色体连锁分析,发现 Xq25-Xq27.2 为 LHON 的易感性区域。管敏鑫团队发现 X 连锁核修饰基因 PRICKLE3(Xp11.23)上存在一个错义突变 c.157C>T(p.Arg53Trp),会提高 G11778A 突变的外显率,且通常伴随着更严重的线粒体功能障碍。然而这类基因一直未被鉴定,是公认的线粒体疾病研究中的难题。

在发病机制中,mtDNA 突变是 LHON 疾病表达的必要条件,其他遗传和环境因素如继发性位点突变、异质性、单体型、性连锁易感性基因、核编码基因、烟酒等不良嗜好、毒性物质暴露史以及情志因素等,对 LHON 的发病均有影响。

【组织病理】

由于 RGC 的无髓鞘轴突和球后视神经的长轴突,视神经、视网膜的能量需求甚至比脑部更高,LHON 患者的 mtDNA 突变主要位于乳斑束区的 RGCs 和视神经轴突,较少发生在光感受器细胞和 RPE 中,可能与其能量需求有关。LHON 的组织病理学研究较少。现有研究发现,LHON 主要表现为大量 RGC 和神经轴突的丢失。光学显微镜下视盘和筛板后视神经的连续性横切片和矢状位切片中均未见明显炎症表现,视神经中心区域的 PMB 纤维大量破坏甚至完全消失,伴有不同程度的周边纤维受损减少,并被活性胶原组织替代,形成视盘上的多处凹陷,矢状面上较明显。损伤区域还见大量的胶质细胞和少量充满脂褐素的巨噬细胞。

残留的筛板后有髓鞘神经纤维的超微结构改变表现为轴浆异常,如线粒体堆积呈斑片状,细胞骨架改变,细胞质中见细胞器碎屑或胞质颗粒等。其髓鞘厚度差别十分明显,有的轴突几乎裸露,有的表现出类似环己烷诱导的脱髓鞘变化,一些病例中还见到髓鞘再生。这种再生和 LHON 患者的视力自然恢复有关。大多数脱髓鞘纤维中存在线粒体堆积，有时甚至完全被线粒体填满。残余轴突中线粒体的异常分布，可能是为维持动作电位的传递，适应轴突的能量需求变化而出现的代偿性变化，而线粒体聚集则可能是轴浆运输障碍的结果，与前面提到的发病机制相符。另外，一些活性星形胶质细胞胞质中含大量线粒体和细胞骨架。以上观察标本的取材时间是在发生视力下降的几十年之后，因此这些发现提示 LHON 在临床发病很久后仍存在一个进行性的低度退化过程。

【临床表现】

1. **年龄分布与性别**　0~70 岁的任何时间均可发病，但 95% 在 50 岁之前，15~35 岁之间发病者常见。即便在同一家系也存在一定的年龄差异。患者以男性为主，欧美国家报道为 9:1，日本报道为 6:4。韦企平统计 215 个家系，10~25 岁发病者占 92%，男女比例大约为 5.4:1；李杨等 10 年收集 647 例 LHON 患者，年龄分布 2~66 岁，平均年龄（18.7±9.8）岁，其中男性患者发病年龄集中于 11~30 岁，女性患者则集中于 0~20 岁，男女比例为 6.1:1。

2. **视力**　双眼先后急性或亚急性无痛性视力下降，间隔数日或数月不等，多数患者双眼发病间隔在一年之内，有文献报道最长间隔 30 年，也有双眼同时发病者，单眼发病者罕见。多数在发病 4~6 周时达到最低，视力最低点为 0.1 至光感不等，但多数患者在数周或数月后视力稳定在 0.1 以下，罕见无光感者。

3. **色觉**　色觉损害以红绿色觉异常为主，也可见全色盲及黄蓝色觉异常。

4. **瞳孔**　先发病眼或双眼发病者中视力损害严重眼可有 RAPD，但多数病例最终视力损害程度一致，故 RAPD 不明显。有学者观察到 LHON 患者瞳孔对光反射相对保持，可能与负责生理性昼夜交替和瞳孔对光反射的黑色素视网膜神经节细胞的丢失少于一般视网膜神经节细胞丢失比例有关。

5. **眼底**　根据眼底特征和荧光素眼底血管造影所见可以分为三期。

（1）临床前期：见于发病初期患者、临床前期患者及无症状母系相关成员。眼底正常，或者视盘充血，盘周毛细血管扩张、迂曲，盘周神经纤维层增厚。FFA 见静脉充盈迅速，有动静脉短路，最初在颞下方最明显，但无渗漏。

（2）急性期：患者视力急性下降，眼底表现有特征性的三联征：即视盘充血，盘周毛细血管扩张和小血管扩张、迂曲，神经纤维层肿胀，但 FFA 无渗漏（所谓假性视盘水肿），罕见病例可见盘周主干静脉旁有线状出血。FFA 见荧光充盈时间更快，视盘颞上下方为主有丰富的动静脉短路，颞侧部分血管壁可出现荧光滞留现象，而乳斑束血管床减少，充盈迟缓。也有一些患者在发病时眼底无明显异常。需要注意的是，LHON 患者发病后的视盘色泽通常可以在 3~6 个月内仍保持红润或无明显变白。

（3）萎缩期：视盘充血和水肿消退，视盘颞侧小动脉变细，毛细血管减少，神经纤维的带状或楔形缺失区逐渐加宽，视盘颞侧变苍白。随病程进展上述改变范围更大并累及全视盘及周围神经纤维层。FFA 可见动静脉短路明显减少并逐渐消失，动静脉相循环时间明显延长。也可见类似非青光眼性的杯盘比增大或动脉变细，应注意鉴别。

6. **伴随症状和全身异常**　绝大多数患者不伴其他任何不适，少数在视力下降前可有头痛头晕、Ulthoff 征（运动或者热浴后出现短暂视力下降）、光幻觉等先兆症状；周期性头痛、听神经损害、共济失调性截瘫、癫痫发作及智力或精神障碍、复发性腓肠肌抽搐和痛性痉挛等多系统异常散见报道；个别患者还见心电图异常，如：心脏传导异常、预激综合征等。部分 LHON 患者表现出眼科症状以外的中枢神经系统病变，称为 Leber 叠加综合征（LHON plus）。多发性硬化与 LHON 并存时又称为 Harding 综合征，女性多见。

【辅助检查】

1. **视野**　主要是中心、旁中心或盲中心暗点，偶尔可见与视交叉损伤相似的双颞侧半盲，但这有可能是巨大的旁中心暗点在常规视野检查使用的 30° 视野检查中的表现，缺损可随着病程逐渐扩大。有文献报道未发病的 LHON 突变基因携带者，早期也会出现周边相对视野缺损。

2. **电生理**　视觉诱发电位无特异性，早期可无异常，晚期可表现为振幅降低和峰潜时延长，时程加宽或双峰波形。有国外文献报道，LHON 患者临床前期即可出现 P-ERG 中 N95 振幅降低，且在 VEP 中出现明显的 P100 波振幅下降。多焦视觉诱发电位提示其视神经纤维层主要的损伤来自视网膜中央区域。

3. 光学相干断层扫描（OCT） 对 LHON 患者和未发病的 LHON 携带者与年龄匹配的对照组进行 RNFL 厚度检测发现：LHON 组早期 RNFL 增厚，而萎缩期明显变薄，RNFL 薄变在发病 6 个月时出现；萎缩期视力恢复者，RNFL 厚度有可能部分保留；未发病携带者的各个亚组颞侧纤维均增厚。另外，男性携带者病变累及范围较女性携带者广泛。在 LHON 病变过程中，患者 PMB 最早受累，且受累程度最重，颞侧 RNFL 薄变早于下方和上方，部分鼻侧纤维即使在疾病晚期也可不受影响。有学者认为其原因是组成 PMB 的较小的轴突可能会对宽度约 0.4mm 的线粒体的轴浆运输造成限制。Ayako 等发现早期检眼镜下及 FFA 无明显异常的 LHON 患者，神经节细胞复合体（ganglion cell complex，GCC）厚度已经在视盘中心凹区域出现薄变，因此可用于早期诊断，同时也能为区别眼底表现正常的 LHON 患者和功能性视力丧失患者提供检查依据。

OCT 血管成像（OCTA）在分析视神经损伤程度、了解病程进展和视功能方面具有重要意义。Balducci 等将 22 例 LHON 患者分为突变携带组、早期亚急性期、晚期亚急性期和慢性期 4 组进行 OCTA 检查，发现各组患者均有显著的血管网血流密度变化，早期亚急性期组与突变携带组和正常对照组比较，颞侧、下方象限盘周血管网血流密度降低；晚期亚急性期组与慢性期组的盘周各象限血管网血流密度均降低，且盘周浅表血管的血流密度变化早于盘周 RNFL 厚度变化，与黄斑区 GCC 厚度变化基本一致。但该结果缺乏大样本数据证实。

4. MRI 急性期视神经影像基本正常，萎缩期表现为视神经变细。个别患者视神经 MRI 有异常信号和/或脑白质损害。^{31}P MR 光谱学提示一些 LHON 患者和无症状携带者存在肢体肌肉和枕叶距状裂的线粒体代谢受损，提示对 LHON 患病危险患者，MR 光谱学可能是追踪的一个有用的无创性检查手段。

【诊断】

1. 临床诊断 ①双眼视力先后急性或亚急性下降；②急性期视盘充血，周围毛细血管及小血管扩张、迂曲，神经纤维层肿胀，但荧光造影无染料渗漏，早期也可眼底正常；③晚期视神经萎缩；④视野为中心、旁中心或盲中心暗点；⑤视觉诱发电位 P100 波振幅和峰潜时异常；⑥母系家族史；⑦排除

颅内肿物及中枢神经系统其他疾病。

2. 疑似诊断 除无家族史外，有上述典型临床表现，或不明原因的双眼视神经疾病患者。

3. 基因诊断 临床诊断或疑诊为 LHON 者，最终须经 mtDNA 位点突变检测确诊。若临床高度怀疑 LHON 但常规 Sanger 测序未发现 mtDNA 致病性突变位点时，应行 mtDNA 全长测序以进一步明确是否存在少见的原发性突变和/或继发性突变位点。

【鉴别诊断】

LHON 在缺乏家族史和无条件做分子遗传学诊断时容易误诊。

1. 临床前期或急性期 眼底表现为"三联征"者应和前部缺血性视神经病变、视盘血管炎、视神经炎等鉴别，眼底无明显改变时应和球后视神经炎、烟酒中毒性弱视及压迫性视神经病变仔细鉴别。全面了解病史如烟酒嗜好、毒物接触史、营养状况、有无伴随的神经系统及内分泌系统症状，以及必要的视野、荧光素眼底血管造影、OCT 和影像学检查等有助于澄清病因。特别是视神经炎，与 LHON 在临床特征上有很多类似之处，容易误诊。如果是青年男性，双眼先后发病者首先要排除 LHON。如果是中青年女性，单眼发病，伴随眼球转动痛的，MRI 显示视神经明显强化者，一般首先考虑视神经炎。从临床特征上难于区分时可依靠分子遗传学检测。

2. 萎缩期 首先应除外颅内压迫性病灶，并和其他遗传类型的视神经萎缩如先天性隐性或显性视神经萎缩等鉴别。还应注意与青光眼性视神经萎缩相鉴别，眼压、视盘盘沿形态和 RNFL 改变、视野缺损的特点是重要的鉴别点。

3. 神经系统疾病 极少数患者（LHON 附加综合征）可伴有神经系统症状，但通常症状轻微，若有截瘫、肌张力障碍等严重神经系统异常时，应谨慎排除神经系统相关疾病。

4. 视网膜病变 有报道指出，具有 G15257A 点突变的少数 LHON 患者眼底可见类似 Stargardt 病的黄斑变性，应避免误诊。

【治疗】

1. 药物治疗 目前尚未找到可有效阻止和逆转 LHON 的治疗方法，现有的药物治疗主要致力于纠正代谢缺陷，增加呼吸功能活动和 ATP 合成、

中和过量的氧化应激,以及限制和抑制凋亡级联反应三种途径。其中已应用于临床的辅酶 Q_{10} 及其短链衍生物艾地苯醌有修复呼吸链电子流和提高抗氧化防御的双重作用,即通过前两种途径治疗。有学者认为这两种途径只有患者尚未出现视觉损伤时作为预防性治疗才有效,因为 PMB 损伤和 RGC 凋亡的扩散速度都非常快,出现临床症状后再进行生化缺陷修复则为时已晚。视功能损伤出现后应该抗凋亡治疗,而目前尚无有效抗凋亡药物。

艾地苯醌是短链苯醌类药物,比辅酶 Q_{10} 更易通过生物膜进入线粒体,比辅酶 Q_{10} 疗效更强,抗氧化作用也更强,是目前唯一一个有循证医学证据支持的有疗效的药物。欧洲进行的 RHODOS(NCT00747487)是一个多中心、随机对照双盲的 Ⅱ 期试验,对发病 5 年以内、基因检测确诊 LHON 患者,进行 900mg/d × 24 周的艾迪苯醌(53 例)或安慰剂(29 例)干预,显示艾迪苯醌 900mg/d 的剂量是可耐受的且有一定临床疗效。后续随访研究(RHODOS-OFU)显示长期使用艾迪苯醌可能获得更长久的临床收益。所以 2017 年发表的 LHON 国际共识推荐:发病 1 年以内的患者,可给予 900mg/d 的艾地苯醌治疗,治疗 1 年或持续至疗效平台期后评估疗效。如治疗有效,可在疗效达平台期后继续维持治疗 1 年。但使用艾迪苯醌时应注意定期监测肝肾功能。此外,艾迪苯醌可经乳液分泌,因此母乳哺育者禁用。

此外,第三代醌类药物 α- 生育三烯酚(EPI-743)在细胞实验中与艾迪苯醌相比,更容易进入颅内及线粒体,更好地改善线粒体疾病导致的氧化应激,恢复细胞活性。在一项开放性临床试验中应用于 5 例 LHON 患者,治疗 1 年后 4 例患者视力、RNFL 和视野有改善,但需要大样本临床资料的支持。

此外临床使用的药物还有与醌类配合使用的维生素类,以及与其他视神经疾病类似的改善循环、营养神经药物。如维生素 B_{12} 单独使用对治疗 LHON 没有显著疗效,但其缺乏却可以加速 LHON 患者的视力下降。抗氧化药物 MTP-131、α 受体激动剂溴莫尼定等也有临床应用的相关报道。

2. 基因治疗　基因治疗被认为是治疗遗传性疾病的根本方法,主要是利用载体将靶基因转入线粒体内,通过互补缺陷基因实现线粒体功能的恢复。目前基因治疗主要针对 G11778A 展开,国内外已有多家机构从细胞和动物实验进展至临床阶段,基因治疗 LHON 的短期安全性已得到证实,虽然样本量偏小,有效性以及治疗剂量等指标还需进一步探索,但也为 LHON 患者带来了新的希望。NCT02161380 是一项开放标签 Ⅰ 期研究:五名 G11778A 突变的 LHON 受试者(其中 4 名失明一年以上)接受了单眼的 scAAV2(Y444,500,730F)-P1ND4v2 球内注射,在一名新近发病的受试者中观察到显著的视力恢复,而其余 4 名受试者中视力稳定,未有显著变化。国内李斌团队对 9 例 G11778A 突变的 LHON 患者(失明 1 年以上)进行了单眼玻璃体内注射腺相关病毒 ND4 载体(rAAV2-ND4),随访 36 个月,有 8 名受试者出现了视力提高和视野改善,但未观察到视网膜形态学变化。同时也观察到部分受试者单眼注射但双眼视力提高,机制尚待进一步研究。

3. 干细胞治疗　骨髓间充质干细胞疗法(bone marrow-derived stem cells,BMSC)在 LHON 患者中亦小规模开展。5 例 LHON 患者在接受 BMSC 疗法后,ETDRS 视力表视敏度提高了 32 个字母,RNFL 厚度增加,视野亦有一定改善,且未观察到明显不良反应。但 BMSC 长期疗效和安全性仍有待评估。

4. 中医中药治疗　本病为遗传性疾病,中医主要从肝肾论治,且肝主疏泄,患者突然双眼视力急剧下降,情志与发病之间的相互影响不可忽视。笔者结合中医体质学说,对 LHON 患者及其母系成员的体质类型进行调查,发现肝郁质和阴虚质对 LHON 发病有影响。根据不同病程阶段的全身证候和眼底表现,局部结合全身,采取中西医结合治疗具有一定优势。通常早期可中药汤剂辨证用药,结合艾迪苯醌、改善循环、营养神经的西药和中成药,配合针灸、穴位注射及中药离子导入等综合治疗,病情相对稳定后,通过口服药(包括中药汤剂、西药和中成药)及间断针刺治疗,长期维持和部分改善视力。在中医治疗过程中调理气机,畅通血脉的治则应贯穿始终。

【预后】

大多数 LHON 患者会出现严重的视力损害,少数病例可在发病数月或 1~3 年左右视力恢复或明显改善。我们观察到,无论 11778 还是 14484 位点突变,均有视力提高到 0.8~1.0 的,但以 14484 突变患者恢复率最高,可达 37%~71%,而 11778 位点突变者恢复率仅有 4%~11%,这和国外的文献报告一致。发病年龄小者预后相对较好。视觉恢复常常是双眼对称的,视力提高和视野改善基本相符,视野改善表现为中心暗点缩小,尤其是盲区重现视岛(即"破窗")和视力提高密切相关。韦企平等提出少数 LHON 患者视力有轻度改善可能和病程日久,利用旁黄斑区残存视野注视目标的代偿能力增强有关,而非真正视功能改善。

【遗传咨询】

本病大约 60% 的患者可追溯到母系家族史,无明确家族史的患者,可能是家族史不明确,在极少数情况下也可能是携带新型突变位点的先证者。该病遵循母系遗传规律,男性患者后代不发病,女性致病型 mtDNA 携带者(无论是否发病)会将致病基因遗传给其子女,子女可能发病或不发病。但 mtDNA 的基因型并不能准确地预测表现型,即其子女是否会发病、何时发病、严重程度或疾病进展速度等无法预估。

由于线粒体 DNA 致病突变的携带者只有大约 1/3 会发病(男性 50%,女性 10%),而且 30 岁后发病概率大为降低,说明控制诱发因素对本病的预防有重要意义,尤其是对于 LHON 家系中有携带致病突变的家系成员。眼或全身疲劳、生活环境与饮食起居的剧烈改变、情绪的剧烈波动或者长时间的情绪紧张、喝酒、吸烟(包括二手烟)、使用神经毒性的药物或食物等,都应尽量避免。

第三节 Wolfram 综合征

Wolfram 综合征(Wolfram syndrome,WFS)是一组由某些表达于内质网的蛋白突变或缺失导致的累及多器官、多系统的遗传综合征,典型表现为儿童期发病的胰岛素依赖型糖尿病(1 型糖尿病)和进行性视神经萎缩。此外,许多 Wolfram 综合征患者还伴有中枢性尿崩症和感觉神经性听力损失,因此又名 DIDMOAD 综合征(DI:尿崩症 diabetes insipidus、DM:糖尿病 diabetes melitus、OA:视神经萎缩 optic atrophy、D:耳聋 deafness)。

该病由 Wolfram 于 1938 年首次报道,属于罕见遗传性疾病,多为常染色体隐性遗传,伴不完全外显率。尽管 Wolfram 综合征临床表现与线粒体功能异常有关,也在一些患者中发现多种 mtDNA 缺陷,但该病并非线粒体遗传病,而是内质网疾病。根据致病基因的不同,该病分为 Wolfram 综合征 Ⅰ 型(WFS1,OMIM#222300,占 90%~95%)和 Ⅱ 型(WFS2)(表 12-3)。少数 WFS1 突变为常染色体显性遗传,通常疾病表现比 WFS1 更为严重,又称之为类 Wolfram 综合征(Wolfram-like syndrome,OMIM#614296)。

【流行病学】

WFS 的准确的发病率未知,据报道预测患病率约为 1/770 000,其中 1 型糖尿病患者中约有 1/150 为 WFS。

【发病机制】

1. WFS1 WFS1 由 *WFS1* 突变引起编码的 wolframin 蛋白功能障碍或缺失引起。wolframin 是一种完整的内切糖苷酶 H 敏感膜糖蛋白,可能是内质网钙通道蛋白或内质网钙通道的调节蛋白,主要表达于胰岛 β 细胞、心脏和脑部神经元的内质网。wolframin 的突变引起了内质网应激,导致细胞功能(特别是胰岛 β 细胞)的障碍和凋亡。wolframin 也表达于视网膜神经节细胞、光感受器和神经胶质细胞中,其突变或缺失可能是导致进行性视神经萎缩的重要原因。

目前已鉴定出 200 多种 *WFS1* 突变可引起 Wolfram 综合征 Ⅰ 型,绝大部分突变位于外显子 8,主要为复合杂合突变(G526D/W648X),亦可见其他类型突变(F417del、Y534D、G506D、W648X)。有学者认为复合杂合突变的患者较纯和突变者糖尿病发病年龄更晚,而伴有缺失、插入、无义突变或剪接突变的患者病情则较为严重。即使相同的突变在不同携带者中临床表型也可不一致。

2. WFS2 WFS2 由 *CISD2* 外显子异常剪接引起 CISD2 蛋白(CDGSH iron-sulfur-domain containing

表 12-3 Wolfram 综合征

表现型	基因名	基因座	相关疾病	遗传方式
WFS1	*WFS1*	4p16.1	Wolfram 综合征 Ⅰ 型	AR
			遗传性 1 型糖尿病	AD
WFS2	*CISD2*	4q24	Wolfram 综合征 Ⅱ 型	AR

AR:常染色体隐性;AD:常染色体显性。

protein 2，CDGSH 含铁硫阈蛋白 2)功能障碍或低表达引起。CISD2 主要位于细胞核周内质网，其活性形式是同源二聚体，并具有与两个氧化还原活性 Fe_2-S_2 簇相连，与钙连蛋白共定位，参与维持细胞内 Ca^{2+} 稳态，与 wolframin 蛋白并无直接相互作用。

尽管 CISD2 蛋白序列保守，但由于 CISD2 剪切点突变导致的 mRNA 剪接错误导致 CISD2 低表达甚至不表达，或无意义表达。目前已报道了三种 CISD2 剪接错误，分别是外显子 1 丢失和两种外显子 2 丢失。

【临床表现和诊断】

约 30%~65% 的 WFS 患者表现出典型的 DIDMOAD 四联征，绝大部分患者有糖尿病(98%)和视神经萎缩(82%)，其他症状按照出现概率依次为：尿崩症(72%)、听力障碍(64%)、其他泌尿系疾病(19%)、神经 - 精神系统障碍(17%)。需要注意的是，CISD2 突变引起的 WFS2 与典型的 WFS1 临床表现有差别：除了典型的四联征之外，还会伴有凝血功能障碍(出血倾向、血小板聚集功能障碍)、上消化道溃疡等。现对其主要临床表现简要叙述如下：

1. **糖尿病** 糖尿病通常为首发症状，发病中位年龄为 6 岁。与自身免疫性 1 型糖尿病相比，WFS 患者出现糖尿病的时间更早，酮症酸中毒的发生率更低，持续缓解时间更长，更易出现严重的低血糖。此外，WFS 患者中微血管病变的进展较慢，所需胰岛素量也较低。因此，对于发病较早的 1 型糖尿病患者，特别是自身抗体阴性且无明显酮症酸中毒表现者，应考虑 WFS 可能。

2. **视神经萎缩** 通常是继糖尿病之后出现的第 2 组症状，发病中位年龄为 11 岁，常伴有进行性视力下降、视野缺损和色觉异常。视力预后较差，一般最终视力低于 0.1。WFS 患者的视力损害一般与 RNFL 丢失呈正相关。部分患者还可有其他眼部表现，如先天性白内障、色素性黄斑病变、眼球震颤等。

3. **中枢性尿崩** 中位发病年龄为 14 岁。由于糖尿病也可出现多尿，因此中枢性尿崩在早期很容易被忽视。

4. **耳聋** 多为感音性耳聋，以高频受累为主，但低频受累亦不罕见。由于高频受累不影响语言理解，因而大部分患者诊断较晚。报道中发现耳聋的中位年龄为 12.5 岁。随着年龄的增长，听力受损的进展更为明显，这可能与中枢神经系统的进行性受累相关。

5. **泌尿系统异常** 发病中位年龄为 20 岁。最常见的表现为神经源性肾积水、膀胱积水、输尿管扩张、尿失禁及反复的泌尿系统感染，严重者可引起肾衰竭导致死亡。

6. **神经系统异常** 发病中位年龄为 30 岁。一旦出现神经系统症状，即提示预后不佳。神经系统的症状以小脑共济失调最为常见，MRI 可见全脑萎缩，小脑、延髓和脑桥萎缩尤甚。其他神经系统症状包括：构音障碍、癫痫、咽反射消失、吞咽困难、头痛、味觉或嗅觉丧失、肌阵挛等。脑干萎缩导致的中枢性呼吸衰竭是 WSF 患者的主要死因。

WFS1 和 WFS2 的确诊有赖于基因诊断。

【治疗及预后】

WFS 缺乏有效治愈性疗法，在出现症状后一般予以对症治疗。内质网钙稳定剂和丙戊酸可能有助于延缓疾病进展，目前相关临床研究正在进行。WFS 视神经萎缩亦无明确疗法。据报道，艾地苯醌可能有一定疗效，但目前仍有待高等级临床证据证实。WFS 患者预期寿命较短，死亡中位年龄为 30 岁(25~49 岁)。简略介绍目前研究进展如下：

1. **内质网钙稳定剂** WFS 病理机制是由内质网钙稳态失衡引起的胰岛 β 细胞和相关神经元受损，因此通过拮抗内质网钙离子通道(如丹曲林)维持内质网钙稳态可能是一种可靠的疗法。目前有一项 Ⅰb/ⅡA 临床试验(NCT02829268)即将结束。此外，二代内质网钙离子通道正在研发中(NIH 项目编号：1UH2TR002065-01)。

2. **丙戊酸** 丙戊酸可以上调 p21 蛋白水平，减少细胞死亡，亦可促进 WFS1 表达，调节内质网应激。目前有一项小规模的 Ⅱ 期双盲对照试验(NCT03717909)正在进行。

3. **病毒载体介导的转基因疗法** 以腺相关病毒(AAV)为载体，可以将野生型 WSF1 转导至 RGC 内，进而使得靶细胞表达正确序列的 wolframin，从而延缓甚至逆转 RGC 及相关组织的凋亡。

4. **诱导干细胞/基因编辑疗法** 研究人员结合诱导干细胞技术和 CRISPR 基因编辑，将 WSF1 患者皮肤成纤维细胞离体培养为诱导多能干细胞(iPS)，并用 CRISPR/Cas9 基因编辑技术，修正突变的 WFS1 基因，再将 iPS 诱导转化为胰岛 β 细胞，发现这些细胞在离体条件下和小鼠体内均能分泌胰岛素。后续研究正在进行。

(刘爱伟 孙艳红)

第十三章

儿童固有的视盘内肿瘤

第一节　儿童视盘血管瘤

视盘血管瘤是临床上比较少见、良性的、先天发育的血管畸形或错构瘤，或后天获得性血管性肿瘤。通常是单眼发病，女性多见。视盘血管瘤大小、形态比较稳定，病程呈非进行性。很少发生眼内出血，但是也偶见并发视网膜出血的报道。该病可以孤立存在，也可以作为全身系统性疾病的眼部表现而存在，如 von Hippel-Lindau 病（VHL）、Sturge-weber 综合征病和脑 - 视网膜动静脉瘤综合征（Wyburn-Mason 综合征）等。其中视盘毛细血管瘤是全身系统性疾病最常见的临床表现，而 Wyburn-Mason 综合征表现为视盘血管的发育畸形。

【流行病学】

视盘血管瘤是临床少见的疾病，目前未见到该类疾病大样本的流行病学特点的报道。但对于具体的某一类型视盘血管瘤的发病情况文献有报道，如视盘毛细血管瘤是 VHL 最常见的眼部表现，好发于 10~40 岁的人群。据报道 VHL 的发病情况为每 40 000 到 54 000 个新生儿就有 1 例发病。累及视盘视网膜血管增生性肿瘤，男女发病率无差别，多发生在 40 岁左右的人群，很少发生在儿童期。虽然累及视盘的脉络膜血管瘤多发生在 20~40 岁人群，但在首都医科大学附属北京儿童医院眼科对婴幼儿眼底筛查中也屡见不鲜。

【临床分类】

儿童视盘血管瘤的分类主要来源于视网膜血管瘤的分类。根据它们的病因、发病机制、临床表现及预后转归，主要分为：视盘毛细血管瘤、海绵状血管瘤、累及视盘视网膜血管增生性肿瘤、脉络膜血管瘤及视网膜蔓状血管瘤病（也称 Wyburn-Mason 综合征）等。

【发病机制】

儿童视盘血管瘤不同类型发病机制不同。临床较常见的视盘毛细血管瘤也称为视网膜血管母细胞瘤，是 VHL 最常见的临床表现。VHL 是常染色体显性遗传病，外显率与年龄相关，是由于染色体 3p25-26 突变所致，基因检出率高达 99%。其发病机制是由于基因突变所累及的细胞功能下降，引起缺氧诱导促血管生长因子如促红细胞生成素、血管内皮生长因子和血小板衍生生长因子等降解受阻。尤其是血管内皮生长因子的蓄积过量，最终导致血管瘤的发生。视盘海绵状血管瘤，是罕见的先天性血管错构瘤。视网膜血管增生性肿瘤可以是原发性，也可以继发于眼底炎症、血管性疾病、外伤以及变性等病变。累及视盘的蔓状血管瘤病，目前被认为是先天性疾病，但由于眼底征象不明显，多到儿童期才发现。累及视盘脉络膜血管瘤，是一种良性脉络膜错构瘤。

【组织病理】

儿童视盘血管瘤种类不同，组织病理学改变也不同。通常所见的共同特点是瘤体由多个、薄壁的、相互沟通的血管腔组成，大小不等；有的表面伴有胶质细胞增生膜。

【临床表现】

儿童视盘血管瘤种类不同,临床表现也大不相同。

1. 视盘毛细血管瘤 可以孤立存在,也可以作为 VHL 的眼部表现而存在。眼底可见视盘周围圆形、局限性的红色或橘红色的视网膜病灶。也可以发生在中周部视网膜,多发生在颞上、颞下象限与来自视盘的滋养血管相连(图 13-1A 和 B)。瘤体周围常伴有脂蛋白的硬性渗出和浆液性视网膜脱离。如果瘤体或周围渗出和浆液性视网膜脱离较大,累及黄斑,则可出现明显的视力下降。如果伴有全身的 VHL,通常会双眼发病。VHL 的眼外表现:75% 患者小脑发生毛细血管瘤(图 13-1C 和 D)、15% 患者发生脊髓病变。肾脏也为高发器官,并且发生肾细胞癌的风险明显增加。

2. 视盘的海绵状视网膜血管瘤 可以散发也可以作为综合征的一部分存在。眼底的表现:视盘表面可见一簇囊膜样充血的管腔,呈"葡萄状"样外观。通常与视网膜静脉主干相连,形状及位置随体位变化。但是通常无视网膜层间渗出及视网膜下渗出液、也无滋养血管,这些特点可与视盘毛细血管瘤相鉴别。另外,视盘海绵状血管瘤可累及多个器官,作为综合征的形成存在。最常见部位有颅内海绵状血管瘤及血管性皮肤错构瘤。

3. 累及视盘视网膜血管增生性肿瘤 临床上非常少见,70% 为原发性,26% 继发于眼部炎症、外伤、变性性疾病以及视网膜退行性病变。眼底表现:视盘周围粉色 - 黄色血管团,瘤体为实体性,

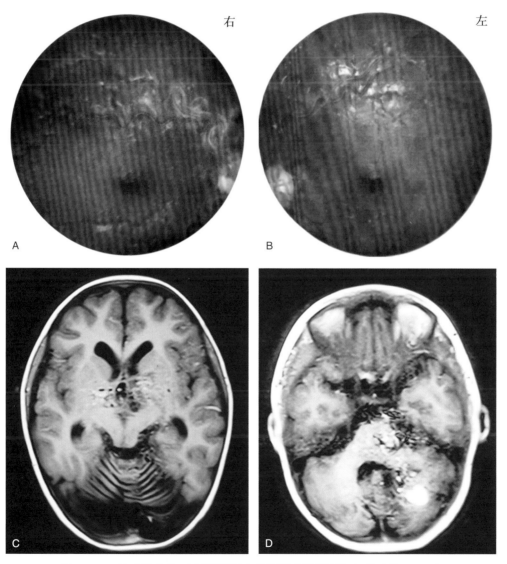

右　　　　　　　　　　　左

图 13-1　4 岁女性患儿,主因双眼视力差伴眼球震颤就诊,既往确诊 VHL 病

双眼视力:右眼 0.12,左眼指数 / 眼前,眼底相提示:双眼发自视盘迂曲、扩张的血管向颞上走行(A 和 B);MRI 成像可见双侧脑室后、基底节区,呈团状、异常的血管性信号。

可多发、同时出现多个瘤体。正常视网膜血管穿行其后，无迂曲扩张，不伴有滋养血管，可与视盘毛细血管瘤相鉴别。但是80%患者会出现视网膜渗出。

4. 累及视盘的脉络膜血管瘤　是一种错构瘤，好发于20~40岁人群。临床上儿童也常见，通常是因为伴有颜面血管瘤或鲜红斑痣，而行眼底筛查发现，或并发青光眼而查眼底发现。眼底表现为视盘周围网膜橘红色反光，扁平或微隆起（图13-2）。但是不像成人伴有瘤体周围浆液性视网膜渗出或浅脱离。

5. 累及视网膜蔓状血管瘤病　是一种视网膜血管动脉-静脉发育畸形又称Wyburn-Mason综合征。眼底表现：自视盘发出高度迂曲扩张的血管，向周边视网膜延伸。根据血管畸形的严重程度分为三种类型：Ⅰ型在主要的动-静脉畸形血管之间见异常的毛细血管沟通；Ⅱ型主要的动-静脉畸形血管之间缺少毛细血管丛的沟通；Ⅲ型高度迂曲扩张的视网膜血管，无法辨认动静脉。

【辅助检查】

眼底血管造影检查是确诊视盘血管瘤及分型必备的检查，眼部多普勒超声以及OCT也是了解瘤体结构及性质的重要工具。不同类型的视盘血管瘤在以上检查方法中成像特点也不同。

1. 视盘毛细血管瘤　在FFA检查中表现：视盘上及周围瘤体早期出现强荧光，晚期出现荧光渗漏或积存。同时在造影中可以识别滋养血管和静脉回流血管，给治疗提供指导。A超可见中高回声，OCT可以用于观察有无周围视网膜渗出及脱离。

2. 视盘海绵状血管瘤　在FFA上早期表现为静脉期瘤体充盈延迟，造影过程中看不到瘤体滋养血管及视网膜渗入。超声和OCT检查不是常规检查，但是OCT检查可以看到瘤体表面胶质化的前膜。

3. 视网膜血管增生性肿瘤　极少累及视盘，常发生在周边视网膜，FFA或OCT检查很难观察到，超声检查比较常用。

4. 视盘脉络膜血管瘤　需要FFA联合ICGA检查。成像特点：造影早期出现瘤体快速充盈、呈强荧光状态，晚期出现强荧光迅速消失，被称为"流空"现象。

5. 累及视网膜蔓状血管瘤病　FFA对视网膜蔓状血管瘤病的诊断与分型都非常有帮助。造影中可见视网膜异常的动-静脉吻合，走行迂曲扩张，但无荧光渗漏。另外可疑全身系统性疾病，肾脏、脑部等MRI或动静脉成像的影像学检查可以帮助确定诊断。

【诊断及鉴别诊断】

（一）诊断

根据眼底视盘上或周围血管瘤体的表现，FFA或ICGA早期瘤体快速荧光充盈以及晚期的渗漏，眼部超声及全身高发器官如脑、肾、皮肤等影像学检查可以明确诊断以及分型。

（二）鉴别诊断

1. 视盘色素细胞瘤　外观与海绵状视盘血管瘤相似，但是前者瘤体界限比较清楚，形态和大小也不随体位或血流的变化而变化。FFA检查或多普勒超声检查可以见海绵状血管瘤血流丰富，可以鉴别诊断。

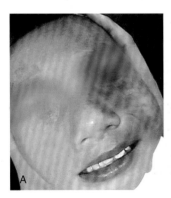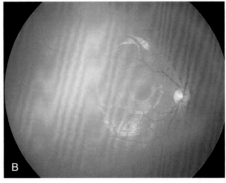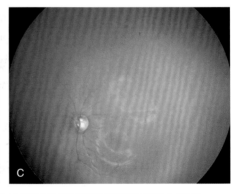

图13-2　9月龄，男孩，主因颜面部鲜红斑痣并发青光眼，行眼底筛查发现左眼视盘周围及黄斑部脉络膜血管瘤
可见左侧面部鲜红斑痣，范围不过面部正中线（A）；眼底彩色照相：右眼未见异常（B）；左眼视盘周围及黄斑下方视网膜呈橘红色反光，为脉络膜血管瘤，与面部鲜红斑痣同侧（C）。

2. Coat's 病　眼底表现视网膜动脉囊性扩张,伴有周围脂蛋白硬性渗出,以及视网膜脱离,外观上很难和血管瘤鉴别。但是这种病多见于男孩,单眼发病多见。多发生在后极及中周部视网膜,很少发生在视盘,全身无其他器官的血管瘤及血管畸形改变,FFA 可以鉴别诊断。

3. 视盘埋藏玻璃膜疣　与视盘脉络膜血管瘤相似,均可出现视盘边界不清、轻度隆起,外观上两者很相似。但是脉络膜血管瘤颜色呈橘红色,视盘埋藏玻璃膜疣在 OCT 上可以见到团状高反光及超声上强回声。而脉络膜血管瘤在 ICGA 检查的早期,出现快速充盈,晚期 "流空" 现象可以帮助鉴别诊断。

【治疗】

儿童视盘血管瘤在血管瘤发生的早期,伴有视网膜渗出及浆液性脱离的较少。而且视盘周围大分支血管较多、分布着重要的乳斑束,如果损伤对中心视力影响较大,而且容易发生分支血管阻塞。所以如果视盘血管瘤无渗出及渗出性视网膜脱离,或渗出未累及黄斑,对视力暂时无影响者,可以定期观察、不予治疗。如果发生渗出性视网膜脱离或累及黄斑,对视力造成威胁或出现视力下降的情况时,则需要治疗。治疗的方法主要包括激光光凝、冷凝以及光动力学疗法(photodynamic therapy,PDT)。有些类型的血管瘤如 VHL,对抗血管生成药物有效。对并发大量玻璃体积血患儿,要行玻璃体切除术。但不同视盘血管类型,治疗选择上也不同。视网膜血管增生性肿瘤,极少发生在视盘,发生在周边多采用冷凝治疗,下面就不再赘述。

1. 视盘毛细血管瘤　治疗选择要评价血管位置、大小、是否伴渗出以及对视力威胁。对于瘤体较小(<500μm)、无视网膜渗出和脱离者,可以给予定期观察。对于较大瘤体、对视力有威胁者,光凝滋养血管或联合避开大血管直接光凝瘤体,5 年随访,91%~100% 的稳定有效率。激光光凝方法可以治疗最大瘤体为 4.5mm,但是对 1.5mm 或更小瘤体治疗效果最好。PDT 通过静脉注射光敏剂后激光治疗,特异性作用血管瘤体,诱导瘤体血管阻塞治疗视盘毛细血管瘤,靶向性强。当发生瘤体破裂出血及牵拉性视网膜脱离时,则行玻璃体切割手术

治疗。最近有报道,采用抗血管内皮生长因子全身用药或局部玻璃体腔注射治疗,但治疗效果需要前瞻性临床研究验证。

视力预后取决于毛细血管瘤的大小、位置以及渗出和视网膜脱离的程度。视盘毛细血管瘤比较局限,累及黄斑很少。而且比较稳定,可能很长时间也不变化。早期诊断、定期观察,在视力受累前给予及时、合理的治疗,视力预后较好。

2. 视盘海绵状血管瘤　绝大多数视盘海绵状血管瘤长期稳定不变。临床上的治疗主要是定期观察,少数会发生自发性血栓,引起瘤体表面胶质化。也有发生自限性玻璃体积血,无有效治疗方法,有尝试激光治疗的病例报道。

3. 视盘脉络膜血管瘤　儿童的脉络膜血管瘤大部分是由于颜面部鲜红斑痣、先天性青光眼以及 Sturge-Weber 综合征,行眼底筛查中发现。多数发现时在早期,瘤体小、扁平,无渗出及视网膜脱离。定期观察即可,不需要特殊治疗。对并发青光眼的患儿,需要药物或手术控制眼压,防止视力受损。视力预后取决于是否并发青光眼,以及病灶是否累及黄斑。

4. 累及视盘的蔓状血管瘤病　一般不会发生出血,目前也无有效治疗方法。蔓状血管瘤病视力预后差,可能的原因是高度迂曲的血管发生阻塞,造成视网膜缺血,最终发展成新生血管性青光眼。Ⅲ 型视力差的原因,可能是由于严重血管畸形,直接造成视神经压迫性损伤所致。

【总结】

不同类型视盘血管瘤有典型的、特征性的眼底表现,通常眼底检查就可以明确诊断。临床上一些难以确诊的病例,FFA、ICGA、多普勒超声、OCT 以及其他高发器官的影像学检查可以辅助诊断。虽然儿童视盘血管瘤是良性病变,但是病程长伴有视网膜渗出或脱离时,仍然会出现不同程度视力损伤。目前临床上有多种治疗方法选择,对视力受损的视盘血管瘤治疗仍然是一大挑战。治疗效果需要大样本、长期随访观察研究的验证。另外,视盘视网膜血管瘤往往与全身病有关,早期诊断及定期随访观察非常重要。

第二节　结节性硬化症的神经眼科表现

结节性硬化症(tuberous sclerosis complex, TSC)是一种遗传性神经皮肤综合征,其病理基础为错构瘤,常累及皮肤、脑、眼、心脏和肾脏,几乎任何器官或组织均可受累。其临床表现因病变部位的不同而复杂多样,症状严重程度不一。TSC 在不同种族和性别均可发病,人群患病率为 1/10 000~1/6 000,以散发病例多见占 60%~70%,男女发病比率约为(2~3):1。目前已知由 TSC1 和 TSC2 基因突变所致,呈常染色体显性遗传,其基因突变多为新生突变,有约 10%~25%TSC 患者的基因突变性质未明,不同的 TSC 患者可以有相同的基因型,但可能有不同的临床表型。即使在同一个家系,病变的范围和严重程度也可能有很大变化。由于 TSC 的遗传异质性,其临床表型变异大,误诊、漏诊率较高。TSC 可以多种方式影响视觉系统。TSC 对视觉系统有潜在影响,包括错构瘤对视神经的影响,由于错构瘤阻塞脑脊液流而导致的高颅内压,引起支配眼球运动的脑神经损伤,也可造成视神经功能障碍。大脑中的视觉处理系统受累,视野损伤,治疗婴儿痉挛症的抗癫痫药物(氨己烯酸,Vigabatrin)可造成眼部毒性作用。认识这些结节性硬化症的眼部临床表现很重要,因为这可能是危及生命的疾病的先兆,可能对生活质量产生重大影响。

【发病机制】

TSC 的病变非常复杂和广泛,致病基因为 TSC1 和 TSC2 基因,TSC1 基因定位于第 9 号染色体长臂上(9q34),编码错构瘤蛋白(hamartin);TSC2 基因定位于第 16 号染色体短臂上(16p13.3),编码马铃薯球蛋白(tuberin),这两种蛋白质在组织中广泛表达,于体内形成 hamartin-tuberin 复合体,调控细胞生长和增殖。对结节性硬化症患者的基因分析显示,80%~85% 的结节性硬化症患者都有明确的基因突变,其中散发病例 TSC2 基因突变发生率为 TSC1 基因突变的 5 倍,其余 15%~20% 患者基因突变类型不明确。Dabora 等均曾经对 224 名 TSC 患者进行突变检测发现,TSC2 基因发生突变的患者其临床表现更严重,较易发生智力发育迟缓、癫痫、面部血管纤维瘤及视网膜错构瘤等。我们曾对 14 例儿童 TSC 患者行基因检测,通过外周血标本中的 DNA 进行测序分析,14 例患者中 12 例为 TSC2 突变,2 例为 TSC1 突变,10 例为首次报道的突变位点。移码突变 3 例,终止突变 4 例,剪切突变 3 例,大片段杂合缺失 3 例,1 例未检测到。这说明 TSC2 基因突变还是最常见类型。TSC 所导致的结节性硬化症为常染色体显性遗传,理论上有一条染色体发生致病性突变即可致病。进行基因检测对于遗传咨询及优生优育具有重要意义,见表 13-1。

在 TSC 中已经确定了许多基因型与表型的关系。具有 TSC2 突变的人比具有 TSC1 突变的人更容易患血管平滑肌脂肪瘤,肾囊肿,婴儿痉挛,室管膜下巨细胞星形细胞瘤(SEGA)和智力障碍。然而,基因型 - 表型相关性对预后评估的价值有限,TSC1 和 TSC2 突变的临床表现有很大程度的重叠。基因测试在 TSC 的诊断和预后中起着重要作用,但不能孤立地用来准确预测 TSC 患者最终将如何受到影响。

【临床表现】

(一)TSC 的诊断标准

由国际结节性硬化症共识大会建立,并于 2012 年更新,只要确定 TSC1 或 TSC2 的致病突变,就可以进行基因检测诊断。也可以基于主要或次要临床特征(基于临床)做出诊断。

1. 临床诊断标准　确诊 TSC 要具备 2 个主要指征或 1 个主要指征加上 2 个及以上的次要指征。拟诊 TSC 要具备 1 个主要指征或 2 个及以上次要指征。

主要指征包括:①面部血管纤维瘤或前额斑块(>3 处);②非外伤性指(趾)甲或甲周纤维瘤(>2 处);③色素减退斑(≥3 处,直径≥5mm);④鲨革样皮疹(结缔组织痣);⑤多发性视网膜错构瘤结节;⑥皮质结节;⑦室管膜下结节;⑧室管膜下巨细胞星形细胞瘤;⑨单个或多发的心脏横纹肌瘤;⑩肺淋巴管性肌瘤病;⑪ 肾血管平滑肌瘤(>2 处)。

次要指征包括:①多发性、随机分布的牙釉质凹陷(>3 处);②Confetti 皮损"斑斓"皮损;③多发性肾囊肿;④口腔内纤维瘤(≥2 处);⑤非肾性错构瘤(组织学证实);⑥视网膜色素缺失斑。

表 13-1　14 例结节性硬化综合征患儿及家系遗传学分析

病例	致病基因	突变类型	外显子	核苷酸改变	氨基酸改变	是否已报道	家系验证	致病性
1	TSC2	移码突变	13	c.1330delA	p.N444fs	无	无	致病
2	TSC2	移码突变	36	c.4714_4718del	p.1572_1573del	无	无	可能致病
3	TSC2	终止突变	34	c.4375C>T	p.R1459X	Jones, et al., 1999	无	致病
4	TSC2	剪切突变	8	c.774+2T>G	splicing	无	无	致病
5	TSC2	终止突变	15	c.1513C>T	p.R505X	Wilson et al, 1996	无	致病
6	TSC2	剪切突变	34	c.4425-2A>G	splicing	无	无	致病
7	TSC2	终止突变	33	c.4340C>G	p.S1447X	无	无	致病
8	TSC2	大片段缺失突变	1-11			无	母亲	致病
9	TSC2	移码突变	8	c.681delC	p.C227fs	无	无	致病
10	阴性	TSC1 和 TSC2 基因未见明确片段缺失重复和微小点突变						致病
11	TSC2	剪切突变	12	c.1257+1G>T	splicing	无	母亲	致病
12	TSC2	大片段缺失突变	22-31			无	母亲	致病
13	TSC1	终止突变	19	c.2371C>T	p.Q791X	Kovesdi, 2013	无	致病
14	TSC1	大片段缺失突变	21-23			无	母亲	致病

注：ACMG：classification of pathogenicity is based on the American College of Medical Genetics and Genomics。

2. 基因诊断　可作为独立的诊断标准,检测到 *TSC1* 或 *TSC2* 基因突变确诊 TSC。

（二）TSC 在视网膜及神经眼科表现

作为主要指征之一,部分 TSC 的唯一临床表现可能是视网膜病变,可以累及视神经。

1. 在视网膜的表现　"多发视网膜错构瘤"为主要指征,"视网膜无色斑块"为次要指征。主要的眼部指征视网膜错构瘤,是 TSC 的一种非常常见的眼部特征,文献报道约 40%~50% 的 TSC 患者可有视网膜错构瘤,也可出现眼底色素脱失斑。这些特征不是特异的,有神经纤维瘤病和色素性视网膜炎患者视网膜也有错构瘤的报道,甚至在其他健康个体中也发现了这些错构瘤。视网膜错构瘤通常在散瞳后眼底检查中发现,表现为扁平、半透明或多结节("桑树")视网膜病变。视网膜错构瘤多不影响黄斑区和视神经,因此,绝大多数患者无视力损害症状。偶尔因视网膜脱离、玻璃体积血或巨大的视网膜病变致盲。Rowley 等对 100 例 TSC 患者进行了眼底和视力的检查,发现视网膜错构瘤的发生率为 40%,其中 34% 为双侧性的。最常见的瘤体形态是扁平的半透明损害(占 70%),30% 患者同时有两种或两种以上形态的视网膜错构瘤。据

报道,约有 5% 的 TSC 患者有眼部次要特征,即视网膜无色斑块。这些通常表现为视网膜中周边的脉络膜视网膜色素沉着缺乏的平坦的区域。

Xu 报道了 4 例 TSC 患儿行 FFA、彩色眼底照相、红外眼底照、OCT 检查,发现红外眼底照相可以检出早期视网膜错构瘤,彩色眼底照相的敏感性不如 OCT 和红外眼底照相,但因为样本量太小,未做进一步统计学分析。我们的研究发现通过间接检眼镜散瞳查眼底,TSC 儿童的视网膜检出率为 70%,使用彩色眼底照相查眼底检出率为 60%。11 例能够配合 OCT 检查的 TSC 患儿,OCT 检出率为 81.8%,红外眼底照相的检出率为 63.6%,OCT 共检 26 个视网膜错构瘤,红外眼底照相共检出 18 个错构瘤,彩色眼底照相共检出 9 个视网膜错构瘤。

从以上数据可以看出三种方法中 OCT 扫描的病人的检出率最高,检出错构瘤数量最多,虽然彩色眼底照相和红外眼底照相检出的病人率均为 63.6%,但红外眼底照相检出的错构瘤数目远多于彩色眼底照相。彩色眼底照相或者红外眼底照相能发现的视网膜错构瘤,OCT 扫描均能检测到,OCT 可以发现早期的视网膜错构瘤,但在彩色眼底照相和红外眼底照相检查经常不能发现病变。

其原因推测可能与成像方式有关系,OCT采取870nm的红外激光做相关光源,红外眼底照相采用820nm红外光源,而彩色眼底照相采用LED灯的可见光白光作为成像光源,而白光是复合光,没有固定的焦点,其反射、散射比激光更为明显,穿透性也不如激光光源,因此彩色眼底照相在视网膜错构瘤的检出率也低于OCT和红外眼底照相。另外,通过散瞳查间接检眼镜,可以发现视网膜周边部的病变,其检出率也会高于彩色眼底照相(图13-3)。

2. 在视神经的表现 除视网膜特征表现外,TSC还有许多重要的神经眼科表现。与TSC的视网膜表现相反,神经眼科表现不是诊断标准的一部分,但通常会对视觉功能产生重大影响。神经眼科检查结果也可能表明存在严重的潜在神经系统疾病,需要紧急检查和治疗。TSC最重要的神经眼科表现是视神经错构瘤,颅内压(intracranial pressure,ICP)升高,脑神经麻痹,皮质视力障碍和视野缺损。

vigabatrin的眼毒性(在TSC患者中广泛有效的治疗婴儿痉挛,国内目前很少应用)也是TSC患者的重要眼部疾病。

(1)视神经错构瘤:TSC在视网膜的病变常见星形细胞性错构瘤,但也可能累及视神经。类似于视网膜上其他部位的错构瘤,视神经的星形细胞错构瘤通常是良性的,不需要治疗。视神经错构瘤可能被误认为其他视神经病变。因此,应该将视神经错构瘤与其他视神经病变进行鉴别诊断,与错构瘤不同,后者可能会威胁视力并且需要治疗。

视神经表面的错构瘤可引起视盘隆起边界不清,类似于视神经水肿的表现(图13-4)。鉴于TSC患者存在ICP升高的风险,将视神经表面的错构瘤与视乳头水肿区分开来是很重要的。鉴别要点是视神经错构瘤通常是单侧的,而视乳头水肿通常是(尽管并不总是)双侧的。此外,视神经错构瘤通常无症状,而视乳头水肿的患者通常具有高ICP症

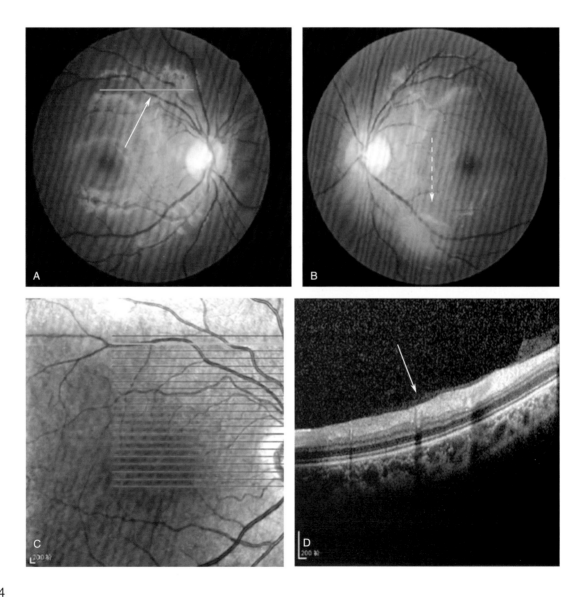

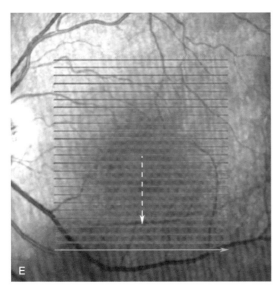
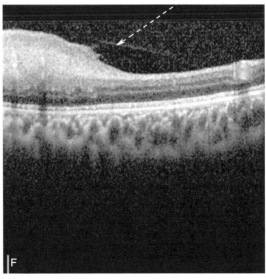

图13-3 A、B图显示TSC患者的彩色眼底照相,A未见明显占位。C、E图显示双眼红外眼底照相未见明显视网膜错构瘤。D、F图显示OCT扫描可见明显异常神经纤维层增厚。A、C、D为右眼,B、E、F为左眼。实线箭头显示病变部位A图彩色眼底照相未检出,但D图OCT扫描显示异常视神经增厚。虚线箭头显示B图彩色眼底照相及E图红外眼底照相未显示,但E图OCT检出丘状视网膜错构瘤,伴点状更高反射

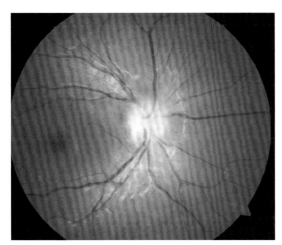
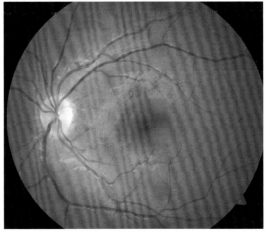

图13-4 眼底照片显示由于神经表面的星形细胞错构瘤导致右眼视神经假性水肿。
左眼视神经形态正常,没有高颅压的迹象

状,例如严重的每日头痛、恶心、呕吐,短暂的视觉模糊和搏动性耳鸣。但是,高ICP也可能无症状或症状不一,尤其是在幼儿中。因此,如果怀疑有视乳头水肿,应进行全面检查。视乳头水肿的TSC患者,应当对大脑和眼眶进行急诊的影像学检查。如果影像学检查结果不明显,则应进行全面的神经内科评估和腰穿。视乳头水肿的TSC患者的及时治疗和随访,可以缓解症状和最大程度降低视力丧失的风险。

此外,还必须将视神经错构瘤引起的视乳头水肿与其他原因导致的视乳头水肿区分开,例如炎症、浸润或视神经受压。第一步是进行完整的眼科

评估,因为视乳头水肿的其他原因通常会对视神经功能产生重大影响,而视神经表面的错构瘤则不会。为了评估视神经功能障碍,这些患者应进行视力和色觉的详细检查,瞳孔检查以及视野检查。对于不能配合视力检查的TSC患者,应检查瞳孔是否有相对传入性瞳孔障碍,这是对单侧或不对称视神经功能障碍的敏感检查。视觉障碍的任何体征都需要对大脑和眼眶尽早地进行神经影像学检查,因为如果错过诊断或延迟治疗,视乳头水肿的许多原因可能导致永久性视力丧失。

钙化的视神经错构瘤可与视盘玻璃膜疣相似。实际上,术语"giant drusen"巨玻璃膜疣已被用来

描述视神经的大型钙化星形细胞错构瘤。视盘玻璃膜疣是无细胞沉积物，通常在儿童时期会被忽略，随着时间的流逝会逐渐变浅和钙化。大约 2% 的人群中可以发现视神经玻璃膜疣，通常会导致视野缺损，但少有伴其他眼部并发症的报道，偶尔可见脉络膜新生血管膜、视网膜血管闭塞和非动脉炎性缺血性视神经病变。视神经错构瘤和视盘玻璃膜疣均无症状，经常偶然被发现。可以通过详细的眼部检查来区分玻璃膜疣与错构瘤，但其临床特征可能会有重叠。有时，视神经的神经纤维层增厚呈膜状，需要与各种原因引起的增殖膜相鉴别，仅从彩色眼底照相不能确定，OCT 可以提供更加准确的结果（图 13-5）。无论哪种情况，处理都是一样的，包括定期进行散瞳眼底检查、眼底照相以及视野检查。

尽管视神经表面的错构瘤通常会保留一定的视觉功能，但有一个已发表的文献，发现视神经错构瘤在 10 年内逐渐变大，最终导致严重的永久性视力障碍。因此，定期对所有累及视神经的错构瘤进行连续眼底检查和视神经功能检测很重要。

（2）颅内压（ICP）升高：ICP 升高是 TSC 的罕见的神经眼科表现。根本原因是室管膜下巨细胞星形细胞瘤（subependymal giant cell astrocytomas，SEGA）的增大。SEGA 是结节性硬化症的主要诊断特征之一，在 TSC 患者中估计患病率为 20%。虽然组织病理学良性，生长缓慢，但是 SEGA 可由于其典型的颅内位置造成严重的并发症。增大的 SEGA 可以阻塞脑脊液的流动并引起阻塞性脑积水（图 13-6）。

发生梗阻性脑积水的患者通常表现出高 ICP 的典型体征和症状，包括头痛，恶心，呕吐，搏动性耳鸣，短暂性视力模糊和视乳头水肿。但是，TSC 患者可能具有较高的 ICP 的非典型临床特征，例如疲劳，食欲下降，癫痫发作频率增加，认知能力下

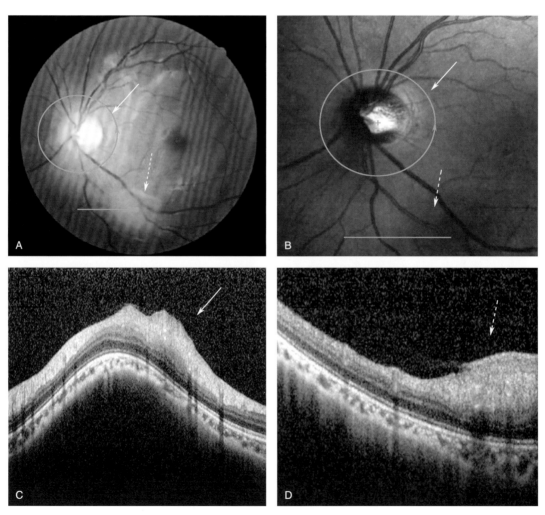

图 13-5 **A** 图显示 **TSC** 患者的左眼彩色眼底照相可见颞下方视网膜错构瘤，视神经未见明显异常，**B** 图红外眼底照相未见明显异常，**C** 图显示视神经环形扫描可见异常的神经纤维层增厚及点状高反射，**D** 图显示视网膜颞下方的线性扫描可见占位病变，主要异常增厚的是视神经纤维层

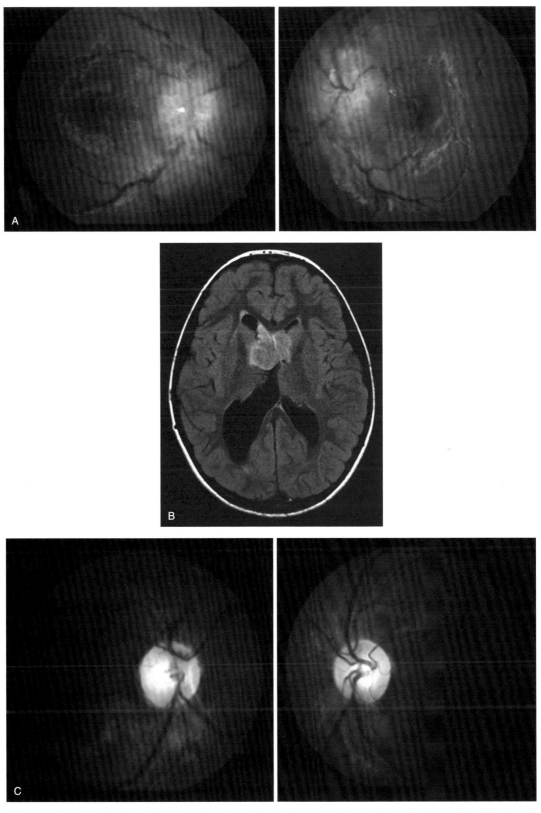

图 13-6 患有结节性硬化症的患者出现为恶心、呕吐和持续的头痛。在检查中发现该患者患有轻度左脑神经Ⅵ麻痹，在散瞳眼底检查中表现为视乳头水肿和黄斑渗出（A）。MRI 显示室管膜下巨细胞星形细胞瘤伴右室性脑积水（B）。西罗莫司药物治疗后，视乳头水肿消退，双视神经轻度苍白（C）

降和行为问题。高 ICP 的另一个潜在表现是单侧或双侧第Ⅵ脑神经麻痹。需要注意的是,第Ⅵ脑神经麻痹可以是不完全的或者没有展神经受限表现。因此,对任何患有急性内斜视或双眼水平复视的 TSC 患者,都应考虑患有第Ⅵ脑神经麻痹。

当怀疑 ICP 升高时,应急诊行 CT 或 MRI 检查,以评估梗阻性脑积水。如果发现,及时治疗至关重要,因为慢性或严重的视乳头水肿会导致视神经萎缩和长期视力障碍。视乳头水肿的患者应接受详细的眼科检查,包括视敏度,色觉和视野的检查,以及视神经的眼底照相和 OCT 检查。

视野检查很重要,因为视野缺损是由于视乳头水肿导致的视觉损害的早期征象。标准自动视野检查(SAP)是视野测试的金标准,所有能够配合的视乳头状水肿患者都应进行检测。动态视野测试对于无法完全配合自动视野检查测试的患者(例如年幼的孩子或神经功能缺损的患者)也很有用。如果无法进行视野测试,其他一些评估视觉功能的客观指标也可参考。这些测试包括 VEP、P-ERG 和全视野 ERG。但是,这些测试通常仅限于大型眼科中心,并且与视觉功能的相关性尚未得到充分验证。

SEGA 引起的梗阻性脑积水,手术切除一直以来是标准治疗。由于 SEGA 在组织学上是良性的,且很少复发,彻底的手术切除是可以治愈的。然而,该手术在技术上具有挑战性,并且存在严重并发症的风险,包括偏瘫、认知能力下降甚至死亡。最近,一类药物可以作为 SEGA 引起阻塞性脑积水的替代疗法。研究表明 TSC 的 *TSC1* 或 *TSC2* 突变可激活 mTOR 的途径,mTOR 是一种调节细胞生长的激酶。抑制 mTOR 的药物(包括西罗莫司和依维莫司)可以使 SEGA 收缩,从而可以缓解门罗孔中脑脊液的阻塞并治疗阻塞性脑积水,而无须进行手术切除。根据对 28 位患者的研究,FDA 于 2010 年批准依维莫司治疗 TSC 中的 SEGA。在这项研究中,SEGA 的大小在 28 名患者中的 21 名(75%)中减少了至少 30%,在 28 名患者中的 9 名(32%)中减少了至少 50%。随后进行的一项多中心、随机、安慰剂对照的 3 期试验显示,依维莫司治疗的患者中 35% 的 SEGA 体积较安慰剂组中的 SEGA 减少了 50%,只有轻度至中度的不良事件。在依维莫司用于 SEGA 的研究中,偶尔有并发性皮肤病变。治疗过程中肾血管平滑肌脂肪瘤和视网膜星形细胞性错构瘤也有所减少。因此,在极

少数情况下,当视网膜或视神经星形细胞瘤对视力产生威胁时,mTOR 抑制剂可能是一种潜在的治疗选择。

(3)脑神经麻痹:脑神经麻痹是 TSC 罕见但重要的神经眼科表现。第Ⅲ和Ⅵ脑神经最常见,但其他脑神经麻痹也有报道。

TSC 患者的脑神经Ⅵ麻痹最常见是由于 ICP 升高。TSC 中的第Ⅲ脑神经麻痹,易受颅内动脉瘤的影响。尽管罕见,但患 TSC 的儿童和成人中都有报道,由于动脉瘤引起的第Ⅲ脑神经麻痹。第Ⅲ脑神经麻痹可表现为急性重症同侧上睑下垂、瞳孔散大,和外下斜视。类似于第Ⅵ脑神经麻痹,第Ⅲ脑神经麻痹可以是部分或不完全的。由于部分体征轻微或不存在,第Ⅲ脑神经麻痹可能很难诊断。由于副交感神经纤维分布在第Ⅲ脑神经的外侧,因此大多数情况下,颅内动脉瘤的压迫可导致同侧瞳孔扩大。然而,上睑下垂不全或缺失,和/或轻度的眼肌麻痹并不少见。由于颅内动脉瘤是可以治疗的,并且可能危及生命,因此,应尽早通过包括血管造影等神经影像学检查(例如 CT 或 MRI)对 TSC 引起的第Ⅲ脑神经麻痹的任何症状的患者进行评估。TSC 中的第Ⅲ脑神经麻痹通常是由扩大、未破裂的后交通动脉瘤直接压迫引起的。如果发现,颅内动脉瘤可以进行线圈栓塞治疗,以最大限度地减少将来破裂的风险。破裂的动脉瘤也可以很少表现为一个孤立的第Ⅲ脑神经麻痹,但常表现为急性神经系统症状,包括剧烈头痛、恶心、呕吐、颈项强直、癫痫发作和意识丧失。颅内动脉瘤破裂具有很高的死亡率,应急诊治疗。

TSC 患者可能同时发生多发性脑神经麻痹。虽然很少见,但无论何时发生,都是紧急情况。多个同时出现脑神经麻痹的潜在原因包括 ICP 严重升高,颅内动脉瘤破裂以及海绵窦内颈内动脉瘤压迫,这些均危及生命。

(4)皮质视觉障碍(CVI):CVI 是 TSC 最常见的眼科表现之一。CVI 是由视交叉后神经通路和脑结构的损伤和/或功能障碍引起的所有类型的视功能障碍。

在严重的 CVI(例如皮质盲),可以导致视力完全丧失,预后很差。皮质盲症可以表现为严重的视力丧失,通常伴有其他神经系统缺陷。然而年幼的儿童中,因为临床体征可能与其他状况(例如自闭症和视力成熟延迟)发生明显重叠,可能诊断困难。在不确定的情况下,视觉诱发电位异常有助于

确诊。幸运的是,在 TSC 中,皮质盲症很少见,多数具有较轻的 CVI 形式。一般难以估计 CVI 的患病率。在 TSC 患者中尤其如此,因为许多患有中度至重度智力障碍,无法完全配合测试。大约 90% 的 TSC 患者患有癫痫病,皮质脑畸形和 / 或神经精神疾病,这些临床表现与 CVI 相关。因此,可能许多 TSC 患者都有一定程度的 CVI。

CVI 可以表现为多种视觉缺陷。通常,TSC 患者视觉功能明显低于正常人。视力和视野(通常下方视野)都会受到影响。CVI 的视觉功能受到的影响在熟悉的环境中最小,对感兴趣的物体视物很近或者偏心视物。检查发现,常见水平共轭注视偏差和外斜视,一般无眼球震颤且视盘正常。根据定义,要诊断为 CVI,眼科检查必须正常,或者如果存在眼部异常,则视力缺陷必须明显大于仅凭眼部异常可以解释的程度。除了视敏度和视野缺损之外,人们越来越认识到 CVI 会在高阶视觉处理中引起缺损。这些不足会严重影响学习,机动性,互动和整体生活质量。尽管患病率很高,但由于 CVI 而导致的高阶处理缺陷常常难以识别。缺陷可能仅在复杂的现实生活中表现出来,例如难以感知复杂的运动场景或识别面部特征和物体。

CVI 的预后是高度可变的。尽管大多数人从未达到完全正常的视觉功能,但多半的 CVI 患者可以在不同程度上改善视力。治疗主要是支持性的,需要定期进行眼科检查,必要时进行屈光矫正,并尽早转诊至视觉支持治疗门诊。考虑到这些情况的复杂性,跨学科的专业护理是首选,并在眼科、神经病学、精神病学、职业治疗和初级保健之间进行合作治疗。

(5)视野缺损:TSC 患者视野丧失的主要原因包括星形细胞错构瘤,CVI 和氨己烯酸(vigabatrin)治疗。视网膜损害、视神经损害和 SEGA 都是 TSC 患者视野缺损的潜在原因。视网膜的错构瘤可引起与错构瘤的解剖学位置相对应的弓形视野缺损。例如,鼻下方的视网膜星形细胞的错构瘤可引起颞上视野缺损。然而,视野缺损通常很小,通常在功能上可由另一只眼睛的重叠视野来补偿。因此,尽管视网膜星形细胞错构瘤在 TSC 中非常常见,但对周围视力的相应影响通常很小。相反,视网膜星形错构瘤的眼部并发症,例如玻璃体积血和渗出性视网膜脱离,并不常见,一旦发生,通常会导致严重

的视野丧失。当在视神经表面上时,视盘的星形胶质错构瘤通常不影响视觉功能。最后与高 ICP 相关的 SEGA 很少会因严重或慢性视乳头水肿并最终导致视神经萎缩而导致视野缺损。

CVI 是 TSC 中视野丧失的另一个原因。CVI 可以严重程度不同地影响视野的任何部分。通常,CVI 中的视野缺损位于下半视野,尽管没有证据表明这与 TSC 密切相关。如果可能的话,视野检查应该在 TSC 患者怀疑患有 CVI 时进行,但 CVI 通常与智力障碍相伴,有时可能不能完成。

患有 TSC 的患者可能出现视力减退,通常是 vigabatrin 治疗的并发症。Vigabatrin 治疗对于婴儿痉挛和复杂的部分性癫痫发作有效,国外应用较多,国内应用很少。长期治疗与周边视野的向心性缩小有关。如果可能,应对所有怀疑患有视野缺损的 TSC 患者进行视野检查。SAP 是最常用的测量视野的方法(图 13-7A)。对于患有神经功能缺损或智力障碍无法进行 SAP 的 TSC 患者,动态视野测试可能是合适的选择。OCT 是一种有用的辅助测试,因为已表明神经纤维层变薄的程度与视野缺损的程度相关(图 13-7B)。但在没有镇静或全身麻醉的年轻或不合作患者中无法进行 OCT 检查。在无法进行视野或 OCT 检查的 TSC 患者中,可行视觉诱发电位和多焦 ERG。但这些检查的应用尚不广泛,需要更多的研究来验证临床意义。

总而言之,TSC 是一种复杂的疾病,具有多种潜在的神经眼科表现。某些发现,例如视乳头水肿或第 Ⅲ 脑神经麻痹,提示可能存在威胁生命的潜在疾病,需要紧急检查和治疗。其他表现,例如皮质视觉障碍,可能会对视觉功能产生重大影响,需要对其进行鉴别诊断,经常临床症状可能很轻微,对 TSC 患者的评估通常具有挑战性。所以知道如何诊断和辩识 TSC 的潜在神经眼科表现至关重要。

【病例分享】

患者,赵 ×× ,男,9 岁。有抽搐病史,当地行头颅 CT 显示:两侧视管膜下多发钙化结节,颜面部可见血管纤维瘤,躯干部可见多发脱色素斑。基因检测可见:TSC2 基因中 22~31 外显子缺失(图 13-8)。双眼底可见视网膜错构瘤,均累及视神经,左眼可见视盘前膜状增殖,并可见玻璃体牵拉(图 13-9)。

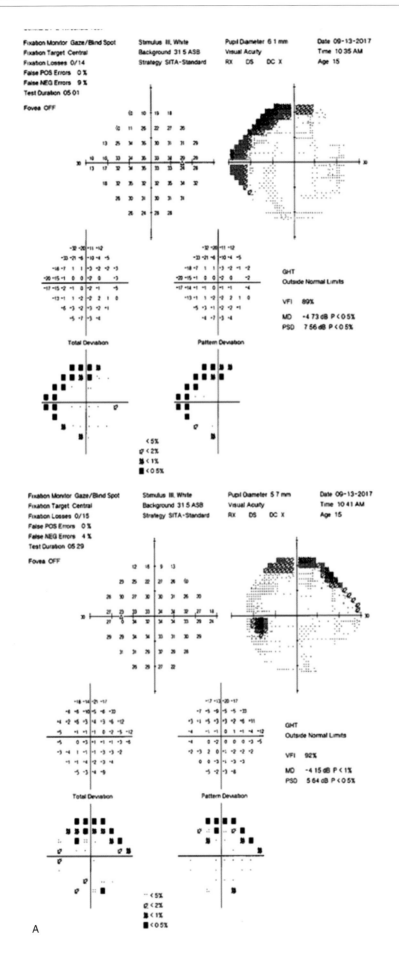

A

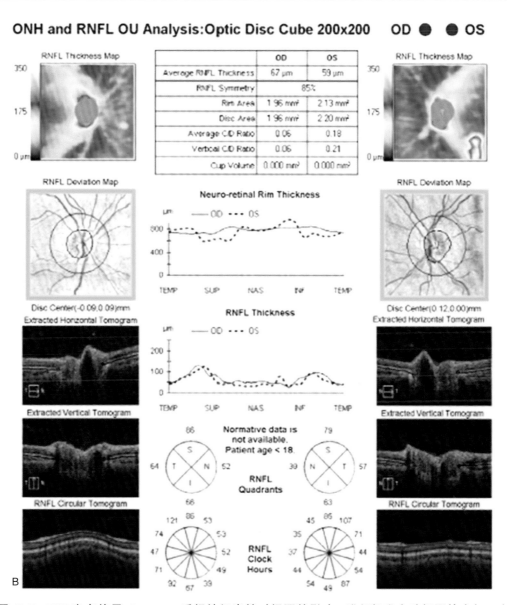

图 13-7 TSC 患者使用 vigabatrin 后视神经毒性对视野的影响。进行标准自动视野检查(SAP)测试(A),双眼都有周边视野缺损(视野缺损是向心性减小)。在同一名患者中,光学相干断层扫描(OCT)显示双眼的视网膜神经纤维层厚度弥漫性变薄(B)

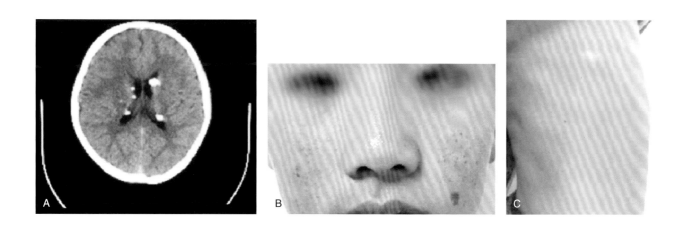

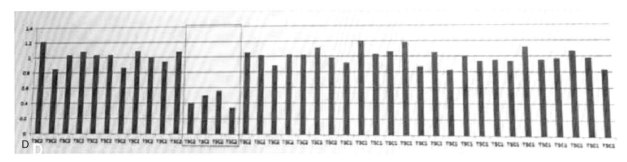

图 13-8 1例 TSC2 患者的头颅 CT,面部和躯干皮肤表现及基因检测结果

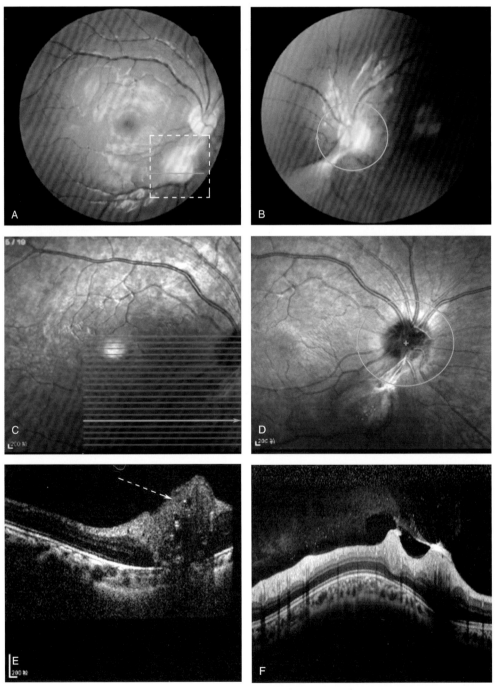

图 13-9 A、B 显示 TSC 患者的双眼彩色眼底照相可见视网膜错构瘤,两眼视神经受累及。C、D 图显示红外眼底照相,C 图显示多线扫描(lines-scan),D 图显示环扫(circle-scan)。E、F 图显示 OCT 扫描。A、C、E 为右眼,B、D、F 为左眼。虚线箭头显示虫蚀斑(moth-eaten),F 显示左眼视神经上方可见玻璃体皮质牵拉

第三节　视神经胶质瘤

视觉通路的胶质瘤（optic pathway gliomas，OPGs）是儿童和青少年最常见低级别的肿瘤，占儿童中枢神经系统肿瘤的 2%~5%。当肿瘤累及视交叉前视路时被称为视神经胶质瘤（optic nerve gliomas，ONG）。对于儿童出现视力下降时，要考虑到此病的可能性。OPGs 可以散发或孤立发病，也可以与肿瘤易感综合征 - 神经纤维瘤病 1 型（neurofibromatosis type 1，NF1）有关，后者预后较前者好。儿童中有 20% 的 NF1 发生 OPGs，其中有 25% 患儿表现为 ONG，ONG 很少发生于成人。临床上有些儿童视神经胶质瘤增长较快、不断恶化伴随进行性视力下降。诊断主要依靠影像学检查及全身情况的评估。治疗主要包括化学药物治疗、靶向性药物治疗、放射性治疗及根治手术。

【流行病学】

儿童视神经肿瘤临床上较少见，其中 ONG 是最常见的儿童视神经肿瘤，占眼眶肿瘤的二分之一以上，占总 OPG 的 25%。OPG 可以发生在出生至 79 岁任何年龄，但是最常发生在 10 岁以下的儿童，占儿童中枢神经系统肿瘤的 3%~5%，男女发病率均等。ONG 发病女性（65%）高于男性（35%）。ONG 与 NF1 有密切的相关性，NF1 发生 ONG 风险高达 70%（平均 29%），平均发病年龄为 8.8 岁。

【临床分类】

临床上对儿童 ONG 没有一个统一的分类。按肿瘤的性质分为良性 ONG 和恶性 ONG。良性 ONG 以毛细胞型星形细胞瘤为主，占眼眶肿瘤的二分之一；恶性 ONG 儿童较为少见，主要见于成人，以中年人为主，但是儿童也有恶性 ONG 发病的报道，平均发病年龄为 48 岁，男性多于女性。恶性 ONG 多发生在视交叉并常累及双侧视神经。按发病部位分为，前部视神经和视交叉的胶质瘤。按有无全身病分为，孤立 ONG 和伴有 NF1 的 ONG，后者比前者预后好。

【发病机制】

ONG 是视神经的低分化的肿瘤，可以散发也可以与 NF1 并发。可以累及前部视路的视神经，也可以累及视交叉以后到视皮质前整个视路。累及视神经的病例占整个视路肿瘤的 25%。散发病例的发病最常见的基因改变是，*BRAF-KIAA1549* 两基因的融合突变。NF1 相关性的 ONG，是由于染色体 17q 上 *NF1* 抑肿瘤基因的失活。正常情况下，*NF1* 基因通过有丝分裂原活化蛋白激酶和哺乳动物雷帕霉素（mTOR）靶点，调节细胞增殖、存活和分化。*NF1* 基因编码的蛋白神经纤维蛋白通过与 RAS 结合，下调细胞分裂和增殖。当 *NF1* 基因失活，通过 RAS 信号对细胞分裂及增殖的抑制作用减弱，最终导致 RAS 诱导的肿瘤发生。

【组织病理】

胶质瘤以前被认为是良性、自限性生长的错构瘤。不同的胶质瘤生长速度的变化较大，极少出现恶性变的情况，但是神经胶质瘤本身具有局部侵蚀性生长的特性。ONG 起源于视神经的星形胶质细胞，通过脑膜下间隙向蛛网膜及蛛网膜下腔迁徙生长形成胶质瘤。另外肿瘤的增大不仅是肿瘤细胞的增殖造成的，还有星形胶质细胞分泌黏液等 PAS 阳性物质淤积所致。常见的类型是未成熟的毛细胞型星形胶质瘤，WHO 分级为 I 级。肿瘤细胞有梭形核，呈柔毛状或毛发状。双相模式，不同比例的柔毛区与海绵区交替出现。细胞内见 Rosenthal 纤维（呈锥形 - 螺旋形、明亮的嗜酸性、透明团样物质）。恶性 ONG 多是间变性星形细胞瘤（WHO 分级 III 级）或是胶质母细胞瘤（WHO 分级 IV 级）。恶性星形胶质细胞瘤病理检查可见多形性核、坏死和血管增殖。外观上可见向周围脑组织浸润性生长。肿瘤侵袭性和增殖的测定，一般通过 MIB-1 抗体检测 Ki-67 抗原的形成来测定，通常更具侵袭性的肿瘤是散发性 OPGs。

【临床表现】

ONG 的临床表现根据肿瘤的发病部位不同出现的临床表现和体征也不同。

1. **视力下降**　85% 的儿童 ONG 表现不同程度的视力下降，儿童常常不能主诉视力下降，通常是视力检查或家长发现患儿视力差时发现。25% 患者视力可以稳定在 0.8~1.0，60% 的患者出现进行性下降,最终视力低于 0.1。

2. **相对性传入性瞳孔障碍** 双眼发病者会表现双眼瞳孔直接对光反射迟钝,单眼发病或双眼视力损伤程度不同者,视力较差的一侧眼可表现为相对性传入性瞳孔障碍。

3. **视盘的改变** 60% 的 ONG 患者眼底检查表现为视神经萎缩(图 13-10),部分表现为视盘水肿。视盘水肿者多为累及视交叉及眶内前端视神经胶质瘤,视交叉部 ONG 有 20% 患者表现为视盘水肿。

4. **眼球突出** 是 ONG 最常见的体征,90% 胶质瘤的病人会出现眼球突出。前部视神经胶质瘤最常见,视交叉胶质瘤相对少见(小于 20% 发生率)。如果发生在视交叉的胶质瘤发生了眼球突出,通常肿瘤同时累及前部的视神经。

5. **眼球运动受限** 是 ONG 常见的体征,眶内段视神经的胶质瘤有 30% 表现为眼球转动受限,视交叉的胶质瘤 20% 的病人表现眼球运动异常。

6. **中枢神经系统表现** 头痛是 OPGs 最常见的症状,但是仅有 30% 病人诉有头痛,而且多是累及视交叉部的胶质瘤。脑积水或脑水肿,当肿瘤沿视交叉向周围脑组织扩散时,常表现为脑水肿或脑积水。当肿瘤向视交叉后生长,侵及下丘脑或垂体时,还可以出现下丘脑 - 垂体功能障碍,伴有早熟、生长激素缺乏和促性腺激素、促甲状腺激素和促肾上腺皮质激素缺乏。

7. **其他症状和体征** 包括眼球震颤、点头性痉挛、抽搐、恶心、头晕、斜视、发育消退和生长迟缓。

【辅助检查】

主要包括眼科辅助检查、眼眶及颅脑的影像学检查以及基因学检查。

1. **眼科的辅助检查** 视野检查常常发现受累

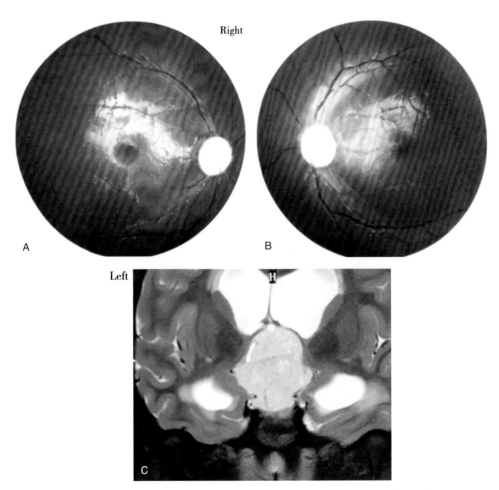

图 13-10 **9 岁女性患儿,双眼视力下降 3 个月伴头痛呕吐 1 个月就诊,视力检查:右眼 0.1,左眼 0.3,双眼视神经萎缩(图 A 和 B);颅脑 MRI 提示鞍区占位性病变(图 C),手术切除肿瘤病理学检查提示:毛细胞型星形胶质瘤**

及眼不同程度视野缺损;VEP 检查常表现为 P100 或 P2 潜伏期延迟和波幅降低。OCT 检查,视盘水肿者表现为盘周神经纤维层厚度增厚,视神经萎缩者表现为盘周神经纤维层薄变。

2. **影像学检查** 眼眶和颅脑的 MRI 检查,80% 的视神经胶质瘤表现视神经管增粗,25% 视交叉胶质瘤表现为蝶鞍增大和 J 形挖空改变。在评估视交叉部位的胶质瘤时,判断下丘脑和视束肿瘤是否受累及时,MRI 优于 CT。Boire 等观察发现,80% 的 ONG 在 MRI 表现为肿瘤进行性生长。胶质瘤在 MRI 的特征性表现,瘤体可见轻微延长的 T_1 弛豫时间。与正常视神经相比,肿瘤的图像是等张力或轻微低强度。T_2 加权图像将显示具有较长 T_2 弛豫时间的高信号图像。ONG 在 CT 显示视神经增粗、呈梭形,发生在视交叉时表现为视交叉增

粗,也可以看到圆形和外生生长的形态学变化,伴轻度至中度的增强。视神经通路胶质瘤钙化是罕见的,但也可以看到。

3. **基因学检查** 对于可疑有 NF1 有关者应该做相应的致病基因的筛查(图 13-11)。另外,肿瘤组织行基因检测,对于制订有效、个性化的靶向药物的治疗方案非常重要。

4. **病理组织学检查** 病理检查是确定肿瘤的诊断的金标准,但是 ONG 依据临床表现及影像学特点即可诊断。而视神经肿瘤取病理组织时对视力损伤非常大,所以肿瘤病理检查不是非常必要的。良性 ONG 肿瘤组织病理检查,可见梭形的细胞核,呈柔毛状或毛发状,细胞内见 Rosenthal 纤维。恶性星形胶质细胞具有多形性核、坏死和血管增殖,Ki-67 阳性细胞数量较多。

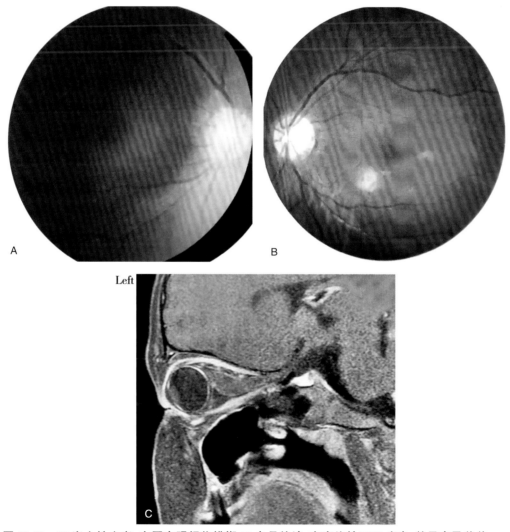

图 13-11 **12 岁女性患者,主因右眼视物模糊 16 个月就诊,有家族性 NF1 病史,其母亲及弟弟基因检测 *NF1* 基因突变。视力检查:右眼 0.1,左眼 0.9,右眼视盘颜色淡(A),左眼视盘正常(B)。颅脑 MRI 可见右眼视神经眶内段梭形增粗(C)**

【诊断】

根据眼部出现单眼或双眼视力下降、视神经萎缩或视盘水肿、眼球突出及眼球转动受限等表现，或伴有 NF1 的病史。进一步眼眶及颅脑 MRI 或 CT 检查。影像学检查发现梭形增粗的视神经或粗大的视交叉（图 13-12），外向性生长的肿瘤，可在视交叉上见圆形或团状边界清楚或呈侵蚀性向周围组织生长的瘤体。CT 可见瘤体内钙化，MRI 扫描 T_2 像呈不均匀的长 T_2 信号。增强 MRI 对显示恶性 ONG 有帮助。根据以上临床表现和影像学特点，大多数可以确诊。对于难以确诊的病例或将要行靶向性药物治疗的病例，建议基因检测及病理组织学检查。

【鉴别诊断】

通常 ONG 单靠 MRI 上典型表现即可确诊。但是视神经鞘脑膜瘤发病部位与 ONG 相同，也会呈现视神经增粗，在临床上难以鉴别。另外视交叉

外向生长的毛细胞型星形细胞瘤与颅咽管瘤临床表现及发病部位极为相似，难以鉴别。

1. **视神经鞘脑膜瘤** 在临床上比 ONG 更少见，虽然在 MRI 也表现为梭形增粗，但是增厚的视神经鞘与包绕低密度的视神经，在 MRI 呈"轨道征"是视神经鞘脑膜瘤的特征性表现。20%~50% 的视神经鞘膜脑瘤出现钙化，比 ONG 更常见。另外视神经鞘脑膜瘤 MRI 上 T_1 和 T_2 像均呈增强信号，而 ONG 在 T_1 呈等或低信号，T_2 上呈强信号。可以依据以上特点进行鉴别诊断。

2. **颅咽管瘤** 毛细胞型星形细胞瘤和颅咽管瘤，均是儿童视交叉或鞍区常见的肿瘤，发病部位相同。但是颅咽管瘤可分为鞍上型和鞍内型肿瘤均有钙化，颅咽管瘤的钙化有各种形态，为颅咽管瘤的显著特征，而 ONG 发生钙化较少见。多数颅咽管瘤囊性占位，边界清楚，无侵蚀性。这些特点可以与 ONG 鉴别，完全确诊还要靠手术后病理组织学检查。

3. **视神经淋巴瘤** 儿童淋巴瘤累及视神经多

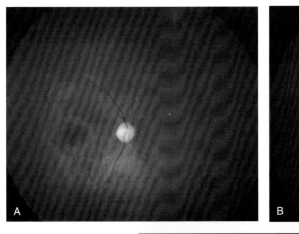
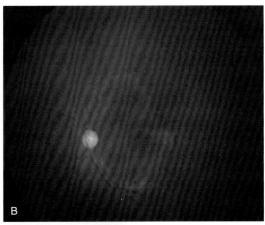
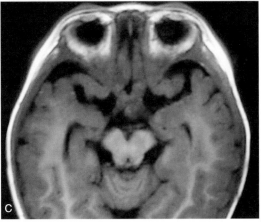

图 13-12　6 个月男性患儿，主因眼球震颤就诊，双眼追光追物差，双眼视神经色淡（图 A 和 B），
颅脑 MRI 可见增粗的视交叉（图 C）

有明确的淋巴瘤病史,或全身发热、淋巴结肿大等症状。视神经淋巴瘤可单眼也可以双眼,常表现为视盘水肿。MRI 显示眼眶内肿瘤不仅仅局限于视神经,而且呈浸润性生长,累及整个眼眶及周围鼻窦等周围组织。肿大淋巴结活检或骨髓穿刺可以明确诊断。

【治疗】

对于儿童 ONG 什么情况下需要治疗,还存在争议。但是视力进行性下降或视野缺损或影像学检查提示肿瘤逐渐增大,是治疗的可靠性指征。对于儿童视野检查,常常不可行或结果可靠性差。视敏度检查非常重要,特别是当视力丢失达 0.2logMAR 或更多时,或影像学检查证实肿瘤在进行性增大时,可以实施治疗。标准的治疗包括化学药物治疗、靶向药物治疗、放射性治疗和根治性手术切除术等。放射性治疗和根治性手术切除术与高复发率有关,应作为最后的治疗手段。

1　化学药物治疗　一旦确定需要治疗,化疗是首选方法。长春新碱和卡铂是一线用药。合并 NF1 的 ONG 患者,长春新碱和卡铂治疗,3 年抑制肿瘤生长有效率(progression-free survival,PFS)为 77%,5 年 PFS 为 69%。虽然有 40% 患儿对卡铂有不同程度高敏反应,但是总体上这种化疗方案耐受性还是比较好。而且大样本病例研究,没有观察到继发恶性肿瘤和治疗相关的致死性事件报道。另一种由硫鸟嘌呤、普鲁卡嗪、洛莫司汀(CCNU)和长春新碱(TPCV)组成的方案与卡铂/长春新碱相比,在 NF1 患者中 PFS 无显著性变化,但继发性白血病的相关风险增加。TPCV 可能对散发性 ONG 患者有用,但在 NF1 中应避免使用。

化疗后视力提高不明显,最好也只是中度视力提高。两组化疗方法对视力改善无差别。并发 NF1 患者治疗后 24% 视力提高、35% 稳定不变、41% 视力继续下降;而孤立性 ONG 化疗后 18% 的视力提高、43% 稳定不变、39% 视力继续恶化。

2.　分子靶向药物治疗　主要包括丝裂原活化蛋白激酶通路抑制剂和肿瘤新生血管抑制剂。

丝裂原活化蛋白激酶(mitogen-activated protein kinase,MARK)的激酶抑制剂如 Selumetinib、Refa-meti-nib、trametinib 和 cobimetinib 目前用于治疗儿童进展性和复发的低级别 ONG,2 年期 PFS 高达 69%。这些药物的靶点位于 RAS 信号通路中的下游,阻止 MAPK 的激活,它们的疗效可能在那

些有 *BRAF* 突变的患者中最明显。值得注意的是 Selumetinib 治疗儿童 ONG 过程中,有外层视网膜脱离的报道,但是这种改变在儿童人群中是非常罕见,而且是可逆性的。

ONG 血运丰富,微血管网密度大,这些特点与肿瘤迅速生长密切相关。在胶质瘤中血管内皮生长因子(vascular endothelial growth factor,VEGF)高度表达,诱导肿瘤新生血管生成,加速肿瘤生长。贝伐单抗是抗 -VEGF 单克隆抗体,在治疗多种儿童恶性肿瘤中,可以有效抑制新生血管的形成,从而抑制肿瘤的生长。贝伐单抗单独或联合依立替康等传统药物,治疗孤立性或并发 NF1 的 ONG,取得良好的疗效。贝伐单抗治疗反应好,一些难治性病例治疗后视力提高率高达 86%。贝伐单抗联合依立替康治疗 2 年 PFS 可达到 47.8%。它的主要副作用:高血压、乏力、关节痛、出血倾向及蛋白尿等,但是这些停药后可以消失。

3.　放射性治疗　放射性治疗是治疗 ONG 的有效方法,由于对周围脑组织放射性损伤较重,目前临床上不是特别推荐的治疗方法。特别是对于儿童,身体处于快速发育期对放射性损伤更敏感。所以临床上只对年长儿童或 10 岁以上、难治性的 ONG 患儿,作为最后的治疗选择。治疗具体方法包括混合治疗、分瘤立体定向放射治疗、质子束放射治疗和立体定向放射外科(伽马刀)治疗等。

4.　根治性手术治疗　对于治疗低分化的星形胶质瘤,手术治疗是首选的治疗方法。但是对于孤立性 ONG,根治性手术治疗是存在争议的,也极少采用。但是对于激进性生长的 ONG,根治性手术治疗应该尽早进行。

总之,ONG 是发生在前部视路的胶质瘤,常常发生在有 NF1 病史的儿童。多数为良性肿瘤,极少数为恶性生长。对于非进行性视力损伤、影像学显示肿瘤稳定不变者,定期随访观察是首选治疗方案。如果出现视力损伤进行性加重或肿瘤进行性变大,化学药物治疗是首选治疗方法。幸运的是新分子靶向药物 MEK 抑制剂和贝伐单抗的出现,给难治性 ONG 带来新的希望。目前 Ⅱ 期和 Ⅲ 期临床试验已经完成。放射性治疗方法和根治手术在过去是非常成功的治疗方法,但是由于高致残性被列为最后没办法的选择。最后,随着分子水平靶向药物的发展,给减少儿童 ONG 致残率带来新的希望。

(彭春霞　白大勇)

第十四章

视路胶质瘤

儿童视路胶质瘤（optic pathway gliomas，OPGs）是起源于视觉通路（包括视神经、视交叉、视束、视放射）或下丘脑的低级别胶质瘤，也有文献称视神经-下丘脑胶质瘤。OPGs 具有病史长、生长缓慢的特点，病理以毛细胞型星形细胞瘤（WHO Ⅰ级）和毛细胞型黏液样星形细胞瘤（WHO Ⅰ级）多见。纤维型星形细胞瘤（WHO Ⅱ级）等少见。OPGs 的临床表现多样，预后亦存在较大的差异，有的可自然消退、有的保持稳定，还有的会播散甚至导致死亡。其治疗方式包括观察、化疗、放疗和手术治疗。目前国内外学者对 OPGs 的诊断和治疗仍存在一定的争议。

【流行病学】

视路胶质瘤（OPGs）在全部人群中的发病率为 0.77%~0.84%，但在儿童中发病率可达到 3%~6%，占儿童幕上肿瘤的 15%，显著高于成人组的患病率。75% 的患者年龄小于 10 岁，90% 的患者年龄小于 20 岁。国内报道的儿童 OPGs 占同期儿童颅内肿瘤的比率为 0.9%~1.9%。目前有关 OPGs 的流行病学数据主要来自国外，国内尚缺乏相关的病例登记机制，相关的流行病学数据相对缺乏。

OPGs 是最常见的神经纤维瘤 1 型（neurofibromatosis type 1，NF1 或 NF-1）相关的颅内肿瘤，根据预测约 15% 的 NF1 儿童患儿会伴有 OPGs。此外，OPGs 也见于 NF2 型的患者。NF1 相关的视路胶质肿瘤多侵袭视路前半部分，而非 NF1 相关的肿瘤多侵袭视路后半部分。国外文献报道 OPGs 和 NF1 存在密切联系，NF1 相关 OPGs 所占比例约为 20%~59%，且合并存在 NF1 的患者预后更好。但国内田永吉等报道 53 例 OPGs 患者中，仅

有 2 例（3.7%）符合 NF1 的诊断，并认为这两种疾病的联系在不同种族之间可能存在差异。我们推测原因在于：与 NF1 相关的 OPGs 多局限于视神经，这些患儿多就诊于眼科，未被国内资料统计在神经外科的数据中。而散发的 OPGs 患儿因多累及视交叉及视交叉后部，肿瘤较大或部分有囊变时可继发梗阻性脑积水，这些患儿才到神经外科就诊并手术。在我国未来如果能将儿童肿瘤进行全部统一登记，可能会避免因学科不同而导致研究结果的偏移。

【发病机制】

OPGs 通常被归类为低级别星形胶质细胞瘤，但其生长速度有很大的差异。在组织学方面，OPGs 与中枢神经系统其他部位的毛细胞星形细胞瘤相似。散发性毛细胞星形细胞瘤，通常存在染色体 7q34 串联重复及 *BRAF-KIAA* 融合基因的改变。

一些毛细胞型星形细胞瘤会发生染色体等位基因缺失，提示 OPGs 是由抑癌基因失活导致的。例如在部分病例中可发现染色体 17q 存在缺失，提示该基因与肿瘤之间存在关联。70% 的病例存在 BRAF 重复。NF1 患者 OPGs 表现为特征性的神经纤维瘤蛋白缺失以及 Ras 活化增强，神经纤维瘤蛋白是一种星形胶质细胞负性生长调节因子，*NF1* 基因缺失，导致 RAS 通路激活，从而导致了肿瘤的发生。

【组织病理】

OPGs 的病理类型包括毛细胞星形细胞瘤、毛细胞黏液样星形细胞瘤、纤维型星形细胞瘤、弥漫型胶质瘤等，其中以星形细胞瘤常见。罗世祺教

授在《儿童神经系统肿瘤》一书中报道,星形细胞瘤占所有 OPGs 的 93.3%。王佳等报道的 34 例 OPGs 中,其中毛细胞型星形细胞瘤占 32.4%,毛细胞黏液样星形细胞瘤占 67.6%。

1. 毛细胞星形细胞瘤旧称青少年毛细胞星形细胞瘤,WHO Ⅰ级,发病年龄早,主要见于儿童及年轻成年人。肿瘤多生长缓慢,影像学上多表现为边界清楚的占位,囊变常见,无侵袭性,大多数患者预后良好。毛细胞星形细胞瘤的血管会发生退行性改变,导致其在 CT 或者核磁增强扫描时有强化。约 5%~10% 的毛细胞星形细胞瘤会发生恶性转变。对于这种类型肿瘤首选手术治疗,即使切除不完全,通常也仅在有肿瘤生长证据时才行放疗和化疗。对于无法手术的患者,可能在明确诊断后就需要放疗。

镜下特点:毛细胞星形细胞瘤可见细胞细长且伸出长长的突起,形成致密的纤维背景,与疏松的微囊区交替排列。Rosenthal 纤维常见,这是毛细胞星形细胞瘤区别于其他星形胶质细胞瘤的病理学标志。

分子生物学特点:常见 7q34 串联重复,这种变化产生了 *BRAF-KIAA* 融合基因。散发性的毛细胞星形细胞瘤患者的大样本病例研究发现,60%~80% 的患者中存在 *BRAF-KIAA* 融合基因,部分幕上型的毛细胞星形细胞瘤可能存在 *BRAF V600E* 突变。一项小样本研究发现,贝伐单抗 + 伊立替康联合治疗对于复发的儿童星形细胞瘤患者治疗耐受性良好。伴有 NF1 型的毛细胞星形细胞瘤没有这种融合基因。

2. 毛细胞黏液样星形细胞瘤是毛细胞星形细胞瘤的一种特殊类型,WHO Ⅰ级,主要见于 2~3 岁幼儿或者青少年。肿瘤好发于视交叉或者下丘脑,第三脑室部位,其他部位(颞叶,脊髓)少见,预后较毛细胞星形细胞瘤好。

镜下特点:双极性梭形细胞组成,细胞异型性不明显,核分裂象少见,间质内含有大量黏液,肿瘤细胞似星星呈网状散在分布于黏液背景中。瘤体内血管丰富,肿瘤呈血管中心性生长,即肿瘤细胞以血管为中心呈放射状分布。

分子生物学特点:Ki-67 增殖指数 2%~20%,*BRAF V600E* 融合基因阴性,部分病例可有 *KIAA1549-BRAF* 融合阳性,Rosenthal 纤维染色阴性。

总体来看,OPGs 是一组异质性很强的胶质瘤,临床病程也存在较大的差异,有些肿瘤可呈恶性进展,甚至发生播散,有些则可能发生自然退化。张天蕾等曾报道 3 例自然退化的 OPGs 肿瘤,均发生于 1 岁之内,且其中 1 例肿瘤甚至在发生颅内播散后仍然出现了自然退化现象,表明肿瘤的自然消退与肿瘤的侵袭性可能同时发生于同一个体同一空间的不同时态下。他认为肿瘤的自然消退主要发生于婴幼儿,且肿瘤的自然消退与患儿的症状表现并不完全相关。由于缺乏相关的活检病理,我们对于肿瘤自然消退的机制难以进行深入的研究。通过一定的检测手段预测 OPGs 未来的生物学行为或者对肿瘤的预后进行预测,将成为未来研究的方向。

【临床分类】

按照肿瘤的位置和是否与 NF1 相关进行分类。

(一)根据肿瘤的位置 OPGs 分为以下 3 类

1. **视神经胶质瘤** 肿瘤起源于一侧或者双侧视神经,与 NF1 关系密切。目前进一步根据肿瘤的起源部位又分为眶内型、视神经管内型、颅内-视交叉前型。大多数患者年龄都在青春期之前,肿瘤的病理类型多为毛细胞型星形细胞瘤。肿瘤可能呈现为侵袭性的生长,与周围组织边界不清;也可以表现为膨胀性生长、边界清楚。随着肿瘤的进展,肿瘤可以侵犯视神经导致视神经病变,此类病人多就诊于眼科。

2. **视交叉型胶质瘤** 肿瘤起源于视交叉,未累及下丘脑。

3. **视交叉-下丘脑胶质瘤** 肿瘤同时累及视交叉及下丘脑,来源可能是视交叉,也可能是下丘脑,极少数可能起源于视束,向颞叶生长。

Uptodate 上将后两者统称为后部视路胶质瘤,即所谓的视路胶质瘤,其平均发病年龄约为 3 岁。组织学上,该类型的肿瘤多为毛细胞星形细胞瘤。这类病人多因为颅高压症状而就诊于神经外科或因视力损伤就诊于眼科。

(二)根据是否与 NF1 相关分为 2 类

1. **NF1 相关的 OPGs** OPGs 是最常见的 NF1 相关的中枢神经系统肿瘤。约 15% 的 NF1 患儿会出现 OPGs。NF1 相关的 OPGs 多侵袭视觉通路前部分:66% 肿瘤位于视神经,62% 累及视交叉,9% 在影像学上有囊性改变。NF2 患者中也有 OPGs 的报道(图 14-1)。

2. **非 NF1 相关的 OPGs** 也称为散发的 OPGs,大约有 92% 的肿瘤位于视交叉,32% 的侵及视神

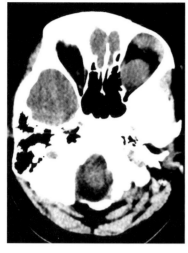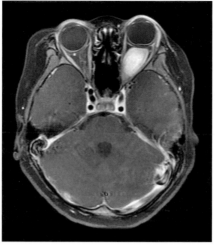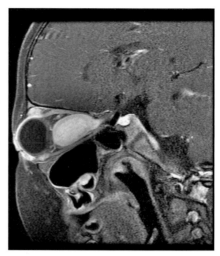

图 14-1 5 岁女孩,发现左眼斜视伴视力下降半年。查体:右侧腰背部可见褐色 **2cm × 3cm** 范围散在数个圆形、条形色素斑。眼部检查:左眼视力指数 /20cm,左侧眼球凸出且外转受限。上图从左至右分别为头 CT 平扫轴位,头 MR T$_1$ 增强轴位,头 MR 增强矢状位。可见左侧眶内视神经呈橄榄样增粗,边界清楚,推挤同侧眼球向前方突出

经,66% 的患儿在影像学上有囊性改变,73% 的患儿视觉通路形态被破坏,预后差于 NF1 相关的 OPGs。

【临床表现】

1. **眼科相关症状** OPGs 最主要的临床表现是对视力和眼球运动的影响,表现为视力下降、视野缺损、眼震、突眼等,伴或不伴有视力下降的视乳头水肿或视神经萎缩是视神经 OPGs 的早期表现,当瘤体增大造成眼球压迫时表现为无痛性突眼。

肿瘤的位置不同,可有不同的临床表现:①肿瘤位于视觉通路前部者,可表现为患侧进行性视力减退和同侧眼球突出,严重时影响眼球运动。视野可呈向心性缩小或者偏盲;②肿瘤位于视交叉者主要表现为视力减退和双眼视野颞侧偏盲。

各种临床表现所占 OPGs 总体人群比例如表 14-1。

对于年龄较小的患儿,其语言表达能力有限,患儿往往表现为行为的异常,如揉眼。多数患儿在就诊时肿瘤已生长至较大体积,如果及时发现患儿的这些异常的表现,早期诊断对肿瘤的治疗大有裨益。

2. **颅内压增高与梗阻性脑积水** 位于视交叉的 OPGs,肿瘤向鞍上增长可压迫阻塞室间孔,导致脑脊液循环受阻,形成幕上脑积水,患儿可出现颅内压增高的症状,如头痛、呕吐和视乳头水肿,呕吐多为喷射性。

表 14-1 OPGs 各种临床表现所占总体患者群的比例

症状	发生率
视力损伤	88%
眼球震颤	24%
突眼	94%(眶内肿瘤群体),22%(视交叉肿瘤群体)
视盘水肿	35%
视神经萎缩	59%
下丘脑相关改变	26%
颅高压表现	27%

3. **内分泌异常** 见于 10%~20% 的 OPGs 患儿,主要见于视交叉类型的 OPGs 患儿,发病机制尚不清楚。主要临床表现包括内分泌功能异常、尿崩、性早熟、生长发育迟缓等内分泌症状。相对而言下丘脑 - 垂体性腺轴损害所致的性早熟更常见,39% 的合并 NF1 视交叉型的 OPGs 患儿存在性早熟。

与颅咽管瘤相比较,OPGs 无论体积大小,发生内分泌改变者相对少见。Martine 报道的 19 例 OPGs 中,16 例患儿无内分泌改变。

此外,部分婴幼儿会表现出极度消瘦、皮包骨头的“恶病质”状态,即所谓的间脑综合征(diencephalic syndrome,DS)。目前对 DS 的研究主要以病例报道为主,其发病机制目前尚未明确,部分学者提出以下假说:①肿瘤分泌或压迫下丘脑造成 β 促脂素产生增加,从而导致皮下脂肪大量分解;②DS 患儿的分解代谢大于合成代谢,其能量消耗高于正常婴幼儿的 30%~50%;③婴幼儿的下丘脑

未发育成熟而对机械压迫敏感,进一步导致下丘脑功能障碍和机体代谢紊乱;④肿瘤细胞因子(IL-1、IL-6、IFN-c、TNF-a)的参与导致了 DS 患儿恶病质的产生;⑤转录激活子 4(activating transcription factor 4,ATF4)/自噬相关蛋白 5(autophagy-related protein,ATG5)轴在下丘脑的神经元,具有调节脂质代谢的功能。如果是肿瘤的占位效应引起下丘脑结构和功能障碍,为何其他邻近下丘脑的肿瘤如颅咽管瘤却很少引起 DS? DS 主要由下丘脑和视交叉部位的低级别胶质瘤引起,而引起 DS 的其他肿瘤却极为罕见。DS 与 OPGs 的关系,以及 OPGs 患者是否均会存在不同程度的消瘦倾向,以上问题尚需在未来的临床工作中进一步研究探索。

【辅助检查】

1. CT　OPGs 在 CT 表现为等密度或者低密度影,注射造影剂后有不规则强化;前部 OPGs 在 CT 表现为视神经增粗或者视交叉形态异常;后部 OPGs,即视交叉下丘脑型表现为巨大球形,分叶状或者不规则多边形,因肿瘤阻塞室间孔可见侧脑室增大。

2. MRI　在 MRI 上表现为 T_1 等或者低信号,T_2 为稍高信号,注射增强剂后有均匀或者不均匀强化。囊变少见,这一点有别于颅咽管瘤,但也偶有部分患儿出现囊变。

3. **影像学分型**　目前,国内外大多数学者采用 Dodge 分型标准:Ⅰ型是肿瘤仅累及单侧或双侧视神经;Ⅱ型是肿瘤侵犯视交叉,伴或不伴视神经邻近结构的受累;Ⅲ型是肿瘤侵犯下丘脑及比邻结构,容易导致第三脑室受压,引起脑积水。诊断为 Dodge Ⅱ型及Ⅲ型的 OPGs,适合于神经外科手术治疗。但由于肿瘤累及视交叉、下丘脑等重要结构,不适合行肿瘤全切除术。罗世祺教授将 OPGs

分为三型:视神经胶质瘤(眶内型和颅眶沟通型)、视交叉型胶质瘤和视交叉-下丘脑胶质瘤。Allen 等认为视交叉型胶质瘤多为毛细胞型星形细胞瘤,而下丘脑胶质瘤多为纤维型星形细胞瘤。

葛明教授团队基于弥散张量成像技术,总结了后部 OPGs 中肿瘤和视路纤维的关系。将 OPGs 分为三种类型:膨胀内生型(图 14-2)、膨胀外生型(图 14-3)、弥漫内生型(图 14-4)。膨胀内生型指肿瘤被神经纤维环绕,在神经纤维内部呈膨胀性生长。膨胀外生型指肿瘤位于神经纤维外部,呈膨胀性生长。弥漫内生型是指肿瘤呈浸润性生长,与神经纤维交错穿插且浸润破坏神经纤维。该分型在 OPGs 的治疗和预后评估中具有很强的实际指导意义,不同分型的治疗对应不同的手术策略,具体见国内外研究现状。

4. **视力及视野检查**　视野可以提供视路纤维损伤的定位信息,同时可以对术前视神经的损伤情况进行评估,对于视力预后有一定的参考价值。对视力低下不能配合计算机自动视野检查者,可用最简便的面对面视野估测,对视力低于眼前指数的病人可在其眼前各个不同方位用手动或光动来评估视野。

5. **视觉诱发电位**(visual evoked potential,VEP)是一种客观的定量评估视觉功能的手段,可以提示受损的视觉通路的位置及严重程度。

【诊断和鉴别诊断】

(一)诊断

对于 OPGs 的诊断,国外学者常以影像学诊断和眼科检查作为确诊依据,我国仍以病理学结果作为诊断标准。OPGs 具有典型的影响学特征,较其他肿瘤更容易诊断。在 MRI-T_1 增强像上肿瘤常表

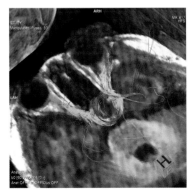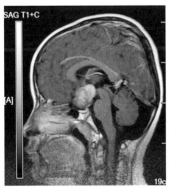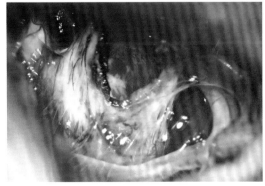

图 14-2　膨胀内生型 **OPGs**,肿瘤位于视交叉水平,上图从左至右依次为神经纤维束重建图像、矢状位 **MRI** 图像及术中实际图像。肿瘤位于神经纤维束内部,呈膨胀性生长,将神经纤维束推挤到周围

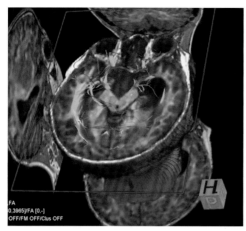
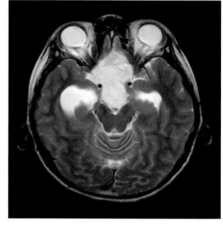

图 14-3 膨胀外生型 OPGs，肿瘤位于视交叉水平，从左至右依次为神经纤维束重建图像、周围 MRI 图像。肿瘤位于神经纤维束下方，呈膨胀性生长，从神经纤维束外部推挤视路纤维

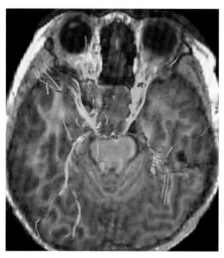
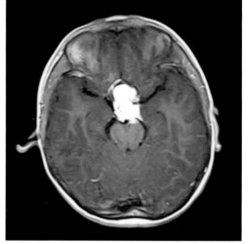

图 14-4 弥漫内生型 OPGs，肿瘤位于视交叉水平，上图从左至右依次为视路纤维束重建图像和轴位 MRI 图像。肿瘤呈浸润性生长，视路纤维被肿瘤浸润破坏、中断

现为明显强化。不同于其他胶质瘤的是，OPGs 内部的血管具有完整的血管壁，其强化机制类似于脑膜瘤，而并非像其他胶质瘤那样是由于对比剂通过未成熟的新生血管壁渗入肿瘤组织间隙所造成，所以 OPGs 周围很少出现水肿。

（二）鉴别诊断

1. 鞍区生殖细胞瘤 外文中常称为鞍上生殖细胞瘤（suprasellar germinoma），女孩多于男孩，年龄多为 10~14 岁。表现为尿崩，视功能损伤和垂体前叶功能减退"三联征"，其中 90% 的患儿首发症状为尿崩。原因在于肿瘤起源于神经垂体，早期即发生垂体的浸润和破坏，从而引起尿崩。垂体前叶功能减退可导致患儿发育停滞，女孩出现原发性闭经。在影像学上肿瘤体积多较小，多形态不规则及少有钙化。不同于 OPGs，鞍区生殖细胞瘤在

CT 或者 MRI 增强后强化呈现为均匀一致。此外生殖细胞瘤中 10%~30% 存在人绒毛膜促性腺激素（HCG）升高，但是浓度一般小于 1 000mIU/ml。75%~100% 会出现人胎盘碱性磷酸酶（PLAP）免疫组化阳性，也可作为鉴别诊断依据。

2. 颅咽管瘤 高发年龄为 7~12 岁，患儿多有生长发育迟缓，肿瘤在 CT 或者 MRI 上多呈囊性或者囊实性，边界相对规则。CT 上表现为蛋壳样不连续钙化，边界清楚，这是其特征性的影像学表现。实性的颅咽管瘤在 CT 上呈均一高密度影，增强后均匀强化。

3. 朗格汉斯组织细胞增生症（LCH） 鞍区的 LCH 常以尿崩为主要临床表现，患儿常有"烦渴"和"多尿"的主诉，MRI 检查可有垂体后叶亮点消失，垂体柄增厚。尿崩症患者中有超过 70% 的人

存在垂体柄增粗,24% 在 5 年后仍为增粗状态。

【治疗】

(一) OPGs 的治疗

1. **随访观察**　20 世纪 90 年代就有学者发现一些颅内低级别或高级别星形细胞瘤可发生自然消退,OPGs 就是其中之一。1992 年 Brzowski 等首次报道了 OPGs 的自然消退,伴或不伴有 NF1 的 OPGs 自然消退现象随后相继被报道。对于 OPGs 自然消退的机制有学者提出以下假说:①细胞因子介导的肿瘤血管萎缩导致体积减小;②星形细胞会随时间的推移而停止增殖并逐渐凋亡;③肿瘤细胞引发免疫反应,从而导致肿瘤细胞被清除;④肿瘤细胞的程序性死亡;⑤胶质瘤分泌的细胞基质被吸收。尽管 OPGs 自然消退的机制目前还未明了,但国外学者发现 NF1 相关的 OPGs 具有明显的惰性,而不伴有 NF1 的 OPGs 往往体积巨大或进展迅速,伴有 NF1 的 OPGs 发生自然消退的可能性更大。Dutton 等报道了 114 例未接受任何治疗的 OPGs,总体死亡率为 5.3%,21% 的患儿出现肿瘤进展。基于此,首都医科大学附属北京儿童医院神经外科葛明教授认为对于无突眼症状或无视力、视野改变的患儿,倾向于首选保守观察,定期进行眼科学及影像学检查。2007 年 NF-1 相关 OPGs 的诊断及治疗指南规定:≤8 岁的 NF1 患儿应每年进行一次全面的眼科检查,目前尚不推荐 MRI 作为筛查方法之一。此外,对于无症状且眼科检查正常的患儿,视觉诱发电位检查亦非必要的检查项目。对于 8~18 岁患儿,推荐每 2 年进行一次眼科学检查。

2. **化疗**　目前,国际上倾向于将化疗作为全年龄段儿童 OPGs 的首选治疗方法,为期 1 年的卡铂联合长春新碱的治疗是标准的一线治疗方案。对于 3 岁以下的患儿,化疗可为其中枢神经系统的发育争取时间;另外,OPGs 若出现脑脊髓播散转移则只能采用化疗。国外报道,部分切除联合化疗或者单纯化疗方案(卡铂联合长春新碱)可以使视路胶质瘤 5 年生存率达到 95%,10 年生存率 91.6%,15 年生存率 80.7%,取得了良好的效果。Fisher 等对 274 例患者进行多中心回顾性分析后发现,在完成化疗(卡铂、长春新碱联合方案)后,1/3 的患者视力有改善,40% 的患者视力无变化。虽然化疗可减小或者控制肿瘤的体积,保留或改善患儿视力及内分泌功能,但其效果并不理想。

此外,尚有 TPCV 组合(硫鸟嘌呤、丙卡巴肼、洛莫司汀和长春新碱)、低剂量顺铂和依托泊苷方案以及替莫唑胺等治疗方案,均取得了一定的疗效。但由于目前有效的靶向治疗药物,化疗只能作为病情进展时延迟放疗或手术的补充手段。随着对视路胶质瘤病理机制的认识及相关靶向性药物的研制,未来化疗可能成为 OPGs 的主要治疗手段。

3. **放疗**　由于放疗可能导致明显的并发症和副损伤,如内分泌疾病(生长激素缺乏、尿崩症、性早熟及睾酮缺乏等)、血管病变、卒中、智力减退、继发性肿瘤生长、白内障、放射性视网膜病以及放射性视路、下丘脑坏死等,国际上建议仅应用于 5~7 岁的患儿。因此,目前 OPGs 的治疗原则是尽可能延迟放疗,目的在于阻止肿瘤进展或复发。我们推荐 >3 岁的 OPGs 患儿应用放疗,且效果显著。田永吉等也认为术后是否放疗对 OPGs 患儿的无进展生存有显著差异。新放疗技术有助于减少并发症的发生,目前逐渐由传统的三维适形放疗过渡至直线加速器为基础的立体定向多分割放疗,再到质子治疗。立体定向分割放疗的结果显示,15 例 OPGs 的 5 年生存率达 90%,还可降低放疗的并发症,其前景比较乐观。

但是,放疗仍然需要个体化对待,对于伴有 NF1 的 OPGs,应该谨慎进行放疗治疗。因为对于伴有 NF1 的 OPGs 患儿,放疗导致的第二肿瘤发生的风险和血管病变的风险成倍增加。

4. **手术治疗**　OPGs 的手术指征目前尚未统一。部分瘤体切除对视力损伤小,但肿瘤残留易导致 80% 患儿术后复发;大部肿瘤切除术可以降低肿瘤负荷,提高肿瘤的治疗效果,但手术会导致失明的风险增加。Ahn 等报道约 75% 的 OPGs 患儿术后发生视力减退。我们的经验是手术一般可作为 OPGs 晚期的治疗方式,特别是有颅内压增高、伴有脑积水的患儿,需要手术切除部分肿瘤,同时打通脑脊液循环通路,缓解脑积水,还可避免因患儿终身携带分流管导致的各种并发症;毛细胞型星形细胞瘤内部血管虽丰富,但血管具有完整的血管壁,因此手术时电凝止血相对容易。手术切除范围与肿瘤再进展时间无相关性,故肿瘤根治术弊大于利。手术的目的是提供病理诊断,缓解肿瘤对视路结构和脑室系统的压迫,为术后给予辅助性放疗或化疗做准备。若 OPGs 患儿伴有间脑综合征,肿瘤大部分切除后,体重通常都能迅速增长 1~2kg,但其生理机制尚不清楚。

葛明教授团队率领首都医科大学附属北京儿童医院神经中心与北京市神经外科研究所合作，开展在术前行视路纤维重建。视路纤维重建成功率达 90%，明显高于 2012 年 Lober 等在磁共振弥散张量成像（DTT）视觉通路的重建成功率（65%）。其团队在国际上首次提出根据视路纤维与肿瘤的解剖位置关系，将 OPGs 分为 3 型：即膨胀内生型，膨胀外生型，弥漫内生型；以此来制订个体化的手术策略并评估患儿的预后（见下文国内研究现状），以提高患儿的视力保护率。75.44% 的 OPGs 患儿术后视力能够维持原有的程度或有好转。与 Ahn 等报道术后有 25% 的维持原有视力比较，该研究团队的手术策略大大降低了手术损伤视功能的风险，有效地保护了视功能。其研究成果通过建立 OPGs 新的影像学分型，从某种程度上促进了手术治疗在 OPGs 领域的应用。

对于绝大多数颅内肿瘤来说，全切除肿瘤对预后非常有益。但对于 OPGs 的手术不能盲目追求全切除，因为过度切除肿瘤会增大损伤视觉通路和下丘脑的风险，导致出现严重的手术并发症（包括视力受损、失明、内分泌紊乱、下丘脑功能障碍、甚至死亡等），这种理念逐渐被全国的小儿神经外科界同仁所认可。最佳的治疗方法是在避免损伤视路纤维的基础上行肿瘤切除，这样既可最大限度保留视力，又减少肿瘤复发的风险，术后再辅以适当的化疗和 / 或放疗等综合治疗。患儿的视力可获得更好保护，提高患儿的生活和学习质量，减轻个人、家庭和社会的负担。希望我国的小儿神经外科和放化疗科的医生们共同协作，努力提高该病的诊治水平。

【临床病程与预后】

OPGs 的临床病程复杂多变，难以预料。自然消退、恶性转变或者经脑室腹腔分流播散均有报道。临床病程多随着肿瘤部位不同而有差异。

位于视觉通路前部的 OPGs 预后相对较好，中位生存时间超过 15 年。眶内段的 OPGs 即使完全切除术后也可出现局部复发并具有侵袭性。

位于视交叉和视交叉后的 OPGs 预后相对不好。但是，有些患者肿瘤可能发生自然消退，有些可以在不治疗的情况下长期生存。

NF1 相关的 OPGs 预后较好，可能是因为前部 OPGs 占比较多。对于眶内段的 NF1 相关的 OPGs 在治疗后的复发率是非 NF1 相关的 OPGs 的 2 倍。

而对于位于视交叉的 OPGs，两者预后相似。

在存活的 OPGs 患儿中，长期的视功能损害是当前面临的棘手问题。一项纳入 59 例散发性的 OPGs 患儿，中位随访时间 5.2 年，45% 的患儿较好的一侧眼的视力为 20/40 或者更低，25% 的患儿双侧视力重度损伤。

【国内外治疗研究现状】

（一）国外治疗现状

OPGs 的标准治疗方案仍然存在争议，治疗方案因患者年龄、是否伴有 NF1 以及肿瘤所在的部位不同而有差异。因此与眼科、放射肿瘤科、小儿肿瘤科、神经放射科和神经外科多学科协同治疗、密切合作是十分必要的。国内外对于 OPGs 的治疗仍然存在理念上的不同。国外对于年轻患者和伴有 NF1 的患者，在治疗开始前应先观察一段时间，通过连续脑部 MRI 检查密切监测肿瘤大小和视功能；临床状态或影像学上肿瘤大小的不利变化，都可能提示需要治疗。

1. 视神经胶质瘤

（1）保守观察：适合于仅累及视神经的肿瘤。排除有证据显示其向视神经管扩展或有进行性视觉损害者。

（2）化疗：对于少数伴有 NF1 的孤立性眶内胶质瘤患儿，在 5~10 年内出现的肿瘤进展者，化疗通常作为首选治疗。影像学检查提示肿瘤增大或者视力下降，定义为肿瘤进展。对于伴有 *NF1* 突变的 OPGs，化疗的 3 年和 5 年无进展生存率可达到 77% 和 69%。

（3）手术治疗：主要针对肿瘤进展引起眼球突出严重影响外观，并且患眼视力较差或完全失明，可以考虑手术治疗。手术必然会导致患眼视力完全丧失。

（4）放疗：并不作为优选治疗手段。对于不伴 NF1 的患儿，若在试用化疗后仍有进行性视力损伤或影像学进展，可以考虑放疗。Pierce 等研究显示，对于患者尚未失明的一侧眼部，放疗可能有助于保存视力，有时甚至能改善视力。如果有进一步的肿瘤进展证据，则可考虑眶内神经切断术。有观点认为，切除水平应与视交叉平齐，以防止肿瘤向中枢发展，但缺乏相关证据。对于伴有 NF1 的儿童患者，放疗会增加继发性恶性肿瘤和其他后遗症的风险，需要谨慎。

（5）靶向治疗：尚处于初步探索阶段，贝伐单抗显示较好的疗效及较低的副作用。一个纳入 14 例小样本的研究显示,单独使用或者联合传统化疗药物使用贝伐单抗治疗复发的 OPGs,86% 的患儿取得明显的疗效,且没有显著增加治疗的副作用,提示贝伐单抗可用于 OPGs 的治疗。来自首都医科大学附属北京世纪坛医院的一组回顾性研究显示,贝伐单抗联合传统化疗药物在缩小 OPGs 体积方面效果显著,而且不会增加副作用。

2. **后部 OPGs** 对伴有 NF1 的患者,影像学检查提示鞍区占位基本上可以确诊 OPGs。而对于不伴有 NF1 的患儿,影像检查不能可靠地区分出 OPGs 与其他病变,如颅咽管瘤和生殖细胞瘤,因此病理学诊断十分必要。对小病灶进行活检时应小心谨慎,以免损害残存的视力。明确诊断后,对患者的处理可以是观察、肿瘤切除、放疗和或化疗。2018 年一项国际范围的在线问卷研究显示对于小年龄患儿进展性的 OPGs,58% 专家倾向于采用手术联合化疗的治疗方案,而 64% 选择卡铂联合长春新碱作为一线化疗药物,62% 选择长春碱作为二线治疗药物,53% 选择贝伐单抗或联合伊立替康为三线治疗药物。

(1)化疗:常作为首选治疗,长春新碱联合卡铂为治疗进展性 OPGs 的一线药物。使用化疗常可推迟对放疗的需求,这能减少神经认知方面的并发症且不会影响到患者的生存率。一项纳入 85 例进展性 OPGs 患儿(中位年龄为 33 个月)的研究,被试者均接受了每 3 周轮换化疗组合方案(丙卡巴肼联合卡铂、依托泊苷联合顺铂以及长春新碱联合环磷酰胺)。在 3 年和 5 年时,分别有 75% 和 61% 的患儿成功避免了放疗。25 例接受了放疗的患儿中,从治疗开始至需要放疗的中位间隔时间为 35 个月。延期放疗并未损害患者结局,89% 的 5 年总休生存率与初始接受放疗的患者相当,并且视力结局也没有差异。然而化疗对于肿瘤的治疗作用有限,40%~60% 的患者在化疗后最终出现病情进展,并且需要进一步的治疗。

多种联合化疗方案已被用于治疗此类肿瘤。最常用的组合包括:长春新碱和放线菌素 D;长春新碱和卡铂;顺铂或卡铂加依托泊苷;基于亚硝基脲的组合方案。

(2)手术切除:手术切除包括根治性切除和部分切除,均非首选治疗,仅当 OPGs 导致梗阻性脑积水时,才进行肿瘤切除和 / 或脑室分流。在其他情况下,根治性切除术的作用仍存在争议。

一项回顾性病例系列研究分析了 33 例 OPGs 患者的保守手术策略,这些患者在目前的许多中心被认为适合根治性切除手术治疗,但在当时接受了非手术治疗、保守手术治疗(切除小于 50%)或单纯活检,随后又接受了辅助放疗(29 例)和 / 或化疗(18 例)。平均随访 11 年后,这些保守治疗患者中仅有 5 例(15%)死亡,其中 3 例死于肿瘤进展,1 例死于分流失效,1 例死于感染。23 例幸存患者至少有一只眼存在功能性视觉,12 例无须内分泌替代治疗,16 例可达到上学的标准要求。来自日本的一组 14 例的非 NF1 相关的 OPGs 研究显示,手术治疗和化疗在患儿中位生存期和肿瘤控制程度方面取得了相似的结果,也是对于手术非必要性的一种印证。

即便如此,某些情况下根治性切除术仍然有必要。除了延长生存期外,还有其他益处,包括对年龄较大的儿童可延缓疾病进展,对年龄较小的儿童可延迟对放疗的需求。研究表明在根治性切除术后,77% 的患者视觉功能保持稳定或得到改善,手术死亡率为 6%。

(3)放疗:鉴于放疗对于儿童,特别是 5 岁以下的儿童认知功能造成不良影响,往往作为最终的无奈之举。接受放疗者比未接受放疗者有更高的 5 年及 10 年无进展生存率,但是其 20 年后的生存率与未接受放疗的患者相同。目前也没有明确的证据表明,更早干预视交叉可改变预后。因此对于进展性的后部 OPGs 患儿,放疗被用于缩小肿瘤体积、降低复发率、延长无复发生存期、缓解间脑综合征以及提高视力。

放疗可阻止视觉和神经功能进行性受损。一项 29 例视交叉 OPGs 患者的回顾性研究表明,在 24 个月和 60 个月时,肿瘤缩小至少 50% 的概率分别为 18% 和 46%,实现缓解的中位时间是 62 个月,其中 81% 的患者视力保持稳定或有所改善。

大多数接受照射的患者会获益,如病情稳定、肿瘤体积缩小。但对于年龄较小的儿童,尤其是小于 3 岁的患儿,在接受照射后,会出现严重的认知障碍和内分泌缺陷。因此医生对于年龄小的儿童会首先进行化疗,以尽可能推迟放疗。

此外,放疗还可以导致闭塞性血管疾病,通常表现为缺血性脑卒中,在血管造影上类似于烟雾病,该病也可发生在视交叉肿瘤放疗后,伴 NF1 的患者尤甚。有研究显示放疗后烟雾病发病的中位时间为放疗后 36 个月,NF1 是导致该并发症的主要危险因素。一项回顾性研究纳入 47 例接受治疗的 OPGs 患者,在接受放疗的 28 例患者中有 5 例(17.9%)发生了类似烟雾病的表现,其中 3 例(60%)患者伴有 NF1。而另外 19 例未接受放疗的患者均未发生脑底异常血管网症。此外,放疗还有可能导致照射区域恶性胶质瘤的发生。正因为如此,对 NF1 患者应用放疗尤其慎重。一项纳入 58 例患者的观察性病例系列研究表明,18 例患者中有 9 例(50%)发生了一个或多个其他的神经系统肿瘤,其中 5 例患者死于第二肿瘤。相比之下,40 例未接受放疗的 OPGs 患者中有 8 例(20%)发生了神经系统第二肿瘤,没有观察到死亡病例。最近的一项研究显示,接受放疗的患者发生神经系统第二肿瘤的风险是未接受放疗者的 3 倍。

如今质子治疗和立体定向放疗可在充分控制肿瘤的同时减少治疗相关并发症。研究显示与三维光子和侧向光子放疗相比,治疗使对侧视神经的照射剂量分别降低了 47% 和 77%。这种情况同样见于视交叉(分别降低 11% 和 16%)和垂体(分别降低 13% 和 16%)。此外,质子束放疗也能降低颞叶和额叶的辐射暴露量。目前还需要进一步的质子束放疗研究,来证实该方法是否可改善患者的远期结局。2019 年一项研究显示质子治疗低级别胶质瘤(其中 52% 为后部 OPGs)在保持相同的治疗效果的情况下,对大脑的伤害更小。

(4)靶向治疗:具有毛细胞型星形细胞瘤组织学特征的 OPGs 患者中,有很大部分发生 *BRAF* 突变,随之不断的报道显示使用该通路抑制剂成功治疗了晚期肿瘤,包括曲美替尼(MEK1/MEK2 抑制剂)和威罗菲尼。其中一项报道显示,4 例 OPGs 患儿在接受贝伐单抗治疗后,视力获得了显著改善。

(二)国内治疗现状

目前国内对于 OPGs 的治疗以手术治疗为主。首都医科大学附属北京儿童医院葛明教授团队报道了 34 例经手术治疗的 OPGs 患儿,11 例术后存在重度视力受损,16 例存在电解质紊乱,术后 4 例患儿死亡。来自首都医科大学附属北京天坛医院的报道显示肿瘤部分切除联合术后放化疗的治疗策略,5 年生存率达到(84.1±3.8)%。田永吉等的研究认为术前视力>0.125 的患者,术后视力预后更好;肿瘤切除程度小于 50%,发生并发症的风险更小。葛明教授团队的研究发现肿瘤最大径大于 5cm 者,术后发生视力损害的风险较高。为了解决手术面临的平衡肿瘤切除和视力保护之间的

矛盾问题,葛明教授团队利用 DTI 技术对视交叉型 OPGs 的视路纤维进行了重建。通过分析肿瘤和视路纤维束的关系,发现视交叉型 OPGs 可以分为三种类型,即膨胀内生型、膨胀外生型、弥漫内生型。其研究队列中 57 例患儿,膨胀内生型 31 例(54.4%)、弥漫内生型 15 例(26.3%)、膨胀外生型 11 例(19.3%)。根据肿瘤的不同影像学特点,该团队提出了个体化的手术策略:①膨胀外生型,肿瘤位于神经纤维外侧,手术可以在保护神经纤维的基础上沿肿瘤边界切除 90% 以上;②膨胀内生型,肿瘤位于神经纤维内部,手术只能由肿瘤中心向外逐步切除 60%~80%,同时需要避免损伤神经纤维;③弥漫内生型,肿瘤在神经纤维中浸润生长,手术只能采取活检或者部分切除。此外,该团队前期研究还发现手术切除能明显改善间脑综合征消瘦的临床表现。黄钢等研究发现,儿童 OPGs 经手术联合放化疗治疗预后明显好于成人。赵超云等则将 DTI 技术与放疗相结合,在放疗计划中重建视路纤维,以避免放疗对视路纤维造成的损害,结果表明这种方式可以实现视路纤维的保护性放疗。首都医科大学附属北京世纪坛医院的一项回顾性研究发现,传统化疗联合贝伐单抗比传统化疗有更好的缩小肿瘤的效果,且不增加化疗的副作用。肿瘤的自然消退现象也越来越得到关注,张天蕾等人报道了 3 例自然消退的 OPGs 案例。然而当前我们面临的一个重要的挑战是如何通过一定的手段来区分具有不同预后的 OPGs,以便可以采取不同的治疗策略,为患儿带来最大临床获益。

【总结】

视路胶质瘤(OPGs)的治疗方案尚不统一,与患者的年龄和肿瘤的部位以及肿瘤本身的特点相关。国内和国外 OPGs 的疾病谱分布亦存在差异,国外关于 OPGs 的报道多以合并 NF1 为主,而国内多以视交叉型 OPGs 的报道为主,推测其原因在于国外存在完善的肿瘤登记系统,缺乏多中心研究造成的偏移。此外,国内外对于其治疗存在理念上的差异,国内更倾向于采取手术治疗后辅以放疗和化疗;而国外更强调首选化疗,辅以放疗,关于手术治疗的报道很少。因此,对于 OPGs 的治疗目前仍缺乏共识,而且对于 OPGs 本身的异质性认识不足,尚没有证据证明手术或者非手术治疗哪一种具有更好的治疗效果,且相关并发症更少。总体来看,OPGs 的治疗可以遵照以下原则。

（一）视神经胶质瘤

对于源于视神经的无症状或症状极少的 OPGs 患儿，我们建议观察，MRI 扫描和详细的神经眼科检查来监测病变的进展情况很重要。当有证据表明病情进展或者病变导致眼球突出影响外观或显著视力丧失时，首选化疗。若试用化疗后仍有进行性视力丧失，则可考虑放疗。如果病情进展引起眼球突出严重影响外貌，并且患眼已经失明，则应该进行手术，手术必然会导致患眼视力完全丧失。

（二）视交叉和下丘脑肿瘤

1. 伴有 NF1 的患者　对于没有明显视野缺损的患者，建议初始予以观察，若出现梗阻性脑积水症状，则可能需要手术干预。

对于有肿瘤进展证据或明显视觉障碍的年龄较小儿童，首选化疗。若认为适当的切除可缓解肿瘤对视路结构造成的压力，从而提高视力者，则可能需要手术治疗。但是手术应该采取合适的策略，需要特别关注手术相关的视力障碍的发生。放疗应该尽可能地延后，以尽量降低对处于发育阶段的中枢神经系统的影响。

2. 不伴 NF1 的患者　可以进行活检或者手术治疗，以明确 OPGs 是 I 级毛细胞型星形细胞瘤还是其他类型肿瘤，同时手术可以减轻肿瘤负荷，对放化疗的疗效有一定的帮助。对于 10 岁以下、有症状的毛细胞型星形细胞瘤患儿，初始治疗优选化疗。对于年龄更大的患者，可使用化疗或放疗。对于其他组织类型肿瘤的患儿，治疗取决于肿瘤的类型。

无论何时，手术面临的最大的挑战依然是如何在切除肿瘤的同时保护视力，因此手术治疗前应该充分评估肿瘤和视路纤维的关系，以尽量减少手术带来的视觉功能的损害。尽管葛明教授团队的工作聚焦于视交叉型 OPGs，但是事实上对于所有类型的 OPGs，通过术前弥散张量成像重建视路纤维，对肿瘤进行分型，将有助于制订个体化的手术方案，以最大程度减少手术相关的视力损害。

对于 OPGs 更加深入的分子病理学的研究将有助于揭示其差异巨大的生物学行为，从而实现 OPGs 基于分子生物学的分类，指导其临床治疗。

【病例分析】

案例 1　膨胀外生型 OPGs

男，6 岁，主诉：头痛伴恶心、呕吐 20 余天。

查体：身高 96cm，体重 34kg，神志清，精神反应弱，头颅外形无异常，双眼水平震颤，双瞳等大等圆，直 3mm，对光反射存在，眼球运动灵活，粗侧视力正常。四肢肌力、肌张力正常，双侧膝腱反射引出，巴氏征阴性。全身未见牛奶咖啡斑。

头部 MRI 平扫 + 增强及术前 DTI 重建结果见图 14-5、图 14-6。

治疗经过：患儿完善术前检查后，行经右额开颅前纵列入路肿瘤近全切除术。术后患儿视力较术前改善，病理证实为毛细胞黏液型星形细胞瘤，WHO Ⅱ 级。出院后行化疗联合放疗治疗。术后 1 周复查头 MRI 与术前 MRI 对比如图 14-7。

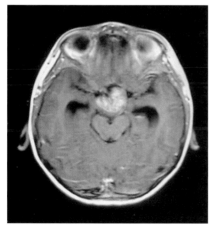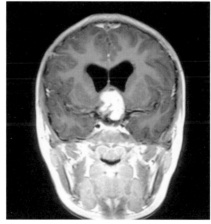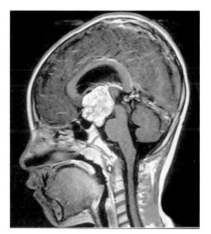

图 14-5　术前轴位和矢状位平扫和增强 MRI
从左至右依次为轴位、冠状位及矢状位 MRT_1 平扫和增强，肿瘤为实性，明显强化。

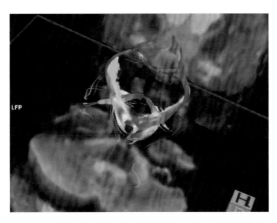

图 14-6 DTI 重建：膨胀外生型，肿瘤膨胀性生长，视路纤维位于肿瘤上方

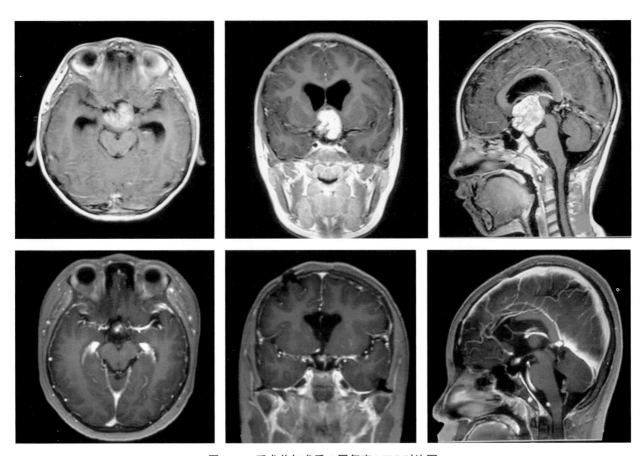

图 14-7 手术前与术后 1 周复查 MRI 对比图

第 1 排分别为 MRI T₁ 平扫加强化的轴位、冠状位及矢状位图像；第 2 排为手术后复查的
MRI T₁ 平扫加强化的轴位、冠状位和矢状位图像；肿瘤大体基本被切除，视神经保护完好。

案例 2 膨胀内生型 OPGs

女，2 岁 10 个月，主诉：双下肢进行性无力 25 天。

查体：神志清，精神可，消瘦，前囟已闭，头围 49cm，双瞳等大，对光反射正常引出，双上肢肌力 3 级，双下肢肌力 5 级，四肢肌张力正常，大小便失禁，共济失调阳性，踝阵挛阳性，布氏征、克氏征阴性，视力视野检查不能配合。

术前头部 MRI 平扫 + 增强及术前 DTI 重建见图 14-8、图 14-9。

治疗经过：患儿完善术前检查后，行经右额开颅胼胝体穹隆间肿瘤大部分除术。术后病理为毛细胞黏液型星形细胞瘤，WHO Ⅱ 级。出院后行单纯放疗治疗,门诊定期复查,体重恢复至正常水平,四肢活动及大小便功能恢复,视力大致正常。术后随访大于5年,患儿存活良好,复查未见肿瘤复发。术前和术后2年复查头MRI与对比如图14-10。

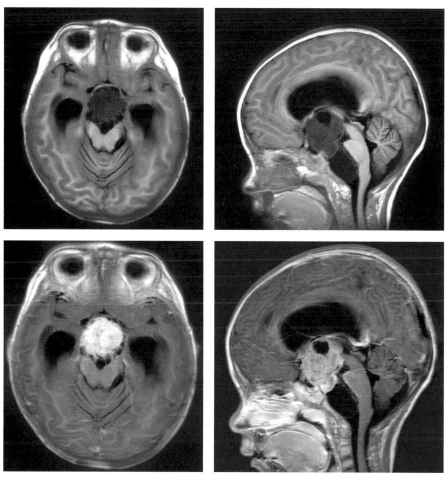

图14-8 术前轴位和矢状位平扫和增强MRI

从左至右依次为轴位、矢状位MRI T1平扫和增强,肿瘤为囊实性,明显强化;矢状位可见囊变位于脑干前方,实性肿瘤内部发生坏死,呈现为低信号、无强化。

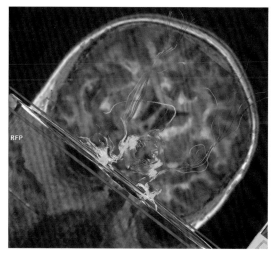

图14-9 DTI重建:膨胀内生型,肿瘤膨胀性生长,将视路纤维推挤向肿瘤四周

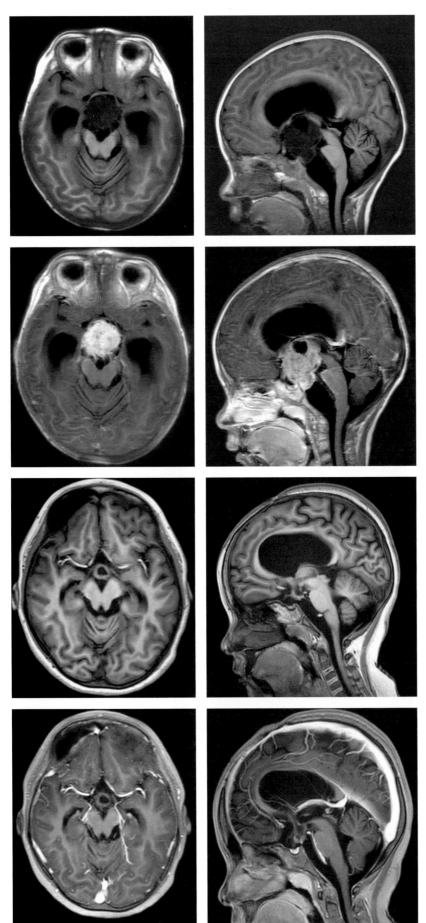

图 14-10 手术前及术后 2 年复查头 MRI 对比图
第 1~2 排分别为 MRI T$_1$ 平扫轴位、矢状位和 MRI T$_1$ 增强的轴位和矢状位；第 3~4 排为手术后复查的 MRI T$_1$ 平扫的轴位、矢状位及 MRI T$_1$ 增强的轴位、矢状位。肿瘤大体部分被切除，视神经保护完好。

案例 3　弥漫内生型 OPGs

女,4 岁 5 个月,主诉:间断头痛 10 天。

查体:神志清,精神反应可,头颅外形无异常,未见体形消瘦,双眼运动灵活,双瞳等大等圆,直径 3mm,对光反射稍迟钝。四肢肌力、肌张力正常,双侧膝腱反射引出,巴氏征阴性。

术前头部 MRI 增强及术前 DTI 重建结果见图 14-11、图 14-12。

治疗经过:患儿完善术前检查后,行前纵列入路切除肿瘤 20%~30%。术后病理为毛细胞型星形细胞瘤,WHO Ⅰ级。出院后行单纯放疗治疗,随访至术后 5 年,患儿带瘤生存,复查未见肿瘤复发,视力、内分泌检查均正常。术前和术后 5 年复查头 MRI 对比如图 14-13。

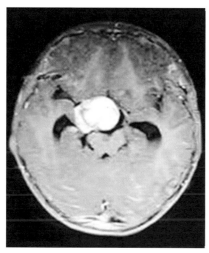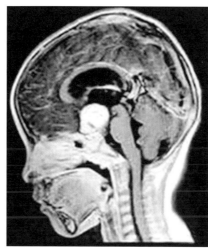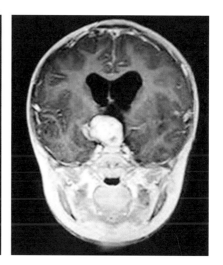

图 14-11　术前头部 MRI 增强

从左至右依次为 MRI T₁ 增强轴位、矢状位和冠状位,肿瘤位于鞍上,边界规则,与周围脑组织边界尚清,均匀强化。

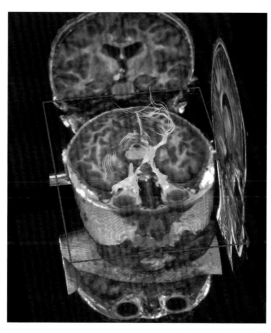

图 14-12　弥漫内生型,肿瘤弥漫生长,侵及视路造成视路神经纤维中断

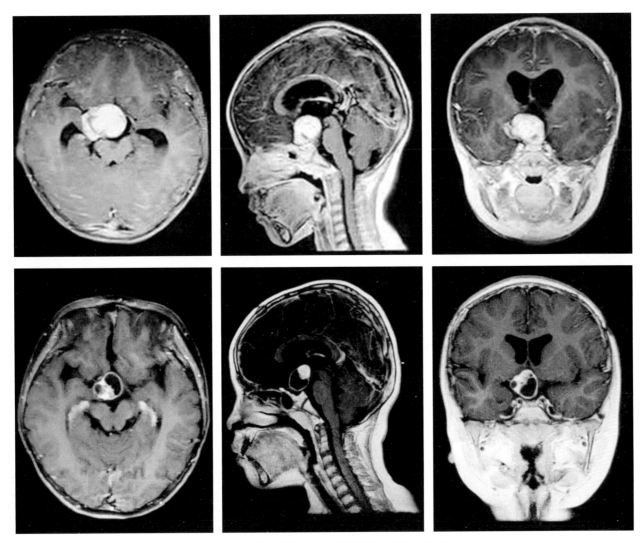

图 14-13　手术前及术后 5 年复查头 MRI 对比图

第 1 排分别为术前 MRI T$_1$ 增强轴位、矢状位和冠状位；第 2 排为手术后 5 年复查的 MRI T$_1$ 增强的轴位、矢状位和冠状位。肿瘤部分切除后，经过放疗治疗，体积明显缩小，患儿内分泌检查及视力均正常。

（葛　明　杨　伟）

第十五章

青光眼性视神经病变

青光眼性视神经病变（glaucomatous optic neuropathy，GON）指的是发生于青光眼患者的具有一定特征的视神经病变，表现为视野缺损、视网膜神经纤维层变薄或象限性丢失、杯盘比增大、盘沿组织丢失等。GON 见于各种类型的青光眼，最常见的是原发性开角型青光眼（primary open angle glaucoma，POAG）和原发性闭角型青光眼（primary angle closure glaucoma，PACG），而儿童青光眼，无论是原发性先天性青光眼或青少年开角型青光眼，由于发病年龄小，患儿自我防患意识及用药依从性差，手术干预的难度也大，其高眼压导致的视神经损伤程度也常更严重。

【儿童青光眼的定义】

随着对青光眼发病机制认识的不断深入，青光眼的定义也在改变。美国眼科协会在 2015 年版《原发性开角型青光眼推荐实践指南》中给出的定义如下："原发性开角型青光眼是一种发生于成年人的慢性进展性视神经病变，其特征为获得性视神经萎缩和视网膜神经节细胞及其轴突丢失，房角镜下前房角开放"；在《原发性房角关闭推荐实践指南》中描述"原发性闭角型青光眼：180° 虹膜小梁网接触伴周边房角关闭、眼压升高、视神经病变。"两个新定义均强调了 GON 是诊断青光眼的必要条件。

儿童青光眼是一组有类似成人青光眼临床表现的疾病的统称。虽然诊断儿童青光眼时，尤其是婴儿先天性青光眼，其特征性视神经或视野损伤不是必须表现，但若能更早期通过眼底、视野及 OCT 发现 GON 及其视神经损害的进展程度，及时选择

适宜的控制眼压的药物和外科干预治疗，无疑有益于防止视功能损害的进程。因此，国内外最新的关于儿童青光眼定义的推荐仍把青光眼特征性视神经病变作为定义内容之一，故在诊断儿童青光眼时其眼底视盘特征性病理改变及视野缺损形态学变化不应忽视。国际儿童青光眼研究组织（CGRN）关于儿童青光眼的定义见表 15-1。

表 15-1　CGRN 关于儿童青光眼定义的推荐

儿童：根据所在地区定义有所差别（如：中国<18 岁；美国<18 岁；欧盟 / 英国 ≤ 16 岁等）

儿童青光眼：以下标准至少满足两条

1. IOP>21mmHg（如果麻醉下测量结果不足以判定，研究者可自行决定是否需要采用其他方法测量）
2. 视野：可再现的青光眼性视神经病变视野缺损，且排除其他可能导致视野缺损的原因
3. 眼轴：进展期的近视或远视储备不足，眼球维度增大超过正常范围
4. 角膜：Haab 纹、新生儿角膜直径>11mm、年龄<1 岁婴儿角膜直径>12mm、1 岁以上儿童角膜直径>13mm
5. 视神经：视盘 / 视杯比值（C/D）进行性增大，双侧视盘等大但 C/D 相差>0.2、盘沿变薄

疑似儿童青光眼：以下标准至少满足一条

1. IOP：两次以上>21mmHg
2. 视野：可疑青光眼性视野缺损
3. 眼轴：在 IOP 正常的情况下眼轴增长
4. 角膜：在 IOP 正常的情况下角膜直径增加
5. 视神经：可疑青光眼性视盘外观

2020 年颁布的《中国青光眼指南（2020 年）》中对儿童青光眼的定义与 CGRN 推荐的儿童青光眼定义类似，见表 15-2。

表 15-2 《中国青光眼指南(2020 年)》关于儿童青光眼定义的推荐

儿童:根据所在地区定义有所差别(如:中国<18 岁;美国<18 岁;欧洲国家、联合国儿童基金会 ≤16 岁等)

儿童青光眼:以下标准至少满足两条

1. IOP>21mmHg(应注意麻醉对眼压的影响)

2. 视杯扩大或凹陷(盘沿变窄):当双眼视盘大小相似时,杯/盘比值不对称(比值差 ≥0.2)或出现盘沿局部变窄;杯/盘比值进行性增大(弥漫性盘沿变窄)

3. 角膜:Haab 纹、角膜水肿或新生儿角膜直径 ≥11mm、年龄<1 岁婴儿角膜直径>12mm、任何年龄儿童角膜直径>13mm

4. 进展性近视或近视性漂移合并眼球的增大速度超过正常生长速度

5. 与青光眼性视神经病变相对应、可重复检测到的视野缺损,并排除其他引起视野缺损的病变

【儿童青光眼的分类】

尽管本章重点是 GON,但了解儿童青光眼的分类和早期确定适宜的治疗方案有助于阻止 GON 的进展。

根据 CGRN 和第九届世界青光眼协会(WGA)共识的推荐,并参考《中国青光眼指南(2020 年)》中相关章节,儿童青光眼按照病因分为以下 6 组:

(一)原发性青光眼

1. 原发性先天性青光眼(primary congenital glaucoma,PCG)

2. 青少年开角型青光眼(juvenile open-angle glaucoma,JOAG)

3. **白内障术后青光眼** 按照病因可分为:先天性特发性白内障,先天性白内障伴眼部异常/系统性疾病,获得性白内障。按照房角状态可分为:开角型青光眼(≥50% 开放),闭角型青光眼(<50% 开放或急性房角关闭)。

4. 非获得性疾病/综合征相关青光眼(伴系统性异常)。

5. 非获得性眼部异常相关青光眼(仅眼部异常,不伴系统性异常)。

6. 获得性疾病相关青光眼。

【流行病学】

儿童青光眼在青光眼患者群中较罕见,通常在出生后 3 年内发病,从而对患儿的身心发育和生活质量产生严重影响,且经常导致严重视功能受损,甚至失明。英国流行病学研究 BIG(British Infantile and Childhood Glaucoma Study,不列颠婴儿和儿童青光眼研究)数据显示,大不列颠地区新生儿出生后 1 年内的先天性青光眼发病率为 5.41/10 万、北爱尔兰地区为 3.31/10 万,且南亚裔新生儿发病率比高加索裔新生儿发病率高 9 倍。我国缺乏系统的儿童青光眼流行病学调查,准确的发病率和患病率未知。根据首都医科大学附属北京同仁医院眼科中心对 2002 年至 2008 年间 1 055 名住院青光眼患儿的单中心数据回顾性分析,该中心儿童青光眼的主要类型为先天性青光眼(46%)、外伤性青光眼(12%)和无晶状体性青光眼(即白内障术后青光眼,9%);男/女患者比约为 2.32∶1。

【病因】

童年期,尤其是婴幼儿期发病的青光眼主要和小梁网的发育异常相关,通常受单基因遗传影响。多数病例在遗传分析中表现出不同外显率的隐性遗传,也可以是散发病例。目前鉴定的特定的与童年期青光眼相关的基因突变包括:*GLC3B* 基因(位于 1p36.2-36.1)、*P4501B1* 基因(CYP1B1)纯和突变或复合杂合突变(2q22.1 区,即 *GLC3A*)、*LTBP2* 基因突变(14q24.3,即 *GLC3C*)、*TEK* 基因杂合失活突变(9p21)、*MYOC* 基因突变(1q24.3-q25.2)等。*TEK* 基因与 Schlemm 管的发育相关:*TEK* 单倍体不足的小鼠的 Schlemm 管多具褶皱且局灶性狭窄,而 *TEK* 敲除的小鼠则未观察到 Schlemm 管。*MYOC* 基因编码 myocilin 蛋白,广泛分布于眼内各组织。最常见的突变位于第 3 号外显子,其突变型会引起小梁网和睫状体的结构变化,从而导致房水外流阻力增加而使眼压升高。

【发病机制】

有关儿童 GON 的病理损害机制基本类似成人 GON 的相关理论,即机械学说、血管学说、应激学说、跨筛板压力差等。机械学说认为,高眼压造成的机械压迫作用使眼球壁扩张,筛板受压并向外膨出和受到紧张性牵拉,使筛孔变形扭曲,从而直接挤压从筛孔通过的 RGCs 的轴索,或者间接作用促使视盘缺血缺氧,导致轴索内轴浆流阻滞,神经营养因子不能流向细胞体而使细胞正常代谢受损死亡。此外,高眼压还引起筛板区视神经细胞外基质改变,如基底膜变薄、结构紊乱、弹性蛋白减少而Ⅰ、Ⅲ和Ⅳ型胶原增多,危及 RGCs 的结构性支持、营养运输及代谢产物的清除等。血管学说则强调,

青光眼视神经损害主要是视神经和视盘的局部缺血,以及全身性血管性改变。其主要依据是:①采用 FFA、彩色多普勒及激光多普勒测速仪检查发现青光眼视盘、视网膜及眼动脉血流均有异常;②有系统性血管病变如糖尿病、低血压、颈动脉缺血,或突然的血压下降时,均可使原有的青光眼视神经损害加重;③正常眼压性青光眼及手术后眼压控制良好的青光眼,视神经仍继续损害的事实也支持非压力因素对 GON 的影响不容忽视。应激学说认为小梁网细胞和 RGCs 受到氧化和硝化应激,导致小梁网细胞和 RGCs 功能障碍,引起细胞凋亡。王宁利等人提出的跨筛板压力差学说认为眼压与颅内压的压力梯度增加导致了类似机械学说的病理机制,即跨筛板压力的增加会诱发眼内压力对筛板的挤压,从而引起青光眼性视神经病变,相关灵长类动物模型证实了此学说。

虽然各种学说均有不完善之处,但目前取得共识的是,不管何种机制起主要作用或联合作用,青光眼视神经损伤的最终共同通路都是 RGCs 凋亡。RGCs 凋亡是一个长期缓慢的过程,和中枢神经系统神经元死亡一样,要经历三个阶段:轴突损伤,损伤神经元死亡,原发性损伤周围 / 附近的神经元继发性损伤。无论何种原发损伤(缺血 / 缺氧、机械压迫)或损伤因素去除与否,局部都会产生相似的微环境改变,包括离子浓度变化、自由基增多、神经递质释放、生长因子的消耗、免疫系统参与等,从而启动未受原发损害的邻近神经元的继发性损伤,并且原发的损伤越重,继发的损伤越明显。

【临床表现和辅助检查】

婴幼儿的 PCG 常难以准确"捕捉到青光眼的特征性视神经或视野损伤",但临床常见眼球突出("牛眼"外观),角膜直径增大(出生后 1 年内角膜横径超过 12mm)、角膜水肿、Haab 纹(即角膜后弹力层裂缝)、眼睑痉挛、畏光、溢泪,以及近视度数不稳定等。

大龄儿童罹患的 JOAG 的特征性视神经损伤和成人大致相同。

1. **视盘**　包括视盘变淡苍白、生理凹陷扩大、盘沿组织丢失、血管形态改变如向鼻侧移位、视盘出血、视盘周围组织萎缩呈环形晕轮等。既往多将杯盘比的扩大作为早期诊断 GON 的客观依据,但病理组织学证明杯盘比的增大是通过盘沿面积的减小而形成的,而盘沿面积又直接反映视网膜神经节细胞的轴索数量,后者在人类是相对恒定的,故盘沿面积受视盘面积的影响较少。国内徐亮提出 GON 诊断三要素,即盘沿丢失、RNFL 缺损及视盘线状出血。认为三要素中如有两项同时改变,需结合眼压或视野的指标综合诊断;若虽有二至三项要素改变,但眼压始终不高,应除外其他原因的视神经萎缩、缺血性视神经病变及先天性视盘发育异常等。并特别指出,识别盘沿丢失必须首先认识正常盘沿形态及其变异,正常盘沿形态遵循 ISNT 原则(inferior- 下,superior- 上,nasal- 鼻,temporal- 颞),即下方盘沿最宽,上方次之,鼻侧较窄,颞侧最窄。而早期 GON 的盘沿缺损并不对称,以颞下或颞上方盘沿首先丢失变窄为特征,其颞下方盘沿丢失最常见。立体眼底照相或 OCT 可用于动态随访并评价视盘病理凹陷大小及盘沿面积缺损的程度。

2. **视网膜神经纤维层(RNFL)**　用强光源检眼镜、裂隙灯显微镜联合非接触间接检眼镜在无赤光下观察,或用高分辨率的数码相机在无赤光下、共焦激光扫描检眼镜(confocal scanning laser ophthalmoscope,CSLO)拍摄眼底照可以提高 RNFL 缺损的检出率。早期限局性萎缩可见上下弓形纤维束中有暗淡的裂隙或沟,位于距视盘 2PD 范围内,弓形裂隙常为多条,呈耙形或梳发样、楔形缺损,萎缩区小血管裸露明显。随着病情进展,视网膜表面呈暗斑点颗粒状,盘周血管轮廓清晰,在萎缩晚期则小血管收缩消失。OCT 能够无创对视网膜进行高分辨率成像,可用于定量测量视盘周围各象限 RNFL 厚度及视盘的形态变化,对监测 GON 的进展意义重大。

3. **视野**　GON 早期视野改变多为孤立的相对性旁中心暗点(75%~88%),自动视野计阈值检查则表现为局限性视网膜光敏度下降;随病情发展,暗点加深加宽或在同一弓形区或 Bjerrum 区出现新的暗点,继则旁中心暗点发展互相融合形成弓形暗点,当上下弓形纤维受损则形成环形暗点,一端与生理盲点相连,鼻侧止于水平线上。进一步损害可仅残留 5°~10° 伴有鼻侧阶梯形的中心视岛或颞侧视岛,即管状视野,最终可完全失明。此外,根据青光眼视野标准程序的视野平均缺损(mean defect, MD),可将 GON 的视野损害进行分期:早期缺损,MD 大于 -6dB;中期缺损,MD 介于 -6 至 -12dB;晚期缺损,MD 小于 -12dB。

4. **前房角**　借助前房角镜、OCT 前节成像或超声生物显微镜（UBM）可用于检查房角状态、结构的病理改变，对于判断引起 GON 的青光眼类型很有价值。

5. 血管　光学相干断层成像血管造影（OCT angiography，OCTA）是近年来发展的新技术，可对眼底微血管分层无创造影并测量微血管密度，能发现与 GON 视野缺损相对应的微血管密度降低，对于监测视神经损害的进展有一定意义。

6. 瞳孔　单眼或不对称性 GON 可有相对性传入性瞳孔阻滞（RAPD），或称 Marcus-Gunn 瞳孔。

7. 电生理　视网膜电图检查可以发现 GON 患者的明视负波反应（photopic negative response，PhNR）在早期即有振幅降低。图形视网膜电图可发现 GON 患者的 P50 波和 N95 波的振幅降低。

8. 色觉检查　GON 的色觉障碍典型者表现为蓝 - 黄色觉缺失，但也可见红 - 绿色觉异常。常用的检测方法有：石原氏假同色图，Farnsworth D-15 色测试或 Farnsworth-Munsell 100 色测试。文献报道 Farnsworth-Munsell 100 色测试敏感度最高，但耗时较长，因此临床应用有一定限制。

9. 基因检测　青光眼涉及基因位点非常多，基因检测为 GON 的非常规检查。目前对 *MYOC* 和 *OPTN* 基因突变有商业化检测方案，对部分患者的诊断、预后及优生优育咨询有一定意义。

【诊断】

值得注意的是，即使有明确的家族史，由于童年期青光眼的基因诊断并不能指导治疗或提示预后。因此，只要临床诊断可靠，通常不建议必须进行分子学诊断。童年期不同年龄段青光眼的早期诊断以及合理治疗可以有效控制眼压，改善视功能预后并避免终身残疾。

（一）参考儿童青光眼的定义

原发性先天性青光眼（PCG）诊断标准和分类见表 15-3。

（二）青少年型开角型青光眼（JOAG）

JOAG 是一组比较罕见的青光眼，据估计在美国的年发病率约为 2/10 万，我国 JOAG 发病率尚不明确。通常认为 JOAG 是早发性 POAG，但发病年龄较早（4~30/40 岁）；而 40 岁之后发病一般认为是典型的 POAG。JOAG 通常受单基因遗传影响，多数病例在遗传分析中表现出不同外显率的隐性遗传，也可以是不同外显率的显性遗传或散发病例。JOAG 推荐的诊断标准见表 15-4。

表 15-3　PCG 推荐诊断标准和分类（CGRN 2013 版）

孤立性房角异常（伴或不伴轻度虹膜异常）
符合青光眼定义（见表 15-1，常伴有眼球增大）
可进一步按发病年龄、起病时间分为：
新生儿型（≤1 个月）
婴幼儿型（1~24 个月）
晚发型或晚发现型（>24 个月）
眼压和视盘外观正常，但伴有典型 PCG 体征（如：牛眼、Haab 纹）的案例可分类为暂时静止型 PCG

注：《中国青光眼指南（2020 年）》及《欧洲青光眼协会指南（2020 年）》中将暂时静止型 PCG 称之为"自发非进展性病例"，定义为"眼压正常，但具有 PCG 的典型表现"。

表 15-4　JOAG 推荐诊断标准（CGRN 2013 版）

无眼球增大
无先天性眼球异常或可引发青光眼的系统性疾病
开角（正常外观）
符合青光眼定义（见表 15-1）

（三）其他多种非获得性眼部异常相关青光眼或获得性疾病相关青光眼的诊断

可参考有关青光眼的专著，但无论何种获得性眼部异常或全身疾病，诊断均应符合青光眼的定义（见表 15-1）。在此，特别提出以下两点。

1. 参考获得性疾病相关青光眼推荐诊断标准（CGRN 2013 版），其中常见的获得性眼病如眼部钝挫伤，伤后前房积血、房角后退、晶状体异位等均可能继发青光眼，尤其是隐匿的前房角损伤后数月可能有房角小梁网及流出通道的变性，导致潜在的无明显临床症状的眼压增高而损害视功能。此外，儿童因过敏性眼病或鼻部疾病，未按医嘱而长期滴用激素类眼液或激素喷鼻等，均可能造成眼压增高。笔者每年临床都能接诊几例因长期滥用激素滴眼导致的重度获得性 GON 的患儿。

2. **白内障术后相关青光眼**　婴儿在白内障术后有较高的青光眼风险。如果在患儿 9 月龄前施行白内障手术，继发性青光眼发生率高达 50%。婴儿无晶状体眼治疗研究（infant aphakia treatment study，IATS）是一项针对 113 例接受单侧白内障手术的 1~6 个月大的婴儿的前瞻性、多中心、随机对照研究。患儿被随机分为两组：接受人工晶状体植入的患儿组和未植入人工晶状体的患儿组（无晶状体眼接受接触镜进行屈光校正）。研究者发现，在随访到 4.8 岁时，两组患儿间发生青光眼或疑似青光眼的风险无统计学差异：手术眼发生青光眼的风险为 17%、发生青光眼或青光眼疑似的风险为 31%；95% 为开角型青光眼。此外，发展为青光眼（视敏度：20/283）或疑似青光眼的患眼（20/141）与无明显青光眼证据的眼睛（20/100）相比，视敏度略差，但两者比较无统计学差异。

【鉴别诊断】

儿童青光眼，尤其是难以配合检查的婴幼儿青光眼，应注意排除泪道引流系统异常、大角膜、出生时产伤所致的角膜后弹力层撕裂（Volk's striae）、角膜感染（获得性或先天性）、角膜营养障碍及 Peter 综合征（可有青光眼、角巩膜葡萄肿、虹膜缺失及晶状体异位）等。

【治疗】

儿童性青光眼的治疗需要兼顾眼部异常病变以及眼压升高的机制。但由于患者群体的特殊性、手术难度以及检查困难，许多儿童青光眼的处治很棘手，对于眼压难以控制或病情复杂的患儿，通常建议将其转诊至有丰富儿童青光眼处理经验的专科医院或诊疗中心。

由于局部抗青光眼药物在儿童群体中的有效性及安全性数据尚不充分，且多数患儿无法配合长期局部使用抗青光眼药物；此外，系统性抗青光眼药物疗法通常伴随着较多安全性顾虑，患儿通常无法长期耐受。因此，单纯的药物治疗通常仅作为手术治疗前临时降眼压和术后辅助降眼压的手段。

原发性儿童青光眼确诊后应尽快由青光眼医师进行手术可行性评估。根据房角状态和致病机制，可选择的术式包括房角切开术、小梁切开术（如传统的 120° 切开或全周切开）、微导管引导的小梁切开术等。滤过性手术可作为难治性儿童青光眼的可选方案。对于继发性儿童青光眼，通常治疗非

常困难，必要时应进行多学科评估，以明确手术的可行性及必要性。对于术后仍无法达到靶眼压或视功能损伤仍继续的患儿，仍应加用适宜的局部降眼压药物治疗。

应强调的是，青光眼是具有特征性和进展性视神经萎缩的多因素的视神经病变。儿童青光眼在控制住难以驾驭的高眼压后，更要面对患儿在求学、求职的漫长人生道路上如何长期维持理想的、能稳定视功能的目标眼压的挑战。尤其 3~7 岁是视觉功能发育的重要阶段，而青光眼属于终身伴随的视神经病变，为了尽可能推迟患儿视力、视野的进展性损害，长期维持患儿仍有的视功能。经治医师在手术和 / 或眼局部药物将眼压控制良好的同时，应从整体上对各种可能影响视功能的因素进行综合评估并选择适宜治疗对策，如及时矫正屈光不正，配合适当的弱视训练；选择具有青光眼性视神经保护作用的药物定期服用，如钙通道阻滞剂、甲钴胺和维生素 B 族等周围神经营养剂及改善视盘、视网膜血液循环药等。对视功能严重损伤的大龄儿童，在将眼压力争稳定在靶眼压（目标眼压）水平的前提下，可用中药和 / 或针灸按疗程治疗青光眼性视神经萎缩。

【总结】

儿童青光眼诊断相对复杂，需要与众多非青光眼性的视神经疾病相鉴别。对于继发性青光眼的诊断，有时需要多学科合作。此外，需要注意的是，与 POAG 或 PACG 的定义不同，先天性青光眼的定义中青光眼特征性视神经损伤或视野损伤并非必需项目。此外，一旦确诊或疑似儿童青光眼，应尽早就诊于儿童青光眼专科，评估手术的可行性并制订进一步诊疗计划。

（刘爱伟　韦企平）

第十六章

视神经萎缩

视神经萎缩（optic atrophy，OA）不是单独的一种疾病，任何原因造成的视网膜神经节细胞层到外侧膝状体之间的第三级神经元纤维的不可逆损害均可导致 OA。即本病是前视路（视网膜膝状体通路）系统损害后造成的轴突变性、神经纤维退变和坏死后的一个病理学概念和形态学后遗症，该萎缩进程无论是上行性或下行性，结果均可能造成视功能不同程度损害和眼底视盘颜色变苍白萎缩。OA 可发生于自婴幼儿到中老年的任何年龄段，而具有特征性和进展性视功能损害的青光眼性视神经病变其病理过程和结果同样是 OA，故 OA 的实际患病率更高。

【分类】

OA 可以从眼底表现或临床结合病理变化过程分类，如 Kanski 将本病分为原发性和继发性。Yanoff 等从病理角度，分为上行性，其原发病变在视网膜和视盘，继发损害在视神经和脑白质系统；下行性，原发病灶在颅内或球后段视神经，继发损害累及视盘及球内视神经轴索；以及遗传性。国内通常将本病分为原发性（下行性）OA，继发性（视盘水肿或视盘炎所致）OA，及上行性（视网膜性或连续性）OA 三类。儿童 OA 可参考成人 OA 的分类方法，根据小儿 OA 的病因特点，更要关注遗传和先天因素，或颅内疾病所导致的 OA，但并非所有儿童 OA 都能被明确分类。在探查任何年龄段人群 OA 的病因时，首先要排除可能威胁生命的颅内病变（如脑肿瘤）。为提高对可能导致 OA 的不同病因的早期认识，以便能提前预防或尽快给予适宜治疗，本章从病因角度分类论述。

【流行病学和病因】

OA 是儿童视力残疾的重要原因之一。Bothe 等认为 OA 也可能是智障儿童视力受损的主要原因。Hansen 等报告 2 527 名北欧儿童眼病中，OA 是导致儿童严重视力损害的主要原因，其次是早产儿视网膜病变和弱视。首都医科大学附属北京同仁医院对 261 例 0~14 岁儿童低视力病因分析，OA 居第三位（9%）。

儿童 OA 可由先天发育异常、遗传、炎症、肿瘤、缺血、中毒/代谢、外伤、营养障碍、脱髓鞘病、青光眼及高颅内压等多种因素造成，但国内外均缺乏多中心的流行病学调查资料。鉴于各国不同流行病学特点及医院性质决定的选择性转诊偏倚造成收治对象不同，各家医院统计病因差距较大，如以神经外科为主的综合医院眼科可能收治更多的颅内肿瘤和外伤所致的 OA 患者，一线城市的大型儿童医院和中医院则分别接收来自各地的伴有 OA 的神经综合征患儿，以及不同病因的晚期重度 OA 病例较多。

早年（1968 年）Costenbader 等调查系列儿童 OA 病例时，最终仅有 50% 找到了 OA 的原因。Repka 等（1988 年）报告 218 例儿童 OA，前三位病因是肿瘤（29%）、炎症后（脑膜炎、视神经炎）（17%）、外伤（11%）；其次分别是遗传（9%）、围产期疾病（9%）、脑积水（6%）、神经退行性疾病（5%）、毒性/代谢性疾病（1%）和其他疾病（3%）；不明原因的有 11%；并发现其中 13 名 1 岁以下 OA 患儿中，5 例有宫内感染、早产或围产期创伤史，3 例肿瘤，另有 5 例病因不明。

韦企平等曾对 1984—1994 年间确诊的 ≤ 14 岁的 435 例(751 只眼)儿童 OA 做病因分析,其中单眼 119 眼,双眼 316 眼。结果显示前 5 位病因依次为:脑源性感染 94 例(21.6%)、颅脑外伤 93 例(21.4%)、围产期疾患 60 例(13.8%)、视神经炎 29 例(6.7%) 和脑瘤 24 例(5.5%);其他病因 21 例(4.8%)中包括先天发育异常 6 例和遗传眼病 6 例,脱髓鞘疾病 5 例,中毒 4 例。值得提出的是,该大样本病例中不明原因的(92 例)和仅属推测病因的(22 例)共计 114 例(26.2%)。此后,随分子生物学基因检测技术的开展及新的血清生物标志物抗体的发现,既往许多病因存疑的 OA 已能确认病因。以遗传性视神经疾病为例,北京中医药大学东方医院眼科 2000—2009 年间对 392 个家系 414 例病因不明的双眼视神经疾病基因检测后共确诊 LHON 215 例(51.9%),其中 11 778 位点突变的 167 例中,<16 岁的儿童 85 例(50.9%),≤ 14 岁的 63 例(29.3%),最早发病仅 2 岁。这些患儿最终造成不同程度 OA,说明主要以年轻群体罹患的 LHON 中,童年期发病的并不少见。提示临床上对儿童首诊双眼先后或同时视力显著下降的不明原因的视神经炎或 OA,在病因待查时,应尽早安排基因检查,以排除遗传性视神经萎缩(可查阅第十二章)。

近年随早产儿存活率的提高,婴儿视觉皮层损伤和 OA 的发生率有增加趋势,OA 主要是因婴幼儿更容易发生脑积水,其次与围产期的缺氧缺血有关。Mudgil 等发现,早产和脑积水已经成为小儿 OA 重要原因之一。而潜在肿瘤或脑积水患儿导致 OA 的概率为 45%。相关肿瘤包括前视路神经胶质瘤、颅咽管瘤、其他幕上肿瘤、垂体腺瘤、颅后窝肿瘤和眼眶占位病变。偶有自身免疫和胶原血管疾病患儿出现 OA。儿童 OA 在伴有神经系统或其他许多系统性异常时,应排除发育性和遗传性视神经异常(包括许多神经综合征和代谢性疾病)。

目前,高分辨率的神经影像学检查,以及用于识别不同基因突变和酶缺陷代谢产物的血液检测技术的开展,进一步提高了对导致 OA 的颅内肿瘤、遗传性眼病及脱髓鞘性视神经炎的准确诊断率。对于不同病因 OA 的发生发展机制应从其原发疾病中去解读,如脱髓鞘性视神经炎、外伤性视神经病变及青光眼性视神经病变等,可分别参考有关章节。

【组织病理】

无论从胚胎学或解剖结构来看,视神经都不是真正的周围神经,而是中枢神经系统白质的神经纤维束。该神经束由筛板穿入眼球后并多了一层髓鞘,且束间隔等支架组织也增多,直径增至 3~3.5mm;但视神经无施万(Schwann)膜,缺乏再生能力。无论是外伤或疾病引起,损害视神经眶内或颅内段,其基本病理改变类似,包括神经纤维萎缩丧失,视神经鞘膜相对增厚,视神经周围蛛网膜及硬膜下腔变宽,束间隔收缩变短变厚,髓鞘崩解,脂滴游离,脂肪颗粒细胞增多。视盘变苍白主要是视神经纤维萎缩变薄、细胞结构的改变,以及不透明的神经胶质增生和视盘区毛细血管网减少或闭塞等造成的临床征象。视盘的色泽变白与病灶距离视盘的远近、最初损害的性质及病程长短有关。前视路远端如视束受损害显然比紧靠球后的近端视神经受病理侵害出现视盘色泽变白的时间要久些。另有一类海绵样变性,多因青光眼急性眼压增高或慢性视神经缺血后发生。海绵状变性类似梗死,首先是筛板后轴突坏死及视盘神经胶质膜的破坏,伴有巨噬细胞反应,随后碎屑被吞噬后巨噬细胞消失,最后通过筛板前区神经胶质膜破裂处,透明质酸从玻璃体进入梗死区。

【临床检查】

1. **视力**　视力逐渐下降、加重,验光矫正不提高。

2. **瞳孔**　单侧罹患眼,或双眼均有 OA 但病情更严重的患眼,均有相对性传入性瞳孔障碍(RAPD);若患眼已无光感则瞳孔直接对光反应消失,或称强直性黑矇性瞳孔。

3. **眼底检查**　直接检眼镜配合间接检眼镜优势互补检查。不合作的可短暂催眠或麻醉后检查。在检查婴幼儿是否有 OA 时若撑开眼睑对眼球施加压力过大时,会导致婴幼儿的视盘看似轻度苍白(这可能和检查中压迫眼球造成短暂眼内血供障碍有关),故检查难以合作的婴幼儿眼底应避免无意识的压迫眼球或尽量在催眠状态下进行。观察视盘色泽、形态及杯盘比大小,应注意检眼镜光源过强、瞳孔散大,及中或高度轴性近视相对偏大或色淡的视盘均可能误诊为 OA;小儿先天视盘发育异常也可能误导诊断。如果所见视盘"苍白"与其他临床检查结果不相符时应慎重评价诊断。所以仅凭视盘颜色变淡或苍白不应轻率诊断 OA。

对视盘颜色变浅或苍白者,应同时观察视盘周围神经纤维层是否变薄,有无扇形萎缩,楔形、裂缝状缺损,相应区视网膜血管裸露程度,有无视网膜动脉变细,黄斑中心凹反射消失及 Gunn 点(遗传性视网膜小点)。按照前述 OA 的分类,眼底所见包括:①原发性(下行性)OA:可见视盘色泽苍白,盘缘清晰,筛板可见,血管正常或变细。②继发性 OA(视盘水肿、视盘炎或前部缺血性视神经病变所致):视盘色泽苍白,边界欠清,筛板模糊不可见;视盘附近血管可伴有白鞘,视网膜静脉充盈或粗细不均,动脉变细。③上行性 OA(视网膜性或连续性 OA),系由于视网膜和脉络膜的广泛病变引起的视网膜神经节细胞的损害,有原发病的相应眼底改变,如视网膜中央动脉阻塞,发病初后极部视网膜浅层水肿、灰白混浊,黄斑中心凹呈"樱桃"红色,视网膜动脉变细;继则很快(1~2 周左右)视盘变苍白,视网膜动脉细或伴白鞘。又如视网膜色素变性,病程进展中多见动脉和静脉普遍变细,视网膜污秽,常见骨细胞样色素沉着,晚期视盘蜡黄色萎缩。

确诊是否有 OA 还应注意以下几点:

(1)在 OA 早期,视盘粉红色调变浅,随病情进展,视盘组织缓慢消失,残留灰白、弯月形扩大的浅生理凹陷,裸露筛板,貌似青光眼性病理凹陷,但仔细观察,非青光眼性 OA 患者的视盘生理凹陷罕见有任何区域的盘沿缺损(即盘沿切迹),且盘沿色泽是苍白的。有统计认为盘沿苍白对非青光眼性视神经萎缩有 94% 的特异性,而盘沿局灶性或弥漫性变窄,且盘沿区仍保留正常粉红色,对青光眼视神经损害有 87% 的特异性。此外,青光眼性 OA 的视盘病理凹陷不仅扩大(尤其是垂直扩大),且凹陷明显加深陡峭,促使进入眼球内的血管呈"屈膝爬坡状"。

(2)有时视盘变白的速度及程度和视力下降严重度可能没有严格匹配的相关性,如大龄儿童 Leber 遗传性视神经病变,双眼或单眼视力已明显下降(≤0.1)不能矫正,但在 3 个月内视盘色泽可能仍红润;又如青少年性原发性青光眼患者,视力检查"正常(≥1.0)",眼底视盘仍粉红,仅生理凹陷垂直扩大。偶尔可见患眼视盘色泽正常,但通过 OCT 等仔细检查视盘周围视网膜,可发现视神经纤维层萎缩的征象,只是萎缩程度轻或太局限,不足以产生眼底明显可见的视盘变白。

(3)若双眼视盘外观明显不一样(视盘色泽或视盘大小)应首先注意双眼是否有明显屈光参差,如单眼中或高度远视的视盘通常偏小并更红润,貌似轻度"视盘水肿",其另只眼视盘色泽可能相对偏淡些,不应误诊为 OA。此外,若看到临床不能解释的视盘偏小色淡或视盘大而偏淡或生理凹陷大等,应力争检查其父母及亲属的眼底,以排除某些家族遗传性的视盘发育不良或解剖变异。

(4)视盘变白的区域和范围对鉴别不同病因有一定意义,视盘颞侧苍白常由选择性累及中心视力和视野的中毒性和营养障碍性视神经萎缩、球后视神经炎、Leber 遗传性视神经病变等引起;视盘上方或下方苍白或视盘呈不均匀节段状变白时,更可能是缺血性视神经病变;视盘苍白主要局限在鼻侧和颞侧,即所谓带状或"蝴蝶结"(bow-tie)样苍白,可能有一定的定位诊断意义,应排除视交叉或视束病变。单眼 OA 伴有同侧眼球突出,应怀疑眶内占位性病变如视神经胶质瘤、视神经鞘脑膜瘤等。视盘苍白并隆起,应排除视盘埋藏玻璃膜疣及视盘本身的占位病变。

【辅助检查】

1. **色觉检查** 多属获得性色觉异常,以红绿色觉障碍多见。

2. **视野检查** 视野缺损形态常可提示导致 OA 的大致病位。神经纤维束样缺损如中心暗点、旁中心暗点、盲中心暗点,或弓形、水平形、环形或颞侧楔形缺损等,这些视野缺损大多延伸到生理盲点,通常是视神经或 / 和视网膜疾病所致 OA。视野缺损指向固视点,多属视交叉或后视路病变,如对称或不对称的同侧垂直或水平 1/4、1/2 或 3/4 视野缺损等。大多数以前视路损伤为主的 OA 最终视野均呈典型的向心性缩小。但作为心理物理因素均参与的视野检查,尤其是对于低幼儿童,即使是配备自动检测功能的灵敏度高的现代视野仪也常难以达到理想的检查结果,必须结合眼底、VEP 及 OCT 等综合评价。

3. **OCT 检查** OCT 扫描视盘及视盘周围神经纤维层厚度对发现早期 OA 及评价其病情是否稳定或进展有重要价值。通过 OCT 分析黄斑区视网膜神经节细胞,有助于客观评估视交叉和视束病变的严重程度并推测其神经纤维束受损的部位,如视交叉病变主要表现为双眼黄斑部神经节细胞变薄萎缩,视束病变显示为同侧神经节细胞丢失。

OCT 对视网膜疾病尤其视网膜外层病变同样敏感，包括 Stargardt 病和 Batten 病（神经元蜡样脂褐质沉积症），疾病早期眼底可能仅表现为黄斑部较对称的轻度色素不均或污秽，但此时 OCT 扫描已显示感光细胞层的椭圆体带变薄或丢失；晚期则双眼黄斑呈锡箔样萎缩样改变，FFA 多表现为双眼对称性椭圆形窗缺样强荧光，OCT 则可见黄斑区明显萎缩变薄。故 OCT 对鉴别儿童 OA 和儿童遗传性黄斑疾病很有价值。

4. **视觉诱发电位（VEP）** 尽管 MRI 等影像技术不断发展完善，但是 VEP 仍然是一种客观记录视觉通路尤其是视神经隐匿性损伤的有价值的工具。VEP 既能发现亚临床的视神经损伤，也能协助评价视神经萎缩的严重程度和排除功能性视力丧失。根据视力下降的程度可选择图形 VEP（PVEP）或闪光 VEP（FVEP）。视神经萎缩的儿童 PVEP 或 FVEP 的 P100 波峰潜时延迟或 / 和振幅明显下降。若是上行性 OA，ERG 检测也可异常（可查阅第三章）。应注意，FVEP 即使对显著的视神经损伤敏感性也差，仅有一小部分功能性的视神经轴索能够产生 FVEP 中的正常波形。婴儿或不能配合检查的儿童，FVEP 的检测结果价值有限。

5. **头颅 CT 或 MRI 检查** 排除或确诊有无颅内或眶内占位性病变压迫视神经，明确有无中枢神经系统脑白质的脱髓鞘病灶。

6. **分子遗传学检测或血清生物标志物检查** 根据临床表现可选择 mtDNA 基因检查或 / 和 *OPA1* 基因测序，以明确是否为 Leber 遗传性视神经病变或常染色体遗传性视神经萎缩；或选做血清生物标志物检查是否有 AQP4-IgG、MBP-IgG、MOG-IgG、GFAP-IgG 及 AQP1-IgG 等，旨在排除或确认是某种和 CNS 脱髓鞘疾病相关的视神经炎导致的 OA，如视神经脊髓炎谱系疾病及多发性硬化相关性视神经炎等。

【诊断】

（一）临床诊断

1. 视力逐渐下降（不同病因发病早期可以急性、亚急性或缓慢进展性下降），验光不能矫正。

2. 色觉障碍。

3. 视野逐渐向心性缩小，也可见其他类型视野缺损。

4. 患眼或病情严重眼（双眼罹患者）有 RAPD，双眼发病者瞳孔对光反应迟缓或消失（无光感者）。

5. 视盘颞侧苍白或全视盘苍白，亦可节段状变白。

6. **OCT 检查** 视盘周围视网膜神经纤维层变薄或束状、楔形萎缩。

7. **视觉电生理检查** PVEP 或 FVEP 的 P100 波振幅和 / 或峰潜时异常。

（二）病因诊断

儿童 OA 的病因诊断尤其重要，初诊 OA 时不必急于安排复杂或低幼儿童难以很好配合完成的仪器检查。围绕患儿父母或其他亲属的全面细致的病史了解，如儿童 OA 易忽视的发病特点和病程经过等，常可能提供极有价值的病因诊断线索，并可避免无目的滥用检查。

1. **家族史及既往病史** 包括：①父母双方及其亲属，父母是否近亲结婚，家族成员是否有类似眼病及家系调查，以确定是否为遗传病及遗传方式；母亲妊娠史和分娩史，孕期感染及用过何种药，是否接触过放射线；特别要注意妊娠前 3 个月中有否传染病史（如流感、风疹等病毒感染史）；以及父母的饮酒及吸烟量。②患儿本人是否早产或有吸氧史，围产期是否有产伤、窒息史，眼病前有无高热、抽搐、外伤史，用药详情和饮食结构，生活环境、动物接触史、疫区生活史及传染病史等。由于儿童准确提供病史的能力有限，并且代偿缺陷的能力较大，所以究竟是 OA 还是其他原因的自然病史导致的视力丧失很难短时间内确定。同时，儿童可能比成人更容易忽视单侧视力丧失。许多未被分类的儿童 OA 病例可能是由既往外伤、视神经炎或其他的疾病引起，尤其是幼童以往额部、头枕区无表皮裂伤的钝挫伤后视功能损伤，极易被忽略而未能及时诊疗。通常这类 OA 多为一次性损伤及单眼罹患。

2. **发病特点** 发病急且视力下降明显，或伴有眼球疼痛者，应考虑急性脱髓鞘性视神经炎，并排除鼻源性感染所致视神经炎；年龄接近成年（16~18 岁）的儿童，双眼先后无痛性中心视力亚急性重度下降，应排除 Leber 遗传性视神经病变；视功能损伤病程长，且病情相对稳定，常见于缺氧、早产、脑膜脑炎、先天性脑积水、小头畸形、颅狭症或陈旧头部外伤病史的儿童，应重点询问相关病史；特别是年幼好动的儿童偶尔发现原因不明的单眼视力明显下降，应围绕可能导致间接性视神经损伤的各种头部碰撞史（如木制玩具击伤过前额区及曾从滑梯上或床上摔伤等）进行询问。双眼 OA 伴有眼球震颤,提示本病发生在 2~3 岁前,可能是脑积水或颅内鞍上肿瘤引起的前视路压迫,眼球震颤可类似点头状痉挛或跷跷板状震颤。

【病因分述】

儿童 OA 因外伤、炎症和感染、遗传、中毒和营养障碍,以及放射性因素所致者已在前面各章分别论述。本节介绍易忽视或部分少见的病因所导致的 OA。

(一)颅内肿物压迫性视神经萎缩

1. 视神经胶质瘤 视神经胶质瘤临床少见,所有胶质瘤中仅 1%~2% 发生在视神经,但胶质瘤是儿童和青少年视通路中常见的肿瘤,儿童中发生的所有脑瘤中视神经胶质瘤占 2%~5%,尤其患神经纤维瘤 1 型(病变位于染色体 17q11.2)的患儿更多见。而视神经和视交叉胶质瘤经常与多发性 NF1 相关。据文献报告,约 50% 累及前视路的神经胶质瘤与 NF 有关,30%NF1 患者有神经胶质瘤。NF1 在儿童期即可能见到,儿童期的视神经或视交叉胶质瘤是一类低分化的星形细胞瘤,病变常缓慢进展,早期可无明显的视觉症状,加上眼底病理征象缺乏,常易漏诊。有关视神经和视路胶质瘤详细内容请参考第十三章及第十四章。

2. 垂体瘤 垂体瘤中最常见泌乳素瘤(35%),其次是促生长激素瘤(25%),促肾上腺皮质激素(ACTH)瘤少见(5%),而促甲状腺素(TSH)、促卵泡激素(FSH)或黄体生成激素(LH)瘤仅偶尔可见。某些病例,垂体瘤可能促发多种激素过度分泌。大约 2/3 的垂体瘤可不同程度促进内分泌腺分泌,剩余 1/3 垂体瘤稳定。垂体瘤仅 30% 的患者自诉视力或 / 和视野缺损。肿瘤向鞍膈上发展生长超过 1cm 可产生视野缺损和 / 或视力下降。当垂体瘤内激素分泌不活跃,临床缺乏内分泌症状和体征时,隐匿生长的肿瘤常易被忽视。垂体微腺瘤的直径通常 ≤1cm,MRI 能发现肿瘤直径 ≤3mm 的微腺瘤。肿瘤直径 >1cm 时则称垂体巨腺瘤。垂体瘤最常见的眼科症状是双眼颞侧偏盲,但可以不对称。多数病例眼底视盘淡白,视力可以下降或正常。仅有约 10% 病例可有滑车神经或展神经麻痹。当肿瘤增大并偏向一侧生长时,有时可损伤三叉神经第 Ⅰ 和第 Ⅱ 分支。偶尔(至多 10%)瘤体内出血,快速增长并突然膨胀的肿瘤使其供血不足,导致缺血性坏死,即垂体卒中。

垂体卒中是由于垂体腺瘤迅速扩张到鞍上间

隙和海绵窦所致的临床综合征。表现为突发视力下降、头痛和眼肌麻痹等。突然创伤、放射性治疗后及凝血功能差均增加垂体卒中的风险率。其他诱发因素包括高血压、压力梯度改变(例如血管造影)、心脏手术、糖尿病酮症酸中毒,使用雌激素、溴隐亭及放疗等。据统计,垂体卒中的主要症状依次为头痛(95%)、呕吐(69%)、眼球运动神经麻痹(78%)、视野障碍(64%)、视力下降(52%)。当视力下降伴头痛为主要症状时,可与球后视神经炎混淆。30% 的患者因间脑受压而出现知觉改变,常见的相关特征有脑垂体功能低下、面部疼痛或麻木,脑膜刺激症状(血液或坏死肿瘤组织诱发)。其他罕见的临床表现包括退缩性眼震,可能是由于中脑背侧受压所致,以及海绵状颈内动脉周围的眼交感纤维受累引起的 Horner 综合征。

3. 颅咽管瘤 儿童颅咽管瘤是仅次于视神经和 / 或视交叉胶质瘤的颅内肿瘤,是儿童最常见的幕上肿瘤和非神经胶质性颅内肿瘤。该肿瘤可发生在任何年龄,高峰年龄段在 0~10 岁或 10~20 岁,即儿童占所有病例的约 50%,发病无性别差异。颅咽管瘤的发生迄今有两种认识,有认为肿瘤来源于沿垂体柄生长的拉特克囊(Rathke pouch,即神经颊囊)的残余组织,另有认为肿瘤细胞通过垂体腺前叶内的细胞转化衍生而来。颅咽管瘤虽然在组织学上是先天性良性上皮新生物,但因其侵犯局部结构和在完全切除的情况下仍易复发而具有侵袭性。

颅咽管瘤最初主要有视觉异常、内分泌异常症状、认知障碍(如性格改变、记忆丧失、抑郁和思维混乱)和非特异性头痛(有时伴随恶心和呕吐)等,但视觉异常是最常见的症状,发生在 52%~77% 的患者。96% 的儿童在诊断颅咽管瘤时已有神经眼科相关症状和体征,其中视力下降 51%、OA37.9%、视乳头水肿 34.4%、斜视 27.6%。通常是单眼或双眼视力逐渐下降,偶有急速下降者易误诊为球后视神经炎。有的误诊为心因性视力失明。许多儿童就诊时已有明显 OA。据统计,OA 发生率为 47%,OA 可能因肿瘤压迫、手术切除或放射治疗而发生。Repka 等报告,小于 18 岁的颅咽管瘤患者 24 只眼中 12 只眼发生 OA,大于 18 岁的患者 36 只眼中 11 只眼发生 OA,常表现为带状 OA,即视盘鼻侧和颞侧神经纤维层选择性丧失。通过 OCT 扫描视盘周围神经纤维层有助于明确诊断。另一项系列研究中,81% 的患者最终出现 OA。当肿瘤扩大进入第三脑室后引起脑积水,导致视盘水肿。儿童常见垂体功能减退症状，如侏儒、性发育延迟、肥胖、(垂体性)幼稚型等，还可有不耐热等下丘脑受累症状。CT 可见颅内病灶囊性改变，50%~70% 有鞍上钙化，囊内斑块状或囊壁环形钙化，有助于颅咽管瘤的诊断。但应慎重排除脑膜瘤、动脉瘤及脊索瘤引起的钙化。在没有钙化的情况下，肿瘤可以与脑脊液等密度，除非鞍上池扩大，其正常五边形扭曲，否则很难被识别。

颅咽管瘤根据年龄组不同有其主要的临床特征，头痛和视乳头水肿在儿童阶段更多见，精神状态变化在成人病例中更常见，但视力下降和内分泌症状在所有年龄段均可看到。虽然颅咽管瘤常发生在鞍区、鞍上区(最多见)或第三脑室，但少数瘤体也可能向鞍区以外生长，延伸到颅前、中、后窝，故不同区域生长的颅咽管瘤依据累及侵占比邻的脑组织损害程度，其临床表现不同。遗憾的是，本病首次被发现，尤其是未察觉或无法准确自述视觉症状的低幼儿童，影像检查时肿瘤直径通常已>3cm，导致 19% 的病例发生背侧交叉综合征(肿瘤从背后侧压迫视交叉所致)。尤其是该肿瘤常发生于 5 岁以下幼儿，笔者统计 1 年中因颅咽管瘤所致 OA 的儿童共 51 例，年龄 1 岁半~8 岁，≤6 岁 39 例，其中 37 例(73%)父母首先发觉患儿有视觉异常(如抓不住饼干或玩具、看不清画报图像等)才到医院检查确诊。其他症状包括眼球向外偏斜、眼球震颤、嗜睡、少言寡语、反应迟钝及大小便失禁和走路不稳等。

这类肿瘤的囊腔内充满色泽类似机油的黏稠液体，随肿瘤腔内液体的波动可导致患者视力和视野的不稳定变化，约 2/3 以上的病例有类似视觉症状。眼底检查多见不同程度 OA 或明显的视乳头水肿(主要发生在儿童)。急性颅咽管瘤囊腔破裂后可引起无菌性脑膜炎。75% 的颅咽管瘤可发生瘤体钙化。当有丘脑下被压迫时常发生糖尿病和嗜睡、体温调节障碍及精神警觉。若发现视乳头水肿，常提示肿瘤的鞍上增长扩大造成脑积水后颅内压增高。最常见的鞍上区颅咽管瘤早期的视野缺损首先发生在双眼颞下象限，继则右眼逆时针自下向上，左眼顺时针自下向上进展。最终肿瘤压迫视交叉导致的视野缺损均可以蔓延越过垂直中线向鼻侧进展。颅咽管瘤以手术治疗为主，当肿物紧贴视交叉，不易切干净时，术后应结合放疗。

颅咽管瘤的预后，Repka 等报告 41% 的患者视力低于 0.5，约 15% 低于 0.05。但英国近年的一项

研究报告 32% 的儿童患者的视力 ≤0.05。双颞侧偏盲是常见的视野异常，不对称和不完全视野缺损似乎是其规律。由于视束压迫造成的同向偏盲发生频率较低。通常视力损害是逐渐发生的，但已有报道类似球后视神经炎的突然的单侧或双侧视力下降。大多数视力下降的患者均有 OA。展神经麻痹很常见，通常是由于第三脑室受压和颅内压升高，但也可由海绵窦浸润引起。儿童可出现共同性或非共同性内斜视，偶尔可见跷跷板眼震。

4. 脑膜瘤　在所有颅内肿瘤中脑膜瘤占 20%，但儿童和青少年较少见。40~60 岁女性发病者占所有脑膜瘤中 85%。直接侵犯视神经或可能累及损伤视路系统的脑膜瘤包括视神经鞘脑膜瘤、鞍结节脑膜瘤、前床突脑膜瘤和蝶骨嵴脑膜瘤；蝶鞍内脑膜瘤少见，且罕见引起临床症状和体征，常在因其他原因行 MRI 扫描时发现该肿瘤。可能出现眼科症状和/或体征的颅内不同部位脑膜瘤分述如下。

(1)视神经鞘脑膜瘤：视神经鞘脑膜瘤可原发于眼眶内或视神经骨管内的脑膜细胞，或是颅内脑膜瘤侵犯进入视神经管内后蔓延所致。本病最常见于 50 岁左右的女性，但也可以发生在儿童，且多呈病情快速进展的特点。典型者该肿瘤表现为无痛性、隐匿进展性单眼视力下降，病初视力的波动可能被误解是视神经炎的症状，而诊断为非典型视神经炎。眼底常见视盘表面小血管充血及类似轻度视乳头水肿的视盘组织肿胀。其中有 14%~33% 的病例随病情发展，缓慢增高的视网膜静脉压通过视睫状短路血管促使视网膜静脉血分流入视盘周围脉络膜。由于这类肿瘤常含有明显的钙质沉着物，CT 扫描易发现肿瘤病灶。

(2)鞍结节脑膜瘤：鞍结节脑膜瘤在所有颅内脑膜瘤中占 3%~10%，首次诊断多在 40 到 60 岁，女性更多见(90%)。肿瘤常发生在鞍上区，典型者引起蝶骨平面圆形凸起，少数病例伴随有高催乳素血症和/或垂体功能减退(两者多在晚期发生)。肿瘤生长通常不对称，初期可有单眼波动性视力下降，视野有中心暗点，故可表现为视交叉前部的结合综合征，即结合处暗点(见前述)。特别是由于这类肿瘤呈斑块状生长，因此复发率可达到 50%，其复发频率和硬脑膜被切除的区域有关。CT 扫描可发现肿瘤侵及骨质部位和范围，但 MRI 扫描有助于鞍结节脑膜瘤和垂体瘤的鉴别诊断，精确评估鞍结节脑膜瘤和比邻血管的关系，以及该肿瘤累及

视神经骨管内段的程度和范围。鉴于该肿瘤的视野缺损特点及易复发,很容易被误诊为复发性视神经炎。

(3) 前床突和蝶骨嵴脑膜瘤:所有脑膜瘤中的25%发生在前床突近旁或沿着蝶骨嵴生长。大多发生在30~50岁的女性(66%)。眼球突出约有50%,视乳头水肿占这类脑膜瘤的50%,且常为双眼视乳头水肿。肿瘤经常通过眶上裂扩展进入眼眶内,CT扫描常可见明显的蝶骨嵴骨质增生。典型的视野缺损包括:①同侧中心暗点;②单侧偏盲性缺损;③同侧偏盲(肿瘤伤及视束所致)。紧靠蝶骨中线的肿瘤常蔓延扩展到对侧。

5. 生殖细胞瘤 颅内生殖细胞肿瘤(intracranial germ cell tumors,ICGCTs)是一种少见的颅内胚胎性肿瘤,具有多种组织学类型。常在20岁以前发病,表现为尿崩症、视力丧失、视野缺损、OA或垂体功能障碍。本病好发于躯体中线部位,如松果体区(占51%)、鞍区(占30.1%)及基底节区(占3.3%)。鞍上生殖细胞瘤男女比例相等,这与松果体部位的生殖细胞瘤不同,后者中约90%是男性儿童。基于内分泌的改变,如中枢性尿崩症、性早熟、性发育迟滞、生长迟缓,及神经精神症状如偏瘫、视力视野损害等,并有颅脑影像学的异常,当伴有血清或脑脊液 β-hCG 升高,可初步诊断为生殖细胞肿瘤。但组织病理学活检是诊断生殖细胞瘤的金标准。大多数类型的生殖细胞肿瘤对放化疗敏感,早期治疗可能治愈,5年总生存率可达90%。

患有尿崩症的儿童如发现垂体漏斗部增厚伴双颞侧偏盲,应怀疑有生殖细胞瘤。除了朗格汉斯细胞组织细胞增生症外,这个部位其他压迫性病变的儿童很少出现尿崩症。这些实体瘤通常表现出与松果体瘤相似的组织学特征,但在视交叉周围区域发病,因为生殖细胞瘤可能导致垂体漏斗部增厚和类固醇反应,最初易被误诊为淋巴细胞性垂体炎。

其他如颅内室管膜瘤约占儿童脑肿瘤的12%,可发生于脑室系统的任何区域,但大多数儿童室管膜瘤位于颅后窝。发病高峰在0~4岁,男性为主。由于发病症状的隐匿性,诊断通常被延迟。颅后窝室管膜瘤常因第四脑室梗阻而导致颅内压增高,出现视乳头水肿和步态不稳的体征和症状。这些肿瘤的生长特征使它们比其他颅后窝肿瘤更容易表现出神经眼科表现。侵犯小脑、脑干或桥小脑角可产生相应的神经功能异常,包括眼球震颤、眼球运动神经麻痹和核间性眼肌麻痹等。

6. 脑瘤儿童中其他因素造成的 OA 视乳头水肿后 OA 常见特有的眼底表现:从视盘发出的视网膜血管伴有细线状的纤维鞘膜,不透明的纤维组织在视盘前并遮盖盘周视网膜,视盘环周色素改变(即"高水位线"),有时可见视神经睫状静脉分流血管。对严重或难治性视乳头水肿尽早行视神经鞘开窗减压术,可防止视乳头水肿发展为 OA。放疗中对眼球及视神经的防护并非总能完美无缺。接受辐射总累积剂量 50Gy 和每次 2Gy 的分割剂量是产生放射性视神经病变的高危因素,常在放疗后 1~3 个月,长则 9 年(发病高峰 1~1.5 年)发生视神经病变,视力急剧下降,并有前视路受损的视野缺损,易误诊为视神经炎或压迫视路的肿瘤复发。发病机制是放疗损害血管内皮,引起阻塞性血管病变,内皮细胞增殖,纤维样坏死及反应性星形细胞增生。激素联合高压氧治疗早期有效。脑积水,是儿童 OA 常见原因。发生机制为:①长期视乳头水肿或急性重度视乳头水肿,但婴儿颅脑有一定扩张性,脑积水并不一定均有明显的视乳头水肿;②颅内扩容增大使脑干移位,视交叉和其血液供应受牵拉和影响;③扩张的颅腔使视神经被牵拉;④第三脑室向前膨胀进入蝶鞍,这类 OA 多为双眼,但严重程度可不等;⑤脑皮质损伤后视网膜膝状通路经突触的变性;⑥分流术损伤视束,尤其反复行分流术者。

(二)视网膜疾病相关性视神经萎缩

累及视网膜神经纤维层的各种原发性视网膜疾病最终都可能导致 OA,而许多弥漫性退行性视网膜病变的晚期也会发生 OA。眼底除 OA 外,能同时观察到视网膜和视网膜血管病变时,应怀疑视网膜疾病相关 OA,除详细检查眼底外,根据病情选择 FFA、OCT、ERG 等检查,必要时行分子遗传学基因检测。可导致 OA 的疾病包括各种先天性视网膜营养不良、视网膜退行性变、神经元类脂褐质病(如巴顿病)、感染性或急性视网膜病变(如弥漫性单侧亚急性神经性视网膜炎、巨细胞病毒(CMV)视网膜炎、弓形虫病),视网膜中央或分支动脉阻塞和静脉阻塞。虽然 OA 不是 Leber 先天性黑矇的典型特征,但在携带 NMNAT1 突变的儿童中,OA 与黄斑萎缩常伴随出现。当发现 OA 的儿童伴有色觉异常、畏光和昼盲,即使黄斑部未发现明显病变征象,也应怀疑是否有视锥细胞营养不良。临床上可能有少数视锥细胞营养不良患者,唯一的眼底表现是视盘颞侧苍白的 OA,此时应借助多焦 ERG 及 OCT 等完善诊断。弥漫性视网膜功能障碍偶尔也可表现为双眼颞侧偏盲,并伴 ERG 异常,但 VEP 正常。部分 OA 患者 OCT 可显示视网膜内层囊样变性。曾有报道,携带 CACNA1F 基因突变的先天性静止性夜盲的两兄弟患者伴有严重的视盘及其比邻的视网膜萎缩。黄斑神经节细胞分析对视交叉和视束病变较敏感,视交叉病变表现为双眼黄斑变薄,视束病变表现为同侧神经节细胞丢失。OCT 对视网膜疾病尤其视网膜外层病变很敏感,包括 Stargardt 病和 Batten 病(神经元蜡样脂褐质沉积症),疾病早期检眼镜检查眼底黄斑区可能正常或轻度色素不均,但 OCT 扫描已显示视网膜外节感光层的椭圆体带变薄或部分缺失。

(三)缺氧缺血性视神经萎缩

1. 围产期损伤 围产期 OA 是指发生在孕妇妊娠 28 周至产后 1 个月内小儿发生缺氧缺血性损伤所致 OA,是小儿神经眼科最难评估的疾病之一,这些儿童中有相当比例的人表现出不同程度的视盘苍白或发育不全。围产期各种致病因素如早产儿、围产期窒息、感染等均可能造成缺血缺氧性 OA,有的可合并脑瘫、癫痫、精神运动障碍。而相关的神经系统功能障碍通常会妨碍视功能检查,如色觉测试、立体视觉和视野。由于视盘苍白通常伴有皮层视觉功能障碍(CVI),除非引起进行性视觉功能障碍或其他进行性神经症状,否则神经影像学并不必要用于 OA 的评估。缺氧缺血对前视路的损害小于后视路,且前视路相对于后视路对缺氧有相对更好的恢复能力。Lambert 等报道,30 例小儿皮质盲中仅 6 例有轻度 OA;另有报道,28% 的有缺氧性脑病记录的婴儿出现 OA,但所有患儿均有明显的神经系统功能障碍。在一项回顾性研究中,Brodsky 等发现围产期 CVI 损伤儿童中 56% 视盘正常,另外 24% 为孤立性 OA,20% 为发育不全伴 OA。早产儿及脑室周围白质软化症患儿中,24% 视盘正常,50% 视神经发育不全伴有一定程度的萎缩,26% 有孤立性 OA。早产相关 OA 可表现为大的圆形视杯。另一项定量研究发现,大脑皮层视觉障碍患者的平均视盘直径更小、视杯更大、颞侧更苍白。此外,OA 在有严重脑室内出血的早产儿中也很常见。

国内早年文献报道,围产期因缺氧缺血性损伤造成的 OA 并不少见,因此首诊发现儿童 OA 时不必急于先行神经影像学检查。应仔细询问其父母围产期和新生儿期相关病史,并尽可能查阅相关医疗记录。

笔者等曾统计中国中医科学院广安门医院眼科 10 年(1984—1994)中诊疗的围产期损伤所致视神经萎缩共计 22 例 39 只眼,双眼 17 例,单眼 5 例;男性 18 例,女性仅 4 例;年龄自出生仅 3.5 个月到 84 个月。病因包括:早产儿脑缺氧窒息或脑积水 8 例;难产用产钳或胎头吸引器误伤颅脑导致颅内出血或血肿 5 例;感染 4 例(化脓性脑膜炎、脐带感染并发败血症、高烧抽风后窒息及脐带感染后窒息各 1 例);双胞胎产程中窒息缺氧 2 例(两对双胞胎中各有 1 例发病);宫内窒息、羊水呛肺及脐绕颈窒息各 1 例。39 眼视力情况:无光感 9 眼,光感 ~ 手动 8 眼,眼前指数 ~2 米指数 13 眼,0.1~0.3 有 6 眼,0.4~0.6 有 3 眼。大多患儿因失明或年龄太小无法检查视野,仅 2 例大于 6 岁且视力 0.1 以上者检查有明显的向心性缩小。其他病况包括眼球震颤 16 眼,眼位不同程度水平或垂直偏斜 23 眼,肢体活动欠灵、智力低下 4 例,间歇性癫痫发作和脑瘫各 3 例,语言不利 2 例。

随当前我国各级政府对妇幼保健工作的高度重视及广大基层医院对孕妇胎前检查的加强及接生技术的提高,前述各种可能造成围产期视神经损伤的危险因素已明显减少。

2. 缺血性视神经病变 儿童罕见发生典型的非动脉炎性前部或后部缺血性视神经病变,偶尔发病的病因和成人的病因也不相同。儿童缺血性视神经病变相关内容可参考第九章。

(四)先天性视神经萎缩与视神经发育不全

大多数视觉系统在过程发育中,产前的损伤尽管都可导致视神经发育不全,但有些婴儿出生时却表现为 OA,而其视盘大小是正常的。组织学上,视神经发育不全的特征是轴突数量减少,而血管和神经胶质是正常的。OA 具有相似的组织病理学特征,只是视神经的直径在某些情况下可能会轻度减小,而在另一些情况下则会保持正常直径。虽然我们已经习惯于将 OA 解释为产后视觉系统损伤的临床标志,而将视神经发育不全解释为产前损伤的临床标志,但以足月出生来界定这些病况的论点过于简单,也与临床所见不符。

为什么有的产前视觉系统损伤会导致视神经发育不全,而另一些则会导致视盘苍白?其中损伤的时间是其决定性因素。随着妊娠的进行,视神经逐渐发育成"固定线状物",因此尽管轴突明显减少，但视神经大小和结构完整性相对保持不变。这种情况可能与大脑应对损伤产生神经胶质反应的能力有相似之处。这种反应始于妊娠第二阶段晚期或第三阶段早期。在胎儿大脑中，神经胶质活化能力有限；因此，坏死组织被完全重新吸收（液化坏死），从而导致脑孔囊肿。而成熟的大脑对损伤有明显的胶质增生反应，由此形成的空腔含有胶质间隔和不规则的胶质壁（多囊性脑软化症）。同样，在过量轴突死亡（凋亡）的情况下，保护视神经的结构完整性可能需要一定程度的胶质系统和其他支持结构的发育成熟。这一观点与视神经发育不全常伴其他多发生在妊娠早期的中枢神经系统（CNS）畸形有关，而与胶质增生（如脑裂）无关的观察结果一致。

胎儿视觉系统损伤可表现为视神经发育不全（表示早期妊娠损伤）或 OA（表示晚期妊娠损伤），OA 和发育不全同时出现则提示中期妊娠损伤。这种对损伤的发育反应被用来解释室周脑白质软化症儿童中常见的假青光眼视杯。由于早产儿尚未达到足月龄，早产儿的不成熟的视杯可能在患儿出生后的最初几个月内发育，检查者可以直接观察到跨突触退行性变对视盘形态的持续性影响。

产前损伤引起视神经发育不全或 OA 的关键时间节点目前尚未明确。其他因素的作用，如损伤的性质（如缺血性或中毒性）及其持续时间（急性或持续性）也尚待澄清。由于大视盘也可能伴随视杯和颞侧苍白，因此对于单侧 OA 的儿童，必须对双眼视盘的大小进行仔细比较。

（五）副肿瘤综合征

副肿瘤综合征（paraneoplastic syndrome，PNS）指在某些恶性肿瘤或潜在恶性肿瘤患者体内，肿瘤未转移的情况下，肿瘤细胞产生与释放生理活性物质，或引起机体自身免疫而导致的一组临床症状，又称为恶性肿瘤的远达效应。副肿瘤性视神经病变（paraneoplastic optic neuropathy，PON）是由于机体恶性肿瘤引发的视神经的髓鞘脱失、轴索的不可逆损伤及胶质填充的病理改变。视神经萎缩很少由副肿瘤性轴突变性引起。在某肿瘤医院的调查中，仅有 0.01% 癌症患者的副肿瘤综合征涉及视觉系统和神经系统。副肿瘤造成的视神经病变在成人中比儿童更常见，但是副肿瘤性眼球运动障碍（如神经母细胞瘤中的眼肌阵挛）在儿童中更为常见。

经典的副肿瘤性视神经病变常表现为亚急性、

双侧、无痛的视力下降，病程可从数天到数周且进行性加重。双眼视盘可以正常，水肿或者萎缩，视网膜可有出血。荧光素眼底血管造影可显示视盘荧光渗漏，伴有或不伴有外周视网膜荧光渗漏。视野缺损表现多样，包括扩大的生理盲点，弓形视野缺损，旁中心暗点，周边视野缺损或者广泛的视野缺损。经常伴随其他神经系统功能障碍。由于许多患者同时具有视神经病变和脊髓病变，临床表现与视神经脊髓炎十分相似。副肿瘤综合征有自身免疫的基础。来自眼部的副肿瘤综合征患者的血清被证明含有免疫球蛋白，免疫球蛋白与肿瘤和各种视网膜组织（如光感受器、大的神经节细胞、双极细胞）都有免疫反应。

针对原发性肿瘤的早期发现，及时治疗可能会使视力稳定，甚至有所提高，但在某些病例中，视力仍会持续下降。基于本病的免疫特性，在治疗肿瘤的同时，激素及免疫抑制剂也可以作为一种治疗手段，但目前并无具体用药指南。此外确诊本病时，需与多种疾病相鉴别，包括压迫性视神经病变，中毒或营养不良性视神经病变，放射性视神经病变，非动脉炎性前部缺血性视神经病变，视神经炎及癌性脑膜炎等。

（六）颅骨发育异常导致的视神经萎缩

1. 颅缝早闭综合征　颅缝早闭综合征（如 Crouzon 综合征、Pfeiffer 综合征、Apert 综合征、斜头畸形）可伴有 OA。一项回顾性研究发现 16.7% 的颅缝早闭综合征患者出现 OA；其他研究发现 7% 的 Crouzon 综合征患者出现 OA，5% 的 Apert 综合征患者出现 OA。颅缝早闭综合征伴随的 OA 的发病机制可能与以下因素有关：①颅内压升高性视乳头水肿导致 OA；②颅脑发育异常导致视神经扭曲和被牵拉；③视神经骨管狭窄压迫视神经；④颅面部手术并发症。

2. 颅骨干发育不良　是一种罕见的硬化性骨疾病，是由于长骨和颅骨的构型错误造成的。患者表现为鼻桥变宽、鼻翼下垂、鼻软骨畸形、肥大、颅骨增大。OA 可能是由于蝶骨过度生长导致视神经管变窄所致。

3. 颅骨干骺发育不良　是一种导致面骨骨质增生的硬化性骨骼疾病，也可能与 OA、Chiari 畸形、脊髓压迫和脊髓空洞症有关。这种遗传病可以是常染色体显性遗传（由人类进行性强直基因 *ANKH* 的突变引起）、隐性遗传（由缝隙连接基因 *GJA1* 或连接蛋白 43 的突变引起）或由新生突变引起。

4. **纤维异常增生** 是一种病因不明的骨纤维骨异常性疾病。该病被认为是在成骨阶段的一种成熟停滞,伴随着骨组织的异常发育,导致纤维组织增生和有缺陷的成骨。正常骨逐渐被纤维组织取代。这一过程主要发生在儿童时期,但可能会持续到成年。组织学分析显示纤维组织与新形成的骨交织在一起。该病最常见发生在单骨,但它可能散布在全身(多骨)。在一项大型研究中,37.5%的患者发现了视神经管受累,其中18.8%的患者导致压迫性视神经萎缩。这类压迫性视神经病变及时行视神经管减压术,不但有望改善部分视功能,还可阻止部分患儿视功能损害继续进展。也有报道提出,尽管纤维异常增生的视神经病变主要归因于视神经管狭窄,但研究发现即使存在明显的视神经管狭窄,也与视力丧失无关。此外,视神经鞘减压术在临床试验中没有显示出明显的有效性。因此认为,视神经管减压术仅适宜推荐给急性或进行性视功能损害的纤维异常增生的患儿。

5. **骨硬化病** 是一种遗传性代谢性骨疾病,其特征是破骨细胞功能降低导致骨密度普遍增加。这种疾病与颅底孔变窄有关,导致压迫性视神经病变。视力丧失可能是由视神经或视网膜功能障碍引起的。OA可继发于视乳头水肿或视神经孔狭窄所致的压迫性视神经病变。视力减退伴OA可能是偶发症状。视神经管减压术可能有助于视力的稳定甚至改善。但在进行视神经管减压术之前,先行视网膜电图检查以排除相关的视网膜变性很重要。鉴于骨硬(石)化病与肾小管酸中毒、OA、间歇性听力下降的相关性,提示碳酸酐酶Ⅱ型缺乏综合征的诊断,严重程度介于"典型"或"恶性"常染色体隐性骨硬化病(表现为压迫性视神经病变、癫痫、低钙血症和全血细胞减少)和较轻的常染色体显性骨硬(石)化病之间。

6. **石骨症** 又名大理石骨病、广泛性脆性骨质硬化、先天性骨硬化,是一种以破骨细胞分化或功能异常为主要病变的遗传性骨代谢异常综合征,临床罕见。1904年由德国放射学家Albers-Schonberg首次发现,故又称为Albers-Schonberg病,其遗传方式有3种:常染色体显性遗传(ADO)、常染色体隐性遗传(ARO)及X染色体遗传(XLD)。常染色体隐性遗传的石骨症多自婴儿出生后数月发病,是一种威胁生命的石骨症基因表型,故又称婴儿恶性石骨症(infantile malignant osteopetrosis,IMO)。恶性石骨症可累及颅骨硬化,视神经管变窄、乳突小房及

鼻窦变小、发育不全产生视神经压迫症状和体征,可导致OA失明。

斜视是恶性婴儿型石骨症中的重要体征,提示可能有中枢神经系统严重受损。常染色体显性遗传亦称良性型石骨症,通常在青春期或成年后才被诊断。X染色体遗传较为罕见,主要与外胚层发育不良、淋巴水肿、免疫缺陷有关,又被称为"OL-EDA-ID"综合征。国内孙婉钰等报道石骨症骨髓造血干细胞移植术后患儿10例(20只眼),男2例,女8例,最小2岁,最大10岁,平均4岁。10例均有不同程度OA,其中视力眼前手动~无光感的12只眼,仅1眼视力0.3,其他如眼球震颤4例(8只眼),斜视4例(5只眼)。笔者临床接诊两例同胞兄弟均罹患石骨症导致的双眼重度OA,哥哥和弟弟分别于3岁和2岁发病,哥哥1眼失明,弟弟双眼视力均仅有眼前数指。该病临床表现除全身骨硬化、骨塑形异常、贫血、感染、肝脾大等全身改变外,常合并眼部症状,主要为部分或完全失明、眼球震颤、斜视、眼球突出和眼外运动受限等中枢神经系统受损的表现。

(七)伴有视神经萎缩的神经综合征

1. GAPO(growth retardation,alopecia,pseudoanodontia,optic atrophy,GAPO)综合征 最早由Anderson等报道,此后Tipton和Gorlin根据临床观察进一步完善并定义了本病。GAPO综合征是生长迟缓(G)、脱发(A)、埋伏牙(P)和进行性OA(O)的缩写。临床若见畸形儿童伴有OA和脱发时,就可诊断GAPO综合征。据报道,30%的GAPO综合征儿童出现OA,并可导致失明。其发生OA的机制尚不清楚,可能与青光眼或颅内压增高有关。这种罕见的常染色体隐性遗传疾病还表现出一种特殊的老年人的面貌、矮小的身材类似根状侏儒症、肌肉习性,以及婴儿时期的大囟门。头发在刚出生的几年内就脱落了、牙齿也正常但未萌出。除了进行性脱发,这些儿童可能有生长和智力发育迟缓,并表现为大囟门、高额头、脸浮肿、眼睑肿胀、眉毛和睫毛稀疏。由于甲状腺功能减退症中也有这些表现,应检查这些儿童的甲状腺状况。患者的预期寿命短,病逝常发生在中年。

2. Behr综合征 1909年Behr首先描述该种隐性OA的亚型,为常染色体隐性遗传。多发生在年幼儿童(1~8岁)。该综合征不同于此前报道的简单类型,其发病伴随共济失调、锥体和锥体外系功能障碍、肌张力增高、青少年痉挛性轻瘫、智力低

下、尿失禁和下腔静脉畸形等异常。通常表现为精神发育迟缓、锥体束征、共济失调及高弓足等。因OA 而导致视力严重受损。在儿童期内常表现为病情不稳定的进展,50% 以上患者有感知性眼球震颤。研究显示这种常伴随严重 OA 的独特的综合征可能代表了部分在病理学和基因上分离的疾病。一些患有 OA 和痉挛性截瘫的患者被发现合并有OPA1 突变,另一些老年病例则可能表现为肾上腺脑白质营养不良或遗传性共济失调,还有一些可能是未确诊的 Costeff 综合征病例,其临床特征与Behr 综合征相似。由于缺乏特异性诊断标准,诊断Behr 综合征通常是排除性的。

3. **Costeff 综合征** Sheffer 等(1992 年)报道3 例符合 Behr 综合征诊断标准的患者,检查他们的尿液中均有过量的 3- 甲基戊烯二酸和 3- 甲基戊二酸。这种常染色体隐性遗传疾病,也称为甲基戊烯二酸尿症Ⅲ型或 Costeff 综合征,其特征是早期双侧 OA、迟发痉挛、锥体外系功能障碍、共济调和偶尔的认知缺陷。尽管临床表现存在部分重叠,Costeff 综合征患者在没有共济失调的情况下容易出现锥体外系功能障碍,而 Behr 综合征患者则在缺乏锥体外系功能障碍的情况下容易出现共济失调。Costeff 综合征是 OPA3 的纯合突变引起的,OPA3 基因完全缺失的纯合突变产生 Costeff 综合征,而 OPA3 基因的一个拷贝中的错义突变产生常染色体显性 OA 伴白内障。OPA3 基因产物定位于线粒体膜,在线粒体分裂中起作用。由于这两种疾病在临床上可能无法区分,因此尿液 3- 甲基谷氨酸含量升高的检测应纳入 Behr 综合征的诊断评估。

4. **Wolfram 综合征(DIDMOAD)** Wolfram 综合征包括中枢性尿崩症、糖尿病、OA 和感觉神经性耳聋,简称 DIDMOAD。在血糖控制正常情况下,发生无法解释的视力丧失或持续性多尿和多饮(尿崩症)的糖尿病儿童应怀疑患有 Wolfram 综合征。其遗传方式是常染色体隐性遗传或散发性遗传,亦有部分病例提示疾病可能存在线粒体遗传。各种临床表现的发作时间间隔通常达数月至数年。糖尿病通常是首先出现的症状,糖尿病的平均诊断年龄为 9 岁,OA 为 12 岁,尿崩症为 15~20 岁。听力障碍一般仅在 20 岁之前通过听觉检查才能发现,大多属轻度的高频段听力丧失。虽然大多数患者中糖尿病首先发生,但亦有 OA 和其他神经系统异常先出现的病例。该综合征临床表现复杂,其全身

症状或明显或隐匿,当某些散发病例仅有或首先出现明显糖尿病和 OA 症状时,常难以早期确诊。该病预后差,威胁生命的中位年龄为 30 岁,最常见是因中枢呼吸衰竭伴脑干萎缩所致。

本病发生 OA 的病程进展特点是,初期视力下降快,随后趋于平稳,最终完全失明,视力通常降至0.05 以下。部分病例出现视网膜色素变性和 ERG异常,提示存在更广泛的视网膜病变。OCT 显示视网膜神经纤维上方和下方受损更重。该综合征可能伴随许多全身异常。神经发育和内分泌障碍包括精神和行为异常、生长激素缺乏症、促肾上腺皮质激素缺乏症和男性促性腺功能亢进症,以及癫痫发作、肌阵挛、舞蹈样运动、共济失调、行为异常和出血倾向等。其他临床表现还包括上睑下垂、短指、失眠、共济失调、眼球震颤、癫痫发作、ERG 异常、脊髓液中蛋白质和细胞计数升高、身材矮小、先天性心脏病、心肌炎、肠功能障碍、消化性溃疡和泌尿生殖道异常等。伴神经性膀胱的患者还会出现排尿无力、双侧肾积水和输尿管积水。

鉴别诊断上,因单纯型隐性遗传性 OA 具有先天性发病和症状单一的特点,可据此将其与Wolfram 综合征进行鉴别。Wolfram 综合征和复杂型隐性遗传性 OA(如 Behr 或 Costeff 综合征)也较易鉴别,中枢神经系统功能障碍(智力低下、痉挛、高张力、共济失调)为主要鉴别点,而 Behr 综合征早期发病的特点有助于鉴别。Wolfram 综合征还应与其他表现为糖尿病和 OA 的疾病相鉴别,如Friedreich 共济失调、婴儿 Refsum 病、Alstrom 综合征和 Bardet-Biedl 综合征等。出现以下特征也应怀疑 Wolfram 综合征的诊断:非自身免疫型 1 型糖尿病、兄弟姐妹夭折史、1 型糖尿病伴耳聋的家族史或父母患有本病。

5. **Mohr-Tranebjaerg 综合征** 该病是一种罕见的线粒体疾病,与耳聋、肌张力障碍、视神经病变、感音神经性耳聋和共济失调有关,在大龄儿童多见,近 20 岁时发生 OA。这种复杂的疾病在临床上与其他耳聋肌张力障碍综合征重叠,是一种由核基因 TIMM8A 突变引起的 X 连锁疾病,TIMM8A编码一种参与线粒体转运的蛋白质。

6. **SPOAN 综合征** SPOAN(spastic paraplegia, optic Atrophy, and neuropathy, SPOAN)综合征属常染色体隐性遗传病,表现为先天性 OA、婴儿期发作的痉挛性截瘫、童年期发病的进展性运动和感觉神经功能障碍,以及到成年 30 岁左右出现的构音

障碍。这类患者还有进展性关节挛缩和脊柱畸形。Macedo-Souza 等报道（2005 年）巴西 1 个家族患该综合征，致病突变和染色体 11q13 相关。

（八）可能伴有视神经萎缩的常见神经退行性疾病

在患有神经退行性疾病的儿童中常伴随 OA，随着对相关中枢神经系统和 / 或周围神经系统神经退行性疾病的认识的提高，两者的关联被进一步证实。但随着相关基因及其酶和蛋白质产物、特定代谢缺陷的发现，神经退行性疾病与其他遗传和神经代谢疾病之间的界限已变得越来越模糊。许多神经退行性疾病的临床特征出现诸多叠加，表明小脑及锥体束进行性变性、多发性神经病（感觉神经病、运动神经病或两者均累及）、耳聋和 OA 等疾病是相互关联的。通常重叠的临床特征难以用单独一种疾病来解释，而是根据其他的临床表现和相关特征来确定诊断。实际上，单纯的 OA（如显性遗传性 OA），甚至也可以被认为是局灶的、优先累及视神经的神经退行性疾病。通常累及灰质的神经退行性疾病比累及白质的神经退行性疾病少见，这两种疾病很难在临床上加以区分。由于 OA 反映了外侧膝状体前视神经纤维束的不可逆损伤，因此在主要影响脑白质的神经退行性疾病中更易发生 OA。患有脑白质疾病的儿童更易出现皮质脊髓束功能障碍、周围神经病变和 OA。相比之下，灰质病通常表现为癫痫发作、肌张力障碍和痴呆。仅累及灰质的疾病（如 Tay-Sachs 病）的儿童不发生 OA，主要累及白质的疾病的儿童可仅发生 OA 而无癫痫发作。若癫痫患儿出现 OA 可能提示疾病过程从灰质扩散到了白质（可能在 Leigh 病的后期发生）。尽管神经退行性疾病和神经代谢疾病通常按照灰质或白质疾病进行分类，但大多数疾病最终会不同程度地同时累及灰质和白质。

归纳和 OA 相关的常见神经退行性疾病，主要包括：嗜苏丹性脑白质营养不良（Pelizaeus-Merzbacher 病）、海绵状脑白质营养不良症（Canavan 病）、X- 连锁肾上腺脑白质营养不良（Addison-Schilder 病）、亚历山大非家族性白质脑病（Alexander 病）、亚急性坏死性脑脊髓病（Leigh 病）、异染性脑白质营养不良、球样细胞脑白质营养不良（Krabbe 病）、多发性硬化（MS）、脊髓小脑变性（Friedreich 共济失调，橄榄体脑桥小脑萎缩）、神经元蜡样质脂褐素沉积病（Batten 病）、泛酸激酶相关神经变性（PKAN）、线粒体脑肌病（MELAS）、先天性乳酸酸中毒、白质消失性脑白质病等。婴儿期出现的一些神经退行性疾病统称婴儿进行性脑病。以上所列疾病代表了一组不均一的（异质的）疾病，该疾病群可以根据代谢异常类型（如 Krabbe 病、Menke 综合征）、典型的组织病理学特征（如神经元类脂褐质沉着病）、其他脑外系统发现（如 Aicardi 综合征），或形变特征（如 PEHO 综合征）等进行鉴别，这些神经退行性疾病临床均极罕见，若怀疑该类疾病可查阅相关文献和请神经科会诊。此外，Krabbe 病是因半乳糖脑苷脂 β- 半乳糖苷酶缺陷所致，同属先天性代谢性紊乱疾病。代谢性疾病迄今发现已超过 100 种均伴有眼部异常，其中最常见的与 OA 相关的两类疾病，包括黏多糖累积病和脂质沉积，两者又根据参与代谢的不同的酶缺陷分为若干种疾病。但这些疾病的内容已非本书讨论范畴。

【治疗】

OA 的进展速度、严重程度或是否导致不可逆失明取决于导致 OA 的病因、原发疾病的性质，是否及时发现和有效控制病情等。无论何种病因的 OA，若能尽快明确并消除病因，如颅咽管瘤或脑垂体瘤尽早手术，不仅挽救生命，更有机会恢复有用视力。遗传性 OA，若能熟悉其发病特征并尽早从基因水平明确诊断，不但可以解脱医患双方因困惑于病因而重复于多项昂贵的检查及多种无益的治疗，更有利于优生优育。小儿 OA 只要仍有一定基础视力（指数以上）或电生理 VEP 检测仍有一定波形，病程短于 3~6 个月，尤其是脑瘤术后、外伤后、感染性或炎性、脱髓鞘性 OA，采取中西医结合综合疗法，中药配合针灸，辅助神经营养剂及维生素类药物等，可能使部分患儿视功能改善或长期保持稳定视力。

不同病因导致的 OA 在病因根治或解除后，选择治疗时有所侧重。具体用何种药，用药途径及疗程等，应由接诊医师根据病情决定。目前主要用于治疗 OA 的药物或其他方法包括如下。

1. 神经营养药或改善神经能量代谢药　维生素 B_1、甲钴胺、肌苷、三磷酸腺苷、胞磷胆碱钠，以及艾地苯醌片和辅酶 Q_{10} 等。

2. 增加或改善微循环药　银杏叶片或制剂、羟苯磺酸钙、灯盏生脉胶囊或复方血栓通胶囊。

3. 复方樟柳碱注射液　可通过激活微血管自律运动，调节微血管的舒缩功能而迅速增加血供。

通常采用颞浅动脉皮下注射,并坚持按疗程完成治疗,根据病情可以注射 2~4 个疗程(1~2 个月)。

4. 神经生长因子注射液 经国内多中心随机对照研究,该药更适用于外伤性 OA,尤其早期应用。其他不同病因 OA 如缺血性、中毒性、青光眼性 OA 等亦可酌情选用。对颅内肿瘤已手术切除干净者,若视功能损害严重,可以用该药肌内注射1~2 个疗程(21 针 1 个疗程);若脑瘤难以切净仍有残留或肿瘤复发,则慎用神经生长因子。

5. 高压氧治疗 对早期放射性、中毒性、外伤性及缺血性 OA 可以选用。

6. 中医中药 应提出的是,OA 作为各种视神经病变的病理过程的眼底征象,并非西医治疗无效后,中医治疗均有效。对尚有一定残存视力,且病程较短的患者,可以采用中药结合针刺治疗,其中部分病例视功能有一定改善。2018 年 3 月至 2019年 12 月就诊于北京中医药大学东方医院眼科门诊的 OA 患者共 90 例。采用随机数字表法将患者按1:1 比例随机分为观察组和对照组,各 45 例。观察组予韦氏三联九针加基础药物治疗,对照组予基础药物治疗,均治疗 4 周。分别于治疗前,治疗 2、4 周后观察两组患者视力、视野,并比较两组临床疗效。结果:观察组总有效率为 57.8%(26/45),高于对照组的 28.9%(13/45,$P<0.05$)。

但对于视功能已完全不可逆丧失(视力无光感,FVEP-P100 波熄灭)的患者,迄今仍无任何治疗方法能使其重见光明。

【治疗进展】

由于大多数 OA 最终导致不可逆视力丧失,各国学者正在从不同角度和层次开展基础研究。如利用转基因技术和视神经损伤的转基因模型研究神经再生内在性调节因子(Bcl-2)能否足以促进成年小鼠视神经的再生,并结合胶质纤维酸性蛋白(GFAP)和 *Vimentin*(即未成熟的星形胶质细胞的标志物)基因敲除的小鼠,研究成熟星形胶质细胞及神经胶质瘢痕形成对视神经再生的抑制作用,揭示神经再生障碍的机制,进而重建成年小鼠视神经损伤后的再生,为神经退行性疾病的治疗提供重要线索。又如已开始尝试的视神经疾病的基因治疗有两条途径,当基因缺陷明确时可以直接修复特定的基因缺陷,以及使用基因治疗改变宿主基因表达以减慢病情进展或对抗疾病予以某种形式的保护。如“缺陷基因替代法”主要试用于单基因缺陷导致的视神经病变,但即使是大量动物实验证实有应用前景,用于人类研究尚待时间。由于许多导致 OA的视神经疾病没有特异的基因缺陷,在病理上也远比典型单基因突变复杂,人类视神经疾病的基因治疗尚属理论探讨和实验研究。

(夏燕婷 韦企平)

下 篇
其他相关疾病

第十七章

瞳 孔 异 常

瞳孔大小和舒缩功能异常在视神经疾病的诊疗中有重要的临床意义。瞳孔异常可能是瞳孔本身的功能障碍,更有可能提示视觉传入系统和眼睛自主神经支配的功能障碍。儿童常见的瞳孔异常包括:瞳孔舒张异常,如 Horner 综合征;瞳孔收缩异常,如 Adie 综合征、动眼神经麻痹、Parinaud 综合征等。本章对上述常见的儿童瞳孔异常及其他一些相对少见的病态瞳孔分别介绍。

第一节　Horner 综合征

【解剖学基础】

Horner 综合征是交感神经支配功能障碍引发的。头颈交感神经通路有三级神经元。

第一级神经元位于下丘脑后外侧,其发出的交感神经纤维通过脑干走行至脊髓 C_8、T_1 段的 Budge 和 Waller 睫状脊髓中枢,下丘脑、脑干及脊髓的病变均可造成其损伤。

第二级神经元位于 Budge 中枢,其发出的神经纤维穿过肺尖经星状神经节到达第 2、3 颈椎前方的颈上神经节,在颈上神经节之前的这部分神经纤维通常被称为节前纤维。节前纤维在走行过程中,与椎弓根、臂丛、肺尖、颈总动脉、颈内动脉、锁骨下动脉、第一肋骨和甲状腺等组织相邻近,在这些组织发生病变时可能会累及节前纤维造成其损伤。

第三级神经元位于颈上神经节,其发出的神经纤维通常被称为节后纤维。一部分节后纤维与颈内动脉伴行入颅,在海绵窦内离开颈内动脉,与展神经短距离同行后加入三叉神经眼支,随眼支的鼻睫神经分支进入眶上裂,穿过睫状神经节进入睫状长神经,支配瞳孔开大肌使瞳孔扩大,同时支配眼睑 Müller 肌提拉上睑;另一部分节后纤维沿颈外动脉走行,这部分神经纤维支配头面部泌汗功能,当损伤位于颈内动脉及其远端时,头面部泌汗功能不会受到影响。颈动脉、颅内及眶内病变均可累及节后纤维造成其损伤。

【临床特征】

本病常见的四项临床特征如下。

(一)瞳孔缩小

儿童 Horner 综合征多单侧发病,典型表现为患儿患侧瞳孔缩小,瞳孔对光反射正常。因为瞳孔开大肌失去交感神经支配后发生麻痹,此时瞳孔括约肌的力量占优势,使瞳孔缩小。

患儿双侧瞳孔不等在黑暗环境中更加明显。因为在明亮环境中双侧瞳孔因光线刺激均发生收缩,可使双侧瞳孔趋于等大。

由明亮环境进入黑暗环境中时,患侧瞳孔散大较健侧缓慢,而在给予外源性拟交感神经药物时,患侧瞳孔散大较健侧迅速,最终双侧瞳孔趋于等大。因为瞳孔开大肌失去交感神经支配后对拟交感神经药物超敏。

(二)上睑下垂及眼球内陷

90% 的病例合并患侧上睑下垂、下睑位置上移、睑裂变窄和眼球内陷。因为上睑 Müller 平滑肌和向下牵拉下睑的肌肉失去交感神经支配而发生了麻痹。

（三）无汗征

如果交感神经在发出支配面部出汗、皮肤毛细血管收缩和温度调节的分支之前受到损伤，那么这些功能也会受损。患侧头面部及锁骨以上颈部皮肤可出现无汗，并且因为皮肤毛细血管失去交感神经支配而发生扩张，可引发皮肤潮红、皮肤温度升高。患侧与健侧之间可呈现一条沿矢状中线精确走行的分割线。

（四）Harlequin 综合征

Horner 综合征有时会伴发 Harlequin 综合征，表现为患儿在情绪激动或剧烈运动时，健侧面部明显充血发红，而患侧面部变化不明显，出现双侧面部异色。患儿家长有时会注意到孩子哭闹时半侧面部潮红，且面部潮红出现在 Horner 综合征的对侧。

也有患儿家长在带孩子进行阿托品散瞳验光时，发现阿托品引起的面部潮红只出现在 Horner 综合征的对侧。这是由于面部肌肉中较大的血管的舒张功能也是由交感神经支配的，患侧交感神经纤维损伤后造成了血管舒张功能障碍，使患侧面部在剧烈运动或药物刺激时充血不明显。

【不同类型 Horner 综合征的其他特征性表现】

（一）根据病因不同

可将 Horner 综合征分为两大类：先天性与获得性。

1. 先天性 Horner 综合征　主要表现为：

（1）虹膜异色：先天性 Horner 综合征常伴随出现患侧虹膜颜色变浅，因为虹膜色素的正常生成也需要健全的交感神经支配。虹膜异色现象一般需要经过数月才能发展到比较显著的程度，在新生儿或虹膜颜色较浅的欧美婴儿中不易被发现。虹膜异色是先天性 Horner 综合征的特征，几乎不出现在获得性 Horner 综合征患儿中，只有极少数获得性 Horner 综合征患者可在发病数年内发生虹膜色素脱失。

除 Horner 综合征外，虹膜异色症还可见于虹膜痣、黑色素瘤、神经纤维瘤病、含铁血黄素沉着症、血色病、Waardenburg 综合征、Fuchs 异色性虹膜睫状体炎和原发性虹膜萎缩，应注意予以鉴别。Wallis 等曾报告 1 例罕见病例，1 名 20 个月大的先天性 Horner 综合征男婴，因为伴发 Waardenburg 综

合征而表现为患侧虹膜颜色较健侧深，与单纯先天性 Horner 综合征的虹膜异色特征相反。

（2）协同分散等异常：先天性 Horner 综合征还可能合并双眼协同分散、半侧颜面萎缩、颅底凹陷症、Chiari 畸形、颈椎畸形、肠源性囊肿和 PHACE 综合征，该综合征表现为颅后窝畸形、眼部异常、血管瘤、动脉异常和心脏缺陷。

2. 获得性 Horner 综合征　获得性 Horner 综合征患儿可能表现出患侧泪液分泌减少、一过性结膜充血、一过性低眼压和一过性近视，后三个体征仅见于急性获得性病例。还有一些患儿表现出双侧不同的头发生长模式，患侧的头发长得比健侧更直。

（二）根据交感神经传导通路的损伤部位不同

可将 Horner 综合征分为三型：中枢型、节前型及节后型，不同损伤部位的 Horner 综合征其特征性表现不同。

1. 中枢型 Horner 综合征　该型损伤部位位于同侧下丘脑至 Budge 和 Waller 睫状脊髓中枢之前，通常会表现出典型的眼部体征及无汗征。当损伤位于下丘脑时，还可伴有对侧肢体瘫痪及身体感觉减退。和对侧滑车神经麻痹同时出现时，提示同侧滑车神经核受累或交叉前的同侧传导束受累，损伤位于中脑背侧。桥脑损伤时可伴有同侧展神经麻痹。当损伤位于延髓背外侧时，可伴随同侧肢体共济失调、面部痛温觉减退、吞咽困难、构音障碍，及对侧肢体和躯干痛温觉受损，称为 Wallenberg 综合征。颈椎病变患儿可以仅合并不同程度的颈部疼痛，而不伴其他脊髓受累导致的神经系统症状和体征。

2. 节前型 Horner 综合征　损伤部位位于同侧 Budge 睫状脊髓中枢至颈上神经节之前，通常也会表现出典型的眼部体征及无汗征。位于肺尖的病变可引起节前 Horner 综合征伴同侧肩痛，手臂内侧、前臂、第四和第五手指的感觉异常，以及手部肌肉无力、萎缩，称为 Pancoast 综合征。位于 C_6 水平颈动脉鞘后方的病变可引起节前 Horner 综合征伴膈神经、迷走神经和喉返神经麻痹，称为 Rowland Payne 综合征。

3. 节后型 Horner 综合征　损伤部位位于同侧颈上神经节及其远端，可位于颈动脉附近、颅内或眶内。损伤通常位于颈内动脉及其远端，只表现出典型的眼部体征，不出现无汗征。

需要特别注意，节后 Horner 综合征急性发作

伴颈部疼痛是颈动脉夹层的典型表现。该病可自发发生或在轻微创伤后发生，与 Ehlers-Danlos 综合征等结缔组织疾病相关。Reader 泛三叉神经痛是指一种以节后 Horner 综合征伴持续性三叉神经痛为特征的头痛综合征，其中很多患儿很可能是未被识别的颈动脉夹层。丛集性头痛通常发生于夜间，一般持续 30~120 分钟，表现为患侧发作性撕裂样痛或严重触痛，伴同侧节后型 Horner 综合征及鼻塞，头痛消失后节后 Horner 综合征仍可持续存在。节后 Horner 综合征伴同侧舌肌麻痹、咽部感觉缺失、吞咽困难提示鼻咽部肿瘤或颈静脉孔肿瘤。

颅底病变导致的节后型 Horner 综合征常伴随同侧眼球外展功能障碍、面瘫、感音神经性聋。颅中窝病变累及 Meckel 窝和颈内动脉时，可导致节后 Horner 综合征伴随三叉神经痛或感觉丧失，被称为三叉神经旁综合征。此外，海绵窦病变可引起节后型 Horner 综合征伴同侧眼肌麻痹、面部疼痛或感觉迟钝，这些症状是由于海绵窦内的一支或多支眼球运动神经及三叉神经受累所引起的。由于展神经和交感神经在海绵窦内有短距离伴行，在展神经麻痹和节后型 Horner 综合征同时出现且无其他神经系统体征时，损伤通常位于海绵窦。

【病因】

（一）病因概述

儿童 Horner 综合征的常见病因是创伤、肿瘤、感染等，但有部分病例病因不明。

一项回顾性研究分析了 48 例儿童 Horner 综合征病例，其中 27 例（56%）为先天特发性，10 例（21%）为后天特发性，均病因不明；4 例（8%）为产伤所致；7 例（15%）为肿瘤所致，包括 5 例神经母细胞瘤，另有鼻咽癌及硬纤维瘤各 1 例。

另一项大型回顾性研究中发现 56 例 Horner 综合征患儿中有 6 例（11%）为占位性病变所致，其中 2 例 Horner 综合征分别因神经母细胞瘤和神经纤维瘤致病，因此，建议对无手术史的 Horner 综合征患儿行大脑、颈部和胸部的 MRI 检查，以及尿儿茶酚胺代谢物检测。该项研究提示，MRI 成像比尿液检测更敏感。

（二）先天性与获得性 Horner 综合征的病因

1. **先天性 Horner 综合征** 儿童先天性 Horner 综合征的常见原因是产伤导致的臂丛神经麻痹。另一个更危险的病因是先天性神经母细

瘤，应特别注意予以排查。Pollard 等发现神经母细胞瘤引起的婴儿 Horner 综合征有时会表现为孤立的瞳孔不等大或孤立的上睑下垂，因此，建议对孤立的瞳孔不等大的婴儿进行胸部 X 线及尿儿茶酚胺检查来排查神经母细胞瘤。大多数临床病例报告的神经母细胞瘤发生在颈部，颈部神经母细胞瘤容易被误认为是感染性淋巴结炎，部分神经母细胞瘤发生在纵隔内，还有少数病例报告的神经母细胞瘤发生在腹部。颈交感神经通路不经过腹部，所以这些病例很可能是由腹部原发病灶在颈部的转移病灶引发的。颈部神经母细胞瘤引起的 Horner 综合征可伴有其他副肿瘤综合征表现，如小脑变性。神经母细胞瘤可能合并存在其他系统病变表现，包括由于原发性肿瘤、骨髓受累或腹胀引发的疼痛，由于副肿瘤分泌的血管活性肠肽引发的水样腹泻，和在肿瘤作用下形成的对正常小脑有损伤作用的抗神经抗体（如抗 Hu 抗体）引发的急性小脑脑病。婴儿的神经母细胞瘤有较高的自发消退率，包括播散型病例，特别是无症状的婴儿患者肿瘤自发消退率更高。

偶有先天性 Horner 综合征因常染色体显性或隐性遗传致病。Durham 首次报道了遗传性先天性 Horner 综合征（1958 年）。Hageman 等报道一个荷兰家族中有 5 例先天性 Horner 综合征病例跨越了五代人。

先天性双侧 Horner 综合征可发生于罕见的自主神经疾病多巴胺 β- 羟化酶缺乏症，该病患者缺乏将多巴胺转化为去甲肾上腺素所必需的酶，是一种常染色体隐性遗传病。该病表现为副交感神经和胆碱能交感神经功能正常，但去甲肾上腺素能交感神经功能障碍。颈交感神经链刺激松果体产生褪黑素，这是一种维持机体昼夜节律的重要激素，双侧 Horner 综合征患者由于存在交感神经功能障碍可出现昼夜节律紊乱。当患儿表现为轻度上睑下垂、直立性低血压或运动不耐受时，应考虑存在多巴胺 β- 羟化酶缺乏症的可能。该病患儿可表现为脱水、低血压、低体温、低血糖和呕吐，成人患者可表现为直立性低血压、鼻塞、双侧上睑下垂和轻度双侧瞳孔缩小，在给予去氧肾上腺素后症状可改善。确诊依据为血浆检测到至少升高 5 倍的多巴胺及极少的去甲肾上腺素。应用 L- 苏氨酸 - 二羟基苯基丝氨酸可对这种疾病进行有效的治疗。

2. **获得性 Horner 综合征** 儿童获得性 Horner 综合征的病因和成人相同，有创伤、肿瘤、感

染等。对于儿童获得性 Horner 综合征病例,应注意寻找 Lisch 结节和牛奶咖啡斑等神经纤维瘤体征,因为丛状神经纤维瘤、神经鞘瘤或恶性外周神经鞘膜瘤可能损伤交感神经束而引发 Horner 综合征。

(三)中枢型、节前型及节后型 Horner 综合征的病因

1. **中枢型 Horner 综合征** 儿童中枢型 Horner 综合征常见病因有下丘脑、脑干或脊髓的创伤、炎症、脱髓鞘病变、血管畸形、缺血、脊髓空洞和肿瘤。Barrea 等报告 1 例 9 岁男孩在篮球比赛中出现剧烈头痛和意识丧失,醒来后孩子有右侧偏瘫、失语症和左侧 Horner 综合征,MRI 血管造影显示左侧脑梗死伴同侧颈动脉夹层。

2. **节前型 Horner 综合征** 常见病因为创伤性臂丛神经麻痹、手术损伤、气胸、胸内动脉瘤和肿瘤等。Avila 等报告 1 例 4 个月的婴儿在放置胸段硬膜外导管止痛后发生了节前 Horner 综合征,在拔除导管后完全恢复。Barrea 等报告 1 例 8 个月的婴儿因右肺尖肿物引发了节前 Horner 综合征。Spors 等报告 1 例 3 个月的婴儿因颈胸淋巴管畸形引发节前 Horner 综合征,在接受经皮囊内硬化治疗 21 周后症状消失。

3. **节后型 Horner 综合征** 常见病因是颈内动脉本身或沿颈内动脉走行比邻组织的病变,包括颈动脉夹层,颈部炎症、肿瘤、淋巴结肿物,鼻咽部肿物,甲状腺肿物等。其他病因还包括海绵窦炎症、动脉瘤、颅中窝肿瘤、颅底骨折等。有报告先天性 Horner 综合征与同侧颈内动脉发育不全有关,1 例先天性节后 Horner 综合征伴非肌性同侧颈内动脉发育不良可能与产前或新生儿颈部创伤有关。Ada 等报告 1 例 10 岁女童因先天性颅外颈内动脉瘤引起了节后 Horner 综合征。Cahill 等报告 1 例 1 岁女孩发热 2 小时后出现节后 Horner 综合征,经影像学检查确定原因为颈部淋巴结压迫。Giannikas 等报告 1 例 5 岁儿童在行扁桃体电刀切除术时损伤了颈上神经节,引发了节后 Horner 综合征。

【诊断】

1. **病史和临床表现** 依据 Horner 综合征的典型临床特征:患侧瞳孔缩小、上睑下垂、眼球内陷,并结合患儿病史,诊断通常并不困难。

2. **可卡因和羟基苯丙胺试验** 当临床表现不典型时,可以行可卡因试验辅助诊断。如果在可卡因滴入后 1 小时,双侧瞳孔大小仍存在 1mm 或以上的差异,则提示存在 Horner 综合征,需要进一步行羟基苯丙胺试验判断交感神经的损伤部位。如果在羟基苯丙胺滴入后 45 分钟患侧瞳孔仍散大不明显,则提示为节后型 Horner 综合征,瞳孔散大明显,甚至大于健眼时,则提示为节前型或中枢型 Horner 综合征。但是节后型 Horner 综合征发病 1 周内突触前膜处的去甲肾上腺素储存尚未耗竭,仍可出现瞳孔散大,这时可能造成羟基苯丙胺试验假阴性结果。另外,先天性 Horner 综合征通常不适宜行羟基苯丙胺试验,因为即使病变位于第一级或第二级神经元,继发的突触变性也会影响第三级神经元,在这种情况下,药物不会引起瞳孔扩大,这时可能造成羟基苯丙胺试验假阳性结果。

3. **阿可乐定试验** 最近,0.5% 阿可乐定被推荐为 Horner 综合征的诊断试验用药,该药对健眼有 α2 肾上腺素能受体抑制作用,对 Horner 综合征患眼有 α1 肾上腺素能受体兴奋作用。阿可乐定使 Horner 综合征患眼瞳孔扩大,而正常眼瞳孔轻微收缩,用药后患眼与健眼瞳孔不等现象发生反转,原本较小的患侧瞳孔变大,而原本较大的健侧瞳孔变小,这种反转现象在明亮环境中更明显。用药后患侧上睑下垂的情况也可暂时缓解。阿可乐定通常对于儿童是安全有效的,因为该药一般不能通过血脑屏障,不会对中枢神经系统产生影响。然而,也有少数儿童用药后出现了中枢神经系统和呼吸系统抑制。

4. **阿托品试验** 对于不能配合瞳孔测量的儿童可以行阿托品试验,双眼滴入阿托品滴眼液后,在交感神经支配完好的一侧会出现面部潮红,而在 Horner 综合征一侧则不会出现该现象。

5. **CT、MRI 及尿儿茶酚胺代谢物检测等** 为进一步明确损伤部位及原因,常需要行 CT、MRI、MRI 血管造影,尿儿茶酚胺代谢物检测等检查,有时还需要请外科会诊协助诊断。

【治疗】

应在明确病因后给予针对病因的治疗。如果在初步检查时未能确定病因,应对患儿进行随访观察,监测患儿体征变化并注意是否出现其他症状。出现任何显著变化时均应重新尝试定位损伤部位,再针对病因给予相应治疗。

第二节　Adie 综合征

Adie 综合征几乎均为散发,少见家族遗传性病例。本病可发生于任何年龄,多见于 20~40 岁的女性,儿童发病罕见。通常单眼发病,但至少 20% 的患者在数年内双眼先后发病。

【解剖学基础】

Adie 综合征主要是副交感神经支配功能障碍引起的。损伤部位在眼眶内的睫状神经节,或是在眼球后间隙或眼内脉络膜上间隙的睫状短神经。睫状神经节位于眼眶内,视神经孔前方约 1cm 处,在视神经与外直肌之间,此神经节接收同侧动眼神经副核,即 Edinger-Westphal 核(动眼神经副核)发出的副交感节前纤维,在神经节内换元后发出副交感节后纤维随睫状短神经向前走行,穿入眼球后方巩膜内,沿巩膜内表面继续向前走行,支配虹膜和睫状体。眼眶内或眼球的病变累及睫状神经节或睫状短神经时可导致 Adie 综合征。

对部分 Adie 综合征患者的病理研究发现,脊髓背柱有萎缩性改变,这可能是引起 Adie 综合征患者腱反射消失的原因。

【临床特征】

1. **瞳孔强直**　儿童 Adie 综合征的主要临床表现为患侧瞳孔强直,对光反射及近反射几乎消失或非常迟缓,可同时伴有深腱反射消失,也常被称为强直性瞳孔综合征,或强直性瞳孔,或 Adie 瞳孔。Adie 综合征分为完全型和不完全型,同时存在定型的瞳孔强直和深腱反射消失属于完全型,孤立性瞳孔强直属于不完全型。

由于患侧瞳孔不能收缩,患儿双侧瞳孔不等在明亮光线下比黑暗中更明显。在给予外源性胆碱能药物时,患侧瞳孔缩小较健侧显著,因为瞳孔括约肌失去副交感神经支配后对胆碱能药物超敏。滴入 0.1% 的低浓度毛果芸香碱溶液后,强直的瞳孔很容易发生收缩。该反应是 Adie 综合征的典型表现,但不具有特异性。

2. **瞳孔括约肌"蚓状运动"**　在裂隙灯下可见 Adie 综合征患儿患侧瞳孔括约肌的某些扇形区域发生节段性随机收缩,该收缩与光刺激无关,被称为"蚓状运动"。而瞳孔括约肌的另一部分区域呈节段性麻痹,与节段性蚓状运动的区域交错分布,形成动静对比,呈现出"虹膜流动"现象。与瞳孔括约肌麻痹区域相应的睫状肌节段性麻痹可在患眼视近时引发晶状体源性散光,导致视近模糊。

3. **瞳孔早期扩大后期恢复正常大小**　该病急性发作时,表现为强直性瞳孔扩大。在一年或更长时间内瞳孔可逐渐缩小至正常大小,这可能是由于睫状神经节的神经纤维再生并重新对瞳孔括约肌建立了神经支配。

4. **近反射迟缓但幅度大**　瞳孔括约肌重新获得神经支配后,瞳孔近反射也随之发生变化。患侧近反射幅度大于健侧,但反射速度比健侧慢得多,需要更长时间和更近距离的视标刺激使患侧产生最大限度的调节时才能引发出来。常用的刺激方法是利用患儿的本体感觉,请患儿注视自己的示指,随着示指逐渐靠近眼睛,可以看到患儿的瞳孔缓慢缩小,缩小幅度大于健侧,放松调节后瞳孔的扩大过程同样缓慢。该体征可能是由于在建立神经再支配的过程中,最初支配括约肌的神经并未再生,而是被原本支配睫状体的神经所取代。由于支配瞳孔括约肌的神经元仅占睫状神经节内神经元总量的 3%,其余神经元均支配睫状肌,因而当睫状神经节受损时,支配睫状肌的神经元有更多的机会存活下来,再生的神经纤维更有可能来自支配睫状肌的神经元。另有推测认为瞳孔括约肌实际上并不能重建神经支配,而是受到了睫状体释放的乙酰胆碱的刺激。睫状体释放的乙酰胆碱随房水流向瞳孔,使瞳孔括约肌发生收缩。由于随房水流向瞳孔和被房水冲洗干净均需要时间,因此收缩和扩大过程同时放缓。

【病因】

Adie 综合征通常是特发性的,大多病因不明,且对视功能无损害。有病例报告对 1 例双侧特发性持续性 Adie 综合征的 4 岁男孩进行为期 6 年的随访。该患儿在 4 岁时因为视近困难而就诊,被诊断为右侧 Adie 综合征、弱视和远视,继而在 10 岁复查时被发现左侧强直性瞳孔和深腱反射消失。

在少数情况下，Adie综合征可以确定病因。儿童Adie综合征常见原因有水痘、麻疹疫苗接种、莱姆病、先天性神经母细胞瘤、动眼神经束膜囊肿、Riley-Day综合征。感染、炎症、中毒、血管病变、外伤、手术以及较为罕见的恶性肿瘤、副肿瘤综合征和全身性自主神经疾病均可引发Adie综合征，且多为不完全型，只表现为孤立的瞳孔强直。

1. **感染、炎症、中毒及肿瘤浸润性病变** 这些疾病均可以单独累及睫状神经节或睫状短神经引发瞳孔强直，部分病例除瞳孔强直外还同时伴有其他全身性疾病表现。病因包括带状疱疹、水痘、麻疹、白喉、结节病、梅毒、猩红热、百日咳、天花、流行性感冒、鼻窦炎、Vogt-小柳原田综合征、类风湿关节炎、肝炎、莱姆病、病毒性脉络膜炎、肉毒素中毒、原发性及转移性脉络膜和眶部肿瘤。

有病例报告2例先天性单侧瞳孔强直患儿患有同侧眼眶神经胶质错构瘤。2例瞳孔强直患儿患有颅内动眼神经束膜囊肿。1例瞳孔强直患儿患有神经母细胞瘤。Lambert等报告了2例先天性神经母细胞瘤婴儿双侧瞳孔强直，同时患有先天性巨结肠和中枢性通气不足综合征。1名9岁男孩在接种麻疹疫苗后出现瞳孔强直及可逆性后部脑白质病变。

2. **血管病变** 偏头痛、巨细胞动脉炎及其他血管病变所引起的睫状神经节或睫状短神经缺血亦可引起瞳孔强直。Millar等报告1例10岁女孩在偏头痛后继发了双侧瞳孔强直。

3. **外伤或手术损伤** 眼球外伤和眼眶贯通伤可以引发瞳孔强直。各种眼球和眶内手术，包括视网膜复位术、视网膜光凝术、视神经鞘开窗术、经结膜冷冻疗法、经巩膜透热疗法、球后酒精注射、下斜肌手术、眼眶手术以及下牙床神经阻滞等均可能偶尔导致瞳孔强直，应注意和其他病因鉴别。

4. **全身性周围神经病或自主神经疾病** 全身性周围神经病或自主神经疾病，当病变累及睫状神经节或睫状短神经时，可引发瞳孔强直。这些病变包括糖尿病、慢性酒精中毒、小脑共济失调、Guillain Barre综合征及其Miller Fisher变异型、急性全自主神经失调症、Shy-Drager综合征、Ross综合征、Riley-Day综合征、遗传性感觉神经病、遗传性运动感觉神经病、系统性红斑狼疮、干燥综合征、全身性淀粉样变性及副肿瘤综合征。

【诊断和鉴别诊断】

依据Adie综合征的典型临床特征：患侧瞳孔强直、瞳孔括约肌"蚓状运动"，并结合病史诊断并不困难。鉴别诊断主要包括以下疾病。

1. **动眼神经麻痹** 动眼神经麻痹有时表现为孤立性瞳孔散大，易与本病混淆。通过观察瞳孔扩张力是否正常可以区分本病与睫状神经节近端的动眼神经或中脑背侧的动眼神经核损伤引起的瞳孔异常。当视标从远到近移动时，二者的调节均放缓并可存在调节不足。当视标从近到远移动时，前者瞳孔扩大缓慢，而后者可引发相对正常的瞳孔扩大运动。

2. **药物性瞳孔异常** 应用或意外接触了有散瞳作用的药物也可能导致孤立性瞳孔散大，例如可卡因滴鼻剂、肾上腺素雾化吸入剂、去红血丝的保健眼药水均可能造成药物性瞳孔散大。停药后瞳孔可逐渐恢复正常，通过详细询问相关用药史及随诊观察可予以鉴别。

3. **Argyll-Robertson 瞳孔** Argyll-Robertson瞳孔表现为患侧瞳孔缩小，对光反射消失，与本病发病后期瞳孔由散大状态逐渐缩小后的表现相同，很容易混淆。二者主要区别是本病有特征性的瞳孔括约肌"蚓状运动"。另外，Argyll-Robertson瞳孔近反射正常，而本病近反射迟缓；Argyll-Robertson瞳孔多双眼发病，而本病单眼发病者更多。

【治疗】

患有Adie综合征的儿童也可能会像老年人一样出现老视，需要双焦点或渐进性眼镜辅助阅读。如果患儿感觉低浓度毛果芸香碱可改善视力，则可采用该方法进行对症治疗。建议为强直性瞳孔患儿提供完整的病历记录，使患儿在神经内科或急诊科就诊时免于不必要的干预。

第三节　动眼神经麻痹

【解剖学基础】

动眼神经麻痹是由于动眼神经核或动眼神经受损所致。动眼神经核复合体中与瞳孔活动相关的是动眼神经副核，即 Edinger-Westphal 核。该核位于中脑上丘水平，中脑导水管周围的灰质中。其发出的副交感节前纤维于大脑脚出脑，在蛛网膜下腔内汇入动眼神经纤维束，在大脑后动脉与小脑上动脉之间通过，经海绵窦外侧壁、颅中窝、眶上裂，走行至位于眼眶内的睫状神经节交换神经元。在这段通路中，副交感节前纤维位于动眼神经纤维束的表面，在离开脑干时位于纤维束上方，在向前走行时移行至纤维束内侧，在海绵窦前部移行至下方。换元后，睫状神经节发出的节后纤维支配瞳孔括约肌，使瞳孔收缩。

单侧 Edinger-Westphal 核的副交感节前神经元作为传出神经元，支配单侧瞳孔括约肌，同时接收双侧视觉信号传入，参与双侧瞳孔对光反射和近反射。前者与光照视网膜时瞳孔缩小有关，后者与注视目标由远而近时瞳孔缩小有关。位于中脑、蛛网膜下腔、海绵窦、颅中窝、眼眶等部位的病变累及动眼神经核或动眼神经纤维束时，均可能造成动眼神经麻痹。

【临床特征】

1. 瞳孔散大，伴或不伴眼外肌麻痹及上睑下垂　动眼神经麻痹患儿通常表现为瞳孔散大，对光反射消失，伴上直肌、下直肌、内直肌、下斜肌麻痹，以及上睑下垂，也有少数病例不伴眼外肌麻痹。由于受累瞳孔不能收缩，这种瞳孔不等在明亮光线下比黑暗中更明显。

中脑病变常同时累及 Edinger-Westphal 核和动眼神经运动核，导致同侧瞳孔异常、眼外肌麻痹及上睑下垂。中脑病变累及动眼神经纤维束时可引起同侧瞳孔异常、眼外肌麻痹、上睑下垂及其他神经系统体征，如对侧肢体偏瘫或震颤。当病变位于 Edinger-Westphal 核的纤维汇入动眼神经纤维束的汇合处附近时，可以仅表现为孤立的同侧瞳孔异常。也有病例报告累及动眼神经纤维束的损伤可以仅破坏支配眼外肌或提上睑肌的纤维，而支配瞳孔括约肌的纤维未受影响，这种情况被称为瞳孔回避性动眼神经麻痹。

2. 瞳孔收缩功能异常再生和原发性畸变　瞳孔收缩功能异常再生是机械损伤引起的动眼神经麻痹的典型体征，常见于创伤或压迫性病变，表现为当眼球尝试内收或下转时引起瞳孔异常收缩。其发生的原因是动眼神经受损的轴突再生后以错乱的方式重新支配了眼外肌与眼内肌，引起了病理性共同运动。在多数情况下，上睑也会受到影响，在眼球尝试内收或下转时引起上睑后退，被称为假性 von Graefe 征。

如果在动眼神经正常支配功能进行性丧失的同时逐渐产生了异常再生，则称为原发性畸变，这通常是海绵窦内缓慢生长的占位性病变的典型体征。原发性畸变还有一种较为少见的变异形式，表现为外展和动眼神经联合麻痹，眼球运动障碍和眼球尝试外展时瞳孔异常收缩。

【病因】

儿童动眼神经麻痹的常见病因是肿物和炎症，也有部分病例为微血管病变所致。

1. 肿物和炎症　儿童动眼神经麻痹引起的瞳孔异常主要是颅内压迫性损伤所致，例如肿瘤或动脉瘤。尤其是颈内动脉和后交通动脉衔接处的动脉瘤，容易造成瞳孔散大伴眼外肌麻痹，也有极少病例仅表现为瞳孔散大。与颈内动脉的动脉瘤相比，基底动脉尖部的动脉瘤更容易造成孤立的瞳孔散大。蛛网膜下腔的动眼神经鞘瘤可以引起以瞳孔散大为初始表现的动眼神经麻痹。

颅底脑膜炎可由多种微生物引起，包括细菌、病毒和螺旋体，均可累及蛛网膜下腔内动眼神经造成单侧或双侧瞳孔散大。这与蛛网膜下腔内动眼神经纤维束的解剖结构有关。副交感神经节前纤维位于纤维束的外表面，在压迫性病变对神经施加机械压力时或蛛网膜下腔内炎症侵袭时更容易首先受到损伤，造成瞳孔散大。

2. 微血管病变　不累及瞳孔的动眼神经麻痹，即瞳孔回避性动眼神经麻痹则通常为微血管病变所致，尤其是患儿具有微血管病变的高危因素时。在糖尿病或高血压患儿中常出现供应神经的小血管灌注不足而引起缺血,这种情况对支配瞳孔括约肌的副交感神经节前纤维损伤较小,因为这部分神经纤维代谢需求较低,并且与脑脊液直接接触,其营养供应除了源自神经外表面的小血管外,部分源自脑脊液。

【诊断】

依据典型临床特征:患侧瞳孔散大,对光反射消失,伴或不伴眼外肌麻痹及上睑下垂,并结合病史不难诊断。

当出现动眼神经麻痹体征时,通常需要立即进行全面的系统检查及神经影像学检查,包括脑血管造影来明确病因。

【治疗】

儿童动眼神经麻痹引起的瞳孔散大主要针对病因给予治疗。

第四节 其他瞳孔异常

一、Marcus-Gunn 瞳孔

Marcus-Gunn 瞳孔也称为相对性传入性瞳孔障碍(relative afferent papillary defect,RAPD)。RAPD 常见于单眼视神经病变的患者,若双眼均有视神经病变,则病情更严重的眼可有 RAPD 阳性反应。此外,单眼严重的视网膜病变如视网膜广泛脱离、缺血性视网膜中央静脉阻塞、病损重的湿性年龄相关性黄斑变性,以及视交叉、视束或中脑病变等,也可以有程度不同的 RAPD 征象,临床应注意鉴别(详见第三章 瞳孔检查部分)。

二、黑矇性瞳孔

当视觉传导通路严重受损时,可表现为患侧无光感,伴随瞳孔直接对光反射消失而间接对光反射存在,称为黑矇性瞳孔。见于一侧视网膜、视神经功能全部丧失,无视力者。

三、Argyll-Robertson 瞳孔

当中脑顶盖前区和导水管周围的病变损伤瞳孔对光反射通路和核上性抑制通路时,可表现为 Argyll-Robertson 瞳孔。典型的 A-R 瞳孔特点为:瞳孔极小且在黑暗中不易放大;直接及间接对光反射消失;近反射正常;瞳孔不规则、有局限性虹膜萎缩。常为双侧病变,也可以单侧病变,毒扁豆碱可使瞳孔缩小,但对阿托品反应弱。

本病多见于三期神经梅毒晚期病例,也可见于脑干损伤,四叠体、松果体、第三脑室及中脑导水管周围的肿瘤,椎-基底动脉缺血,糖尿病,多发性硬化,脑膜炎及延髓空洞症等。如果近反射也减弱,可以排除梅毒性损害,常见于脑出血、脑炎和脑外伤。

假性 Argyll-Robertson 瞳孔,即瞳孔对光反射消失,近反射存在,但瞳孔无缩小,对散瞳药反应敏感,可能由脑炎、松果体肿瘤引起。反 Argyll-Robertson 瞳孔,即瞳孔近反射消失,对光反射正常,可见于白喉、脊髓结核和四叠体附近的病变。

本病梅毒血清学检测通常为阴性。尽管抗梅毒螺旋体抗体检测,即 FTA-abs 试验阳性结果的概率较低,仍建议对于可疑 Argyll-Robertson 瞳孔的病例进行检测。

四、Parinaud 综合征

当中脑背侧顶盖前区的病变损伤 Edinger-Westphal 核及动眼神经的相关传导通路,并同时累及眼球垂直同向运动中枢时,可表现为瞳孔散大,对光反射消失,近反射正常,向上扫视运动丧失和辐辏式回缩性眼球震颤,称为 Parinaud 综合征。

本病最常见的病因是松果体瘤从上方压迫四叠体,可同时引起脑脊液循环受阻和视乳头水肿。还可见于胼胝体肿瘤、中脑肿瘤。中脑内部的病变可同时引起更广泛的损伤,表现为复杂的神经功能障碍。有研究报告猫抓病可造成儿童中脑损伤引发 Parinaud 综合征。

对本病患儿应完善中脑及周围结构的神经影像学检查并针对病因给予治疗。

五、药物作用相关瞳孔异常

当瞳孔散大并且在滴入 1% 毛果芸香碱后不能缩小时,应考虑是否意外应用了副交感神经阻滞剂而造成了药物性瞳孔散大。由于受累瞳孔不能收缩,这种瞳孔不等在明亮光线下比黑暗中更

明显。另外一些药物,可以兴奋副交感神经而引起瞳孔缩小,并且在滴入1%托吡卡胺后不能被散大。

其原因通常是意外接触到散瞳药物或暴露于缩瞳药物。鼻内应用的可卡因药剂可以通过泪小管向上反流入结膜囊而产生药物性瞳孔散大。多数含有拟交感神经药物成分的去红血丝眼药水作用非常微弱,不足以使瞳孔散大,但是如果因配戴角膜接触镜等原因造成了角膜破损,可能会使羟甲唑啉或去氧肾上腺素的眼内吸收率增加而导致瞳孔散大。用于治疗肺部疾病的肾上腺素雾化吸入剂可能会溢出面罩,累积于结膜囊内,引起瞳孔散大。用于杀虫的有机磷酸酯则可以使瞳孔缩小。

六、癫痫发作相关瞳孔异常

儿童在癫痫小发作中或发作后会有短暂的单侧瞳孔散大。可能为副交感神经冲动阻断和交感神经刺激共同作用所致。也有部分癫痫患者有发作性的瞳孔缩小伴或不伴有上睑下垂。

七、虹膜病变相关瞳孔异常

(一)先天性虹膜病变

儿童先天性虹膜缺如指全部虹膜组织缺失,此时瞳孔也缺失。该病通常是双侧的,可以是家族遗传性或散发性。遗传性病例以常染色体显性遗传较为常见,也有少数隐性遗传病例。该病患儿通常视力较差,并伴有其他眼部异常,包括眼球震颤、角膜变性、青光眼、白内障、晶状体脱位、视神经或黄斑发育不良。可合并存在的全身异常包括智力障碍、颅骨发育不全、脑积水、小脑共济失调、外耳畸形、多指畸形和肢体畸形,并可伴发儿童Wilms瘤。

儿童先天性虹膜缺损指部分虹膜组织全层缺失,导致瞳孔呈不规则形状。本病可以仅表现为虹膜异常,也可以合并睫状体、脉络膜和视盘缺损。

儿童先天性瞳孔异位多表现为瞳孔上移至角膜中心的上方,通常双侧发病,呈对称性。可以独立存在,也可以伴发小角膜、青光眼、晶状体脱位、眼外肌麻痹、高度近视和白化病。

(二)获得性虹膜病变

虹膜炎急性发作时瞳孔缩小,慢性粘连时可导致瞳孔变形。闭角型青光眼发作会导致瞳孔中度散大,对光反射消失。眼部急性缺血性疾病可导致瞳孔括约肌缺血而使瞳孔散大,慢性缺血性疾病可导致虹膜萎缩、新生血管生成而使瞳孔固定,失去活动能力。虹膜肿瘤可导致瞳孔变形和活动障碍。外伤性瞳孔括约肌裂伤可导致瞳孔变形。眼内铁质异物所致的铁质沉积可破坏瞳孔括约肌,引起铁沉积性瞳孔散大。角膜移植或白内障摘除术后可出现不可逆的瞳孔散大和瞳孔固定,很可能是因为术中损伤了瞳孔括约肌。

八、间歇性瞳孔散大

间歇性瞳孔散大表现为急性发作的不伴严重视功能障碍的瞳孔扩大,每次发作持续5~60分钟。

本病可以是偏头痛的一种先兆表现,也可能是交感神经功能亢进或副交感神经功能障碍的表现,后者常见于神经系统的压迫性病变。当患儿就诊时,症状通常已经缓解,应指导患儿在后续每次病情再次发作时,在家长的帮助下,详细记录瞳孔对光反射、近反射和睑裂大小的变化。交感神经功能亢进表现为对光反射和近反射大致正常,睑裂增大。而副交感神经功能障碍表现为对光反射和近反射几乎消失,睑裂减小。

如果初步判断为副交感神经麻痹,应采用与动眼神经麻痹相同的检查方案以进一步明确病因。MRI检查,包括钆增强的MRI检查和MRI血管造影是首选的检查方法。当伴有动眼神经麻痹引发的眼球运动障碍时,应行脑血管造影以排除动脉瘤。

九、蝌蚪形瞳孔

如果异常亢进的交感神经只影响了瞳孔部分开大肌的功能,会导致瞳孔缘张力失衡,瞳孔由正常的圆形变为不规则的椭圆形,与蝌蚪的外形相似,称为蝌蚪形瞳孔。该现象通常间歇性发作,在偏头痛患儿中比较常见,具体生理基础尚不清楚。这种瞳孔异常是良性的,如果两次发作之间的眼科查体结果正常,则无须行其他检查。

十、反向运动的瞳孔

反向运动的瞳孔表现为对光线刺激的反应与正常瞳孔相反,在进入黑暗环境时瞳孔会发生收缩,在强光下瞳孔放大。该现象常见于先天性全色盲、蓝色单色盲、先天性夜盲症及Leber先天性黑矇症,也偶见于视盘发育不良、常染色体显性遗传视神经萎缩及双侧视神经炎。

十一、先天性瞳孔散大

先天性瞳孔散大通常归因于孤立的虹膜发育不全,大多数病例还同时伴有调节功能缺失。本病于 1937 年由 White 和 Fulton 首次描述,可独立发生,也可伴有心血管、胃肠道或泌尿系统畸形。

近期研究发现,先天性瞳孔散大与 α 平滑肌肌动蛋白(*ACTA2*)基因突变的烟雾综合征存在相关性。*ACTA2* 基因突变最初被认为是家族性胸主动脉瘤和胸主动脉夹层的病因,进一步的相关病例研究揭示了更广泛的全身平滑肌功能障碍表现,包括动脉瘤伴血管闭塞性疾病(如烟雾病),早发性卒中,早发性冠心病和网状青斑。先天性瞳孔散大患儿多伴有多系统平滑肌疾病,高度提示 *ACTA2* 基因突变。Lindberg 和 Brunvand 报告了一名 12 岁女孩患有先天性双侧瞳孔散大伴永存动脉导管瘤样扩张。Khan 等人报告了 2 例瞳孔散大伴虹膜发育不全患者,伴有烟雾病,颈内动脉多发扩张和动脉导管未闭。胃肠道功能障碍(如肠道蠕动减弱、先天性腹肌缺如综合征)、泌尿系统功能障碍(如低张性膀胱)和呼吸系统功能障碍(如肺高压)也可能与该突变有关。近期报告的一例女性先天性瞳孔散大患者伴有巨膀胱 - 小结肠 - 肠蠕动不良综合征,可能也与 *ACTA2* 基因突变有关。Richer 等报告了一例先天性瞳孔散大伴先天性腹肌缺如综合征患者与 *Arg179His ACTA2* 基因突变相关。

对先天性瞳孔散大进行病情评估时,需要考虑到全身性平滑肌功能障碍可能为主要致病原因,应该询问肠道、膀胱和心血管是否存在病变,并进行全面的血管成像和 *ACTA2* 基因突变分析,尤其在合并存在心脏或肠道异常时。孤立性双侧先天性瞳孔散大的鉴别诊断包括虹膜缺如和眼前节发育不全。

十二、先天性瞳孔缩小

先天性瞳孔缩小可独立存在,也可合并其他眼部或神经系统异常。Polomeno 等报告了两例先天性瞳孔缩小家系,一例为常染色体显性遗传,另一例为常染色体隐性遗传。瞳孔直径 0.5~2.5mm,对光反射和近反应正常。在这两个家系中,受影响的成员都伴有增大的角膜。Dick 等报告了一例遗传性痉挛性共济失调伴先天性瞳孔缩小家系。

（高　颖　韦企平）

第十八章

中枢视觉损害

中枢视觉损害（cerebral visual function impairment, CVI）是脑部视路的损伤导致的视觉损害，主要指外侧膝状体及以后视放射、视皮层部分的损伤，可分为皮层视功能障碍和皮层下视力损伤。也有专家称 CVI 为视皮质损伤所致的视功能损伤，目前关于它的定义，还存在争议。皮质性 CVI 是指由于视路上膝状体 - 纹状皮质层段的损伤，造成的视功能损伤。虽然视皮质的病变仍然是 CVI 常见的病因，但是对于围产期、生后新生儿期及婴幼儿的缺血缺氧性脑病、感染性脑病及缺血性病变，病变损伤范围广，常常累及整个后视路，很少单纯局限于视皮质。而且视觉的损伤发生在视觉发育之前或早期，出现的视功能损伤表现不同于视觉发育成熟后。所以部分专家建议将"皮质"改为"大脑"，称为中枢性视功能损伤。新生儿医疗技术的飞速发展，使越来越多的新生儿和脑部严重损伤的儿童存活下来；眼科技术的发展，使其他可治愈的致盲眼病患病数骤减。这些因素使 CVI 成为目前儿童低视力的首要原因，备受关注。

【流行病学】

随着医疗技术的发展，越来越多的重症新生儿及严重脑病的患儿存活下来。在发达国家，CVI 成为儿童视力丧失的重要原因，并且发病率逐年上升。研究表明，在发达国家 0~18 岁儿童盲中，CVI 每年发病率由 2009 年的 3/100 000 上升至 6/100 000，2011 年最高时达到 14/100 000。在非洲国家的一项研究表明，47.7% 的脑瘫的孩子患有 CVI；在印度脑瘫的孩子中 28% 伴有 CVI。一项研究评估 4~6 岁视力障碍的儿童，3%~4% 可能是由 CVI 造成的。另一项前瞻性研究表明，脑瘫的

患儿 28.2% 伴有不同程度的视神经疾病，61.9% 患儿视力完全丧失，50% 的患儿表现为视神经萎缩和斜视，47.7% 的患儿表现为皮质盲。引起 CVI 的病因很多，主要有外伤、遗传代谢性疾病、低血糖性脑病、早产和低出生体重、感染性脑炎或脑膜炎、脑积水及癫痫发作等等，但是最常见的是围产期的缺血缺氧性脑病。

【发病机制】

发生 CVI 常见病因有脑外伤、脑变性疾病、低血糖、血液透析、传染病、脑炎 / 脑膜炎及脑积水和癫痫，但是最常见的是各种原因造成的缺血缺氧性损伤。这些损伤在早产儿、围产期及新生儿期常见。这是由于侧脑室周围的皮质下脑白质区处于动脉供血的分水岭区，未成熟的大脑对缺血缺氧性损伤非常敏感。如果这一区域发生缺血缺氧性损伤，将严重累及视放射。其次由于早产儿的肺发育不成熟、动脉导管未闭、脓毒症等的发生，以及早产儿脑血管自动调节能力缺失，轻度脑低灌注是普遍出现的现象。再次因为侧脑室周围脑白质是少突胶质细胞增殖活跃，发生神经髓鞘化的部位，新陈代谢旺盛容易发生缺血缺氧性损伤。在这种情况下缺血缺氧性损伤诱导细胞因子如氧自由基、谷氨酰胺、肿瘤坏死因子 -α、趋化因子等等释放，最终导致细胞凋亡的发生。另外逆行性跨神经元损伤，也是造成视神经损伤的重要发病机制。皮质或皮质下脑白质的病理性损伤可以跨过神经突触造成下一级神经元损伤，最终逆行性导致视神经萎缩。这一损伤机制不仅发生在成人，在儿童 CVI 疾病中也发生。尤其是近几年 OCT 技术的飞速发展，为验证这一理论提供了技术支持。研究发现一侧

外侧膝状体后视路或视中枢的损伤,会引起同侧视神经纤维层的薄变及神经节细胞的丢失。这些临床研究从结构学上,证实了逆行性跨神经元损伤理论的存在。

【临床表现】

严重程度不同的CVI患儿,视力损伤程度大不相同,轻者视力接近正常、重者视力完全丧失。如单侧视皮质病变或双侧视皮质病变伴黄斑回避,视力检查可能完全正常。严重视力损伤的患儿,常表现为眼球震颤、斜视及凝视等症状。如果前部视路不受累及,表现为瞳孔对光反射正常;如果伴有前部视路损伤,可表现为瞳孔对光反射迟钝,如果双眼视力损伤不一致时,视力差的表现为RAPD阳性。眼底表现为轻度视神经萎缩或正常。全身系统性检查会发现发育迟缓,或伴有认知、运动及感觉障碍。追问病史,多伴有围产期或新生儿期的脑损伤病史。

1. **缺血缺氧性脑病** 追问病史,患儿常有围产期的窒息、心肺复苏、生后的脑卒中、脑梗死或患有遗传代谢病等病史。其中孕28周出生的早产儿到出生7天的新生儿,每4 000例存活婴儿就有1例发生围产期的脑卒中。较大的患儿脑梗死,多继发于先天性脑血管畸形或由脑肿瘤压迫所致。脑卒中反复发作的患儿,多继发于先天性心脏病。双

胎妊娠也是增加视放射及视皮质缺血风险的重要因素。特别是发生急性双胎输血综合征时,供血胎儿发生脑缺血,受血的胎儿容易发生脑卒中。各种原因导致缺血缺氧性脑损伤,多发生在大脑循环血管,分支供血的分水岭处。当发生在大脑中动脉与后动脉的分水岭区,特别是顶-枕叶区侧脑室后的三角区时,就会损伤到视放射引起CVI(图18-1)。和枕叶皮质相比,视放射的缺血缺氧性损伤造成的视力损伤更重、预后更差。这些患儿除了视力严重受损外,还常伴严重的发育落后,偏瘫或脑瘫等情况。头颅影像学检查可以帮助诊断,但是临床上仍有部分CVI患儿找不到病因(图18-2)。

2. **大脑畸形** 大脑发育畸形往往会导致CVI,主要包括顶枕叶脑囊肿、Chiari畸形、积水型无脑畸形,以及胚胎发育时期神经元迁移异常导致无脑回、脑回肥厚及脑穿通畸形等。临床表现往往取决于大脑畸形的严重程度,以及累及范围。大脑畸形造成的CVI颅脑MRI扫描往往会显示累及后视路,具有脑组织形态学改变的病灶。如顶枕叶囊肿及脑穿通畸形,颅脑MRI上可见累及顶枕叶或后侧脑室旁的囊性或空洞形改变(图18-3)。神经元迁移异常导致的无脑回或脑回肥厚畸形,颅脑MRI扫描可见大脑表面无脑回或巨大脑回,以及多层神经束移位的形态学改变。

3. **脑外伤** 婴儿摇晃综合征是造成婴幼儿

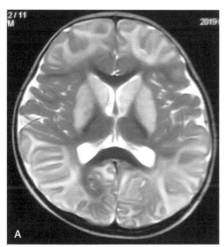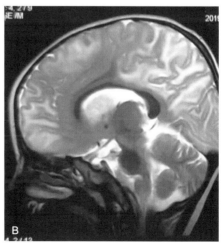

图18-1 **2岁男孩,气管异物窒息,心肺复苏后癫痫发作伴听力丧失、视物不见4个月。检查:双眼不追光不追物,可眨眼,双眼瞳孔对光反射正常,眼底未见明显异常。FVEP:双眼视觉传导功能中度阻滞。头颅MRI扫描:图A水平位扫描可见双顶枕叶大片长T_2信号病灶,双侧额叶大片长T_2信号病灶;图B矢状位扫描可见额、顶枕叶大片长T_2信号病灶**

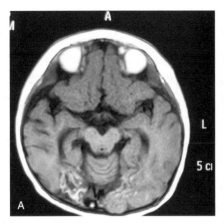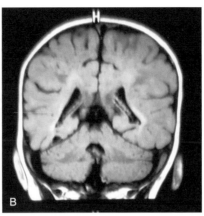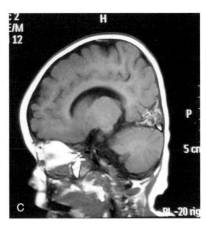

图18-2　1岁男孩，双眼不追光不追物，足月顺产，否认脑病损伤病史。双眼瞳孔反射灵敏，眼底相：双眼视盘色略淡，边界清。FVEP检查：双眼视觉传导功能中度阻滞。颅脑MRI扫描：图A水平位、图B冠状位、图C矢状位三层面扫描均可见双侧枕叶萎缩、多发囊性变及周围胶质增生伴部分皮质坏死出血

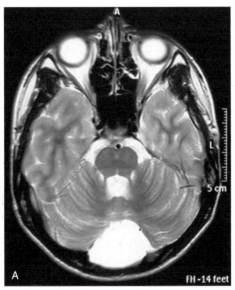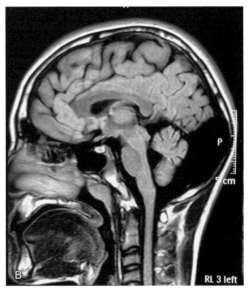

图18-3　枕叶囊肿颅脑MRI图像：A图颅脑水平位扫描，可见枕叶小脑上大团长T_2信号占位性病变，内部信号均匀，边界清楚；图B颅脑矢状位扫描，可见枕叶下方短T_1信号区域，枕叶及小脑受压，小脑萎缩

CVI常见的病因，常伴有视网膜出血。视网膜出血吸收后，视力却留下永久的损伤。脑部的损伤可能直接源于脑实质的挫裂伤，或继发于硬脑膜下、蛛网膜下腔或脑实质出血性损伤。CVI是造成婴儿摇晃综合征患儿视力永久性损伤的常见因素。严重的颅脑外伤也是造成儿童CVI的重要病因。临床表现上除了双眼视力严重受损的表现外，还常常伴有烦躁、易激惹以及定向能力异常等等。年龄大的儿童视力损伤表现为同侧偏盲较多，也有孩子主诉"视物一片白"或"雪花样"视物模糊。头颅影像学检查常发现，颅骨骨折、脑水肿、大片脑组织肿

胀和出血等。视力丢失可能是永久的，也可能部分或完全恢复。如果瞳孔对光反射消失或需要呼吸支持，提示患儿视力预后差。

4. 遗传代谢及退行性疾病　基因突变造成遗传性疾病导致CVI较少见，Aicardi-Goutières综合征会伴有CVI。代谢及退行性病变造成的CVI，多发生在年龄较大的儿童。婴儿期常见的代谢性疾病有黄疸，胆红素会造成视皮质的损伤。新生儿低血糖也是造成婴幼儿CVI的重要因素，低血糖多发生在出生后24小时以内。低血糖性脑病最容易损伤顶枕叶脑组织，具体原因目前还未知

（图 18-4）。我国一项关于围产期枕叶损伤病因的研究发现，低血糖是常见的损伤因素。各种神经退行性疾病，如新陈代谢脑病、乳酸性酸中毒和卒中样发作以及鸟氨酸甲酰转移酶功能低下等等，也是造成儿童 CVI 的重要原因。另外抗肿瘤药物长春新碱和免疫抑制剂环孢素 A，也有导致儿童 CVI 的报道。

5. **脑膜炎、脑炎及脓毒血症**　婴幼儿细菌性脑膜炎很少导致 CVI，仅有 5% 的严重患儿伴有 CVI。常见的细菌有流感嗜血杆菌、肺炎球菌及链球菌，其中流感嗜血杆菌最容易发生枕叶损伤，导致 CVI（图 18-5）。50% 的 CVI 发生在发病后 1 周，几乎所有的 CVI 发生在发病后 1 个月内。脑膜炎后 CVI，视力损伤可能不可逆，也可能部分或完全恢复。推测可能的损伤机制是静脉窦血栓形成或血栓性静脉炎，脑水肿或缺血缺氧性损伤所致。另外新生儿病毒性脑炎常常会发生严重的 CVI，80% 是由 II 型单纯疱疹病毒感染所致。大部分患儿同时伴有严重脑损伤，有时也伴有视神经萎缩。

6. **癫痫发作**　有癫痫发作病史的患儿常常伴有视力损伤，特别是累及脑皮质的病变。癫痫发作时眼部表现比较多样，主要包括过度眨眼、眼睑痉挛、眼球震颤、不同类型的凝视伴头位异常、单侧瞳

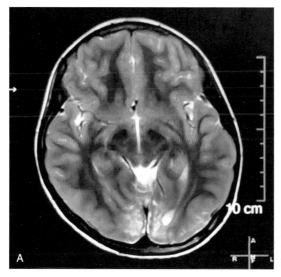
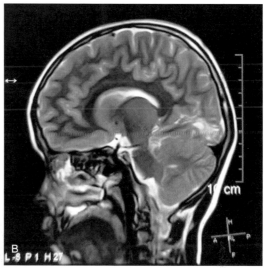

图 18-4　8 岁男孩，自幼视力差，出生后有低血糖脑病病史。眼部检查：矫正视力右眼 0.1，左眼 0.15；偶见水平眼球震颤，双眼瞳孔反射略迟钝，眼底：双眼视盘色略淡、边界清，OCT 检查：盘周神经纤维层厚度变薄，右眼 82μm 左眼 76μm。颅脑 MRI 扫描：图 A 水平位扫描，图 B 矢状位扫描均可见双侧枕叶组织间隙长 T_2 信号，脑沟加深，枕叶蛛网膜下腔隙增宽，提示双枕叶萎缩

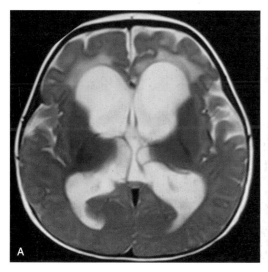
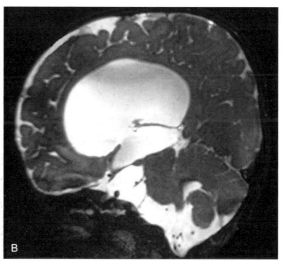

图 18-5　双眼追光追物差，双眼呈"日落征"。有新生儿期脑膜脑炎病史，并发严重的脑积水。脑膜脑炎时颅脑 MRI 扫描，图 A 为水平位扫描，图 B 矢状位扫描，可见侧脑室明显增大

孔散大、色觉异常、幻视、偏盲以及一过性或永久的视野缺损或皮质盲。视力损伤可以表现为癫痫发作的先兆、可以出现在发作时或发作后,有些还是抗癫痫药物的毒副作用。如婴儿痉挛症,视力损伤可能早于痉挛症的发作。但是婴儿痉挛症引起的视力损伤是可以治疗的,如果及时控制痉挛的发作,视功能损伤就不再进展。但是对于 West 综合征(婴儿痉挛、神经运动发育迟缓,以及脑电图高度脑波节律失常三联征)的婴儿痉挛,确诊时如果伴有视力专注困难则提示视力和运动发育预后较差。癫痫发作造成的视力损伤,诊断上有一定的困难。虽然有些专家认为那些找不到原因的皮质盲,大部分是由于没有引起注意的癫痫发作造成的。特别是无意识改变的癫痫发作,颅脑影像学检查又常常表现为正常,这些给诊断癫痫性 CVI 带来很大的困难,但是脑电图检查会提示双枕叶癫痫发作。因此对于未查明原因的急性视力丧失,即使无明显的癫痫发作表现,也建议行脑电图检查。婴儿痉挛症的脑电图往往会出现高度节律失调波,有时会检测到每天几百次痉挛发作或癫痫小发作。如果能有效地控制这些小发作,视力就不会再继续受损。

另外,关于癫痫发作性 CVI 的发病机制,研究者发现 50% 的癫痫或痉挛症患儿伴有枕叶损伤,这可能是因为小儿枕叶皮质相对未发育成熟,生物电活动不稳定,癫痫发作时容易受损。另外发作后的缺氧和高代谢是枕叶皮质易受损的重要机制,特别是在年龄较大的癫痫患儿。

最后,抗癫痫药物的副作用也常表现为眼部异常。通常表现为垂直或水平的复视、追视困难、眼球震颤及凝视麻痹等眼肌麻痹和前庭 - 眼反射的异常。

7. 神经眼科的临床表现 CVI 患儿神经眼科的临床特点,主要表现为凝视或斜视、眼球震颤及视盘改变。但是皮质性 CVI 与皮质下 CVI 在神经眼科临床表现上有所不同,见表 18-1。

表 18-1 皮质性和皮质下 CVI 神经眼科临床表现比较

	皮质性 CVI	皮质下 CVI
凝视性分离	水平共轭性凝视性分离	强直性向下凝视
眼球震颤	无或间歇性	隐匿性的或少见的婴儿型眼球震颤
斜视	显性外斜视	内斜视多于外斜视
视盘	正常或表现为轻度视神经萎缩	视盘发育不良或表现为大视杯

(1)凝视及斜视:水平共轭凝视性偏离是皮质性 CVI 诊断重要的体征,表现为双眼向一侧凝视、头偏向同侧,好像患儿在追视自己头后面的物体。这种眼 - 脑运动异常反映了皮质眼 - 脑运动中枢的非对称性损伤,导致两侧大脑视动中枢的发放神经冲动不对称,还表现为双眼的扫视和追视的不平衡。皮质下 CVI 主要表现为双眼向下的凝视,这往往与侧脑室出血和脑水肿并存或与丘脑出血有关,后者在成人常表现向下凝视、内斜视和瞳孔缩小三联征。

水平性斜视是 CVI 另一种常见的眼部异常。皮质性 CVI 多出现外斜视,皮质下 CVI 多伴有内斜视。脑瘫患儿伴有水平斜视是小儿眼科门诊常遇到的情况,内斜视比外斜视的情况更常见。但是内斜视术后容易出现过度矫正,在手术设计上应该减少矫正的手术量。由于脑瘫患儿重建双眼立体视觉能力下降,最佳手术时机目前还没有定论,但是大多数术者更倾向于推迟斜视矫正的手术时间。

(2)眼球震颤:CVI 患儿很少出现规律的眼球震颤。这可能是因为眼球震颤的发生,多是前视路损伤造成的,而且要到 2~3 月龄后,膝状体 - 视觉通路发育完好后才发生。这说明完好无损膝状体 - 视觉通路,是发生眼球震颤的必要前提条件。但是患侧脑室周围脑白质病变的 CVI 患儿,会出现隐性眼球震颤。这可能是婴儿的一种生理现象,也可能是由于侧脑室周围的脑白质病变损伤了皮质 - 视束传出核团所致。

(3)视盘:大部分 CVI 患儿视盘外观上表现正常或轻度视神经萎缩。累及视交叉前视神经、视网膜的 CVI,常出现不同程度的视神经萎缩。但是往往把视力损伤归结为眼部病变,而忽视了 CVI 的存在。Brodsky 等报道 CVI 的患儿中 56% 的视盘表现正常,24% 的表现为视神经萎缩,视盘发育不良者占 8%。CVI 患儿视神经萎缩发生率低,可能与下列因素有关:第一,前视路对脑部缺血缺氧耐受性强,发生视神经萎缩风险小。第二,发现率和报告率低。特别是对于单纯外侧膝状体后的 CVI,仅表现为轻度或亚临床的视神经丢失,外观上很难发现。可量化的视神经检查方法如 OCT,可能在将来能弥补这一缺陷。视神经萎缩的发生机制目前认为有两种:一种是外侧膝状体前的视路直接损伤造成;另外一种情况是顶枕叶皮质或皮质下脑白质受损,通过逆行性跨神经元损伤机制导致前部视神经的丢失。

侧脑室周围脑白质病变造成的 CVI 患儿，视盘往往有特征性改变。多表现为视神经发育不良伴或不伴视盘血管迂曲和"青光眼样"视神经萎缩。视神经发育不良多发生在早产儿，仅表现为视神经数量的轻度丢失。外观上很难观察到，OCT 定量检查可以发现这些亚临床的视神经改变。这种视盘发育不良和视盘血管迂曲，可能与早产造成视神经和血管内皮功能发育异常有关。1996 年 Jacobson 等发现，侧脑室周围脑白质病变可以引起一类特殊的视神经结构的改变。这种改变表现为视杯增大、盘沿变窄但是视盘大小正常，类似青光眼视盘的改变，称为"青光眼样"视神经萎缩。他们认为这种形态改变发生在巩膜、视神经鞘发育到正常大小后，由双侧视放射损伤跨过神经元逆行造成视神经损伤所致，所以又被称为"先天性视神经萎缩"。

8. 神经系统及全身表现　CVI 常常伴有脑瘫、癫痫及小头畸形。其中，脑瘫是 CVI 最常见的神经系统伴随症状。脑瘫是非进行性脑损伤引起的脑部发育异常，导致运动和感觉发育障碍的一系列症候群。这些发育障碍严重的影响孩子活动能力，限制了对周围环境及社会等未知世界的探索。这些反过来又限制了孩子感官及社会认知的发育，特别是视觉认知的发育。脑瘫的程度轻重不一，根据运动损伤的类型不同分为痉挛性和锥体外系脑瘫两种。大部分视力损伤重的患儿表现为痉挛性四肢瘫痪，锥体外系的脑瘫主要表现为肌张力亢进和手足徐动症。造成脑瘫的病因主要是获得性病因如产伤、窒息造成缺血 - 缺氧性脑病，早产及大脑畸形等，也有基因易感性。

【CVI 视觉认知损伤的特点及评估】

CVI 视功能的损伤程度轻重不一，轻者只是轻度的视力下降、严重者可以完全视力丧失。而且 CVI 患儿的视功能损伤往往混杂其他神经功能损伤，如听觉、触觉以及运动功能的损伤。在临床表现上不同于单纯视功能损伤患儿，有自身特点，往往很难客观评估。

CVI 患儿视功能损伤往往表现为视觉拥挤的现象。CVI 患儿通常对近物体敏感，辨认单个物体比处于复杂背景下的物体更容易。有时伴有头位或貌似注视偏离视标，这可能与患儿视野缺损有关。患儿在不自主地避开视野盲区，让物体落在非视野缺损区。其次，CVI 患儿视功能水平波动较

大，在不同环境不同时间测试的视功能大不相同。这可能和评估视功能时的背景光线、颜色及是否伴有声音有关，有时也和患儿当时的自身状态有关如癫痫发作后，或与口服精神类药物有关。最后 CVI 患儿视功能水平与背景光线及颜色有关，在光线弱背景下视功能比强光下好，在颜色鲜明的环境下比色彩单调环境下视功能好。基于以上特点，对于 CVI 患儿视功能评估要从四个"A"的方面来评估，称为四"A"原则：视觉敏感度（Acuity）、视觉接受能力（Assimilation）、视觉捕获能力（Attention），以及视觉失用程度（Apraxia）。

【诊断与预后】

儿童 CVI 通常伴有较严重的神经系统症状，但是也可以独立存在。轻症的 CVI 可以正常上学，甚至很难看出来异常。大多数与其他神经系统疾病并存，或者由同一脑部损伤造成，或者作为综合征的一种表现存在。这些神经系统疾病除了常见的脑瘫，还有癫痫发作、发育迟缓、小头畸形、脑积水、X- 连锁肾上腺皮质营养不良以及脊髓膨出等等。眼部检查的客观证据，除了视功能受损外，眼底视盘表现可以正常，也可以出现青光眼"大视杯"等视神经萎缩的表现。视皮质损伤的影像学检查主要包括 CT 和 MRI。影像学上表现差别较大，从基本正常到整个视路都受累的病灶均可见到。常见的脑部损伤弥漫性脑萎缩、双枕叶梗死、脑室周围白质软化、大脑发育不全、顶 - 枕叶和矢状位供血"分水岭"区梗死等等，这些影像学表现是确诊 CVI 的有力证据。

CVI 视力预后，不同情况差别较大。半数患儿视力都有不同程度提高。这些视力的改善多数通过视力检查体现出来，但是大部分还无法通过视敏度检查发现。一项研究表明，发病时视力好的孩子，在恢复过程中视力提高的也更明显。CVI 的病因不同，视力预后也不相同，如缺血和外伤性脑损伤，视力恢复情况要比神经代谢性疾病的损伤更好。癫痫发作和小头畸形造成的 CVI，视力恢复较慢而且预后视力较差。即便如此，如果癫痫发作药物控制得比较好，视力仍然会有大幅度的提高。有些患儿会出现完全视力恢复，但是这可能得花好几年的时间。损伤一年后视力的提高，反映了患儿配合视力检查的能力或低视力生活能力的提高。

视力预后的评估中，除了四"A"原则中四个方面的评估外，CT、MRI 以及功能神经影像学检查

提供的结构学的改变,VEP 的视觉传导功能评价也起了非常重要的作用。对小儿缺氧损伤性 CVI,Lambert 等研究发现:发病年龄越小、对视放射损伤的程度越重,预后视力越差。另一些研究结果表明,MRI 显示累及深层脑灰质的损伤、脑软化灶以及脑室周围白质软化提示视力预后差。有些患儿脑部结构改变与视力损伤及预后并不一致。对这些患儿,功能神经影像学检查如正电子成像技术(positron emission tomography,PET)成像的评估更有价值。它们可以显示原发病灶远处的神经束的损伤,如广泛的非阻塞性脑缺血性损伤和外伤造成的弥漫性神经束损伤,功能损伤比组织结构损伤更重。ERG 检查除了排除视网膜病变外,在 CVI 的诊断及视功能预后评估中价值不大。VEP 检查在评估 CVI 视力恢复上很有帮助,特别是 FVEP 对无神经系统疾病的急性 CVI 低龄患儿。FVEP 正常的单纯皮质盲的孩子提示视力预后好,相反无波形的 VEP 者预后差。进一步的研究表明,VEP 的结果与 CT 显示结构损伤程度成正比。但是在婴儿型的 CVI 这种相关性并不好,常常会见到严重视力损伤,而 VEP 传导信号损伤不大的情况。这可能是因为 VEP 对检查视路完整性上很有价值,但是在评价视觉上并不敏感。

(施　维　张炜华　毛华伟)

第十九章

眼运动神经麻痹

眼运动神经麻痹是指由于支配眼外肌的神经核团、神经发育异常，或相关组织炎症、传染性疾病、血管性疾病、肿瘤、外伤等原因，引起的眼外肌运动神经核、神经损伤，而导致的眼运动神经功能障碍。其中，儿童时期的颅内病变所引起的眼运动神经麻痹是小儿眼科最难评估和治疗的眼病之一。患有急性眼运动神经麻痹的儿童会因复视、异常头位、上睑下垂、眼位偏斜或全身系统性疾病而就诊。还有一些患有慢性眼运动神经麻痹的儿童，因斜视性弱视转诊而来。

对于检查不合作的儿童可能很难确定是否存在眼运动神经麻痹。可以先通过观察孩子头位的方法对病情作出初步判断。内斜视儿童头面部处于大幅度侧转位时提示急性展神经麻痹，而不伴明显斜视的歪头则可能为滑车神经麻痹。另外，年龄较大的儿童可以通过主动及被动牵拉试验区分麻痹性和限制性斜视，年龄小的患儿则需要在全身麻醉状态下进行。除此之外，高分辨率磁共振成像可以直接显示眼外肌、颅内眼运动神经的病理改变，并协助排除颅内占位性病变等。

儿童运动神经麻痹根据发病的时间将其分为：先天性麻痹性斜视和后天性麻痹性斜视，按发病部位可以分为动眼神经麻痹、展神经麻痹、滑车神经麻痹及多发性脑神经麻痹，其中滑车神经麻痹最为常见，其次是展神经麻痹及动眼神经麻痹（图 19-1）。

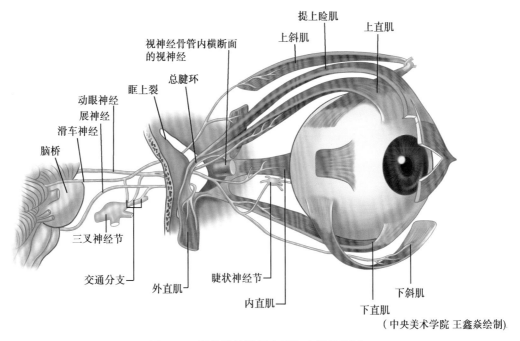

（中央美术学院 王鑫焱绘制）

图 19-1 眼外肌的神经支配和走行示意图

鉴于儿童先天性眼运动神经麻痹相对多见，且儿童进展为某些疾病（例如良性复发性展神经麻痹、眼肌麻痹性偏头痛、细菌性脑膜炎）的独特易感性，以及儿童动脉瘤、血管性麻痹相对罕见。儿童与成人眼运动神经麻痹的鉴别诊断几乎没有重叠。

第一节　动眼神经麻痹

先天性动眼神经麻痹占先天性眼外肌麻痹的3%左右。在众多引起动眼神经麻痹的病因中，先天性动眼神经麻痹占43%，其他包括外伤（20%），感染和炎症（13%），肿瘤（10%），动脉瘤（7%）和眼肌麻痹性偏头痛（7%）。

【解剖学基础】

动眼神经是第三对脑神经，支配部分眼外肌和眼内肌的运动。动眼神经来自大脑导水管前方中脑顶盖前区的动眼神经核，从中脑腹侧发出后，沿小脑幕缘走行，进入海绵窦内沿外侧壁走行至海绵窦的前端，穿过眶上裂经总腱环入眶内并立即分为2支：①细小的上支，支配上直肌和提上睑肌。该分支由下方约在上直肌中后1/3处进入上直肌，并穿过上直肌或绕过上直肌内缘，进入提上睑肌。

②粗大的下支：分3支，一支经视神经下侧向内支配内直肌，一支支配下直肌，最长的一支经下直肌和外直肌之间下行至下斜肌。在下斜肌支中分出一支为睫状神经节短根，为副交感节前纤维（该纤维由动眼神经副核，即副交感神经核-EW核发出到眼眶内），与睫状神经节形成突触，发出节后纤维分布于睫状肌和瞳孔括约肌，参与对光反射和调节反射（图19-2）。

【发病机制】

出生时发现的先天性动眼神经麻痹通常是产伤造成的，其致病的危险因素包括分娩时产程长和/或使用产钳。还有一些先天性动眼神经麻痹可能是由于先天性神经和/或神经核的缺失导致的，高分辨率磁共振成像可以显示出动眼神经和/或神

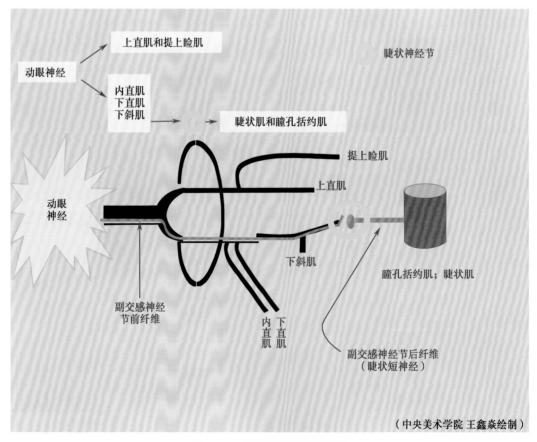

（中央美术学院 王鑫焱绘制）

图 19-2　动眼神经解剖示意图

经核发育不良。双侧动眼神经麻痹也应进行神经影像学检查,有可能会揭示出动眼神经核、滑车神经核发育异常以及眼外肌纤维化等先天性脑神经失调症的病理表现。先天性动眼神经麻痹、小脑发育不全和面部毛细血管瘤综合征提示存在 PHACE 综合征的可能。

儿童后天性动眼神经麻痹的最常见原因是创伤,如颅骨骨折、眶壁骨折等。创伤性海绵窦血栓形成可单独表现为动眼神经麻痹或与滑车或展神经麻痹合并出现。另外,脑神经麻痹也可能由化脓性脑膜炎发展而来,当患有一种或多种急性眼球运动神经麻痹的孩子发热或嗜睡时,应考虑急性细菌性脑膜炎的可能性。此外,约有 10% 瞳孔受累的小儿后天性动眼神经麻痹是由肿瘤引起的,蛛网膜下腔、海绵窦或眼眶内的多种肿瘤均可引起小儿动眼神经麻痹。眼肌麻痹性偏头痛中,动眼神经是最常受累的眼运动神经,偏头痛一般在动眼、滑车或展神经中的一支或多支发生麻痹后发生。

总之,探讨孤立性动眼神经麻痹(包括成人和儿童)的病因可参考 Gerstenblith 等(*The Wills Eye Manual*,2018 年,魏文斌主译)提出的路径:①瞳孔受累者,常见原因为动脉瘤,尤其是后交通动脉瘤;其他比较少见的原因有肿瘤、外伤、先天异常、钩回疝、海绵窦肿物、垂体卒中、眼眶疾病、水痘带状疱疹病毒感染和白血病。儿童中需考虑眼外肌麻痹性偏头痛。②瞳孔回避:常见于缺血性微血管病变,个别情况下见于海绵窦综合征或巨细胞动脉炎。③相对性瞳孔回避:常见于缺血性微血管病变,压迫少见。④迷行异生:见于外伤、动脉瘤、肿瘤、先天性病变。缺血性微血管病变则不会继发异常再生。所谓迷行异生是指动眼神经的纤维未正确到达其应支配的肌肉(如本应支配内直肌的纤维分布到了上睑对提上睑肌产生了异常支配)所出现的异常眼睑 - 凝视运动征象。病因以先天性动眼神经麻痹所致为主,约占 2/3。也可见于外伤或后交通动脉瘤压迫等导致的获得性动眼神经麻痹(多在恢复期出现),以及原发性异常再生。

【临床表现】

动眼神经损伤可能会导致其支配的任一支或全部肌肉完全或不全麻痹。按受累动眼神经的不同分支,可分为以下三类。

1. **动眼神经的眼外肌分支麻痹**　当动眼神经支配的 4 条眼外肌受累程度不同时,表现为动眼神经不全麻痹,即不同程度的上睑下垂,恒定性外斜视,内转轻度受限或上下转不能,或只有上转或只有下转不能,瞳孔多不受累。

2. **动眼神经的眼内肌分支麻痹**　又可分为以下三类。①瞳孔受累:瞳孔散大、固定、光反射消失。②瞳孔回避:瞳孔正常,光反射灵敏。③相对性瞳孔回避:瞳孔轻微扩大,对光反射迟钝。

3. **完全性动眼神经麻痹**　眼外肌和眼内肌均不同程度受累,眼睑下垂通常是最突出的临床体征。患眼大角度的外下斜视,伴有瞳孔散大。眼球不能上转、下转,内转不过中线。尝试向下注视时,眼球内旋表明上斜肌尚有功能。部分患者有代偿头位,下颌上举,面向健侧。患者可能由于斜视或上睑下垂导致弱视。

动眼神经异常再生的常见体征包括:①眼睑 - 凝视运动障碍,下视或内收时病眼眼睑上抬(假性 Graefe 征)。②瞳孔 - 凝视运动障碍:下视或内收时瞳孔收缩。③其他体征:眼球上转或下转受限,上转或下转时病眼内收,视动反射消失,瞳孔光 - 近反射分离。

【治疗及预后】

治疗方式以手术为主,包括斜视及上睑下垂矫正。眼睑下垂和斜视的治疗会改善外观,起到美容效果,同时有利于防治弱视。

1. **斜视的矫正**　由于手术目的是尽早恢复双眼视觉,所以手术时机一般是满 2 岁后。手术的目的为:①在第一眼位获得双眼单视;②将双眼单视延展到阅读位置;③将第一眼位附近能获得双眼单视的范围最大化;④使患眼的外观正常。完全动眼神经麻痹的手术方式主要有外直肌后退联合上斜肌转位;外直肌后退联合内直肌鼻侧眶缘固定术。动眼神经不完全麻痹可根据各条肌肉麻痹程度设计不同术式,目的是使第一眼位保持正位。

2. **上睑下垂的治疗**　要想使患儿能最大程度上获得双眼视,必须先矫正重度的上睑下垂。提上睑肌肌力小或没功能的患者需要做额肌悬吊术。在做额肌悬吊术前,应当检查患者有无 Bell 现象以及正常的角膜知觉。缺乏 Bell 征者,上睑下垂要低度矫正,以防暴露性角膜炎发生。

3. **弱视的治疗**　动眼神经麻痹儿童通过抑制一只眼来避免复视或模糊的视觉图像而发生抑制

眼的弱视,另外下垂眼睑的遮挡以及调节力丢失造成物像离焦也是一部分原因。在祛除眼睑下垂等因素后尽早进行弱视治疗有助于患儿视力的恢复和立体视觉的重建。

第二节 滑车神经麻痹

滑车神经麻痹是最常见的脑神经麻痹,也是引起获得性垂直复视的最常见病因。绝大多数上斜肌麻痹的病因为先天性或外伤性,血管性、肿瘤性或神经性的病例相对罕见。家长可在患儿照片中发现歪头,或在生活中偶然发现患儿头部倾斜而就诊。先天性滑车神经麻痹很少引起弱视或双眼视力下降,这可能是因为儿童可以通过代偿性头位偏斜获得融合。

【解剖学基础】

滑车神经是眼球运动神经中最细和最长的。滑车神经核位于中脑下丘平面,动眼神经核复合体的尾部,大脑导水管的腹侧,内侧纵束的背侧。神经核发出的神经纤维向后下方绕过导水管,在前髓帆内左右交叉,自中脑背侧,下丘下方出脑,向前绕过大脑脚,经过大脑后动脉和小脑上动脉之间,沿小脑幕的边缘继续向前走行。由于滑车神经纤维纤细,并且隐蔽在小脑幕边缘下方,该神经容易在肿瘤或动脉瘤切除手术中进行涉及小脑幕边缘的操作时受到损伤。之后滑车神经纤维沿着斜坡的外侧方穿过硬脑膜进入海绵窦,在海绵窦内沿外侧壁前行,此阶段的滑车神经恰好位于动眼神经的下方。继而滑车神经通过眶上裂进入眼眶,跨过上直肌,进入上斜肌的鼻上部。

【病因】

先天性滑车神经、神经核、上斜肌发育异常为最常见病因,MRI 显示先天性滑车神经麻痹患者的患侧的滑车神经缺失,证实这种缺失是先天性脑神经异常支配综合征的一种。而眼眶外伤、额部外伤导致的滑车神经或上斜肌损伤是获得性单侧或双侧滑车神经麻痹的最主要原因。切除颅后窝肿瘤时引起的神经外科损伤也可能损伤单侧或双侧的滑车神经。另外,骨性连接斜头畸形、滑车神经神经鞘瘤等也会导致滑车神经麻痹。

【临床表现】

1. 代偿头位 大多数先天性滑车神经麻痹的儿童有头位倾斜。但由于其从婴儿期就存在而更容易被忽略。在一些婴儿,出生后前几个月内就开始的身体倾斜预示着头位倾斜,提示婴儿在以一种代偿的方式学着用重力来被动歪头。然而在大多数病例,用旧照片可以追溯到头位倾斜从大约 6 月龄起就持续存在。有时,儿童将头转离麻痹肌一侧来消除非共同性上斜视,而另一些则既有歪头又有转头。当单侧麻痹时,代偿头位表现为头向健侧肩倾斜,面部向健侧旋转,而双侧对称先天性上斜肌麻痹时,一般无明显代偿头位。

2. 眼球运动障碍 一些先天性或后天性滑车神经麻痹的孩子,是由于垂直复视伴有患眼的上斜视被带来就医。患侧眼内上转时下斜肌亢进常常是主要的临床体征。在检查眼球转动时,会发现向患侧水平注视时上斜视减轻,而向患眼对侧水平注视时上斜视加重,这是由于内转时斜肌的垂直运动增加。三步检查法显示,当把头歪向上斜肌麻痹的患侧时垂直斜视度增加,而将头歪向上斜肌麻痹眼的对侧时垂直斜视度减小,Bielschowsky 征阳性。

双侧先天性上斜肌麻痹时,双眼均可出现内转时上转,双侧下斜肌功能亢进,双侧 Bielschowsky 征阳性。双侧滑车神经麻痹的患者通常呈现下颌内收的头位,常伴有 V 型内斜视或外斜视。

【治疗及预后】

先天性上斜肌麻痹的治疗以手术为主。外伤性或其他后天性滑车神经麻痹,应当至少观察 6 个月再考虑手术矫正。手术目的是在功能性的注视范围内获得双眼单视以及矫正头位。大多数滑车神经麻痹的病例表现为孤立性的同侧下斜肌亢进,而上斜肌不足的表现很少或没有。这些病例可以采用手术减弱拮抗的下斜肌(后徙或切除)。下斜肌手术可以消除第一眼位 15 个棱镜度的上斜视。大于 15 个棱镜度的上斜视选择患侧下斜肌减弱联合对侧下直肌减弱,及患侧上直肌后退术。

双眼上斜肌麻痹儿童的主诉可能主要是物像旋转,伴有侧方注视时双眼不等高或下视时 V 征。这些病例可能主要发生了上斜肌前部肌腱的区域性麻痹。在这些病例,上斜肌折叠的替代术式是上斜肌前部肌腱的前下方转位术（Harada-Ito 术式），这部分肌腱主要参与旋转运动。除了减少或消除了外旋斜视以外，这种术式还增加了向下注视时的外转，因此减少了伴发的 V 型内斜视。

第三节　展神经麻痹

儿童展神经麻痹大多数为后天获得性，先天性展神经麻痹很少见。

【解剖学基础】

展神经核位于脑桥被盖中线两侧，面神经的膝部环绕其外侧，内侧纵束位于其内侧。展神经核包含两种神经元，分别是同侧展神经的运动神经元和对侧内侧纵束的中间神经元，后者连接对侧动眼神经核的内直肌核。展神经核发出的神经纤维，即展神经，从脑桥腹侧的延髓脑桥沟穿出。此处与展神经毗邻的结构包括面神经的运动核及其神经纤维、三叉神经的运动核和脊束核及其神经纤维、上橄榄核、中央被盖束和皮质脊髓束。穿出脑桥后，展神经转向基底动脉外侧的脑桥基底，经蛛网膜下腔斜向上方走行，经过岩骨嵴与后床突之间的结缔组织，即岩骨床突韧带，也称为 Gruber's 韧带，再穿过 Dorello's 管进入海绵窦。在海绵窦内，展神经位于海绵窦中央，与颈内动脉伴行，而动眼神经和滑车神经则靠近海绵窦外侧壁。最终，展神经穿过眶上裂进入眼眶，其神经纤维分散进入外直肌，分别支配上半部分和下半部分外直肌。

展神经核损伤会造成双眼不能向损伤的同侧注视，因为同侧展神经的运动神经元和对侧内侧纵束的中间神经元在展神经核中同时受到了损伤，患者常发生内斜视。

展神经之所以容易受到颅内病变累及，是因为其颅内走行距离较长。脑干病变累及展神经时，经常同时损伤其附近结构，从而产生一系列综合征。脑桥背侧的较大病灶可导致同侧水平注视障碍，伴同侧面瘫、面部麻木、周围性耳聋，以及累及舌头前 2/3 的味觉丧失，称为 Foville 综合征。脑桥腹侧病变累及锥体束和被盖时可导致外直肌无力，伴同侧面瘫和对侧偏瘫，称为 Millard-Gubler 综合征。展神经进入海绵窦后，尤其容易受到海绵窦病变的损伤，交感神经纤维在离开颈动脉丛后于海绵窦的后部靠近展神经，当展神经麻痹与同侧 Horner 综合征共同出现时，可确定病变位于海绵窦。

【病因】

先天性展神经麻痹比较少见，当展神经核缺失和神经发育不全与其他神经发育异常合并发生时，表现为 Duane 综合征，是先天性脑神经失调症的一种。

儿童获得性展神经麻痹较先天性展神经麻痹多见，主要病因包括肿瘤、外伤、炎症，另有部分特发性病例原因不明。非创伤性儿童展神经麻痹病例中，良性复发性展神经麻痹、颅内压升高和脑桥胶质瘤等原因多见。MRI 可以提供更明确的诊断依据。感染性、炎症性展神经麻痹多为双侧性。

【临床表现】

因为展神经只支配外直肌，其唯一的作用是使眼球外转，所以患儿表现为非共同性内斜视，头通常转向患侧。双眼向患侧注视时内斜度增加，向健侧注视时内斜度减小或消失。远距离注视时内斜度大于近距离注视，麻痹眼注视时内斜度大于健眼注视。

Duane 综合征和染色体 8q12-13 相关的展神经核缺失和神经发育不全，是最常见的与孤立性眼球外展功能受限相关的儿童眼病。该病患儿的外直肌不但缺失了展神经的有效支配，而且存在动眼神经异常分支的支配，故不但眼球外转受限，而且在眼球尝试内转时，内直肌与外直肌的同步收缩会产生特征性的眼球后退回缩；在尝试外转时睑裂变宽，尝试内收时眼球内陷伴眼睑变窄。其他临床表现有眼球向内上或内下转动时急速上转和急速下转、γ 型或 λ 型眼球运动异常（受累眼向上注视时产生弧形或菱形轨迹的"震颤外斜"伴轻度眼球回缩）、协同分散（一侧眼球外转时，另一侧眼球对外直肌发出的神经冲动远超过内直肌，导致反常外转，形成双眼同步外转）等。高分辨率头颅 MRI 可显示展神经缺失或发育不全。临床上依据眼球水平运动异常的不同表现形式及外直肌是否存在异常神经支配，将 Duane 综合征分为 1 型（外展受限）、2 型（内转受限）、3 型（内转外展均受限），其中

1 型最常见。

【治疗及预后】

头部外伤导致展神经麻痹的患儿应在手术干预前观察 6 个月，因为大多数病例可自行恢复。小儿展神经麻痹多合并斜视和弱视。对于容易发生弱视的低龄儿童，可采用间断遮盖健眼的方法来预防和治疗弱视。肉毒素注射可能对某些急性或慢性展神经麻痹病例有效。内直肌肉毒素注射可用于治疗麻痹眼注视时头部代偿转动度数较大的展神经麻痹患儿。手术方式通常采用双侧内直肌后退术联合或不联合健眼内直肌后固定术。对于完全展神经麻痹患者，可采用内直肌后退联合垂直直肌转位手术，将其转位至外直肌的附着点附近，以产生新的外展力量。

Duane 综合征的异常神经支配引发了多种眼球运动障碍，采用适当的手术方法可以予以治疗。Duane 综合征的发病基础是动眼神经分支对外直肌的异常神经支配，休息位的眼位，双眼单视范围，眼球外展、内收和后退回缩程度都取决于外直肌同步收缩的力度，也在一定程度上取决于外直肌挛缩的程度。

单侧 Duane 综合征伴内斜视及代偿头位是最常见的类型，行内直肌后退术通常就可以恢复第一眼位正位；单侧 Duane 综合征伴外斜视，手术方案多采用大量（如附着点后 15mm）的单侧或双侧外直肌后退；双侧 Duane 综合征存在双侧外直肌同步收缩，需行大量的双侧外直肌后退，可同时治疗急速上转和下转。

第四节 多发性脑神经麻痹

创伤是多发性脑神经麻痹最常见的病因。其他病因包括任何累及脑干、颅底、海绵窦或眶尖的感染、炎症或肿瘤等。急性细菌性脑膜炎继发的脑神经病变通常是双侧多发性的。偶尔可见脑室 - 腹膜分流术导致的双侧展神经和面神经麻痹，以及因分流管错位造成的动眼神经和展神经麻痹。儿童多发性脑神经麻痹也可能继发于颈部病变，如 Halo 牵引可导致双侧滑车神经和展神经麻痹，寰枕关节脱位可造成双侧展神经及动眼神经麻痹，以及颈椎骨折可导致双侧展神经麻痹。

另外，白血病患儿接受头部放射治疗后可继发动眼神经和展神经麻痹。内源性眼眶疾病，如 Graves 眼病和先天性单侧眼外肌肥大综合征，有时也可能继发多发性脑神经麻痹。先天性双侧多发性脑神经麻痹则被称为先天性脑神经异常综合征。

总结可引发多发性脑神经麻痹的神经系统疾病和全身性疾病如下：

1. **创伤** 如颅底骨折、C 型脊柱骨折、寰枕半脱位、不伴有骨折的闭合性头部外伤等。
2. **肿瘤** 神经胶质瘤和其他结构性脑干病变、淋巴瘤、脑垂体卒中、转移（横纹肌肉瘤，神经母细胞瘤，白血病）、脑胶质瘤病等。
3. **炎症** Guillain-Barré 病、多发性硬化症、急性播散性脑脊髓炎、神经结节病、Graves 眼病等。
4. **感染** 急性细菌性脑膜炎、化脓性海绵窦血栓形成、脑干囊虫病等。
5. **先天性因素** 如先天性脑神经异常支配综合征（CCDDs）。
6. **致畸因素** 如沙利度胺或米索前列醇用药史。

第五节 展 望

高分辨率磁共振成像已经可以显示从脑干穿出的脑神经，可用于脑神经麻痹的神经影像学诊断。神经肌肉隔室或亚分区的存在解释了为什么同一条眼球运动神经的孤立性损伤可以有不同的临床表现。弥散张量纤维束成像提供了一种诊断脑干内脑神经微小梗死灶的新方法。弥散张量纤维束成像是通过磁共振探测组织内水分子弥散运动的幅度，来反映大脑结构的生理或病理状态。脑脊液中水分子弥散运动为各向同性，即在不同方向上弥散程度相同，而脑白质中水分子弥散运动为各向异性，即水分子沿轴突方向的弥散速度远大于其垂直方向。弥散张量成像可以检测由不同轴突方向的纤维组成的大脑组织，显示每条纤维中水分子沿轴突的弥散方向，弥散的各向异性程度及弥散的平均幅度,然后使用计算机分析并重建三维脑白质组织,用于评估不同区域之间的神经连接情况。动态磁共振成像已经能够实时记录眼外肌的同步收缩。

目前,麻痹性斜视的手术疗法主要有眼外肌后退、截除和转位术。尽管这些方法可以改善第一眼位和眼球运动功能,但尚不能全方位地解决每个方向上的眼球运动障碍。在手术恢复第一眼位正位后,麻痹的眼外肌仍然不能运动,导致在新的位置仍有眼球运动障碍,并且在较大的视野范围中仍存在复视。眼外肌转位术可以使麻痹性斜视重建部分眼球运动功能,但对手术的回顾性研究表明,术后眼球运动仍无法达到正常水平。

改善麻痹性斜视眼球运动功能的新治疗技术正在研究中。化学去神经支配、电刺激、促进肌肉恢复神经支配和促进肌肉新生的注射制剂有望在未来成为斜视手术医生的辅助治疗手段。对于神经外科手术造成的眼球运动神经损伤,神经再吻合术可以在一定程度上恢复眼球运动功能。

已经有大量研究尝试复苏、替代或强化麻痹的眼外肌,并延长挛缩的眼外肌来治疗儿童眼运动神经麻痹,如 Scott 等曾采用布比卡因注射法增加外直肌的收缩力来治疗内斜视。合成材料已被用于替代部分患者的上斜肌腱和外直肌。诱导麻痹的眼外肌恢复神经支配的动物实验正在进行,在不久的将来可能会应用于人类。

(李　莉　高　颖　肇　龙)

第二十章

儿童短暂性和功能性视力下降

儿童发生短暂性视力下降或功能性视觉障碍虽然可能有共同的视觉症状（如发病突然）及潜在的神经性或全身系统性疾病，但短暂性视力下降通常伴有神经系统或其他系统性的器质性和精神性疾病；功能性视力下降则属非器质性的、心因性疾病，较大儿童偶有伪盲者。儿童对自行区分视力障碍特点及眼别存在一定困难，幼童通常只是简单地认为眼前有某物遮挡视线，无法正确形容这种症状。如果医生简单地引导施压让其进一步描述，则患儿可能会被误导。有屈光不正或其他器质性眼病的儿童只能根据其对特定活动的影响来自述视觉症状，例如近来突然看不清黑板的字，或用积木搭建玩具车比以往困难，这使得医师很难仅根据简单的视觉描述来确认视力下降是否是偶发的或器质性的。

第一节　短暂性视力下降

短暂性视力下降或一过性失明，多指突然视力下降或一过性黑矇，可持续数秒、数分钟，甚至几天不等，常见于较大儿童，大多能自行恢复；可伴随或不伴有头痛、恶心甚至呕吐等中枢神经系统症状。发病通常和偏头痛、癫痫、创伤后短暂性脑盲、系统性血管性疾病及后部可逆性脑病综合征等相关。

视幻觉或称幻视也是短暂性视功能障碍的常见症状。儿童的幻觉可以是有形或无形的，简单或复杂的。无形的幻觉通常由光、热觉或在空间上静止或移动的简单几何图案组成。有形幻觉由可识别的物体或人组成，例如单个或复杂的动物或物体（例如桌子或椅子），涉及颜色背景和人的面部表情的变化。视幻觉可以在单眼或双眼视力障碍或同侧偏盲的情况下发生，也可能出现在视功能受损较轻的患者中。明确区分释放性和刺激性视幻觉有助于鉴别病变部位。枕叶起源的视幻觉通常仅发生在刺激性视幻觉，视幻觉趋于简单且无形。常表现为短暂的，持续数秒至数分钟，有时会伴随强烈的恐惧或惊恐发作，常伴有癫痫的发作。若刺激性视幻觉发生在颞叶，则趋向于复杂且有形。释放性视幻觉病变涉及部位较广，可能会伴随着视觉系统从眼睛到枕叶皮质的任何区域的损伤。释放性幻觉经常发生在视力下降或视野缺损的患者中。例如，白内障或黄斑变性的成年人偶尔会出现有形的释放幻觉。有的儿童在单眼或双眼眼球摘除后可能会体验到"幻视"。

【发病机制】

短暂性视力下降通常是中枢神经系统性疾病、血管性疾病、精神类疾病及重度创伤后伴随症状，病因不同发病机制也不同，最常见的病因是偏头痛，推测造成视力下降的机制包括血管生成理论、血管神经耦合及原始神经激活机制。这些机制从不同的途径引起血流动力学变化，最后导致视中枢或视网膜血管一过性缺血、痉挛或扩张，其他导致短暂性视力下降的病因病机见下述。

【临床表现】

不同病因引起的短暂性视力下降除有共同的视觉障碍症状外，还有其原发疾病的临床特征。

1. **偏头痛**　偏头痛是波及约 15% 人群的间歇性脑部疾病,是儿童短暂性视力下降(实际是短暂性偏盲导致的视觉紊乱)最常见的原因。儿童发病多属双侧头痛,童年早期常位于双侧额部痛,青春期则以双颞侧为主,近成年的儿童以单侧头痛更普遍。

偏头痛会导致短暂视觉和认知障碍,小儿偏头痛的诊断主要以其偏头痛发作史和家族史为依据,病史特点可为偏头痛诊断提供重要线索。经典的偏头痛通常有视觉先兆,累及双眼。先兆期视力下降持续 25~30 分钟,表现为雾视、模糊、眼前闪光感(呈锯齿形)或闪烁暗点,可在几秒或几分钟内进展到颞侧的盲点周围,呈一过性同侧暗区,睁眼或闭眼均能感觉到。可出现恶心、呕吐、疲倦、口渴、厌食、腹泻等症状;有的伴随不同的情绪变化如欣快、抑郁、易怒或冷漠等;还可能出现多种一过性或持续性神经功能缺失的症状和体征,包括畏光、畏声、失语、无力、麻刺感、瘫痪等。前述症状和体征可能发生于偏头痛当时或者其发作后。儿童发生晕动病和周期性呕吐较为常见,部分儿童可能有反复性腹痛和全身乏力,发病 60%~70% 是女性儿童。大部分偏头痛患者的头痛位置会发生变化,若头痛经常发生在同一部位,应除外其他病因导致的头痛。国际上把偏头痛分为:①无先兆的偏头痛(常见型偏头痛,占 80%);②伴有典型先兆的偏头痛(经典型偏头痛,10%);③不伴有头痛的典型先兆症状(非头痛性偏头痛);④家族性偏瘫和散发性偏瘫型偏头痛;⑤视网膜型偏头痛;⑥基底动脉型偏头痛;⑦眼肌麻痹型偏头痛(多幼年发病,可发展为动眼神经麻痹),可供临床参考。

黑矇性偏头痛常表现为快速发生、消退较快的短暂性单眼视力丧失。发作通常持续 2~10 分钟,不伴有明显疼痛。Tippin 等认为,在年轻患者中,陈发性黑矇的临床过程多为良性,并且偏头痛可能是视觉发作的原因。

偏头痛造成的大脑皮质功能障碍,若累及视觉中枢也常表现为视觉障碍。大龄儿童的皮质功能障碍还包括色觉异常(中枢性色盲),面部识别异常,阅读困难(伴或不伴有失语症)和短暂性整体性失忆。

其他如眼肌麻痹型偏头痛好发于婴幼儿,首次发作可能早至婴儿期,但临床较罕见。曾有报道,该型偏头痛 MRI 扫描提示动眼神经信号增强,而动眼神经是邻近 Willis 圆孔的唯一脑神经。神经肽被分泌在 Willis 环和在动眼神经出口处穿过相对开放的血液 - 神经屏障连接的邻近血管的水平,故动眼神经炎可能累及并刺激三叉神经血管系统而导致眼肌麻痹型偏头痛。

2. **癫痫**　癫痫造成的短暂性视力下降主要是因枕叶癫痫病灶引起的急性眼盲症,常可伴有视幻觉。

(1)癫痫先兆的视觉症状:视觉障碍是部分患者癫痫发作的先兆。Gowers 曾回顾总结 1 000 名癫痫患者的发病资料,发现 84 名患者有视觉光环。随后 Holmes 对枕部损伤的经典研究中进一步证实了 Gowers 的发现,并提出幻视和暂时性失明是癫痫患者的特征性表现,是枕叶癫痫最常见的症状。幻视者眼前呈现类似灰烬、彩色灯光、星星、轮子或三角形等"幻影"。癫痫发作前或发作时视力障碍的总发生率为 4%~10%。在大多数病例,这些视幻觉早于癫痫发作,但有时也可能以孤立的"视觉癫痫发作"的形式出现。

(2)皮质盲:皮质盲是枕叶视皮层损伤后出现的急性或亚急性双眼视力严重下降或失明,但瞳孔对光反射正常,若损伤未累及前视路则眼底正常。皮质盲患者可以否认失明(Anton 综合征)或可以感知运动的物体,但无法感知静止的物体(Riddoch 现象)。皮质盲常见病因包括双侧大脑枕叶栓塞,其他如中毒(如煤气中毒等)、分娩后(羊水栓塞)、后部可逆性脑病综合征(PRES);偶尔肿瘤(脑膜瘤、转移癌)也可能发生皮质盲。皮质盲是癫痫发作中或发作后可能出现的少见的病症。儿童癫痫发作后一般比成年人更容易出现皮质盲,表现为短暂的视力失明。局限于枕叶的癫痫患儿可能会出现急性皮层失明或发作性黑矇病,通常随视觉恢复而癫痫发作也会骤然停止。但癫痫反复发作或长时间发作后,由于低血压、局部缺血、酸中毒和缺氧等可能造成不可逆视力丧失。另有对灵长类动物的研究证明,长时间癫痫发作可引起神经元损伤或视皮层累积严重损伤,导致永久性视力丧失。

3. **其他原因的短暂性视力下降**

(1)创伤后短暂性脑盲:创伤后短暂性脑盲的机制可能是伤后脑血管舒缩功能失调以及神经元不稳定所致。儿童枕叶外伤后可能造成短暂性脑盲综合征,症状包括双眼失明、嗜睡、精神错乱、激动和呕吐等。失明的持续时间可能从几小时到一天不等,但预后好,能恢复正常视力。若头、颈部创伤后出现短暂视力丧失的儿童还伴随同侧额颞部头痛或面部颈部疼痛,应警惕有颈动脉夹层的可能,注意有无同侧睑裂小和瞳孔缩小。因颈动脉夹层中可能出现的明显的神经眼科征象之一是同侧不完全性 Horner 综合征,即颈交感神经麻痹。若创伤导致椎动脉夹层,患者多有后头痛或颈部疼痛,除视力一过性黑矇外,应随时注意血压波动。无论怀疑颈动脉夹层或椎动脉夹层,均应尽快请神经外科诊治。若患者伤后有持续数秒的一过性双侧视物模糊,同时伴有眩晕、口周麻木、言语障碍,甚至轻度偏瘫时,也应及时请相关专科会诊,明确是否有外伤性椎动脉夹层动脉瘤导致椎基底动脉供血不足。

(2)系统性血管疾病:儿童短暂性视力下降也可能与系统性血管病变或凝血病造成的视网膜血管闭塞或脑卒中有关,临床上少见。发病机制推测是由于血管内皮损伤,导致血管痉挛,组织灌注减少,凝血级联激活和流体外渗造成大脑后半球的血管源性水肿。引起视网膜血管闭塞性视力下降的疾病包括全身性血管疾病(例如高血压),血红蛋白病(例如镰状细胞病),凝血病(如抗磷脂抗体综合征,蛋白 C 缺乏症,蛋白 S 缺乏症),胶原血管疾病(如系统性红斑狼疮)和结构性血管病变(如烟雾病)。可导致短暂的视力丧失或闪烁的暗点则见于烟雾病和 MELAS 综合征(线粒体肌病脑病伴乳酸中毒及中风样发作)。

(3)视乳头水肿或视盘异常:与颅内压增高所致视乳头水肿相关的瞬间视觉模糊通常为双眼发作,视力丧失持续数秒。大多数高颅内压儿童最初主诉头痛、恶心和呕吐,只有在被问及时才承认短暂的视力模糊。视盘异常包括假性视乳头水肿和先天性倾斜的视盘等,都可能出现短暂的视力下降或失明,应注意鉴别(可参考第四章相关内容)。

(4)后部可逆性脑病综合征:后部可逆性脑病综合征(PRES)也是儿童短暂视觉症状和枕叶癫痫发作的病因之一。特征性症状包括视力模糊及枕叶相关的视幻觉活动,精神改变,癫痫发作,头痛和呕吐,短暂性皮质盲,以及恢复期复杂的幻觉。T_2 加权 MR 成像显示信号强度增加的局灶性对称区域,涉及灰质和白质,没有明显的皮质异常,反映了主要影响大脑后半球的血管源性水肿。

(5)神经退行性疾病:儿童与患有阿尔茨海默病的成年人一样,短暂的视觉障碍可以作为各种神经退行性疾病的早期症状发生。儿童常见的神经退行性疾病为鸟氨酸脱羧酶缺乏症、高氨血症综合

征等,早期阶段的偶发性视力丧失,亚急性硬化性全脑炎中的短暂同侧偏盲,以及青少年蜡样脂褐质沉着症中形成的幻觉。

(6)多发性硬化:多发性硬化患儿可能出现短暂的视觉障碍,主要是轻度或亚临床发作的视神经炎所致。Uhthoff 症状,转动眼球时出现闪光感(光幻视)以及 Pulfrich 效应均是视神经炎中可出现的视幻觉症状(可查阅第七章)。在单眼视神经炎发病后恢复期的患者较常见上述症状。

(7)精神分裂症:精神分裂症中出现的幻觉以幻听觉多见,但也可能有幻视。幻视通常是眼前出现可怕的物体,如骨骼或鬼影;或者似出现已去世的亲属或朋友。精神分裂症幻觉不受闭眼或开放的影响,而药物引起的视觉障碍往往会在闭眼时加剧。视幻觉也常见于患有反应性精神病、抑郁综合征和器质性脑综合征的儿童,并且在儿童精神病晚期最多见。

(8)药物或其他毒物:许多药物及毒物,服用不慎或误用误吸后,轻者仅发生暂时性视力模糊,重者可能导致视力急剧下降,甚至不可逆失明。

1)抗代谢物和癌症药物:环孢菌素神经毒性可产生癫痫发作活动及复杂的视觉幻觉。在接受多种抗癌药物治疗的患者中,包括 L-天冬酰胺酶和长春花生物碱、甲氨蝶呤、他克莫司、甲泼尼龙,神经系统并发症之一是有短暂或永久性视力丧失。这些神经系统并发症的机制各不相同。长春花生物碱可能通过干扰微管功能而对神经元细胞造成直接损伤。氟达拉滨免疫抑制治疗白血病骨髓移植后,患者可能出现视力丧失延迟和神经功能下降的混淆综合征。用药 18~60 天后可能出现的药物毒性包括视力丧失、脑病、轻瘫和昏迷。

2)洋地黄:该药毒性剂量可引起黄斑病变。洋地黄中毒患者检查视网膜电图(ERG),显示视锥细胞介导的波形降低和明视 b 波潜时增加。洋地黄毒性的症状可能是由于细胞膜的钠和钾代谢异常导致的光感受器极化异常。

3)红细胞生成素:重组人促红细胞生成素广泛用于透析患者治疗慢性肾功能衰竭贫血。Steinberg 描述了在用促红细胞生成素治疗的患者中移动形成的幻觉,没有谵妄或精神病。

4)阿托品(抗胆碱能药物):阿托品可以作为所有抗胆碱能药物毒性的模型药物。使用这些药物的人所表现出的神经精神病学特征包括形成视幻觉的激动行为,这些幻觉经常涉及在衣服或毯子上

看到昆虫和小动物,以及对人、时间和地点迷失方向。治疗通常是支持治疗,穿透血脑屏障的胆碱能激动剂会有助于恢复。

5)致幻药物:据统计,约 5% 使用致幻药物的人会出现视觉障碍。致幻药物儿童极少会服用,但可能会误食。误食致幻药的儿童会出现幻觉或视觉障碍。摄入致幻药物会产生几种器质性精神障碍,引起幻觉。首先是一种急性剂量相关反应,涉及已形成和未形成的视幻觉,通常伴有听觉 - 视觉联觉,将声音刺激转变为视觉体验。摄入到幻药物的个人经常说他们可以看到音乐或可以听到翻译成声音的图片。在一些人中,不同频率的声音引起不同的视幻觉。第二种知觉异常是涉及视觉障碍的延迟现象。

6)大麻素:使用大麻或散粉或刚停服这类药物的患者可以出现异常的视觉感知。症状包括:眼前频繁出现黑白斑点,类似于模拟电视屏幕上的干扰;深度层次感知的减少;观察明亮物体后的视觉持久性;将移动物体感知为一系列静止图像。体力消耗或凝视明亮的物体会使这些症状恶化。

7)一氧化碳:一氧化碳(CO)为窒息性气体,经呼吸道吸入后与血液中的血红蛋白结合成碳氧血红蛋白,引起血红蛋白的氧运输量明显减少,造成细胞缺氧;同时,较高浓度的一氧化碳还能抑制细胞色素氧化酶与铁的结合,抑制组织细胞内呼吸,使组织缺氧更加严重。急性一氧化碳中毒导致脑组织缺氧累及视路系统或枕叶视皮层,可引起短暂性视觉丧失,视幻觉和失认症,以及神经系统其他异常。

【诊断】

儿童短暂性视力下降诊断流程见图 20-1。

【治疗及预后】

大多数短暂性视力下降或失明的病例预后较好。对视力下降严重且难以恢复者,除及时请相关科室会诊处治原发疾病外,眼科根据是否已出现视神经损伤给予相应治疗。

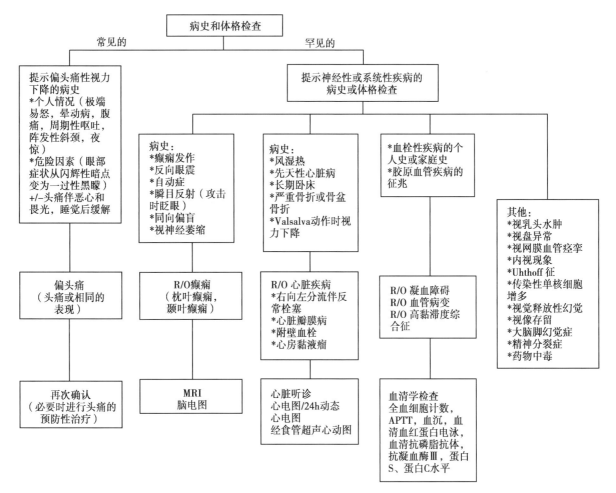

图 20-1　儿童短暂性视力下降诊断流程

【相关说明】

Valsalva 动作,是令病人行强力闭呼动作,即深吸气后紧闭声门,再用力做呼气动作,呼气时对抗紧闭的会厌,通过增加胸腔内压来影响血液循环和自主神经功能状态,进而达到诊疗目的的一种临床生理试验。通过增加胸腔内压力,显著减少静脉回心血量;兴奋迷走神经;如①阵发性室上性心动过速时,通过 valsalva 动作兴奋迷走神经终止室上速

发作;②肥厚梗阻型心肌病时,通过 Valsalva 动作,减少回心血量使杂音增强,用来鉴别杂音;③二尖瓣脱垂导致二尖瓣反流,通过 Valsalva 动作使杂音增强。④通过 Valsalva 动作,左右心发生的杂音一般均减弱,而特发性肥厚型主动脉瓣下狭窄的杂音增强。临床医生常用此动作帮助鉴别杂音的性质和来源。Valsalva 动作时间不可过长,不然会导致脑血流和冠脉血流的减少。

第二节 功能性视力下降

功能性视力下降又称非器质性视力下降或心因性视觉障碍,是指患者自诉视力下降或视野损失,甚至失明,但多项检查未能客观证实视路系统的异常,眼部检查也未发现组织结构性病变。功能性视力下降在儿童眼科门诊较常见,可分为双眼或单眼失明、双眼视力下降或单眼视力下降。

【临床检查】

功能性视觉障碍可见于 5 岁以上任何年龄,但多见于年龄较大的儿童和年轻人。视力下降可以双眼或单眼,下降程度可以不同,但以单眼视力下降更多见。

有些儿童在心因性视力下降的同时还伴随一定程度的弱视,故应慎重鉴别。临床初诊所遇患儿视力下降和常规眼科检查(视力、眼压及眼前后节)结果不相符时,应按以下程序进一步排查。

1. **详细询问病史** 全面病史了解至关重要。询问内容包括:①孩子是如何发现的视力下降?视力下降前有无情绪问题或未解心结?如学习压力大或学习成绩明显下降,被同学欺负或受老师批评,以及孩子的社交情况。②视力下降的过程、严重度及持续时间,有无视力波动或瞬间视力恢复?既往眼科检查的结果和评估,是否治疗过及所用何种药物?③最近或既往(包括较久远的婴幼儿期)的眼部或头部外伤史,重要的眼病和其他疾病史。④在询问过程中,应随时观察孩子的情绪变化以及其与父母的互动。并了解孩子性格是否内向,是否争强好胜,家庭环境是否和谐?其中有些询问内容应让家长或孩子互相回避。

通常,功能性视力障碍的患儿发病几乎都有某种原因,可能是很单纯的想达到某种愿望却不能如

意,如出于对戴眼镜的影视明星和眼镜广告中漂亮的或显示学者风度的形象的崇拜,或对配戴外观靓丽眼镜的同学的羡慕,渴望戴镜又达不到愿望而突然自诉视力模糊,看不清黑板。又如在校园受委屈或被欺凌,或在家庭被虐待而压抑等精神刺激类因素所诱发。有时,某些躯体症状化疾病转换也可能导致功能性视力丧失,如个别青春期女性儿童,生理变化的烦恼加上繁重的学习压力或反感同学间常互相攀比学习成绩,若家长不理解或对孩子期望值过高,则会使孩子产生厌学,甚或故意逃避学习而自述视力看不清,无法坚持学习。

2. **慎重评估视功能** 应根据视功能障碍程度选择检查方法。

(1)观察动作行为:真正失明者会不经意地碰撞到障碍物;而功能性失明者可以避开行走路径中的障碍物,或有意夸张地撞上障碍物;后者应高度怀疑非器质性失明。个别年长儿童因某种原因而伪盲,也可以有类似反常动作。

(2)瞬目反射试验:对自述双眼全盲或仅有光感者,医生问诊中可突然出其不意地将指尖(对幼童最好用色彩鲜艳的小皮球)伸到患者眼前,但避免触及眼部,真盲者无反应,心因性失明立即有瞬目反射,伪盲者可能会在有即刻瞬目反射的同时情不自禁躲避或阻挡手指"袭击"。

(3)镜面试验:在"盲眼"前放置一面镜子,缓慢地水平摇动镜子。如果镜子足够大,足以阻止患者环顾四周,则这种视觉刺激几乎不可能抑制。检查者应从上面观察患者眼睛跟随镜子的运动。如果患者能够看到,眼睛将朝着与镜子相同的方向移动。若附加一个可笑的面部表情或诙谐的卡通片又可能诱使患儿做出某种反应。

（4）瞳孔对光反应：双眼瞳孔直接对光反射灵敏一致，可排除中重度单侧或不对称的视交叉前视路病变，多属功能性视力下降；相反，单侧瞳孔对光反射传入障碍（RAPD）明确支持该侧眼有视神经疾病或受累范围大的视网膜及视网膜血管疾病（如视网膜脱离、视网膜血管炎等）。单眼黑矇性瞳孔提示该眼无光感，属器质性疾病。但对于双眼失明者可能显示双侧瞳孔对光反应极弱；此外，若外侧膝状体之后枕叶皮质受损，虽然双眼失明，但瞳孔对光反射是正常的。

（5）视野和色觉图检查：让患者分别在 1 米和 2 米距离检查平面视野范围，结果均显示管状视野。又如患者无法读出色觉检查图上的数字，但实际这些带颜色的字均很大，读者除非全色盲或眼前 30~40cm 仍看不清较大的字，才不易看清所读数字。这些现象均提示有功能性视力下降。

（6）本体感觉：通常非器质性视力丧失的患者不了解有些动作是不需要视力帮助也能完成的，例如将自己的双侧示指尖相对。因此，当要求被检查者完成该项动作却无法完成时，提示功能性视觉障碍。

对怀疑为功能性视力障碍的儿童，有助于诊断或鉴别诊断的其他检查包括雾视法、三棱镜试验、立体视觉及视动性眼震（OKN）试验等。

对短期难以鉴别功能性还是器质性失明的儿童，应安排视觉诱发电位检查，根据视力下降程度或选做图形 VEP（PVEP），或做闪光 VEP（FVEP）；必要时选做视网膜电图（可参考第三章）。

【诊断及鉴别诊断】

1. **诊断**　对于自诉视力下降或失明的儿童，客观视功能检查未见异常，并排除其他眼部器质性病变及弱视后，即可以确诊功能性视力下降。

2. **鉴别诊断**　对单眼视力下降者应关注是否有斜视、屈光间质混浊、双眼屈光参差、受累眼是否有圆锥角膜，及其他眼内疾病。双眼视力均低下的儿童重点是排除先天性视神经视盘异常及视网膜和黄斑营养不良等发育或遗传性眼病。

【治疗】

对非器质性视力丧失的儿童，虽然无须急诊处理，但也没有"立竿见影"的特殊治疗。儿童的治疗较成人简单。可根据儿童自述视力下降的程度选择适宜的、对身体无不良刺激的安全的辅助治疗或康复手段。若儿童视力下降不严重，可采用方法：①对于没有明确诱因的患儿，应该让他相信，服用 1 个月左右的多种维生素，对眼病恢复很有益处；也可以采用中医耳穴疗法，通常用王不留行籽耳穴埋贴，每周 1 次换药，共 2~3 次；或尝试针灸眼周腧穴浅刺，告知只要积极配合治疗 2~3 次即可治愈。其中部分患儿可能治疗后视力恢复正常，或自动放弃功能性视力下降的行为。②在获得家长的理解并配合后，可酌情给患儿配戴最低度数的眼镜，如 +0.25DS 或 –0.25DS。并告知其在身体发育期视力下降是随着眼球的生长出现的暂时现象，眼镜配戴一小段时间就可能提高视力，不必长时间的配戴眼镜。必要时可以用善意的"谎言"告知孩子，暂时所戴的低度眼镜是一个能改善视力的"望远镜"，从而使其乐于接受任何合理的解释。

（韦企平　闫晓玲）

第二十一章

婴幼儿严重的视觉障碍

婴幼儿严重的视觉障碍是指婴幼儿期,由于先天发育异常,或后天获得性眼部或视路系统损伤造成的严重的视功能障碍。常见原因有:①显而易见的眼球结构性疾病,如先天性白内障、角膜混浊、高度屈光不正等,均可通过全面详细的眼科检查给予确诊。②大多数遗传性视网膜视神经病变,如 Leber 先天性黑矇(LCA)、先天性静止性夜盲(congenital stationary night blindness,CSNB)及显性遗传性视神经萎缩(ADOA)等,在婴儿发病初期缺乏明显的眼底改变,早期明确诊断有一定困难。需要借助视网膜电图(ERG)来进行诊断。考虑到视杆细胞和视锥细胞的 ERG 波形在出生后一年内逐渐成熟稳定,所以通常到患儿 1 岁左右才进行 ERG 检查。但一些专业电生理实验室可以从婴儿早期的研究中获得有价值的信息。③中枢视觉损害(cerebral visual function impairment,CVI)是脑部视路损伤导致的视觉损害,主要指外侧膝状体及以后视放射、视皮层部分的损伤,可分为皮层视功能障碍和皮层下视力损伤,故又称皮质性视觉损伤。

婴儿出现视觉反应迟钝是值得警惕的信号。根据潜在的病因,婴儿的视力范围可能从正常到完全失明。因此,客观、准确地评估视功能障碍的程度,尽早明确诊断十分重要。发育迟缓,智力低下或自闭症儿童尽管有完整的视觉通路,但也可能出现视觉反应迟钝。尤其是自闭症在先天性失明(无论是视网膜源性还是皮质源性)的儿童中发现率逐年增多,部分自闭症的婴儿可能会失明,处治棘手。身体或智力上有缺陷的儿童也可能患有隐匿性眼病,由于配合性差,即使客观检查也不易捕获阳性结果,常难以明确诊断。

神经精神疾病(如自闭症和精神分裂症)可能会通过破坏正常的驱动视觉注意机制的背侧通路,改变知觉视觉的处理过程,从而出现选择性的大细胞缺乏以及消除会对运动传入信号进行快速反馈处理的大细胞优势。患有其他神经系统障碍的失明儿童,在体态和运动能力拓展方面,以及诸如触觉及听觉等技能拓展方面,表现出更明显的反应迟缓。对于造成婴幼儿视力障碍的相关疾病的诊断,首先取决于相关的临床病史和全面检查。使临床医生能够根据获取的信息来全面掌握各种可能导致婴儿失明的疾病类型,进而作出鉴别诊断。然后可通过完善的诊疗流程对此类患儿进行评估,最终作出正确的诊断(图 21-1)。

【临床表现】

(一)眼球震颤

婴幼儿眼球震颤在先天性眼部或前视路病变的患儿中是常见的临床表现。通常在皮质性视觉损害的患儿中并不出现,皮质下视放射损伤的早产儿(脑室周围脑白质软化症)中也很少见到。婴幼儿眼球震颤主要病因包括:①Leber 先天性黑矇(ERG 明显异常或呈熄灭型);②白化病:虹膜透射异常和黄斑发育不良;③先天性无虹膜;④其他如双侧视神经发育不良、双眼先天性白内障,或视神经及黄斑部疾病;⑤特发性。

婴幼儿眼震发病年龄早,通常在出生后 2~3 个月,且只有 2 岁前视觉系统受损的患儿才会发生眼球震颤。其眼震的特征与视力丧失的年龄段和视力水平有关,从 2~3 个月开始的大幅度往返性剧烈的眼球运动;到 4~6 个月时,增加小幅度的摆动性眼球震颤,表现为震颤频率缓慢、震颤幅度较大;6~12 个月时出现急动性眼球震颤和无眼震点(即

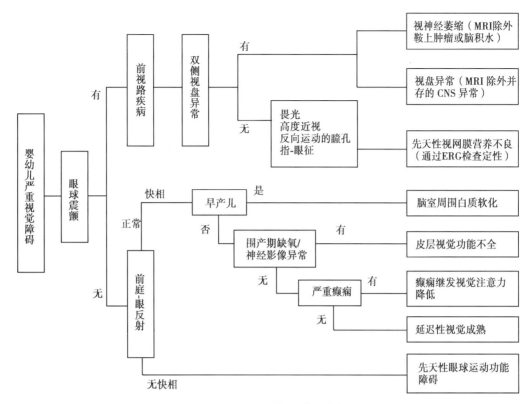

图 21-1 婴幼儿严重视觉障碍诊断流程

注视某一方位时眼震程度最轻)。到童年期前后眼震患儿常采取头或眼转动的代偿以保持"零"眼位(在这个位置时,眼震幅度最小)。

婴幼儿先天眼球震颤的典型表现为:通常为水平方向和单平面方向(与注视方向在同一方向),上视或下视时仍保持水平性眼震,眼球集合运动时通常眼震减弱。若眼球震颤不剧烈,视力相对较好。部分患儿可伴有隐性眼震,在遮挡一只眼时,眼球震颤加重,即只在单眼注视时才发生眼球震颤,其共轭性眼球水平震颤快速相朝向注视眼。因此,隐性眼球震颤可发生于单眼视力下降或斜视的儿童,非注视眼或视力差的眼充当被遮挡眼。此外,与后天获得性眼震相比,婴幼儿起病的眼震通常不伴有振动幻视。童年早期起病的眼震还应注意和两种疾病鉴别:①前视路病变(多见视神经胶质瘤)引起的单眼晃动性眼球震颤,典型表现为眼震幅度很小,常为小幅度单眼漫游样眼震,可以间断发作。②点头痉挛,通常在幼童早期(1 岁左右)发病,典型的三联征为非对称或单眼眼震、头部倾斜和摇头或头性眼震,眼球震颤为小角度、摆动性、迅速且通常极不对称,数秒钟或数分钟后改变角度和相位,通常在发作 2 年之内可能自发痊愈。

(二)眼球不自主的漂移运动

婴幼儿眼球不自主的漂移运动应该与眼球震颤区分开,前者提示视觉功能更差。不自主的眼球运动常见于眼球或前视路病变导致视力低于 20/400 的患儿,表现为眼球缓慢、无目的漂移不定,不能注视,通常为水平移动。Jan 等将固视比喻为"锚",若固视丢失,眼睛就"来回摆动"。若将物体放在眼前足够近的距离时,要求患儿注视物体,一些不自主眼球运动的患者则可能出现眼球震颤,或者在视力得到改善的患者中,眼球震颤可能完全取代眼球运动。

眼球不自主的漂移与眼球震颤都是前视路病变的重要临床体征,其发生与视觉障碍的程度相关。出现眼球不自主的漂移运动,提示视力极差且缺乏固视能力;若出现水平眼球震颤,则表明视力在 20/70 以下且固视存在;若两者均不存在,通常患儿视力在 20/70 以上。但上述相关规律的视力变化也有例外。例如,CSNB、白化病或蓝锥细胞单色视病变患儿的视力可达到 20/40 左右,但眼球震颤并不少见。视力 ≥ 20/20 的蓝锥细胞单色视病变携带者患儿中也有发现眼球震颤的。表明眼球震颤是该疾病的内在因素,可以独立于视力障碍而存在。

(三)畏光症

一些先天性视网膜疾病有不同程度的畏光,特别是先天性色盲的儿童可有极度畏光。在色盲、视锥细胞营养不良和 LCA 中也可能出现明显的畏光。除视网膜疾病外,以视神经发育不全和视神经萎缩为主的儿童也可能有轻微畏光,偶尔在没有光感的患者中也出现畏光现象,因角膜和晶状体混浊引起的畏光和眩光则通过眼科检查可以鉴别。在缺乏感光细胞的患者中,新发现的含黑色素的视网膜神经节细胞可能在畏光症中发挥作用。畏光症还与许多神经系统疾病有关,包括脑膜炎、蛛网膜下腔出血、偏头痛、三叉神经痛、丘脑梗死、头部外伤和前视路肿瘤压迫。与 CVI 相关的畏光大约占患儿的 1/3,可能由于丘脑受损或皮质病变本身引起。大多数患儿的畏光症状轻微,随着视觉和其他症状的改善,畏光症状趋向于减轻或消失。研究发现畏光程度与视力丧失或周边视野缺损的严重程度之间密切相关。值得注意的是,一些 CVI 患儿表现出强迫性凝视房间灯光的行为趋势,称为光凝视。CVI 患儿的畏光和光凝视并不是相互排斥的,许多患儿同时表现出这两种自相矛盾的行为。因此,仅凭轻度畏光难以鉴别原发性视网膜病变和皮质性视觉缺失,但严重畏光则强烈提示先天性视网膜营养不良。

(四)"Franceschetti"眼 - 指征

"Franceschetti"眼 - 指征,即指 - 眼征(oculodigital sign)。是指视力极差的患儿常习惯性以手指或指关节反复按压眼球或眼窝的征象。指 - 眼征是 Leber 先天性黑矇(见后述)的重要特征,但并不能仅以此而确定诊断,而在严重的早产儿视网膜病变中很少见,皮质盲、单眼失明患儿,以及屈光间质混浊或视神经病变的儿童并不出现该征象。指 - 眼征患儿频繁刻板地揉压眼球,造成眶脂肪萎缩后会导致眼球内陷。指 - 眼征机制不明,可能是患儿在按压眼球时通过机械刺激诱发视网膜神经节细胞动作电位,继则刺激视觉中枢产生光幻视,而感到满足。也有认为,患儿这种强迫行为可能是一种幻肢综合征,由本体感觉和感觉传导之间的中枢性配合失调引起。

指 - 眼征又可分揉眼、压迫眼球和戳眼,困倦的患儿常会揉眼,失明患儿则多压迫眼睛,而有自残倾向的严重精神障碍患儿可能会戳自己的眼睛甚至揉搓角膜,有时会带来自残性灾难性后果。临床偶见唐氏综合征患儿因眼睛严重戳伤而导致晶状体脱位。除了压迫眼睛,视网膜源性失明患儿会在眼与强光源之间挥动自己的手指(手指挥动)。在惊厥性癫痫和自闭症患儿中也可见到手指挥动。

(五)俯视(overlooking)

部分双眼视力低下的患儿会有"俯视"现象。患儿并不直接看着注视对象,而是看向注视对象的上方。该现象最初被认为是某些视网膜病变患儿下方视野的相对残留后发生的,此后则报道并非特定的某种疾病,而是提示不同病因导致的患儿双眼中心暗点(视力 ≤ 20/200)。然而,大多数出现这种体征的患儿都有先天性视网膜病变。事实上,一些儿童和成人的中心暗点可以通过训练来"忽视",并通过旁中心注视建立优先视网膜位点以实现阅读行为。Cruysberg 等发现,俯视儿童常表现出强直性姿势,其中眼睛和头部保持上扬的姿势。这些研究者将这种俯视归因于某些神经元蜡样脂褐质沉积症引起的强直性上斜视(可能与脑干病变有关),而不是下方视网膜的敏感性更高。有研究认为,双眼先天性视力丧失直接抑制了小脑绒球,小脑绒球常通过前庭 - 视觉通路向下进行。但在黄斑功能受损的病态下,所产生的强直性上斜视不能通过固视训练来矫正。

(六)瞳孔反应异常

瞳孔检查可以不同程度提供有价值的诊断线索。即使年龄小、不能配合的婴幼儿也能进行瞳孔检查。因先天性视网膜病变导致失明的婴儿,可能表现出瞳孔对光反射迟钝;而 CVI 患儿的瞳孔对光反射通常正常。在 CSNB 和先天性色盲通常存在反向运动性瞳孔异常,即在黑暗环境中,瞳孔首先收缩。这种反向运动性瞳孔异常在婴儿期往往难以被发现,但在出生后几年内会变得愈发显著。

(七)屈光不正

某些先天性视网膜病变与高度屈光不正有关:高度远视可见于某些类型的 LCA,而高度近视则可见于 CSNB 及其他先天性视网膜营养不良。白化病的患儿可能会表现为高度远视或高度近视。

(八)视网膜形态异常

婴儿眼底视网膜形态与成人不同,这可能会误导临床医生的诊断。尽管在开睑时注意避免了对眼球过分施压,正常婴儿的视盘也可能表现为灰白甚或苍白。在诊断不明的情况下,出现双眼视盘形态不对称或视盘周围神经纤维层变薄,可提示该视盘变白是病理性的。视网膜小动脉弥漫性狭窄,提示可能存在视网膜营养不良。

(九)感觉输入的交叉模态(crossmodality of sensory input)

在视觉或听觉剥夺之后,发育中的大脑表现出交叉模态可塑性，其中与丧失的感觉相关的大脑区域被其他的感觉模态所补充。蒙住眼睛的患儿表现出自然通感，可听到的声音激发了初级视觉皮层的活动。在先天性视网膜源性失明患儿中，功能性磁共振成像（MRI）显示功能性视觉皮层能够通过交叉模态可塑性机制支持新的非视觉功能。这些区域显示出功能恒定性，其中专门的大脑区域继续在从视觉到听觉或触摸的感觉传入区域的变化中，发挥主动功能。一些失明的受试患儿甚至自述受到触觉刺激时，产生看到光的主观感觉，并显示出枕叶皮层的相应激活。

在失明患儿中，枕叶皮层还参与口语的语义加工。其中，左侧枕叶皮层的激活程度更高，这可能涉及其在空间上与其他左半球语言区域的接近程度。盲人可以通过盲文阅读来激活视觉皮层。部分患儿自述可以通过声音进行空间定位，从而使耳朵变得像眼睛。由于皮层可塑性，这些患儿有效地获得了"用耳朵看"的能力。

【视觉功能的评估】

对患有严重视力缺陷的儿童，远距离视力检测很难完成，由医生进行初步的主观评估，获得整体视功能检测比单纯尝试远距离视力检测更重要。可以通过病史询问、医生的主观评估、OKN 鼓检查、动态前庭 - 眼反射测试、视力检测、Sweep 和 Step VEP 以及 ERG 检查等方法进行评估。具体方法详见第三章神经眼科检查部分。

【婴幼儿严重视觉障碍常见疾病】

（一）遗传性视网膜病变

当儿童出现双眼视力下降、畏光、色弱、不论昼夜均存在的视力障碍，并且有容易撞到障碍物以及习惯将握住的物体朝面部靠近的倾向等表现时，应怀疑该儿童患有视网膜遗传性疾病。如果有类似症状表现的家庭成员，尤其是患病者与患儿的血缘关系密切，则高度怀疑遗传性病变可能，因为遗传性视网膜病变中许多是隐性遗传的。

1. Leber 先天性黑矇（leber congenital amaurosis，LCA）　是一种严重的先天性致盲性视网膜营养障碍，是 1 岁以内婴幼儿失明的主要原因。在全球范围内占盲校儿童盲原因的 20%。病变累及视杆细胞和视锥细胞，通常为常染色体隐性遗传，偶尔有常染色体显性遗传。

（1）临床表现：患儿出生时或出生不久即视力

严重丧失，伴随眼球震颤、黑矇性瞳孔，以及畏光和夜盲。常有指 - 眼征（见前述）。眼底检查早期可以正常或仅有视网膜血管变细；数月或几年后眼底色素沉着、沿小动脉周围分布的黄色斑点，或逐渐扩大出现黄斑性淋巴瘤或有假性视盘水肿；晚期可见骨细胞样或椒盐状色素堆积，并导致脉络膜视网膜退行性改变和视盘苍白等。患者在以后可能出现圆锥角膜和白内障的风险要高于正常人群。ERG波形熄灭或严重降低是 LCA 的特征性表现。多数情况下，图形 VEP（PVEP）和闪光 VEP（FVEP）波形也无法诱导出来。现在已知该疾病包括许多遗传异质性疾病。视力范围可从 20/50（少见）到无光感。家长可以放心的是，尽管其患儿眼底病变明显进展，但视力损害通常不会快速加剧。若出现随时间推移而视力进一步恶化的异常病例，要么属黄斑部淋巴瘤的 LCA 分型，要么起因于白内障或圆锥角膜。相反，部分 LCA 患者在出生后的前几年中可能会有不同程度的视力改善，可以见到视觉引导性的行为和可用格栅法测出的视力。在一些患有白化病和其他视神经发育不全的儿童中，也会出现类似的改善。这种现象是由于后视路成熟的继发性延迟。

Sullivan 等回顾 77 例 LCA 患者的视盘变化，发现 69% 的病例视盘正常，23% 显示不同程度的视神经萎缩，仅 3% 的患者显示假性视乳头水肿和1% 的患者视盘灰白色。故认为即使在年龄稍大的LCA 患儿中，视盘大多也是正常的。该作者建议在怀疑患有 LCA 的婴儿中若发现明显的视神经萎缩，应提示与婴儿视网膜营养不良有关的全身性代谢性疾病（例如，过氧化物酶体紊乱）。

（2）对后视路的继发性影响：由眼部疾病引起的婴儿早发性失明可能影响后视路的髓鞘形成和成熟，LCA 引起的婴幼儿严重的视觉障碍也不例外。正常视放射的 MRI 影像表现为：在 T_2 加权像上显示高信号，在 T_1 加权像上显示低信号。90%的视放射轴突由皮质下降到视觉丘脑，这一事实可能解释了为什么在先天性视网膜源性失明患儿中很难检测到视放射的长度减小。尽管对此仍有争议，但定量 MRI 显示，早发性失明会减少视束和视放射中白质的体积，以及视皮层中灰质的大量丢失，如在 1 例双侧先天性无眼球症的患儿中，MRI显示其前、后视路完全不发育。

（3）合并自闭症：合并自闭症，是对 LCA 患儿诊断中所涉及的一种常见且具有挑战性的诊断，其表现出行为和发育异常，某些行为被解释为视力障碍，而其他则被解释为相关的神经系统异常。许多研究已充分证明了 LCA 眼科分型与自闭症或其他神经发育疾病的关系。但是，即使没有合并真正的自闭症，先天性失明的患儿也可以表现出某些自闭症特有的"盲症"。

（4）鉴别诊断：LCA 与多种眼部和全身病变表现相似，除上述主要累及眼底及视路系统的临床表现外，个别 LCA 患儿会出现肾炎、骨质疏松、共济失调、心肌病或小脑疾病。少数 LCA 患者可能出现相关的神经影像异常，例如脑室肿大，脱髓鞘改变或小脑蚓部发育不良等。而这些疾病的分子机制、病理改变、视力预后及遗传特征各不相同，因此对于类似 LCA 的这些疾病如何快速而准确临床诊断并采用不同治疗方法非常必要。从眼科角度通常应与视神经发育不良、先天性静止性夜盲、全色盲、白化病、Alstrom 综合征（婴儿期即可有中心视力下降、眼球震颤，继则视网膜色素变性、听力下降、肥胖和糖尿病）及 Batten 病（神经元蜡样脂质沉积病，NCL）等。读者可查阅相关眼底病著作。

（5）基因检查：迄今已发现至少 19 种不同的基因突变可导致 LCA。共涉及六个功能类别：光信号传导，细胞极性，细胞内转运，蛋白伴侣，转录调节和细胞周期进程。由于仅有 75%~80% 的患者发现致病基因，因此基因检测阴性结果并不能排除 LCA。对 LCA 综合征患者中复杂多变的临床特征进行鉴别及预后的评估很重要。如一些具有 CRX 突变的患者在出生后的前 10 年显示出自发性明显的视力改善。RDH12 突变导致广泛的视网膜色素上皮和视网膜萎缩，随成年后逐渐发展为致密的广泛的色素迁移。RPE65 患儿正常眼底形态会保持很多年。与 CRB1 有关的疾病会引起视网膜色素上皮色素大量沉着、黄斑病变、小动脉旁 RPE 的相对残留，以及视网膜增厚和 OCT 上的视网膜分层缺失。NMNAT1 突变可导致 LCA 的常见变异，即使是纯合形式，在很大程度上也是不外显的。

（6）治疗：基因特异性的药物干预、视网膜移植、干细胞相关治疗方法和基因治疗可能对其中部分突变类型有效。目前已知的常见治疗视网膜病变的实验案例，尤其是 LCA 的治疗方法，就包括 Briard 犬模型。在该模型中，有缺陷的 RPE65 基因被以腺病毒为载体所转载的正常基因复制片段所替代。近年研究证实，有 RPE65 突变的患者采用基因治疗可部分改善视功能，而且迄今为止是安

全、有效的，且能够持续至少 3 年。黄斑中心凹旁的视网膜下注射途径似乎提供了一种最佳的安全治疗方法。注射后采用 ERG 对治疗眼进行检测分析显示，视杆和视锥细胞功能得到了不同程度的实质性恢复。

2. 纤毛病　基因分析的广泛应用为临床诊断作了补充，并重新定义了许多在基因、细胞和分子水平上的临床表型概念。一些先天性视网膜营养不良是与初级纤毛功能障碍有关的遗传疾病，已被归为纤毛病。这些疾病可累及多个靶器官，最明显的是视网膜、中枢神经系统、肾上腺皮质及其他感觉器官。纤毛病对于许多复杂疾病来说可作为一个新的疾病模式。在视网膜内，纤毛之间相互连接提供了蛋白质的主要运输途径，这些蛋白质在感光细胞内侧合成，并在外侧起作用。这种小细胞内转运结构由分子马达组成，分子马达与蛋白复合物结合，从而协调顺行和逆行运输。如与感光细胞功能障碍有关的小儿病变，包括 CEP290 突变引起的 LCA、Bardet-Biedl 综合征、Alström 综合征、Senior-Loken 综合征及 Joubert 综合征。在婴儿期未表现出纤毛病或其他系统性疾病的患儿，由于视力丧失发生较早并在疾病过程中占主导地位，常被误诊为 LCA。

3. 先天性静止性夜盲症（congenital stationary night blindness，CSNB）　是常染色体显性遗传、常染色体隐性遗传或 X 性连锁隐性遗传病，是一组静止性视网膜营养障碍性疾病。表现为非进展性夜盲、视力下降和眼球震颤。临床上分两种亚型：一种眼底正常，另一种眼底表现异常。后者容易被发现确诊，而前者具有迷惑性易误诊。患儿视力在 20/20~20/200 之间，并且不会随着时间而继续加重。伴有 X 染色体连锁隐性遗传的 CSNB 患者表现为视力降低、近视性屈光不正、典型的眼球震颤。常染色体隐性或显性遗传患者一般没有眼球震颤表现。通常 ERG 在暗视条件下显示 a 波正常和 b 波衰减。暗适应曲线通常比正常高 2~3 个对数单位。

4. 色盲　色盲是先天性、非进展性的视锥感光细胞缺陷。受累儿童可有眼球震颤、视力下降、色觉障碍或色盲，以及畏光和相悖的瞳孔对光反射，眼底正常。色盲分为两类：完全色盲（常染色体隐性），其视锥细胞功能缺失，视力范围从 20/200 到 20/400；不完全色盲（X 连锁），其存在残余视锥细胞功能，视力范围从 20/40 到 20/400。根据对红、

绿或蓝光刺激中的一种或组合的残留敏感性,将不完全色盲进一步细分。在一些不完全色盲的病例中,相关眼球震颤可以随着时间的推移而改善或完全消失。ERG 的特征是视锥反应减弱或缺失而视杆反应正常。

（二）先天性或继发于全身性疾病的视神经病变

先天性视神经或视盘发育异常,如先天性小视盘或视盘缺如,先天性或早发性双侧视神经萎缩等。诊断除依据眼底检查外,通常应行神经影像学检查,以排查蝶鞍部肿瘤如颅咽管瘤、神经胶质瘤或脑积水等。还应排除神经代谢性疾病如神经节苷脂沉积症造成视神经萎缩及多系统遗传性疾病石骨症等。石骨症中视神经骨管过早骨化可压迫造成双眼视神经萎缩。

（三）中枢性视觉损害

中枢性视觉损害（CVI）是由于中枢神经系统的损害导致双侧中心视力丧失。通常前视路系统（眼球、视神经、视交叉）无明显异常,而后视路（外侧膝状体、视放射、初级视皮层、视觉联想区域）受损,从而造成不同的视力缺陷。它是婴幼儿视觉功能障碍的重要原因,主要见于围产期缺氧缺血性脑病。其次还有产后缺血、脑室旁/脑室内出血、脑部畸形、低血糖性脑病、癫痫、头部外伤、脑膜炎、脑炎和败血症等。CVI 内容详见第十八章。

（四）延迟性视觉成熟

延迟性视觉成熟（DVM）是指患儿虽然病初表现为眼盲,但是视觉功能随着全身的发育而有所改善的视觉功能障碍。既往认为单纯的 DVM 是指虽有视觉障碍,但是客观检查没有视路系统受损的证据。此后,该定义已从单纯 DVM 扩展至伴有其他眼部发育异常或系统性疾病的 DVM。

1. 发病机制　DVM 与许多眼部和全身异常有关,例如眼球震颤、白化病、早产、围产期问题和智力低下。如前所述,单纯性的 DVM 最为常见。Fielder 将其分为四类:第一类是眼科检查正常的孤立性 DVM,单纯孤立性 DVM 为 1A 类,有围产期疾病史为 1B 类;第二类表现出持续的神经发育问题;第三类包括白化病和特发性先天性眼球震颤;第四类包括严重的相关性眼部疾病。

有关 DVM 的病因,推测有几种理论。Lambert 等在对生理结构正常而表现为眼盲的患儿的研究中,发现其具有正常的闪光和图形 VEP,因此提出 DVM 有视觉相关区域发育不成熟,并推测

是黄斑区中央凹发育不成熟或视路髓鞘发育延迟。DVM 患儿的视觉改善通常发生在早期婴儿某些皮质功能开始发育时,这一事实促使部分研究者提出皮质下视觉通路缺陷的假设。另有研究者提出基于视觉恢复快速性的神经化学原因,而非结构性因素。许多研究显示有正常的 ERG 和 VEP,问题可能出在介导视觉注意力的视觉相关区域,而不是初级视觉皮层。值得注意的是,DVM 有时会与婴儿的癫痫性眼盲混淆。然而,这类患儿多表现出正常的视觉行为,此后随着时间的推移可能视功能障碍加重。

2. 临床表现　患儿在出生后 1~2 个月出现严重的视力障碍,表现为缺乏视觉反应。典型表现是相对于正常的婴儿的视觉发育异常延迟。尽管有报道显示 DVM 视盘呈灰色,但眼底检查大多正常。婴儿视觉注意力不集中的严重度可能差距较大。许多婴儿还伴随一般运动发育延迟,或者有早产史或体型较正常胎龄小。

3. 诊断及鉴别诊断　正常足月婴儿出生 7 天内应表现出经旋转引起的前庭-眼球反射。如果不出现快相眼球震颤,则可考虑 DVM 的可能,患儿多缺乏正常的动眼神经反射。一项小型队列研究显示,8 例 DVM 患儿中有 6 例在 VOR 测试中表现出缺乏快速扫视。这些患儿大多为早产或体型小于正常胎龄,因此尽管这些孩子都达到了正常视力,但已经暗示他们仍可能存在导致 DVM 的潜在神经系统问题。DVM 患儿 OKN 和 VOR 也可以正常。整体发育迟缓可能是一个更合理的解释。

DVM 患儿的 VEP 可能正常或异常。许多接受测试的婴儿为早产或体型小于正常胎龄,因此未与年龄匹配的对照组进行比较。同时在每项研究和各种测试条件中均采用了不同类型的 VEP。因此,VEP 波形异常并不能排除 DVM 的可能性。在年龄较大的 DVM 婴幼儿中,使用扫视 VEP 已证实其有正常的游标敏锐度;扫描 VEP 检查中,刺激逐渐从可感知变为不可感知,并且通过允许对视敏度阈值进行量化,提供了优于快速 VEP 的优势。通常 DVM 患儿的 ERG 可正常。

有证据表明,DVM 儿童可能存在听觉诱发电位延迟导致的听力障碍,表现出一系列异常听力反应、脑干听觉诱发电位缺失或严重异常,以及正常的耳蜗功能。虽然其他疾病导致的听力障碍是永久性的,但随访 DVM 患儿,其听力障碍有的可随时间推移而有所改善。此外,4 个月以上 DVM 婴

儿有必要行影像学检查,以明确是否有中枢神经系统的结构性损伤或发育异常。

4. **治疗及预后**　单纯性的 DVM 可能会在发病 1~2 周左右视力迅速改善,发育正常且神经系统检查无异常的 DVM 儿童一般没问题,但应由儿科和眼科医生共同进行定期监测。一旦发现相关神经系统结构或发育缺陷,则应适当干预处治。

（李甜甜　韦企平）

参考文献

1. MILLER NR, NEWMAN NJ, BIOUSSE V, et al. Walsh & Hoyt's Clinical neuro-ophthalmology. 6th ed [M]. Baltimore: Lippincott Williams & Wilkins, 2005.

2. KENNETH W WRIGHT, PETER H SPIEGEL, LISA S THOMPSON. Handbook of pediatric neuro-ophthalmology. 3rd edi [M]. Berlin: Springer Science+Business Media, 2006.

3. AMINOFF M J, BOLLER F, SWAAB D F. Handbook of Clinical Neurology [M]. Amsterdam: Elsevier, 2011.

4. 刘庆淮, 方严. 视盘病变 [M]. 北京: 人民卫生出版社, 2015.

5. 王宁利, 刘旭阳, 樊宁, 等. 视路疾病与视野改变 [M]. 北京: 人民卫生出版社, 2016.

6. BRODSKY MC. Pediatric Neuro-Ophthalmology [M]. 3rd ed Berlin: Springer Science+Business Media, 2016.

7. 赵堪兴. 眼科学 [M]. 北京: 人民卫生出版社, 2018.

8. LIU GT, VOLPE NJ, GALETTA SL, et al. Neuro-Ophthalmology: Diagnosis and Management. 3rd ed [M]. Amsterdam: Elsevier Health Sciences, 2019.

9. ANDREW G LEE, ALEXANDRA J SINCLAIR, AMA SADAKA. Neuro-Ophthalmology-Global Trends in Diagnosis, Treatment and Management [M]. Berlin: Springer Nature Switzerland AG, 2019.

10. 韦企平, 魏世辉. 视神经疾病中西医结合诊疗 [M]. 2 版. 北京: 人民卫生出版社, 2020.

11. FREEMAN AG. Optic neuropathy and chronic cyanide intoxication: a review [J]. Journal of the Royal Society of Medicine, 1988, 81 (2): 103-106.

12. 韦企平, 韦玉英, 赵峪, 等. 小儿视神经萎缩 435 例病因分析 [J]. 中国实用眼科杂志, 1997, 15 (7): 411-413.

13. 王伟娟, 张凡, 郭颖, 等. 脊椎内肿瘤病人的眼部并发症 [J]. 眼科, 2000, 9 (5): 274-276.

14. MARTIN KRG, QUIGLEY HA. Gene therapy for optic nerve disease [J]. Eye, 2004, 18 (11): 1049-1055.

15. KIM JS, DEPUTY S, VIVES MT, et al. Sudden blindness in a child with end-stage renal disease [J]. Pediatr Nephrol, 2004, 19 (6): 691-693.

16. CARELLI V, ROSS-CISNEROS FN, SADUN AA. Mito-chondrial dysfunction as a cause of optic neuropathies [J]. Progress in Retinal and Eye Research, 2004, 23 (1): 53-89.

17. KIM JW, HILLS WL, RIZZO JF, et al. Ischemic optic neuropathy following spine surgery in a 16-year-old patient and a ten-year-old patient [J]. J Neuroophthalmol, 2006, 26 (1): 30-33.

18. LEE M, KALANI MYS, CHESHIER S, et al. Radiation therapy and CyberKnife radiosurgery in the management of craniopharyngiomas [J]. Neurosurgical Focus, 2008, 24 (5): E4.

19. QIAO C Y, WANG L H, TANG X, et al. Epidemiology of hospitalized pediatric glaucoma patients in Beijing Tongren Hospital [J]. Chinese medical journal, 2009, 122 (10): 1162-1166.

20. TOLDO I, PINELLO L, SUPPIEJ A, et al. Nonorganic (psychogenic) visual loss in children: a retrospective series [J]. J Neuroophthalmol, 2010, 30 (1): 26-30.

21. ANITA MAHAJAN. Normal tissue complications from low-dose proton therapy [J]. Health Physics, 2012, 5 (103): 586-589.

22. MUNOT P, SAUNDERS DE, MILEWICZ DM, et al. A novel distinctive cerebrovascular phenotype is associated with heterozygous Arg179 ACTA2 mutations [J]. Brain, 2012, 135 (8): 2506-2514.

23. WANG J, SPENCER R, LEFFL ER JN, et al. Characteristics of peripapillary retinal nerve fiber layer in preterm children [J]. Am J Ophthalmol, 2012, 153 (5): 850-855.

24. WANG SM, YANG CS, HOU Y, et al. Perinatal occipital lobe injury in children: analysis of twentyone cases [J]. Pediatr Neurol, 2012, 47 (6): 443-447.

25. MARINI C, CONTI V, MEI D, et al. PRRT mutations in familial infantile seizures, paroxysmal dyskinesia, and hemiplegic migraine [J]. Neurology, 2012, 79 (21): 2109-2114.

26. AL TAWIL KI, EL MAHDY HS, AL RIFAI MT, et al. Risk factors for isolated periventricular leukomalacia [J]. Pediatr Neurol, 2012, 46 (3): 149-153.

27. SERDAR OZKASAP, KEMAL TURKYILMAZ, SELIM

DERECI, et al. Assessment of peripapillary retinal nerve fiber layer thickness in children with vitamin B12 deficiency [J]. Childs nervous system, 2013, 29 (12): 2281-2286.

28. 谢洪彬，程钢炜，睢瑞芳．视隔发育不良的临床特征 [J]. 协和医学杂志，2013, 4 (002): 118-122.

29. MA DJ, YANG HK, HWANG J-M. Surgical outcomes of medial rectus recession in esotropia with cerebral palsy [J]. Ophthalmology, 2013, 120 (4): 663-667.

30. PHILLIPS L, ROBERTSON D, MELSON MR, et al. Pediatric ptosis as a sign of autonomic dysfunction [J]. Am J Ophthalmol, 2013, 156 (2): 370-374.

31. 李育平，佘磊，张恒柱．视神经管减压术治疗外伤性视神经病变有效性及安全性 Meta 分析 [J]. 中国临床神经外科杂志，2013, 18 (7): 394-397.

32. WANG MY, SADUN AA. Drug-related mitochondrial optic neuropathies [J]. Journal of Neuro-Ophthalmology, 2013, 33 (2): 172-178.

33. BANG G, BRODSKY MC. Neurologic exotropia: do we need to decrease surgical dosing [J]. Br J Ophthalmol, 2013, 97: 241-243.

34. BRADDICK O, ATKINSON J. Visual control of manual actions: brain mechanisms in typical development and developmental disorders [J]. Dev Med Child Neurol, 2013, 55: 13-18.

35. MONTEIRO MLR, AFONSO CL. Macular thickness measurements with frequency domain-OCT for quantification of axonal loss in chronic papilledema from pseudotumor cerebri syndrome [J]. Eye, 2014, 28 (4): 390-398.

36. DUTCA LM, STASHEFF SF, HEDBERG-BUENZ A, et al. Early detection of subclinical visual damage after blast-mediated TBI enables prevention of chronic visual deficit by treatment with P7C3-S243 [J]. Invest Ophthalmol Vis Sci, 2014, 55 (12): 8330-8341.

37. LI J, SHI W, LI M, et al. Time-dependent diffusion tensor changes of optic nerve in patients with indirect traumatic optic neuropathy [J]. Acta Radiol, 2014, 55 (7): 855-863.

38. PEREZ-CAMBRODI RJ, GOMEZ-HURTADO CUBIL-LANA A, et al. Optic neuritis in pediatric population: a review in current tendencies of diagnosis and management [J]. J Optom, 2014, 7 (3): 125-130.

39. YE XC, PEGADO V, PATEL MS, et al. Strabismus genetics across a spectrum of eye misalignment disorders [J]. Clin Genet, 2014, 86 (2): 103-111.

40. 中华医学会眼科学分会神经眼科学组．视神经炎诊断和治疗专家共识 (2014 年)[J]. 中华眼科杂志，2014 (6): 459-463.

41. GUY WM, SOPARKAR CNS, ALFORD EL, et al. Traumatic optic neuropathy and second optic nerve injuries [J]. JAMA Ophthalmol, 2014; 132 (5): 567-571.

42. BRODSKY MC, DELL' OSSO LF. A unifying neuro-logic mechanism for infantile nystagmus [J]. JAMA Ophthalmol, 2014, 132 (6): 761-768.

43. ALLRED EN, CAPONE A, FRAIOLI A, et al. Retinopathy of prematurity and brain damage in the very preterm newborn [J]. J AAPOS, 2014, 18 (3): 241-247.

44. DUFEK S, FELDKOETTER M, VIDAL E, et al. Anterior ischemic optic neuropathy in pediatric peritoneal dialysis: risk factors and therapy [J]. Pediatr Nephrol, 2014, 29 (7): 1249-1257.

45. DUFRESNE D, DAGENAIS L, SHEVELL MI. REPACQ consortium: spectrum of visual disorders in a population-based cerebral palsy cohort. Pediatr Neurol, 2014, 50: 324-328.

46. COLLINS MLZ. Strabismus in cerebral palsy. When and why to operate [J]. Am Orthopt J, 2014, 64 (1): 17-20.

47. FREEDMAN S F, LYNN M J, BECK A D, et al. Glaucoma-related adverse events in the first 5 years after unilateral cataract removal in the Infant Aphakia Treatment Study [J]. JAMA ophthalmology, 2015, 133 (8): 907-914.

48. EMANUELLI E, BIGNAMI M, DIGILIO E, et al. Post-traumatic optic neuropathy: our surgical and medical protocol [J]. Eur Arch Otorhinolaryngol, 2015, 272 (11): 3301-3309.

49. LEYLA NIYAZ, ADEM GUL, INCI GUNGOR, et al. Paralytic strabismus and papilloedema caused by dural sinus thrombosis after bee sting [J]. Tropical Doctor, 2015, 45 (1): 44-45.

50. GE M, LI S, WANG L, et al. The role of diffusion tensor tractography in the surgical treatment of pediatric optic chiasmatic gliomas [J]. Journal of Neuro-Oncology, 2015, 122 (2): 357-366.

51. KHAN AO, BIFARI IN, BOLZ HJ. Ophthalmic features of children not yet diagnosed with Alstrom syndrome [J]. Ophthalmology, 2015, 122: 1726-1727.

52. MEZER E, CHETRIT A, KALTER-LEIBOVICI, et al. Trends in the incidence and causes of severe visual impairment and blindness in children from Israel [J]. J AAPOS, 2015, 19 (3): 260-265.

53. OHLE R, MCISAAC SM, WOO MY, et al. Sonography of the optic nerve sheath diameter for detection of raised intracranial pressure compared to computed tomography: a systematic review and meta-analysis [J]. J Ultrasound Med, 2015, 34 (7): 1285-1294.

54. MATSUDA R, KEZUKA T, UMAZUME A, et al. Clinical profile of anti-myelin oligodendrocyte glycoprotein antibody seropositive cases of optic neuritis [J]. Neuro-Ophthalmology, 2015, 39 (5): 213-219.

55. ANDRZEJ GRZYBOWSKI, MAGDALENA ZÜLS-DORFF, HELMUT WILHELM, et al. Toxic optic neuropathies: an updated review [J]. Acta Ophthalmologica,

2015, 93 (5): 402-410.

56. 赵尚峰，郑召科，刘浩成，等 . 外伤性视神经病变视力预后因素分析 [J]. 中华医学杂志，2015, 95 (39): 3217-3219.

57. ABBOTT A. The brain interrupted [J]. Nature, 2015, 518: 24-26.

58. LEE JY, CHO K, PARK KA, et al. Analysis of retinal layer thicknesses and their clinical correlation in patients with traumatic optic neuropathy [J]. PLoS One, 2016, 11 (6): e0157388.

59. WAN M J, ULLRICH N J, MANLEY P E, et al. Long-term visual outcomes of optic pathway gliomas in pediatric patients without neurofibromatosis type 1 [J]. Journal of Neuro-Oncology, 2016, 129 (1): 173-178.

60. MCABEE GN, MORSE AM, ASSADI M. Pediatric aspects of headache classifi cation in the International Classifi cation of Headache Disorders-3 (ICHD-3 beta version)[J]. Curr Pain Headache Rep, 2016, 20: 1-7.

61. RAMANATHAN S, PRELOG K, BARNES EH, et al. Radiological differentiation of optic neuritis with myelin oligodendrocyte glycoprotein antibodies, aquaporin-4 antibodies, and multiple sclerosis [J]. Mult Scler, 2016, 22 (4): 470-482.

62. VAN PELT ED, WONG YY, KETELSLEGERS IA, et al. Neuromyelitis optica spectrum disorders: comparison of clinical and magnetic resonance imaging characteristics of AQP4-IgG versus MOG-IgG seropositive cases in the Netherlands [J]. Eur J Neurol, 2016, 23 (3): 580-587.

63. 施维，吴倩，曹文红，等 . 62 例儿童特发性视神经炎的临床分析 [J]. 中国斜视与小儿眼科杂志，2016, 24 (1): 9-13.

64. 赵超云，王明磊，夏新舍，等 . 脑胶质瘤术后 IMRT 中弥散张量成像示踪视觉通路纤维束应用研究 [J]. 中华放射肿瘤学杂志，2016, 25 (4): 315-319.

65. AKAISHI T, NAKASHIMA I, TAKESHITA T, et al. Different etiologies and prognoses of optic neuritis in demyelinating diseases [J]. J Neuroimmunol, 2016, 299: 152-157.

66. 中国免疫学会神经免疫学分会 . 中国视神经脊髓炎谱系疾病诊断与治疗指南 [J]. 中国神经免疫学和神经病学杂志，2016, 23 (3): 155-166.

67. UNDERWOOD E. A shot at migraine [J]. Science, 2016, 351 (Jan. 8 TN. 6269): 116-119.

68. 中华医学会眼科学分会神经眼科学组 . 我国外伤性视神经病变内镜下经鼻视神经管减压术专家共识 (2016年)[J]. 中华眼科杂志，2016, 52 (12): 889-893.

69. ROTHNER AD, PIRIKH S. Migraine variants or episodic syndromes that may be associated with migraine and other unusual pediatric headache syndromes [J]. Headache, 2016, 56 (1): 206-214.

70. HYUN JW, JEONG IH, JOUNG A, et al. Evaluation of the 2015 diagnostic criteria for neuromyelitis optica spectrum disorder [J]. Neurology, 2016, 86 (19): 1772-1779.

71. CHOKRON S, DUTTON GN. Impact of cerebral visual impairments on motor skills: implications for developmental coordination disorders [J]. Front Psychol, 2016, 7: 1471.

72. GIANGIACOMO A, BECK A. Pediatric glaucoma: review of recent literature [J]. Curr Opin Ophthalmol, 2017, 28 (2): 199-203.

73. RANDLE SC. Tuberous sclerosis complex: a review [J]. Pediatr Ann, 2017, 46 (4): e166-e171.

74. 孙龙龙，孙斌，马玉春，等 . PHACE 综合征的诊断标准及治疗进展 [J]. 中华口腔医学杂志，2017, 52 (11): 700-703.

75. PESCHL PATRICK, BRADL MONIKA, HÖFTBERGER ROMANA, et al. Myelin oligodendrocyte glycoprotein: deciphering a target in inflammatory demyelinating diseases [J]. 2017, 8: 529.

76. HENNES EM, BAUMANN M, SCHANDA K, et al. Prognostic relevance of MOG antibodies in children with an acquired demyelinating syndrome [J]. Neurology, 2017, 89 (9): 900-908.

77. YAN W, CHEN Y, QIAN Z, et al. Incidence of optic canal fracture in the traumatic optic neuropathy and its effect on the visual outcome [J]. Br J Ophthalmol, 2017, 101 (3): 261-267.

78. JURYNCZYK M, MESSINA S, WOODHALL MR, et al. Clinical presentation and prognosis in MOG-antibody disease: a UK study [J]. Brain, 2017, 140: 3128-3138.

79. HERSHEL RP, CURTIS EM. Pathology of ischemic optic neuropathy [J]. Arch Pathol Lab Med, 2017, 141 (1): 162-166.

80. BERES SJ, AVERY RA. Optic pathway gliomas secondary to neurofibromatosis type 1 [J]. Semin Pediatr Neurol, 2017, 24 (2): 92-99.

81. HAMID SHM, WHITTAM D, MUTCH K, et al. What proportion of AQP4-IgG-negative NMO spectrum disorder patients are MOG-IgG positive？ A cross sectional study of 132 patients [J]. Journal of neurology, 2017, 264 (10): 2088-2094.

82. RASOOL N, ODEL JG, KAZIM M. Optic pathway glioma of childhood [J]. Curr Opin Ophthalmol, 2017, 28 (3): 289-295.

83. 吕航，王启常 . 先天性视盘凹陷性疾病的研究进展 [J]. 国际眼科纵览，2017, 41 (3): 171-174.

84. LEE J Y, EO D R, PARK K A. Choroidal thickness in traumatic optic neuropathy [J]. Curr Eye Res, 2017, 42 (12): 1628-1633.

85. HODGSON N, KINORI M, GOLDBAUM MH, et al. Ophthalmic manifestations of tuberous sclerosis: a review [J]. Clin Exp Ophthalmol, 2017, 45 (1): 81-86.

86. Dayong Bai, Junyang Zhao, Li Li, et al. Analysis of genotypes and phenotypes in Chinese children with tuberous sclerosis complex [J]. Sci China Life Sci, 2017, 60 (7): 763-771.

87. SHANMUGAM MP, RAMANJULU R, DWIVEDI S, et al. Therapeutic surprise！Photodynamic therapy for cavernous haemangioma of the disc [J]. Indian J Ophthalmol, 2017, 65 (8): 754-757.

88. Dos Passos GR, OLIWEIRA LM, COSTA BK, et al. MOG-IgG-associated optic neuritis, encephalitis, and myelitis: lessons learned from neuromyelitis optica spectrum disorder [J]. Front Neurol, 2018, 9: 217.

89. 顾瑞平, 徐格致. 家族性视网膜有髓神经纤维一例 [J]. 中华眼科杂志, 2018, 54 (8): 623-624.

90. THAU A, LLOYD M, FREEDMAN S, et al. New classification system for pediatric glaucoma: implications for clinical care and a research registry [J]. Curr Opin Ophthalmol, 2018, 29 (5): 385-394.

91. AVERSENG-PEAUREAUX D, MIZZI M, COLINEAUX H, et al. Paediatric optic neuritis: factors leading to unfavourable outcome and relapses [J]. Br J Ophthalmol, 2018, 102 (6): 808-813.

92. AZIZI A A, SCHOUTEN-VAN M A. Current and emerging treatment strategies for children with progressive chiasmatic-hypothalamic glioma diagnosed as infants: a web-based survey [J]. J Neurooncol, 2018, 136 (1): 127-134.

93. CHEN JJ, FLANAGAN EP, JITPRAPAIKULSAN J, et al. Myelin oligodendrocyte glycoprotein antibody positive optic neuritis: clinical characteristics, radiologic clues, and outcome [J]. Am J Ophthalmol, 2018, 195: 8-15.

94. 王均清, 徐全刚, 周欢粉, 等. 小剂量利妥昔单抗预防视神经脊髓炎谱系疾病复发的有效性及安全性观察 [J]. 中华眼底病杂志, 2018, 34 (2): 155-158.

95. HAMIDEH D, HOEHN ME, HARRELD JH, et al. Isolated optic nerve glioma in children with and without neurofibromatosis: retrospective characterization and analysis of outcomes [J]. J Child Neurol, 2018, 33 (6): 375-382.

96. UPADHYAYA S A, ROBINSON G W, HARRELD J H, et al. Marked functional recovery and imaging response of refractory optic pathway glioma to BRAFV600E inhibitor therapy: a report of two cases [J]. Child's Nervous System, 2018, 34 (4): 605-610.

97. 刘洁玮, 余自华. Papillorenal 综合征与 PAX2 基因 [J]. 国际儿科学杂志 2018, 45 (5): 361-364.

98. 白大勇, 赵军阳, 李莉, 等. 中国结节性硬化症儿童的基因型和表现型分析 [J]. 中国科学：生命科学, 2018, 48 (9): 967-974.

99. AIHARA Y, CHIBA K, EGUCHI S, et al. Pediatric optic pathway/hypothalamic glioma [J]. Neurol Med Chir (Tokyo), 2018, 58 (1): 1-9.

100. PEHERE N, CHOUGULE P, DUTTON GN. Cerebral visual impairment in children: causes and associated ophthalmological problems [J]. Indian J Ophthalmol, 2018, 66 (6): 812-815.

101. MYXUAN HUYNH, LOREDANA GABRIELA MARCU, EILEEN GILES, et al. Current status of proton therapy outcome for paediatric cancers of the central nervous system-analysis of the published literature [J]. Cancer Treatment Reviews, 2018, 10 (70): 272-288.

102. WYNFORD-THOMAS R, JACOB A, TOMASSINI V. Neurological update: MOG antibody disease [J]. J Neurol, 2019, 266 (5): 1280-1286.

103. 刘文冬, 于明依, 姜利斌. 视神经脊髓炎相关视神经炎发病机制及生物学标志物的研究进展 [J]. 中华眼科杂志, 2019 (3): 228-233.

104. SONG H, ZHOU H, YANG M, et al. Clinical characteristics and prognosis of myelin oligodendrocyte glycoprotein antibody-seropositive paediatric optic neuritis in China [J]. Br J Ophthalmol, 2019, 103 (6): 831-836.

105. INDELICATO D J, ROTONDO R L, UEZONO H, et al. Outcomes following proton therapy for pediatric low-grade glioma [J]. Int J Radiat Oncol Biol Phys, 2019, 104 (1): 149-156.

106. DARBARI S, MEENA RK, SAWARKAR D, et al. Optic nerve hemangioblastoma: review [J]. World Neurosurg, 2019, 128: 211-215.

107. SIEDLER D G, BEECHEY J C, JESSUP P J, et al. Infantile optic pathway glioblastoma [J]. World Neurosurg, 2019, 129: 172-175.

108. WU W S, LIU J J, SUN Y L, et al. Effect of bevacizumab in treatment of children with optic pathway glioma [J]. Zhongguo Dang Dai Er Ke Za Zhi, 2019, 21 (12): 1193-1197.

109. 夏燕婷, 孙艳红, 韦企平. "韦氏三联九针" 治疗视神经疾病的处方思路 [J]. 中国针灸, 2019, 39 (3): 303.

110. FARAZDAGHI M K, KATOWITZ W R, AVERY R A. Current treatment of optic nerve gliomas [J]. Curr Opin Ophthalmol, 2019, 30 (5): 356-363.

111. FARAZDAGHI MK, KATOWITZ WR, AVERY RA. Current treatment of optic nerve gliomas [J]. Curr Opin Ophthalmol, 2019, 30 (5): 356-363.

112. LOCK JH, NEWMAN NJ, BIOUSSE V, et al. Update on pediatric optic neuritis [J]. Curr Opin Ophthalmol, 2019, 30 (6): 418-425.

113. QIJUN Z, HUAN Z, LING G. The levels and significance of inflammasomes in the mouse retina following optic nerve crush [J]. Int Immunopharmacol, 2019, 71: 313-320.

114. ALI MOHAMED, THIBAUD MATHIS, RENÉ-JEAN BENSADOUN, et al. Radiation induced optic neurop-

athy: does treatment modality influence the risk ? [J] Bull Cancer, 2019, 106 (12): 1160-1176.

115. AMBROSIUS W, MICHALAK S, KOZUBSKI W, et al. Myelin oligodendrocyte glycoprotein antibody-associated disease: current insights into the disease pathophysiology, diagnosis and management [J]. Int J Mol Sci, 2020, 22 (1): 100.

116. Bruijstens AL, LECHNER C, FLET-BERLIAC L, et al. Paediatric MOG consortium consensus [J]. Eur J Paediatr Neurol, 2020, 29 (11): 2-40.

117. 中华医学会眼科学分会青光眼学组，中国医师协会眼科医师分会青光眼学组. 中国青光眼指南 (2020 年) [J]. 中华眼科杂志，2020, 56 (8): 573-586.

118. 夏燕婷，韦企平，廖良，等. 韦氏三联九针治疗视神经萎缩的视功能预后分析 [J]. 湖南中医药大学学报，2020, 40 (10): 1239-1243.

119. Armangue T, OLIVE-CIRERA G, MARTINEZ-HERNANDEZ E, et al. Association of paediatric demyelinating and encephalitic syndromes with myelin oligodendrocyte glycoprotein antibodies: a multicentre observational study [J]. Lancet Neurol, 2020, 19 (3): 234-246.

120. HU W, WANG C, WU Q, et al. Intracranial hypertension due to spinal cord tumor misdiagnosed as pseudotumor cerebri syndrome: case report [J]. BMC Neurol, 2020, 20 (1): 420.

121. 中国免疫学会神经免疫分会. 抗髓鞘少突胶质细胞糖蛋白免疫球蛋白 G 抗体相关疾病诊断和治疗中国专家共识 [J]. 中国神经免疫学和神经病学杂志，2020, 27 (2): 86-95.

122. 张天蕾，孙骏浪，冀园琦，等. 儿童视路胶质瘤自然消退三例并文献复习 [J]. 肿瘤研究与临床，2020, 32 (03): 182-185.

123. 王佳，葛明，张天蕾，等. 儿童视路胶质瘤的临床特点，治疗及预后分析 [J]. 中华神经外科杂志，2020, 36 (06): 545-549.

124. 张迪，张天蕾，葛明，等. 儿童视路胶质瘤患者术后视力的影响因素分析 [J]. 中华神经外科杂志，2020, 36 (06): 574-578.

125. SANDOVAL AC, REYES FT, PRADO MA, et al. Cat-scratch disease in the pediatric population: 6 years of evaluation and follow-up in a public hospital in chile [J]. Pediatr Infect Dis J, 2020, 39 (10): 889-893.

126. CHEN JJ, PITTOCK SJ, FLANAGAN EP, et al. Optic neuritis in the era of biomarkers [J]. Surv Ophthalmol, 2020, 65 (1): 12-17.

127. 宋宏鲁，魏世辉，孙明明，等. 中国脱髓鞘性视神经炎诊断和治疗循证指南 (2021 年) 解读. 中华眼底病杂志，2021, 37 (10): 753-757.

128. 夏燕婷，廖良，韦企平，等. 韦氏三联九针联合药物治疗视神经萎缩的疗效观察 [J]. 中国针灸，2021, 41 (2): 171-174.

129. ZHOU Y, MCCLELLAND CM, LEE MS. Increased intracranial pressure without hydrocephalus associated with spinal cord tumor：literature review［J］.J Neur-oophthalmol,2021,41（1）:13-18.

130. 中华医学会眼科学分会神经眼科学组,兰州大学循证医学中心 / 世界卫生组织指南实施与知识转化合作中心 . 中国脱髓鞘性视神经炎诊断和治疗循证指南［J］. 中华眼科杂志,2021,57（3）:171-186.

儿童
视神经疾病